「妊娠と糖尿病」
母児管理のエッセンス

難波光義／杉山 隆 編著
兵庫医科大学　東北大学

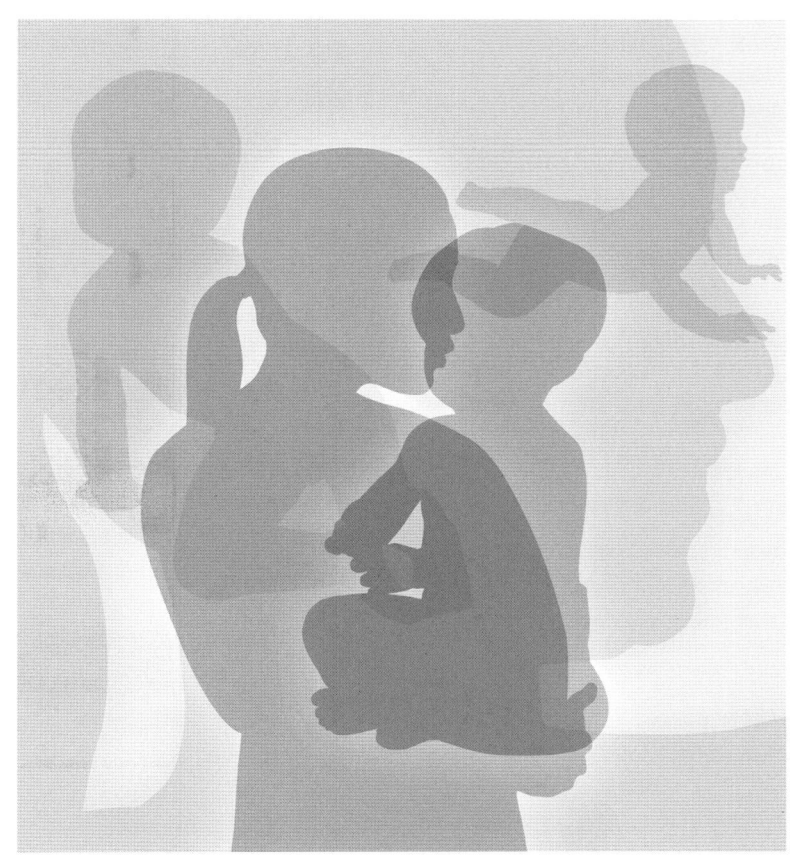

金芳堂

著者一覧 (執筆順)

難波　光義	兵庫医科大学内科学糖尿病科主任教授
渡邊　浩子	大阪大学大学院医学系研究科生命育成看護科学講座教授
篠崎　博光	群馬大学大学院保健学研究科教授
大友　崇	群馬大学医学部附属病院栄養管理部
小浜　智子	高崎健康福祉大学健康栄養学科
松井寿美佳	徳島大学大学院産科婦人科学特任助教
松崎　利也	徳島大学大学院産科婦人科学准教授
苛原　稔	徳島大学大学院産科婦人科学教授
安日　一郎	長崎医療センター産婦人科部長
中西　功	大阪府立母子保健総合医療センター母性内科主任部長
綿田　裕孝	順天堂大学大学院代謝内分泌内科学教授
宮越　敬	慶応義塾大学医学部産婦人科専任講師
池ノ上　学	慶應義塾大学医学部産婦人科助教
春日　義史	慶應義塾大学医学部産婦人科助教
吉村　泰典	慶應義塾大学医学部産婦人科教授
芳野　原	医療法人社団慈恵会新須磨リハビリテーション病院院長／東邦大学名誉教授
米澤　理可	富山大学大学院医学薬学研究部 (医学系) 産婦人科学教室
齋藤　滋	富山大学大学院医学薬学研究部 (医学系) 産婦人科学教室教授
中山　雅弘	大阪府立母子保健総合医療センター検査科
佐川　典正	洛和会音羽病院総合女性医学健康センター所長
岩本　安彦	東京女子医科大学常務理事／名誉教授
柳澤　慶香	東京女子医科大学糖尿病センター内科講師
平松　祐司	岡山大学大学院医歯薬学総合研究科産科・婦人科学教室教授
増本　由美	岡山大学大学院医歯薬学総合研究科産科・婦人科学教室
延本　悦子	岡山大学大学院医歯薬学総合研究科産科・婦人科学教室
森川　守	北海道大学病院産科・周産母子センター
水上　尚典	北海道大学病院産科・周産母子センター
三宅　良明	市立四日市病院産婦人科部長・周産期センター長
増山　寿	岡山大学大学院医歯薬学総合研究科産科・婦人科学教室准教授
切原　奈美	鹿児島市立病院総合周産期母子医療センター
上塘　正人	鹿児島市立病院総合周産期母子医療センター
笹原　淳	大阪府立母子保健総合医療センター産科
石井　桂介	大阪府立母子保健総合医療センター産科副部長
光田　信明	大阪府立母子保健総合医療センター産科部長
藤田有可里	大阪大学大学院医学系研究科内分泌・代謝内科学
今川　彰久	大阪大学大学院医学系研究科内分泌・代謝内科学講師
佐中眞由実	東京女子医科大学病院糖尿病センター糖尿病・代謝内科講師
和栗　雅子	大阪府立母子保健総合医療センター母性内科
山下　洋	長崎医療センター産婦人科医長
中山聡一朗	徳島大学病院周産母子センター特任助教
前田　和寿	徳島大学病院周産母子センター准教授
堂本　友恒	鳥取県立中央病院小児科
北島　博之	大阪府立母子保健総合医療センター新生児科主任部長
内山　聖	魚沼基幹病院長
杉山　隆	東北大学病院産科長・特命教授
日下　秀人	三重中央医療センター産科
豊田　長康	鈴鹿医療科学大学学長
安藤　伸朗	済生会新潟第二病院眼科
黒田　暁生	徳島大学糖尿病臨床・研究開発センター
松久　宗英	徳島大学糖尿病臨床・研究開発センター
清水　一紀	社会医療法人社団十全会心臓病センター榊原病院糖尿病内科部長
守屋　達美	北里大学健康管理センター長／北里大学教授
橋本久仁彦	NTT西日本大阪病院糖尿病・内分泌内科部長
古賀　正史	市立川西病院糖尿病・内分泌内科科長／特別顧問
小澤　純二	大阪大学大学院医学系研究科総合地域医療学寄附講座
岩橋　博見	大阪大学大学院医学系研究科内分泌・代謝内科学
勝野　朋幸	兵庫医科大学内科学糖尿病科講師
楠　宜樹	兵庫医科大学内科学糖尿病科
武田　純	岐阜大学大学院医学系研究科内分泌代謝病態学教授
山内　綾	県立日南病院／宮崎大学医学部産婦人科
古川　誠志	宮崎大学医学部産婦人科
鮫島　浩	宮崎大学医学部産婦人科教授
川﨑　英二	長崎みなとメディカルセンター市民病院糖尿病・代謝内科診療部長
福島千恵子	三重大学医学部附属病院看護部
田中　佳代	久留米大学医学部看護学科准教授
森川　浩子	福井大学医学部看護学科講師
大石まり子	大石内科クリニック
小川　洋平	新潟大学医歯学総合病院小児科
伊東　宏晃	浜松医科大学医学部附属病院周産母子センター病院教授
穴澤　園子	東京都済生会中央病院糖尿病・内分泌内科
島　正之	兵庫医科大学公衆衛生学教授
菊池　透	埼玉医科大学小児科教授
荒田　尚子	国立成育医療研究センター母性医療診療部代謝・内分泌内科 (母性内科)
和田　圭司	(独) 国立精神・神経医療研究センター神経研究所疾病研究第4部部長
和田恵津子	(独) 国立精神・神経医療研究センター神経研究所疾病研究第4部
梅川　孝	Karolinska University Hospital, Department of Women's and Children's Health
堤　ちはる	相模女子大学大学院栄養科学研究科栄養科学部教授
加治　正行	静岡市保健所所長

発刊によせて

　今回，『「妊娠と糖尿病」母児管理エッセンス』が発刊されることを，この分野の研究と診療に携わった一人として，非常にうれしく感じます．

　この書は，2002年に藤田富雄先生と小職が編集させていただいた『「妊娠と糖尿病」診療スタンダード』の後継本であり，前著からすでに10年もの歳月がたったのかと，改めて時の経過する早さを痛感いたします．前著は，この分野の数少ないスタンダードな教科書として広く活用されましたが，この間の医学・医療の進歩は目覚ましく，今回，完全リニューアルという形で本書が上梓されることは，まことに時機を得た企画であり，最新のエビデンスにもとづいて執筆されたエキスパートの先生方とともに，金芳堂の村上裕子さんに心から感謝をいたします．

　私的なことになりますが，今回編集にあたられた難波光義先生は小職の大阪大学時代の同級生であり，また，杉山隆先生は小職が三重大学において産科婦人科学の教授を務めていた時の同僚です．また，執筆されたエキスパートの先生方は，公私にわたり，ほんとうに親しくしていただいた方々ばかりで，学会をリードしておられる錚々たる教授の先生方から，新進気鋭の若手の研究者まで，わが国のこの分野の志を同じくする良き仲間たちが，総出で創り上げた教科書となっています．

　本書の基本的視点は「次世代も見据えた継続的支援」ということであり，さまざまな専門職の皆さんが世代を超える時間軸で「チーム医療」を実現しようとする際に，最適の指針を示すものであると思います．

　糖尿病と妊娠の分野の重要性は，医療関係者の間では次第に認識されつつあると感じますが，一般の皆さんには，まだまだ浸透していないのではないかと感じています．本書が，この分野に係るさまざまな医療専門職のスタンダードな教科書になるとともに，一般の皆さんにこの分野の大切さを認識していただく際にも，その基盤となることを期待したいと思います．

2013年5月

鈴鹿医療科学大学学長
豊田長康

序にかえて

　少子・超高齢化社会を迎え，われわれの医療はこれまでにない難局に直面している．確かに少子化の背景は，女性の社会進出をバックアップできるほど十分成熟していない社会構造と個々の意識に根差していると思われる．しかしながら，少なくとも健常児を望む女性に対して最大限のチャンスと信頼に足るサポート体制を提供することは，今日の医療に託された大きなミッションの一つであろう．

　一方，糖尿病人口の止まるところを知らぬ増加の背景は，超高齢化のみならず過剰なまでの物質的豊かさがわれわれに襲いかかっているという一つの警鐘ともとれよう．生体に対して，好ましからざる母体内環境の洗礼に続いて，さらに成長の過程で歪んだ環境因子の継続的負荷が加われば，これらが増幅されながら次の世代へ負の遺産として受け継がれていく危険性をはらんでいる．

　妊産婦（否，妊娠可能年齢の女性の全て）における耐糖能異常の早期検出とその是正は，目前の母体（否，女性）はもとより，胎児・新生児・幼小期・青壮年期から果ては超高齢期に至る過程での生体機能の恒常性維持に寄与するのみならず，さらにそれを次の世代へ正の遺産として受け継がせて行くという，壮大なプロジェクトの達成に他ならない．

　この領域の医療者によって実現されるべき『次世代も見据えた継続的支援の重要性』（杉山　隆先生作図）は，本書のバックボーンをなす提言でもある．

　わが国のエキスパートによって綴られたこの領域の過去・現在のエッセンスが，妊産婦を支援する立場の医療者に正しく広く伝わり活用されることで，現在のそして近未来の母と児の健康と幸せまでも叶えてくれることを心から祈るものである．

2013年5月

難波光義

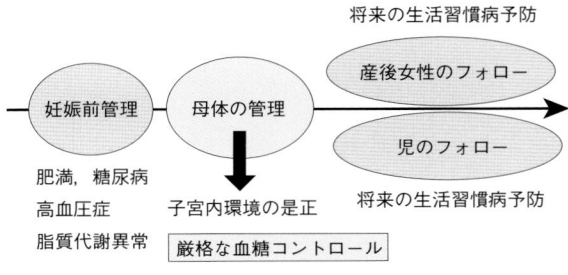

（杉山　隆先生作図）

目　次

　　発刊によせて ……………………………（豊田長康）
　　序にかえて ………………………………（難波光義）

1章　わが国の糖尿病の動静とその背景

1　日本人糖尿病の特徴と妊産婦をとりまく社会環境の変化 ……………………（難波光義）
1. 糖尿病人口の増加 ……………………………2
2. 世界とわが国の糖尿病 ………………………3
3. わが国の妊娠可能年齢女性に対する糖尿病対策は？ ………………………………5

2　栄　養 ……………………………（渡邊浩子）
1. はじめに ………………………………………6
2. 食生活の変化 …………………………………6
3. エネルギー摂取量 ……………………………7
4. 脂肪エネルギー比率 …………………………7
5. 野菜摂取量 ……………………………………9
6. 朝食の欠食率 …………………………………9
7. 妊婦の栄養 ……………………………………10
8. おわりに ………………………………………10

3　妊婦の現状と栄養指導
　　……………………（篠崎博光，大友　崇，小浜智子）
1. はじめに ………………………………………12
2. わが国の人口と出生率の動向 ………………12
3. 少子化の原因 …………………………………12
4. 日本人の体格の推移 …………………………13
5. 出生体重の推移 ………………………………14
6. 妊婦に関する栄養指導の現状と今後のあり方 ……………………………………………14

4　肥　満
A. 肥満と不妊症・PCOS
　　………………（松井寿美佳，松崎利也，苛原　稔）
1. 肥満と不妊症 …………………………………17
2. PCOSの病態 …………………………………17
3. PCOSのインスリン抵抗性とアンドロゲン過剰症 ……………………………………19

4. PCOSと2型糖尿病 …………………………19
5. PCOSと妊娠糖尿病 …………………………19

B. 肥満妊娠の合併症 ……………………（安日一郎）
1. 肥満の定義 ……………………………………21
2. 肥満人口と糖尿病罹患率の増加 ……………21
3. 肥満と糖尿病に関する日本人の特徴 ………21
4. 肥満と周産期合併症 …………………………22

2章　妊娠時の代謝の変化

1　母体の変化
A. 腎機能の変化 …………………………（中西　功）
1. はじめに ………………………………………28
2. 腎臓の形態学的変化 …………………………28
3. 腎臓の機能的変化 ……………………………28
4. 血清電解質・酸塩基平衡の変化 ……………29
5. 血圧の変化 ……………………………………29
6. 腎性糖尿 ………………………………………29

B. 糖代謝の変化
1 インスリン分泌の観点から …………（綿田裕孝）
1. 妊娠時のホルモンと膵β細胞の変化 ………32
2. プロラクチン，胎盤性ラクトゲン，プロラクチン受容体の役割 …………………………33
3. 妊娠膵β細胞におけるセロトニンの発現の発見 ………………………………………35
4. 妊娠期のセロトニンの発現調節と機能 ……35
5. 妊娠時の細胞増殖に関与するセロトニンシグナル ………………………………………35
6. おわりに ………………………………………37

2 インスリン感受性の観点から
　　………（宮越　敬，池ノ上　学，春日義史，吉村泰典）
1. はじめに ………………………………………38
2. 妊娠の進行に伴うインスリン感受性の変化 ……………………………………………38
3. 妊娠時のインスリン感受性に影響を与える因子 ………………………………………39

- 4. 妊娠糖尿病におけるインスリン感受性 ……40
- 5. インスリン感受性-インスリン分泌反応からみたGDMの病態 ……41
- 6. おわりに ……42

C. 妊娠に伴う脂質異常 ……（芳野 原）
- 1. はじめに ……43
- 2. 正常妊娠と血中脂質 ……43
- 3. 糖尿病合併妊娠や妊娠糖尿病での血中脂質変動 ……44
- 4. 高血圧合併妊娠（妊娠高血圧症候群および妊娠高血圧腎症）における血中脂質変動 ……45
- 5. 家族性の4型高脂血症妊娠女性と急性膵炎 ……46
- 6. おわりに ……46

D. 免疫系の変化 ……（米澤理可，齋藤 滋）
- 1. 自然免疫系 ……48
- 2. 獲得免疫系 ……48
- 3. 妊娠糖尿病におけるインスリン抵抗性と炎症 ……50
- 4. 妊娠高血圧腎症と免疫 ……51

② 病理学的視点からみた糖尿病母体の胎盤・児に与える影響 ……（中山雅弘）
- 1. はじめに ……53
- 2. 糖尿病母体における胎盤所見 ……54
- 3. 糖尿病母体における胎児・新生児の死亡例の病理所見 ……55

③ 胎児における代謝の特徴 ……（佐川典正）
- 1. はじめに ……60
- 2. 胎児栄養の背景 ……60
- 3. 糖質代謝 ……60
- 4. 脂質代謝 ……62
- 5. 蛋白質代謝 ……63

3章　糖尿病の診断基準（2010年）

① 糖尿病の診断基準の変遷 ……（岩本安彦，柳澤慶香）
- 1. 糖負荷試験の判定基準値の変遷 ……66
- 2. 日本糖尿病学会の第一次糖尿病診断基準委員会（1970年）……66
- 3. 日本糖尿病学会の第二次糖尿病診断基準委員会（1982年）……66
- 4. 日本糖尿病学会の第三次糖尿病診断基準委員会（1999年）……68
- 5. 日本糖尿病学会の第四次糖尿病診断基準委員会（2010年）……70

② 妊娠糖尿病の定義・診断基準の変遷 ……（平松祐司）
- 1. はじめに ……72
- 2. なぜGDM診断基準が必要か？ ……72
- 3. わが国の旧GDM診断基準 ……72
- 4. 新GDM診断基準とその制定までの経緯 ……72
- 5. わが国における新診断基準制定までの経緯 ……74
- 6. 関係学会での診断基準の差異 ……75
- 7. ハイリスクGDM ……76
- 8. GDMの頻度の変化 ……76

③ わが国の糖代謝異常妊娠の実態 ……（森川 守，水上尚典）
- 1. はじめに ……77
- 2. 新しいGDM診断基準採用後の日本人におけるGDM妊婦数の変化 ……77
- 3. 糖代謝異常妊婦の周産期予後ならびにインスリン分泌能・インスリン抵抗性 ……77
- 4. 糖代謝異常妊婦の発症予測 ……79

④ 新旧GDM診断基準による臨床像の変化 ……（平松祐司，増本由美，延本悦子）
- 1. はじめに ……81
- 2. GDM診断基準の変更 ……81
- 3. 診断基準変更に伴うGDM頻度の変化 ……81
- 4. 周産期合併症の頻度の変化 ……83
- 5. 旧GDMは新分類を使用するとどのような分布になるか？ ……83
- 6. おわりに ……84

4章　糖代謝異常妊娠の合併症

① 母体合併症

A. 妊娠高血圧症候群（PIH）

1 臨床的側面より ……（三宅良明）
- 1. PIHの病因-最近の考え方 ……86

2. 肥満，BMI，C-peptide，血糖値と PE の関係 …… 87
2 基礎研究の進歩 ……（増山 寿，平松祐司）
1. 妊娠中のインスリン抵抗性亢進 …… 91
2. 肥満，インスリン抵抗性と周産期疾患 …… 91
3. インスリン抵抗性とアディポサイトカイン …… 91
4. PIH におけるインスリン抵抗性とアディポサイトカイン …… 92
5. おわりに …… 94

B. 羊水過多，帝王切開 ……（切原奈美，上塘正人）
1. 羊水過多 …… 96
2. 帝王切開 …… 98

C. 難産，肩甲難産 …（笹原 淳，石井桂介，光田信明）
1. はじめに …… 101
2. 糖代謝異常と肩甲難産 …… 101
3. 新生児合併症 …… 101
4. 母体合併症 …… 102
5. 肩甲難産発生時の管理 …… 102
6. Primary maneuvers …… 102
7. Secondary maneuvers …… 103

D. 糖尿病性ケトアシドーシス（DKA）
……（藤田有可里，今川彰久）
1. 糖尿病性ケトアシドーシス …… 105
2. 妊娠と糖尿病性ケトアシドーシス …… 106
3. 糖尿病性ケトアシドーシスの治療 …… 107
4. 劇症 1 型糖尿病 …… 108

E. 腎 症 ……（佐中眞由実）
1. はじめに …… 111
2. 糖尿病腎症の定義 …… 111
3. 腎症の分類 …… 111
4. 妊娠前の糖尿病腎症病期分類別にみた妊娠時の経過 …… 112
5. CKD の分類別にみた妊娠時の経過 …… 114
6. 透析中および腎移植後の妊娠 …… 115
7. 腎症合併妊娠後の長期予後 …… 115

F. 低血糖 ……（佐中眞由実）
1. はじめに …… 116
2. 低血糖の定義 …… 116
3. 低血糖の症状 …… 116
4. 低血糖の頻度 …… 116
5. 低血糖の原因，リスク因子 …… 116
6. 低血糖の胎児への影響 …… 117
7. 治療および予防 …… 117

2 胎児合併症
A. 先天異常 ……（和栗雅子）
1. はじめに …… 118
2. 先天異常発生の機序 …… 118
3. IDM の先天異常の種類 …… 118
4. IDM の先天異常の発生頻度 …… 119
5. 妊娠前管理の重要性 …… 119
6. 妊娠前に糖尿病を発見するために …… 121
7. おわりに …… 121

B. 胎児発育
1 発育異常 ……（山下 洋）
1. はじめに …… 123
2. 母体背景と胎児発育 …… 123
3. 耐糖能異常と胎児発育 …… 123
4. 母体の肥満と児の発育 …… 124
5. インスリン抵抗性と胎児発育 …… 125
6. インスリン，IGF，および IGFBP と胎児発育 …… 126
7. おわりに …… 126

2 巨大児 ……（中山聡一朗，前田和寿，苛原 稔，石井桂介，光田信明）
1. 巨大児の定義と頻度 …… 128
2. 巨大児のリスクファクター …… 128
3. 巨大児分娩の合併症 …… 129
4. 巨大児の予測 …… 131
5. 分娩様式 …… 131

3 新生児合併症とその管理
……（堂本友恒，北島博之）
1. はじめに …… 133
2. IDM の主な病態生理 …… 134
3. IDM の主な臨床症状，合併症 …… 134
4. IDM の新生児管理 …… 137
5. おわりに …… 139

4 糖尿病母体児の将来リスク ……（内山 聖）
1. はじめに …… 141
2. 糖代謝異常 …… 141
3. 肥満と糖代謝 …… 141
4. メタボリックシンドローム …… 142
5. おわりに …… 143

5章　糖代謝異常妊娠の管理

§1　妊娠糖尿病の管理に関する世界の動向
　　　　　　　　　　　　　　　　　（杉山　隆）
1. はじめに ································ 146
2. ACHOIS trial ··························· 146
3. Maternal-Fetal Units Network Study ···· 146
4. 2つのRCTの対象の相違とGDMに対する治療の解釈 ························· 147
5. 世界の動向 ······························ 147

§2　妊娠糖尿病のスクリーニング
　　　　　（杉山　隆，日下秀人，佐川典正，豊田長康）
1. はじめに ································ 149
2. 妊娠糖尿病に対するスクリーニングの有用性 ·································· 149
3. IADPSGによる勧告 ····················· 149
4. 妊娠糖尿病のスクリーニング法に関する検討 ···································· 149
5. まとめと考察 ···························· 151
6. おわりに ································ 153

§3　糖尿病合併妊娠の管理

1 網膜症 ·······················（安藤伸朗）
1. はじめに ································ 154
2. 糖尿病合併妊娠と網膜症の関係 ·········· 154
3. なぜ糖尿病患者が妊娠すると網膜症が悪化するのか？ ···························· 155
4. 網膜症に対する眼科的治療法 ············ 155
5. 自験例：出産後に増悪した症例 ·········· 156
6. 糖尿病妊婦の網膜症への対応 ············ 156

§4　糖代謝異常妊娠の管理

1 食事療法 ············（黒田暁生，松久宗英）
1. 妊娠時の食事療法の原則 ················ 159
2. 実際のエネルギー量の設定と許容体重増加量 ···································· 159
3. 妊娠時のインスリン抵抗性のメカニズムとその対処法 ···························· 159
4. カーボカウントを用いた食後血糖管理方法 ······································ 160
5. 分割食と妊娠時の胃腸運動低下 ·········· 161
6. 妊娠中の糖質制限食 ······················ 162
7. その他の食後血糖管理方法 ·············· 162

2 血糖自己測定 ···················（清水一紀）
1. はじめに ································ 164
2. 簡易血糖測定器の基本性能と影響因子 ··· 164
3. 血糖自己測定指導の考え方 ·············· 165
4. 血糖測定器のメインテナンスの必要性 ··· 166
5. 血糖自己測定指導の実際 ················ 166
6. 妊娠糖尿病における血糖自己測定の保険改定 ···································· 167

3 血糖コントロール ··············（守屋達美）
1. はじめに ································ 169
2. 糖代謝異常合併妊娠の血糖管理目標 ····· 169
3. CGMを指標にした妊婦の血糖管理 ······ 169
4. おわりに-妊婦の血糖管理におけるCGMの利点 ······························ 172

4 血糖コントロール指標 ·····（橋本久仁彦，古賀正史）
1. はじめに ································ 174
2. HbA1c ··································· 174
3. GA ······································· 175
4. 正常妊婦における血糖コントロール指標の推移 ·································· 175
5. 糖尿病合併妊婦および妊娠糖尿病における血糖コントロール指標の推移 ········· 176
6. 妊娠中の血糖コントロール指標と周産期合併症 ·································· 177
7. おわりに ································ 178

5 インスリン療法

A. インスリン製剤と頻回インスリン注射療法
　　　　　　　　　　　　　（小澤純二，岩橋博見）
1. はじめに ································ 179
2. インスリン製剤の種類 ·················· 179
3. インスリン製剤の用法 ·················· 179

B. CSII（持続皮下インスリン注入療法）
　　　　　　　　　（勝野朋幸，楠　宜樹，難波光義）
1. はじめに ································ 182
2. 妊婦に対する強化インスリン療法のひとつとして ······························ 182
3. 妊娠経過中のCSIIの利点 ··············· 183
4. 当院でのCGMを用いたCSIIの有効利用 ······································ 185

5. CSII の課題 ……………………… 185
6. 妊娠中に発症する 1 型糖尿病 ……… 186
7. おわりに ………………………… 187

6 運動療法 ……………………………（和栗雅子）
1. はじめに ………………………… 188
2. 妊婦と運動 ……………………… 188
3. 糖尿病と運動 …………………… 190
4. 糖代謝異常妊婦の運動 …………… 190
5. 産褥とスポーツ ………………… 191
6. 実際の運動処方 ………………… 191

7 妊娠時の薬剤選択の注意点 ………（武田 純）
1. はじめに ………………………… 195
2. 薬剤の投与時期と催奇形性および胎児毒性
   …………………………………… 195
3. 糖尿病の治療薬 ………………… 195
4. 経口血糖降下薬 ………………… 196
5. インスリン ……………………… 198
6. インクレチン …………………… 198
7. おわりに ………………………… 199

8 胎児 well being の評価
   ……………（山内 綾，古川誠志，鮫島 浩）
1. はじめに ………………………… 200
2. 胎児 well being の評価方法 ……… 200
3. 宮崎県での糖代謝異常合併妊娠の検討から
   …………………………………… 202
4. 糖代謝異常妊娠における胎児 well being
   評価の実際 ……………………… 202

9 分娩：分娩時期と分娩管理 …………（安日一郎）
1. はじめに ………………………… 204
2. 分娩のタイミング：分娩に最適な時期は
   存在するか ……………………… 204
3. 分娩時期の決定と分娩管理に関する今日
   的テーマ ………………………… 204
4. 「帝王切開の回避」という新たな課題：
   積極的管理法 vs 待機的管理法 …… 205
5. 肺成熟を確認するための羊水穿刺は必要
   か？ ……………………………… 206
6. 分娩様式の決定 ………………… 206
7. 分娩時管理 ……………………… 207
8. 分娩直後と産褥期の血糖管理 …… 208

10 GDM のフォロー
A. 世界の動向：エビデンスの観点より
   …………………………………（川﨑英二）

1. 妊娠糖尿病女性における長期的管理の意義
   …………………………………… 212
2. GDM の新基準から見た将来の 2 型糖尿
   病発症率（日本人のデータ）……… 213
3. GDM フォローアップの方法 …… 213
4. 2 型糖尿病発症の危険因子 ……… 214
5. GDM から 2 型糖尿病への進展をいかに
   予防するか ……………………… 215
6. おわりに ………………………… 215

B. 当センターにおける GDM フォロー
   …………………………………（和栗雅子）
1. はじめに ………………………… 217
2. 妊娠糖尿病の分娩後フォローアップの実態
   …………………………………… 217
3. 糖尿病へ進行しやすい危険因子 … 218
4. 母親の糖尿病進行の予防戦略 …… 219
5. おわりに ………………………… 220

11 母体のケア ……………………（福島千恵子）
1. 妊娠初期 ………………………… 221
2. 妊娠中期 ………………………… 221
3. 妊娠末期 ………………………… 222
4. 分娩期 …………………………… 222
5. 産褥期 …………………………… 222
6. 母乳哺育 ………………………… 223

12 母体のメンタルケア ……………（田中佳代）
1. はじめに ………………………… 225
2. 妊婦の心理・社会的変化 ………… 225
3. 糖代謝異常妊婦の心理と支援 …… 226

13 糖尿病女性のピアサポート
   ……………………（森川浩子，大石まり子）
1. はじめに ………………………… 230
2. 糖尿病とピアサポート …………… 230
3. IDF とピアサポート …………… 231
4. 女性のライフサイクルと糖尿病 … 231
5. Diabetes Sisters の活動 ………… 233
6. おわりに ………………………… 233

14 小児糖尿病と結婚・出産 …………（小川洋平）
1. はじめに ………………………… 234
2. 結婚・出産に関する小児糖尿病患者の特
   徴や問題点 ……………………… 234
3. 小児糖尿病患者が，望む結婚・健やかな
   妊娠・出産を迎えるために ……… 236
4. おわりに ………………………… 237

6章 DOHaD

1 DOHaDとは
A．DOHaDの概念 ……………（伊東宏晃）
1. はじめに …………………………240
2. 胎生期における糖代謝の特殊性 …240
3. Pedersen仮説 ……………………240
4. 母体の真性の糖尿病あるいはGDMによる胎児血糖上昇の影響の差 ………241
5. 児の短期的な予後 ………………241
6. 児の糖代謝に対する長期的な影響 …241
7. Mismatchの視点からDOHaD学説との関わり ……………………………242
8. thrifty phenotype hypothesisにおける胎児糖代謝異常の関わり ……………242
9. 糖代謝と直接的な関係のない，児への長期的な影響 ………………………244
10. おわりに …………………………244

B．生活習慣病 …………………（穴澤園子）
1. はじめに …………………………246
2. 生活習慣病と子宮内環境の関連－新しい疾患概念が確立するまでの歴史 ……246
3. 低出生体重とメタボリックシンドロームの関連を示すエビデンスの蓄積 ……246
4. なぜ低出生体重がメタボリックシンドロームと関連するか？ …………………248
5. プログラミングのメカニズム ……248
6. 出生時体重だけで将来の健康状態が決まるか？ ………………………………248
7. 子宮内低栄養の原因 ………………249
8. 低出生体重児－わが国の問題 ……249
9. おわりに …………………………250

C．小児環境保健（エコチル調査）……（島 正之）
1. DOHaD仮説と環境保健 …………253
2. 生活環境中の化学物質 ……………253
3. 環境中の化学物質と糖尿病 ………253
4. エコチル調査 ……………………254

2 過栄養
A．出生体重と小児生活習慣病との関連 ……………………………（菊池 透）
1. 出生体重と成長の軌跡（trajectory）……257
2. 成長の軌跡（trajectory）に関連した概念 ……………………………………257
3. 小児肥満とtrajectoryの関連（国外の報告）……………………………………257
4. 小児肥満関連代謝異常とtrajectoryの関連（国外の報告）………………………258
5. 小児肥満とtrajectoryの関連（国内の報告）……………………………………258
6. 小児肥満関連代謝異常とtrajectoryの関連（国内の報告）………………………258
7. 早期adiposity reboundと小児肥満および代謝異常 …………………………260
8. 小児肥満に至る成長の軌跡 ………260
9. 妊娠前から乳幼児期までの早期の生活習慣病対策の重要性 …………………261

B．子宮内環境（特に過栄養）と将来の生活習慣病の関連 ……………（荒田尚子）
1. はじめに …………………………263
2. 高血糖・高インスリン仮説とその発展 …263
3. 母体高血糖と児の将来の生活習慣病への影響 ………………………………263
4. 妊娠中の胎児過栄養と児の将来の肥満 …267
5. おわりに …………………………268

C．母体の過栄養が仔に及ぼす影響
1 マウス母体の高脂肪食摂取が仔の脳機能に及ぼす影響 ……（和田圭司，和田恵津子）
1. はじめに …………………………270
2. 母マウスの高脂肪食摂取は仔の生後肥満，代謝異常をもたらす ………………271
3. 母マウスの高脂肪食摂取は仔の海馬神経新生に影響を及ぼす …………………271
4. 母マウスの高脂肪食摂取は仔の新生神経細胞の形態，空間学習に影響を及ぼす …272
5. 母マウスの高脂肪食摂取により幼若期の仔に生じた変化は可逆的である ………273
6. おわりに …………………………273

2 糖・脂質代謝への影響 ……（梅川 孝）
1. はじめに …………………………274
2. 動物実験 …………………………275
3. おわりに …………………………277

3 食 育 ……………………………（堤 ちはる）
1. はじめに …………………………280
2. 妊娠期の至適体重増加量 …………280

3. 妊産婦の食事摂取基準 …………………… 281
　　4. 妊産婦のための食事バランスガイド …… 282
　　5. 食後の急激な血糖上昇の予防 …………… 282
　　6. 出産後の食生活の支援 …………………… 283
　　7. おわりに ………………………………… 284
4 喫　煙 ……………………………………（加治正行）
　　1. はじめに ………………………………… 286
　　2. 喫煙と糖尿病 …………………………… 286
　　3. 妊婦の喫煙 ……………………………… 287
　　4. 妊婦の受動喫煙の影響 ………………… 288
　　5. 妊婦と家族への禁煙指導 ……………… 288

あとがき ……………………………………（杉山　隆）

索引 …………………………………………………… 292

1章

わが国の糖尿病の動静とその背景

1 日本人糖尿病の特徴と妊産婦をとりまく社会環境の変化

1. 糖尿病人口の増加

　糖尿病は現在のところ，1型，2型および「その他の特定の機序，疾患によるもの」，そして妊娠糖尿病（GDM）に分類されている．このうち肥満人口の増加とともに急速に増加しつつあるのは2型である（1章4B）．1型もアジアを含めた27ヵ国の調査結果のまとめではその発症率が微増傾向にあり，発症率の年間増加率も3.0％に及ぶとされている[1]．わが国の1型糖尿病は1986年から1990年における日本糖尿病学会の調査では発症率の増加はなく，約1.5人/10万人とされているが[2]，このうち60％を占める女子がやがて妊娠可能年齢に到るわけであり，今後登録制度を確立して症例を捕捉追跡する必要性を痛感する．その後1996年に小児慢性特定疾患治療研究事業の資料から推計された18歳未満の1型糖尿病有病率は約2人/1万人で，全国の推定有病者数は約5,000人とされてきたが，妊娠可能年齢の対象者における1型糖尿病の有病率についての確かな調査報告はない．しかしながら，愛媛県の基幹病院の受診者約5,000名を対象者とした調査結果では，実にその3.8％において緩徐進行1型糖尿病（slowly-progressive Type 1）の一つのマーカーとされているGAD（glutamic acid decarboxylase）抗体の陽性者が存在したという驚くべき調査報告もあり[3]，わが国ではこのタイプの成人例が欧米に比してより高率に潜在する可能性が高く，今後はこれらを含めた若年女性における耐糖能障害者のscreeningと進行予防策が重要と考えられる．

　GDMに関しても，前述のような耐糖能障害例増加の背景に加えて，その診断基準の改定によって頻度が今後相乗的に高まるのではないかと憂慮されている（3章2，3）．

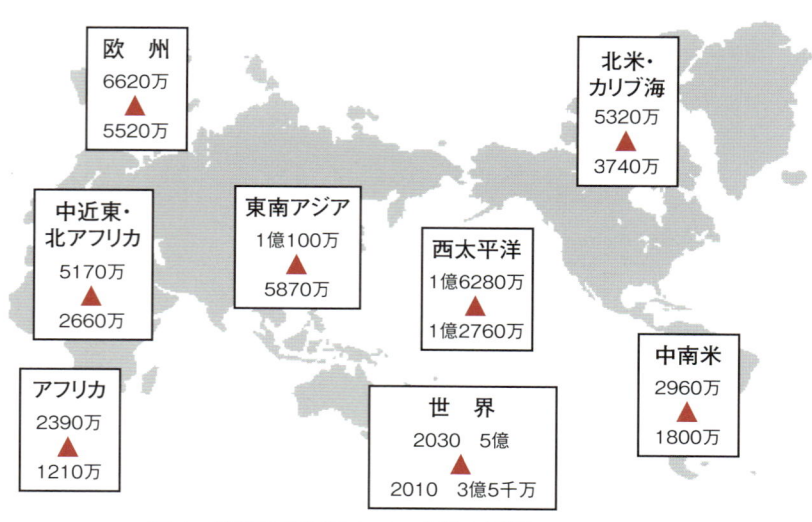

図1　世界の糖尿病人口―今後の予測 2010 → 2030
（文献4，5から改変）

2. 世界とわが国の糖尿病

図1は，今日と20年後の世界における糖尿病の推計人口を示している[4,5]．20年間で3億5千万人からさらに5億人へと1.5倍近い増加が予想される中，とりわけアジア・中近東・アフリカなど発展途上地域での急増が危惧されている．それは図2に示された糖尿病の二大成因のうち，インスリン抵抗性を助長しうる社会的・物質的変化という環境負荷が，これらの地域で近未来に増強するであろうと想定されるからである．しかしながら，このような環境負荷がわれわれモンゴロイドなど倹約遺伝子を有する人種に大きくのしかかる場合に，単に肥満者の増加を介しつつ2型糖尿病の増加を引き起こすのか，その発症に到るシナリオはさほど単純ではないと考える．

図3は，コーカシアン（白人）と日本人の75gブドウ糖負荷試験におけるインスリン分泌パターンを比較したものである[6,7]．日本人ではインスリン分泌初期相が低下するにつれ耐糖能が低下していく（初期相が障害されやすいものほど耐糖能が低下していきやすいとも解釈できる）のに対して，白人では対照的にインスリン分泌初期相の低下は容易に起こらず，むしろ負荷後遅延高反応パターンを示しながら耐糖能が徐々に低下していく．この差が日本人では肥満者の有病率が欧米ほど高くないにもかかわらず，また肥満度がそれほど大きくないにもかかわらず，2型糖尿病の有病率が欧米に引けをとらないばかりかむしろ高率であることの根底をなしている．

すなわち，インスリン分泌初期相の遅延は食後高血糖（これには，筋のインスリン抵抗性による食後の糖取り込み障害も加担するが）のみならず，これを制御するために必然的にインスリン分泌の遅延高反応を招く．やがて膵β細胞は糖毒性とともに長時間にわたるインスリン合成・分泌負荷の影響を受けながら遅延低反応型

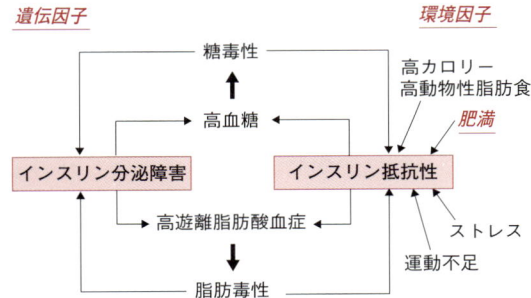

図2　糖尿病の成立機構——より遺伝的背景の濃いインスリン分泌障害と環境負荷の影響が強いインスリン抵抗性の両者が，互いに糖毒性と脂肪毒性を介して悪循環を形成し，発症・進行していく．

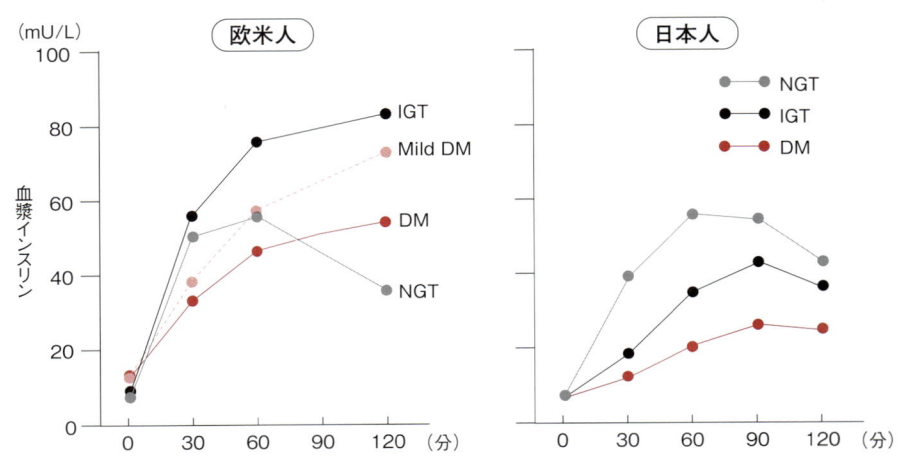

図3　白人と日本人の75gブドウ糖負荷試験におけるインスリン分泌反応
NGT：正常型耐糖能，IGT：境界型糖尿病，mild DM：軽症の糖尿病型，DM：糖尿病型
（文献6, 7から改変）

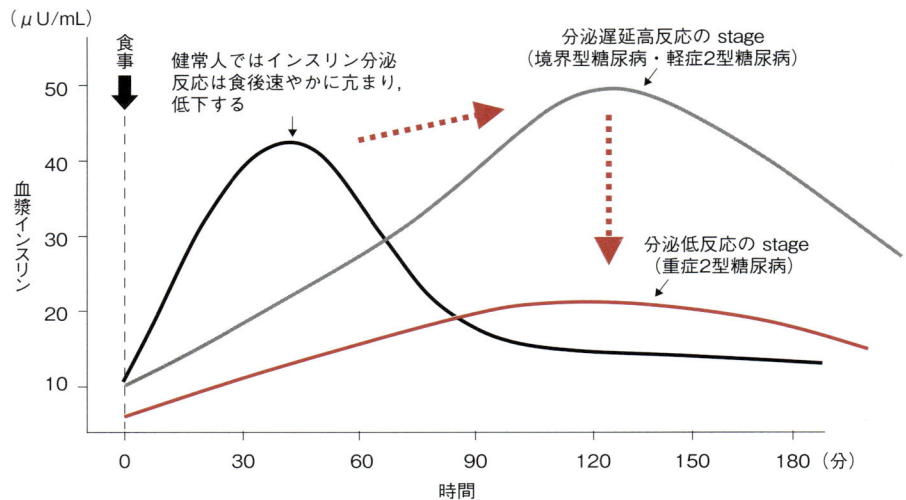

図4 糖尿病患者の食事に対するインスリン分泌パターンの長期的変遷

へと進行していく（図4）．
　このとき食後に遷延する高インスリン血症は空腹感と摂食行動を誘発して肥満を形成し，これがインスリン抵抗性の増悪との悪循環を形成していく．とりわけ高脂肪食はGIP（glucose-dependent insulinotropic polypeptide）など脂肪蓄積作用を併せ持つインクレチンの分泌を亢め，この病態をさらに修飾しうると考えられる（図5）．わが国でも最近は肥満者が増加し，その中からGDMあるいは2型糖尿病を発症する者が増加しているが，これはまさにこのような白人型の2型糖尿病発症シナリオによるものの増加を示唆しているのではないかと考えられる．
　一方，多くの日本人では白人に比してインスリン分泌予備力（分泌総量とそれを維持しうる時間の積）の小さい例が多いために，高度肥満に到ることなく食後高血糖を介して急速に耐糖能が障害・低下していくシナリオが考えられる．この際高糖質食とりわけショ糖や果糖など単純糖質の過剰摂取は摂取後の高血糖負荷によるよ

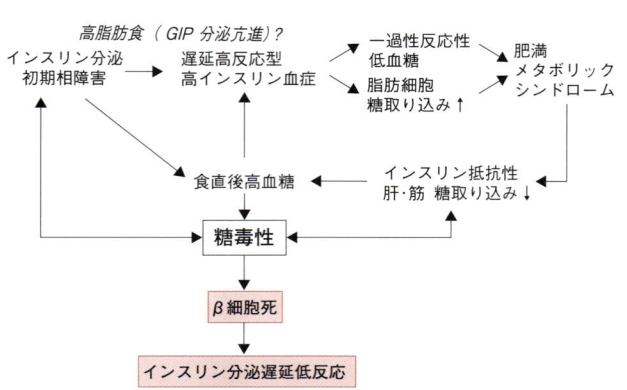

図5　2型糖尿病の病態進行—白人型
　　　（インスリン抵抗性前面／肥満合併型）シナリオ

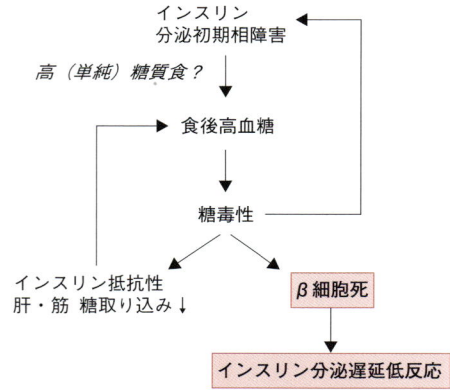

図6　2型糖尿病の病態進行—日本人型
　　　（インスリン分泌障害前面型）シナリオ

り強い糖毒性を介して病態を悪化させやすい（図6）.

3. わが国の妊娠可能年齢女性に対する糖尿病対策は？

今日のわが国の医療レベルと関連医療職のマンパワーを考慮すると，ここしばらくは，GDMの早期発見と介入そして産後の経過観察に注力していかざるをえないが，この対策の重要性を学会・医療界だけでなく広く一般社会にも啓蒙して，近未来にはすべての耐糖能障害ハイリスク例に対するscreeningに着手すべきであろう.

その対象とは，肥満例（前述の白人型シナリオの経過中である可能性が高い），食後尿糖陽性例，また非肥満例では糖尿病の家族歴を有するもの（とりわけ，MODY 3: maturity-onset diabetes in the young 3），GAD抗体陽性例など（前述の日本人型シナリオの経過中である可能性が高い）である.

発見された例には効率的な生活指導（とりわけ肥満例には，脂肪摂取量の抑制と運動の奨励を，非肥満例には高単純糖質食の抑制を）と定期的な検診に加えて，何よりも『計画妊娠』の重要性を説いていく必要がある．それは『序にかえて』でもふれたように，妊娠可能年齢女性における耐糖能障害例を早期発見し，その進行を抑制することは単に母児の予後改善のみならず，その個体さらには次の世代の代謝異常を是正することにもつながるからである.

文　献

1) Onkamo P, et al: Increase in incidence of Type 1 diabetes - the analysis of the data on published incidence trends. Diabetologia 42: 1395-1403, 1999.
2) Kida K, et al: Incidence of Type 1 diabetes mellitus in children aged 0-14 in Japan 1986-1990, including an analysis for seasonality of onset and month of birth: JDS study. Tha Data Committee for Childhood Diabetes of the Japan Diabetes Society (JDS). Diabet Med 17: 59-63, 2000.
3) Takeda H, et al: Ehime Study. Clinical, autoimmune, and genetic characteristics of adult-onset diabetic patients with GAD autoantibodies in Japan (Ehime Study). Diabetes Care 25: 995-1001, 2002.
4) Zimmet P, et al: Global and societal implications of the diabetes epidemic. Nature 414: 782-787, 2001.
5) Yang W, et al: Prevalence of diabetes among men and women in China. N Engl J Med 362: 1090-1101, 2010.
6) Fukushima M, et al: Insulin secretion capacity in the development from normal glucose tolerance to type 2 diabetes. Diab Res Clin Pract 66: S37-S43, 2004.
7) Tripathy D, et al: Insulin secretion and insulin sensitivity in relation to glucose tolerance - Lessons from the Botnia study. Diabetes 49: 975-980, 2000.

2 栄養

1. はじめに

糖尿病患者は世界的に増加傾向にあり，2011年現在で約3億6600万人に上り，成人人口の約8.3%を占めるまでになっている[1]．日本の糖尿病患者数は2010年で約1070万人と推定されており，60年前と比較すると約30倍の増加である．医療機関や検診で「糖尿病」と診断された者の割合は，男性で2000年の14.1%から2010年には16.1%に，女性では7.4%から8.8%に増加している[2]．

わが国の全糖尿病の95%が2型糖尿病であることより，糖尿病患者の増加をもたらした要因は，運動不足，栄養の偏った食事や不規則な食生活，欧米型の食生活にあると考えられている．我々の食生活は戦後から現在にかけて欧米型へと大きく変化してきている．米飯を主食とし，主に魚・野菜・海藻の主菜・副菜で構成されているそれまでの食生活に比べ，パンを主食とし，主に卵，肉およびその加工品，野菜，スープで構成された欧米型の食生活は，動物性脂肪と動物性蛋白質の摂取が過剰となることでインスリン抵抗性の増悪をきたし，2型糖尿病の発症を促進させると言われている．

本稿では糖尿病患者が増加した背景を，日本人の食生活の変化，栄養の現状から概説したい．

2. 食生活の変化

米飯を主食としてきたわれわれの食生活の利点は，脂肪摂取量が低く，副菜が和洋中どれにでも合うことからバラエティに富んだ献立をたてやすく，バランスよく栄養がとれることである．また，粒食である米飯は血糖値の上昇を緩やかにし，咀嚼の回数が多いことで満腹感を得やすく，過食が抑えられるという利点もある．しかし，近年，日本人の食生活は経済成長，核家族化，女性の社会進出などのライフスタイルの多様化，加えて外食産業の発展，食品加工技術の革新などの影響を受け，大きく変化してき

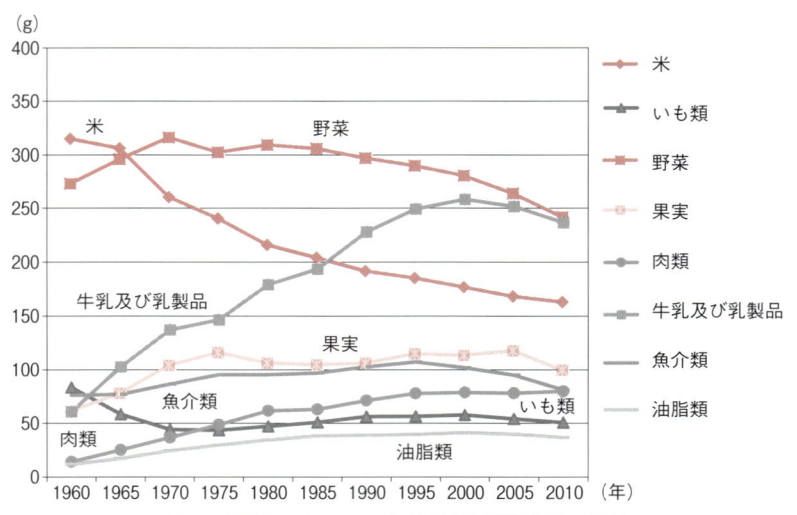

図1 国民1人・1日当たり品目別供給量の推移
（農林水産省，平成22年食糧需給表）

ている．

　1960年から2010年までの50年間の国民1人・1日当りの品目別供給量の推移を見てみると，大きく減少しているものが米であり，1960年の約315gから2010年には163gに半減している[3]．また，芋類の摂取量も1960年から70年代にかけて漸減し，その後は一定となっている．食物繊維やビタミンを含む野菜の摂取量は1970年から2010年にかけて約25％減少している（**図1**）．

　一方で，供給量が増加しているものが牛乳・乳製品，肉類，油脂類であり，その増加率はこの50年間で約4～5倍となっている．50年前の動物性蛋白質摂取源は魚介類であったのに対し，現在は肉，乳製品が加わった分散型に変化してきている．

3．エネルギー摂取量

　国民栄養調査の結果から日本人の1日の総エネルギー摂取量を過去10年で見てみると，男女ともに全ての年代で漸減している[2,4,5]．また，男女ともに年代が下がるにつれて，エネルギー摂取量は低い傾向にある（**図2**）．

　男性では1日の総エネルギー摂取量は少なくなっているものの，20歳以上の肥満（Body Mass Index；BMI $\geq$ 25kg/m^2）の割合は2000年の27.6％から2010年には31.2％に増加している[2]．また，肥満の増加に伴い，生活習慣病，特に糖尿病患者数も増加している．これは，エネルギー摂取量以外にも摂取するものの「質」，つまり，エネルギー摂取量に占める栄養素の構成比，栄養のバランス，食べる速さ，食事時間などが影響していることを意味し，「質」の確保の重要性を示している．

　一方，女性では1日の総エネルギー摂取量の平均値は各年代の推定エネルギー必要量を大きく下回っている．わが国の女性の体格はスリム化し，特に20代のBMI 18.5kg/m^{2}未満のやせの割合は2000年の22.9％から2010年には29.0％に増加している．これは，やせ志向に基づくダイエットによるエネルギー摂取量の不足と低い食への関心，バランスに欠けた食生活によって低栄養の女性が増加していることを示している．

4．脂肪エネルギー比率

　脂肪エネルギー比率とは，脂肪からのエネルギー摂取割合を示したもので，過剰なほど，肥満，脂質代謝異常，動脈硬化，耐糖能異常などの生活習慣病の発症リスクを高めることが知られている[6-8]．高脂肪食の負荷は脂肪細胞を肥大化し，インスリン抵抗性を増悪させ，血中アディポネクチン値を低下させる．アディポネクチンはインスリン抵抗性や糖尿病の発症リスクの増加に関与[9]していることが報告されていることから，糖尿病のリスク因子を低下させるためにも適切な脂肪エネルギー比率を保つ必要

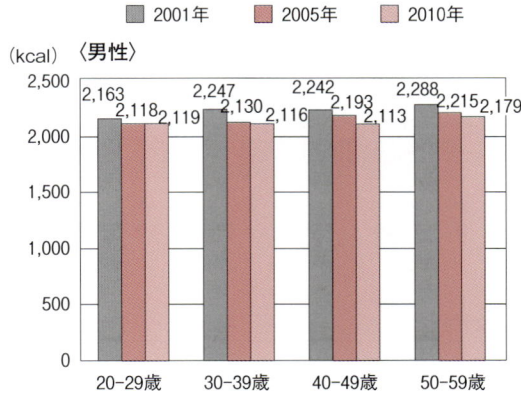

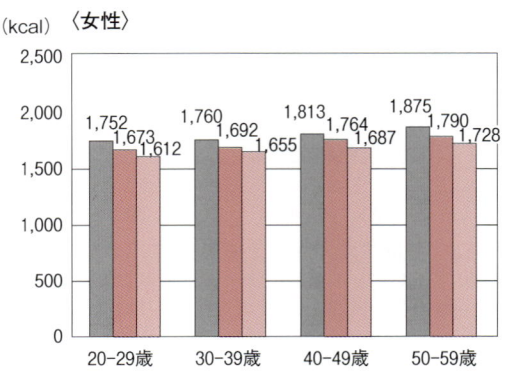

図2　エネルギー摂取量
（厚生労働省，国民健康・栄養調査報告，平成13, 17, 22年）

がある.

生活習慣病の予防を目的に「日本人の食事摂取基準（2010年版）」[10]では，脂肪エネルギー比率を18〜29歳で20%以上30%未満，30歳以上では20%以上25%未満としている．また，「健康日本21」[11]では20〜40歳代の目標値を25%以下としている．

過去10年での脂肪エネルギー比率の分布を見てみると，脂肪エネルギー比率が30%以上の人の割合は，男性では2001年の17.9%から2010年では20.7%に，女性では2001年の25.3%から28.5%に，男女ともに増加している．その割合は男性に比べて女性の方が多い（図3）．

年代別に脂肪エネルギー比率の割合を2010年のデータから見てみると，男性においては，30%を超えている人が20代で約4割，30〜40代で約3割となっている．一方で，20〜40代の脂肪エネルギー比率の目標値である25%以下の割合は5割を下回っている（図4）．

女性においては，脂肪エネルギー比率が30%以上の人の割合は20代44.8%，30代37.5%，40代39.6%と各年代の約4割を占めており，男性に比べて高い傾向にある．一方で，脂肪エネルギー比率の目標値である25%以下の割合は20〜40代で約3割である．

男女ともに20代の脂肪エネルギー比率は他

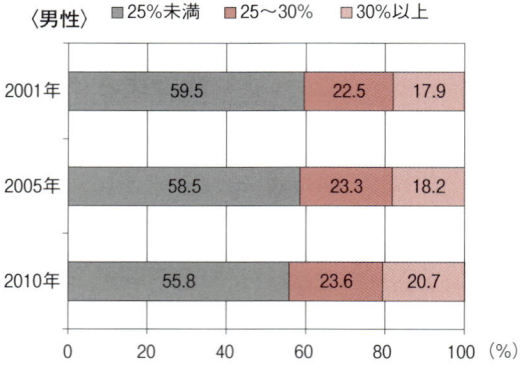

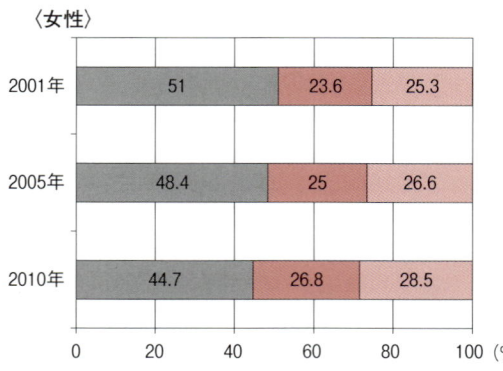

図3 脂肪エネルギー比率の分布（20歳以上）
＊脂肪エネルギー比率：脂肪からのエネルギー摂取割合
（厚生労働省，国民健康・栄養調査報告，平成13, 17, 22年）
〔参考〕「日本人の食事摂取基準」（2010年版）
脂肪エネルギー比率　18〜29歳：20%以上30%未満
　　　　　　　　　　30歳以上：20%以上25%未満
「健康日本21」の目標：脂肪エネルギー比率の減少目標値：
20〜40歳代25%以下

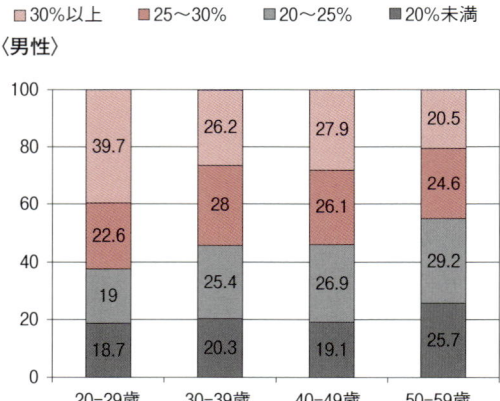

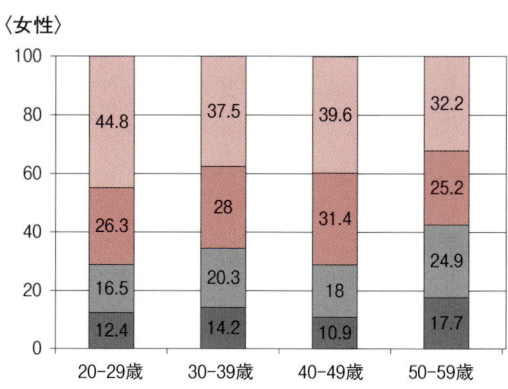

図4 年代別脂肪エネルギー比率の状況（20〜59歳）
（厚生労働省，平成22年国民健康・栄養調査報告）

の年代に比べて高く,「健康日本21」の目標値を超えている人が,男性で約6割,女性で約7割にも上っている.このことは,生活習慣病の素因が確実に若年層から作られていることを示唆するものであり,今後さらにメタボリックシンドローム,糖尿病患者の数が増加することが懸念される.

5. 野菜摂取量

野菜類にはビタミン,ミネラルなどの微量栄養素に加え,食物繊維が多く含まれている.食物繊維は,糖質や脂肪の吸収を遅らせ満腹感を持続させる作用があるため,過食を防ぎ,肥満の防止につながる.特に水溶性食物繊維は体内で高い粘性を有するため,十二指腸や空腸の内容物の拡散速度と移動速度を遅くし,グルコースの吸収が緩慢となることで血糖値の上昇を抑える作用を持つ.加えて,コレステロールの吸収抑制,コレステロールの異化・代謝・排泄の促進作用により,生活習慣病の予防につながると言われている.そのため,1日当たりの野菜の摂取目標量として350g以上が推奨されている.

男性の野菜摂取量は,2002年の276.7gから2010年で273.7g,女性では2002年の263.6gから2010年では263.0gと男女ともに漸減しており,1日の摂取目標を大きく下回っている[2, 12](図5).2010年の調査結果から,目標量の350g以上を満たしている人は男性で31.3%,女性で28.1%と男女ともに約3割にすぎない.一方で目標量の6割(210g未満)を満たしていない人が,男女ともに約4割を占めている.

6. 朝食の欠食率

朝食は,1日を元気に過ごすためのエネルギー源として重要である.また,噛むことで脳が活性化され,勉強や仕事の集中と効率にもつながり,規則正しい食習慣が身につくことで生活リズムが確立するという効果が指摘されている.

朝食の欠食率を過去20年で見てみると,男女ともに全ての年代で1990年に比べ2010年の欠食率が増加している(図6).男性では,特に40代,50代でその割合は2倍に高くなっている.一方女性では,10代を除く全ての年代で1990年に比べ2010年の欠食率は2倍以上と

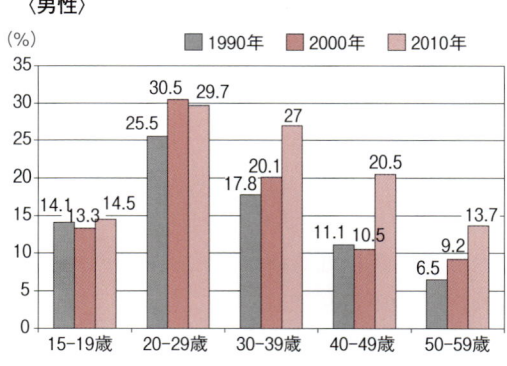

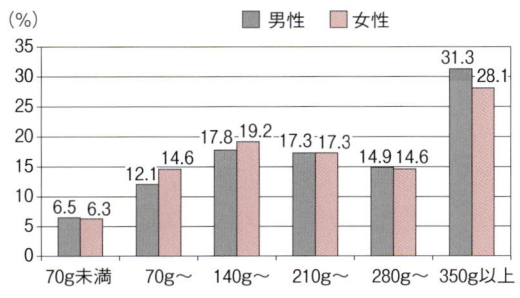

図5 野菜類の摂取量の割合
(厚生労働省,平成22年国民健康・栄養調査報告)

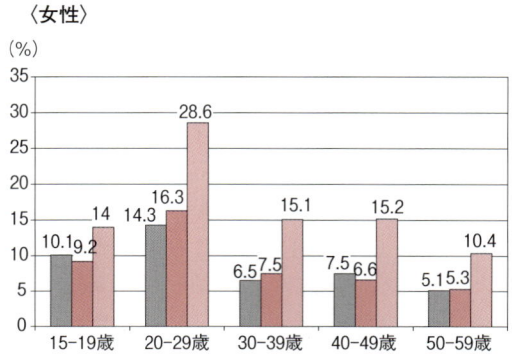

図6 朝食の欠食率
(厚生労働省,平成22年国民健康・栄養調査報告)

なっている．

　男女別の朝食の欠食率の高い年代を 2010 年の調査結果から見てみると，男性では 20 代（29.7％）と 30 代（27％），女性では 20 代（28.6％）に多い．15 〜 29 歳の欠食率に男女差は見られないが，30 代以降になると男性の欠食率が女性に比べて高い[2]．一方，年代が進むにつれて男女ともに朝食の欠食率は低い．

　平成 22 年度の国民栄養調査では，習慣的な朝食欠食者の割合を所得でみている．朝食欠食者の割合は男性では 200 万円未満と 200 〜 600 万円未満の世帯で高く，女性では 200 万円未満の世帯で高いことが報告されている[2]．経済成長が低迷している日本において，非正規雇用の増加，失業者の増加などにより，経済的に困窮している若者が増加している．加えて，晩婚化，未婚率が増加している現状を踏まえると，朝食欠食率はさらに増加することが予想される．

7．妊婦の栄養

　妊孕世代の女性の食に関する問題点として，ダイエットによるエネルギー摂取量の不足，脂肪エネルギー比率の 30％以上の割合の増加，朝食欠食率の増加，食への関心の低さ，バランスに欠けた食事内容等が挙げられる．しかし，これらの問題は妊娠前の女性に限ったことではなく，妊娠中の女性においても同様である．妊娠は食を見直す絶好の機会とも言われているが，必ずしもそうとは限らない．

　著者らは 2005 年，妊婦 197 名を対象に食事頻度調査法を用いて妊娠初期，中期，末期の計 3 回，縦断的に栄養調査を行った．妊娠各期の平均エネルギー摂取量は，初期 1723.0 ± 591.6 kcal，中期 1754.8 ± 442.3 kcal，末期 1792.5 ± 442.9 kcal と初期から末期にかけて増加傾向にあったものの，胎児発育および妊娠の維持に必要とされる付加量（妊娠中期；+250 kcal/日，妊娠末期；450 kcal/日）は十分に満たされていない状況にあった．一方で，脂肪エネルギー比率は妊娠全期間を通して 27 〜 29％と高い値を占めていた．加えて，葉酸，鉄などの摂取量は目標値の約 5 割であり，バランスのとれた食事がとられているとは言い難い状況にあった[13]．このことは，妊婦の食行動は妊娠を機に大きく変化するものではなく，妊娠前の食行動がそのまま妊娠中にも継続されることを示唆するものである．

　妊娠中に糖尿病を発症した妊娠糖尿病（gestational diabetes mellitus：以下 GDM）女性を追跡した調査では，分娩後 5 年から 16 年後に 17 〜 63％の女性が 2 型糖尿病を呈している[14]．また，分娩後 6 週間から 28 年後に GDM 既往の女性が 2 型糖尿病を発症する相対危険率は，妊娠中に正常な血糖値を維持していた女性に比べて 7.43 倍であることが報告されている[15]．2010 年の GDM 診断基準の改定により，GDM の発症頻度は 2.92％から 12.08％へと 4.1 倍に増加すると推測されている[16]．生活習慣の変化および晩婚化による高齢出産の女性が増加する日本の現状を踏まえると，GDM の女性および将来 2 型糖尿病を発症する女性の数は今後さらに増加することが予想される．

　2006 年に厚生労働省より 1 日に「なにを」「どれだけ」「どのように」食べたらよいかが示された「妊産婦のための食事バランスガイド」が提示された．これは，手軽に，気楽に，バランスの良い食べ方ができるようになることを目指した指針であり，妊婦自身にとっても活用可能なものとなっている．妊孕世代の女性自らが食に関するセルフケア能力および実践能力を高められるよう，妊娠中の栄養管理・体重管理に活用されたい． 〈☞ 1 章 ③，6 章 ③〉

8．おわりに

　平成 17 年 7 月に「食育基本法」が施行された．この目的は，国民一人一人が生涯に亘って，「食」に関する知識と「食」を選択する力を習得し，健全な食生活を実践し，心身の健康の増進と豊かな人間性を育むことにある．食育は子どもを中心に取り組まれているが，近年の国民栄養調査の結果から評価すると，アプローチすべき層は食に関心が薄く，食生活が乱れ，自己管理に

委ねられている大人にあると考える．「朝食欠食率の高さ」「野菜摂取量の減少」「脂肪エネルギー比率の高さ」などの食の現状から判断すると，確実に若い世代から糖尿病体質が形成されている．そのため，糖尿病を含めた生活習慣病を回避する最善策は，まずは個人が食に関心を持ち，食の重要性について認識を深め，食習慣を見直すことである．子どもはもちろんのこと，大人，特に次世代の健康を担っている女性に対する食育の取り組みをより一層，推進・強化していく必要がある．

文　献

1) 国際糖尿病連合（IDF）．糖尿病アトラス，第5版，2011.
2) 厚生労働省．平成22年国民健康・栄養調査報告，2012.
3) 農林水産省．平成22年度食糧需給表，2011.
4) 厚生労働省．平成13年国民健康・栄養調査報告，2003.
5) 厚生労働省．平成17年国民健康・栄養調査報告，2007.
6) He Y, et al: Dietary patterns and glucose tolerance abnormalities in Chinese adults. Diabetes Care 32: 1972-6, 2009.
7) Song Y, et al: Secular trends in dietary patterns and obesity-related risk factors in Korean adolescents aged 10-19 years. Int J Obes（Lond）34: 48-56, 2010.
8) Shimazu T, et al: Dietary patterns and cardiovascular disease mortality in Japan: a prospective cohort study. Int J Epidemiol 36: 600-9, 2007.
9) Yamauchi T, et al: The fat-derived hormone adiponectin reverses insulin resistance associated with both lipoatrophy and obesity. Nat Med 7: 941-946, 2001.
10) 厚生労働省：日本人の食事摂取基準（2010年版），2009.
11) 厚生省：21世紀における国民健康づくり運動（健康日本21），2000.
12) 厚生労働省：平成14年国民健康・栄養調査報告，2004.
13) Watanabe H, et al: Dietary folate intake during pregnancy and birth weight in Japan. Eur J Nutr 47：341-347, 2008.
14) Kim C, et al: Gestational diabetes and the incidence of type 2 diabetes: a systematic review. Diabetes Care 25: 1862-1868, 2002.
15) Bellamy L, et al: Type 2 diabetes mellitus after gestational diabetes: a systematic review and meta-analysis. Lancet 373: 1773-1779, 2009.
16) 杉山　隆，他：妊娠糖尿病のスクリーニングに関する他施設共同研究報告書．糖尿病と妊娠6：7-12, 2006.

3 妊婦の現状と栄養指導

1. はじめに

わが国では平均寿命の延長ならびに出生率の低下により少子高齢化が急速に進行している．本稿ではわが国における出生率の推移と少子化の原因，体格の推移と出生体重の変化について述べる．さらにこれらの状況をふまえ，栄養食事指導の現状と課題についてふれる．

2. わが国の人口と出生率の動向

平成23年のわが国の出生数は105万698人であった．これは前年より2万606人減少した．図1は出生数と合計特殊出生率の推移を示したものである．出生数は第1次ベビーブーム（昭和22〜24年）には250万人強の出生があり，第2次ベビーブーム（昭和46〜49年）では200万人強の出生数があった．しかし昭和50年以降，出生数は減少を続け，平成4年以降は増加と減少を繰り返しながら，ゆるやかな減少傾向を示している[1]．

1人の女子が生涯に産む子供の数を近似する指標である合計特殊出生率は，2011年には1.39であった．これは人口置換水準（2010年，2.07人）を大きく下回っており，今後ますます人口が減少し，少子高齢化が進むことが予想される[1]．

3. 少子化の原因

内閣府少子化白書によると少子化の原因には，未婚化と晩婚化があげられている．

① 未婚化の増加

図2にわが国の女性の未婚率の推移を示す．近年，未婚化ならびに非婚化が進んでいる．特に，25歳から39歳の出産可能年齢の未婚率が上昇しており，とりわけ25歳から29歳女性の未婚率は1980年24.0％から2010年60.3％へと著しく増加している．女性の生涯未婚率は1980年の2.6％から2010年の10.6％に増加しており，30年間に4倍に増加した[2]．

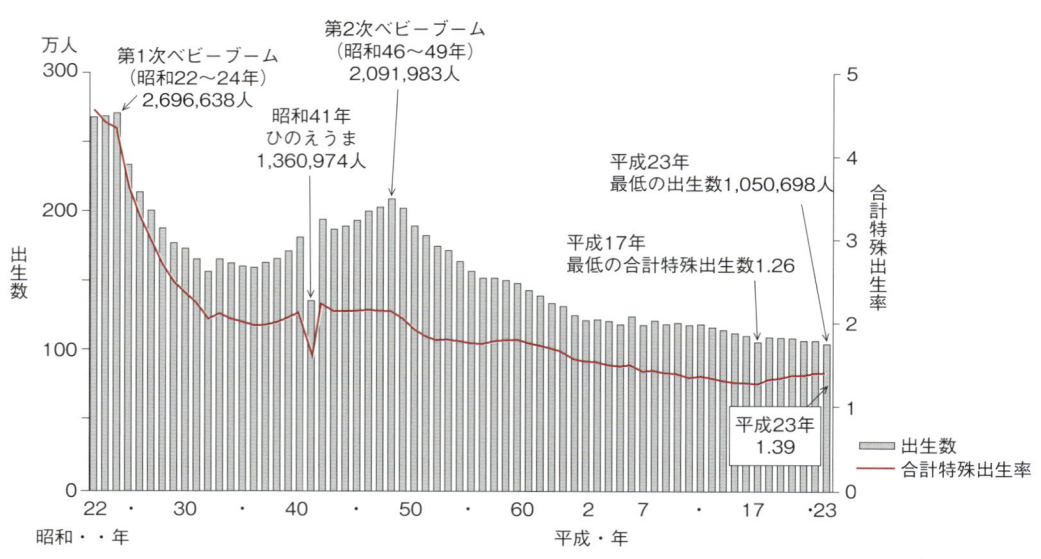

図1　日本の出生数ならびに合計特殊出生率の推移（厚生労働省，平成23年）[1]

3. 妊婦の現状と栄養指導　13

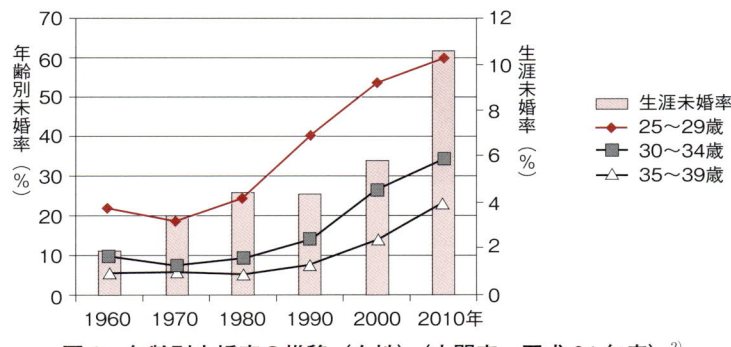

図2　年齢別未婚率の推移（女性）（内閣府，平成24年度）[2)]

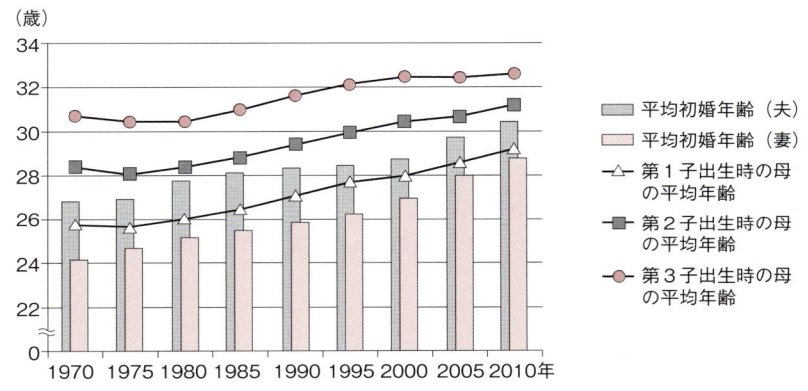

図3　平均初婚年齢と母親の平均出生時年齢の年次推移（内閣府，平成24年度版）[2)]

　欧米では婚外子の割合が増加しており，特にスウェーデンやフランスでは近年半数以上が婚外子である．一方，わが国の婚外子の割合は低く，2010年の統計でも出生した児の約98％が嫡出児である．したがって，わが国における未婚化の増加は，出生数の減少に大きな影響を及ぼすことが理解できる．

② 晩婚化・晩産化の進行

　図3にわが国の平均初婚年齢と，出時の母親の平均出生時年齢を示す．平均初婚年齢は男女ともに上昇している．1980年から2010年までの最近の30年間に，夫婦の平均初婚年齢はそれぞれ夫が2.7歳，妻が3.6歳上昇した．晩婚化に伴い，児の出生時の母体年齢も呼応して増加している[2)]．高年齢になると，出産を控える傾向にあり，晩婚化・晩産化は少子化の原因となっていることがわかる．

4. 日本人の体格の推移

　戦後，日本人の体格の変化は男女でそれぞれ異なった傾向を示して推移している（図4）[3)]．すなわち，男性はすべての年代において平均BMIが増加しており肥満者が増加している．このため男性では，肥満化によるメタボリックシンドロームの増加が問題となってきている．

　一方女性では，特に20歳代，30歳代を中心にやせが増加してきている．これら妊娠可能年齢層の女性のやせは，児の子宮内発育遅延や出生体重の低下，早産など妊娠分娩への影響が問題となる．Barkerらの研究では，低出生体重児は将来のメタボリックシンドロームのリスクファクターであることが示されおり[4)]，妊娠可能年齢層の女性のやせは自身の健康問題のみならず，次世代の児の健康問題にも関連する可能性があり重要な問題となってきている．

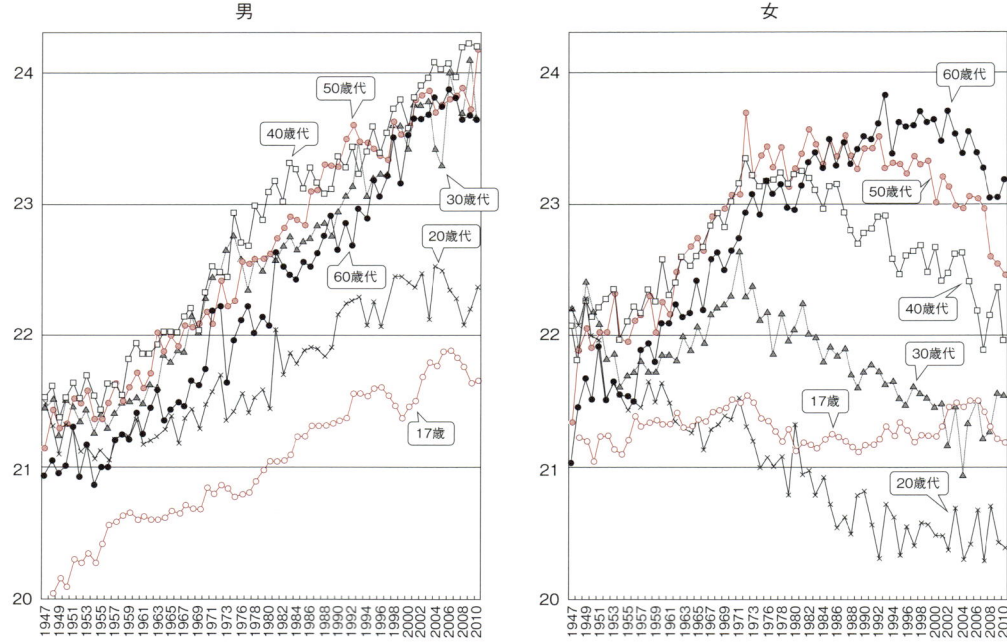

図4 日本人の体格の変化（BMIの推移）（社会実情データ図録より改変）[3]

5. 出生体重の推移

わが国の出生時体重は男児，女児とも1980年以降減少しており，1980年から2010年までの30年間で男児190g，女児180g減少した．さらに2.5kg未満の低出生体重児の割合も1980年以降増加しており，2010年では男児8.5%，女児10.8%が低出生体重児であった（図5）．単産（単胎）のみでの検討でも同様の傾向を認め，1980年の単産の平均出生体重は3.2kgであったが2009年には3.02kgと約30年間に180g出生体重が減少した[5]．

児の出生時体重の低下に対する影響因子として，早産や多胎などのほか，母体の高年齢化，母体のやせなども関与していることが報告されており，近年の出産年齢可能な女性のやせの増加と平均出生体重の低下はこれらの関連を示唆する結果となっている．

6. 妊婦に関する栄養指導の現状と今後のあり方

①わが国の栄養指導の歴史と現状

日本人に必要な栄養素量設定の試みは栄養研究所の創設者である佐伯 矩 博士の著書「栄養」（大正15年）に始まる[6]．妊婦も含めた「日本人の栄養所要量」（厚生労働省）は昭和45年から策定され，5年ごとの改定を経て平成17年の策定から「日本人の食事摂取基準」とその名称を改めている．「日本人の栄養所要量」の策定当初は，「欠乏症の予防」を主たる目的としていたが，時代の流れとともに，「過剰摂取による健康障害を防ぐ」ことも策定の目的となっている．妊婦の体重管理に関しては日本妊娠高血圧学会，厚生労働省，日本肥満学会が，それぞれ見解で目標値を定めており統一されていない．

日本産科婦人科学会のガイドラインにおいて，妊娠中における栄養指導の必要性が記載されている．母子保健法第13条では，妊婦健康検査について「各回実施する保健指導について

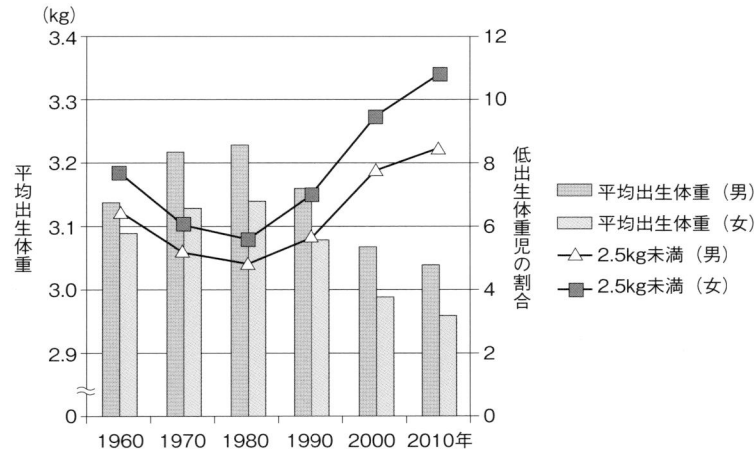
図5 平均出生体重と低出生体重児の割合の推移（母子保健事業団）[5]

は，妊娠中の食事や生活上の注意事項等について具体的な指導を行うとともに，妊婦の精神的な健康の保持に留意し，妊娠，出産，育児に対する不安や悩みの解消が図られるようにすること」と記されている．妊婦健診にかかわるスタッフは医師のほかに保健師・助産師等となっている．

近年，若年女性の食生活のパターンが食物の好き嫌いや，食事を抜くことにより悪化してきており，やせ女性が約2割まで急速に増加した一方，肥満女性も約1割を占めている現状がある[7]．若い女性においてはこのような現状が背景となり，健康の維持増進のために必要なエネルギーや各栄養素を適切に摂取することができず，必要量を下回る者がみられる．

妊娠期及び産褥（授乳）期になれば，さらにエネルギーをはじめとした栄養素が必要になるが，エネルギーや鉄，カルシウムなどの摂取量は，1日に必要とされる量が確保できていない状況にある．妊娠期の神経管閉鎖障害発症リスク低減のために摂取が推進されている葉酸についても，十分に摂られていない状況にあることから，管理栄養士による妊婦個々を対象とした栄養指導が必要であると考えられる．

さらに2010年の妊娠糖尿病の診断基準変更により，血糖管理に関する栄養指導対象患者が増加すると想定されている[8]．

②今後の栄養指導のあり方

従来行われてきた栄養指導は，妊娠中の急激な体重増加に伴う合併症予防の目的のために，妊娠中の体重増加制限，栄養摂取制限が中心であった．しかし，最近は，若年者のやせの問題など，従来の栄養指導に加え，いかに栄養素を適切に摂取するかを指導することが重要となってきている．

栄養教育は，妊婦健診時もしくは日時を設定して妊婦教育の一環として集団的に行われることが多いが[6]，個人個人の背景を考慮し，栄養に関する基礎教育の意味を含めながら，具体的に自己管理方法と問題点を，管理栄養士とともに継続的に改善していくことが重要であると考える．さらに栄養の自己管理には，夫や家族の励ましや協力体制も重要なことは言うまでもない． 〈☞1章[2]，6章[3]〉

文　献

1) 厚生労働省：平成23年人口動態統計月報年計（概数）の概況．http://www.mhlw.go.jp/toukei/saikin/hw/jinkou/kakutei11/index.html
2) 内閣府：平成24年度版子ども・子育て白書，婚姻・出産の状況，p37-42,2012.
（http://www8.cao.go.jp/shoushi/whitepaper/w-2012/24pdfhonpen/24honpen.html）
（http://www8.cao.go.jp/shoushi/whitepaper/w-2012/24pdfhonpen/pdf/1-2-1-2.pdf）
3) 日本人の体格の変化（BMIの推移）（1947-2005年）：

社会実情データ図録.
（http://www2.ttcn.ne.jp/honkawa/2200.html）
4) Baker DJ, et al: Weight in infancy and death from ischaemic heart disease. Lancet 2: 577-580, 1989.
5) 母子保健事業団：母子保健の主たる統計（2013年度版），P44-45，東京，母子保健事業団.
6) 澤崎千秋：栄養所要量の改訂と妊婦栄養管理の動向. 産科と婦人科 48: 17-24, 1981.
7) 由良茂夫：妊娠中の栄養管理. 産婦人科治療 96: 79-84, 2008.
8) 増本由美，他：新しい妊娠糖尿病診断基準採用による妊娠糖尿病の頻度と周産期予後への影響. 糖尿病と妊娠 10: 88-91, 2010.

4 肥満

A. 肥満と不妊症・PCOS

1. 肥満と不妊症

　肥満は不妊の主要な原因の一つである．肥満女性は月経異常を伴いやすく，肥満女性の30％が希発月経，あるいは無月経である[1]．肥満女性ではインスリン抵抗性が高まっており，肥満女性の月経異常の発症にはインスリン抵抗性が重要であると考えられている．インスリン抵抗性が強くなると，代償性に高インスリン血症となり，卵巣でのアンドロゲンの産生が亢進し，これが排卵障害を引き起こすと考えられる．この代表的な疾患が多嚢胞性卵巣症候群（polycystic ovary syndrome；PCOS）であり，月経異常を伴う肥満女性の約30％を占める．

2. PCOSの病態

　PCOSは希発月経や続発無月経などの月経異常を主徴とし，特有の臨床症状，内分泌・代謝異常，卵巣の形態変化を伴う症候群である．生殖年齢女性の5〜10％と高い頻度で存在し[2]，日常臨床上重要な疾患である．PCOSの病態は多彩であるが，インスリン抵抗性がその病態に深く関わることが明らかとなってきている（図1）．homeostasis model assessment of insulin resistance（HOMA-IR）を指標とした場合，欧米ではPCOSにおけるインスリン抵抗性は77％に存在する[3]．わが国ではPCOSの32.8％（129/393例）にインスリン抵抗性（HOMA-IR ≧ 2.5）が存在する[4]．

　一方，PCOSにおいては肥満者の割合が大きいことが知られている．欧米のPCOSにおける肥満者の割合は30〜50％[5,6]である．さらに米国のPCOSにおける肥満者の割合は51％（1987〜1990年）から74％（2000〜2002年）と増加している[7]．わが国のPCOSでは25.9％と，海外よりは低率である．しかしながら，わ

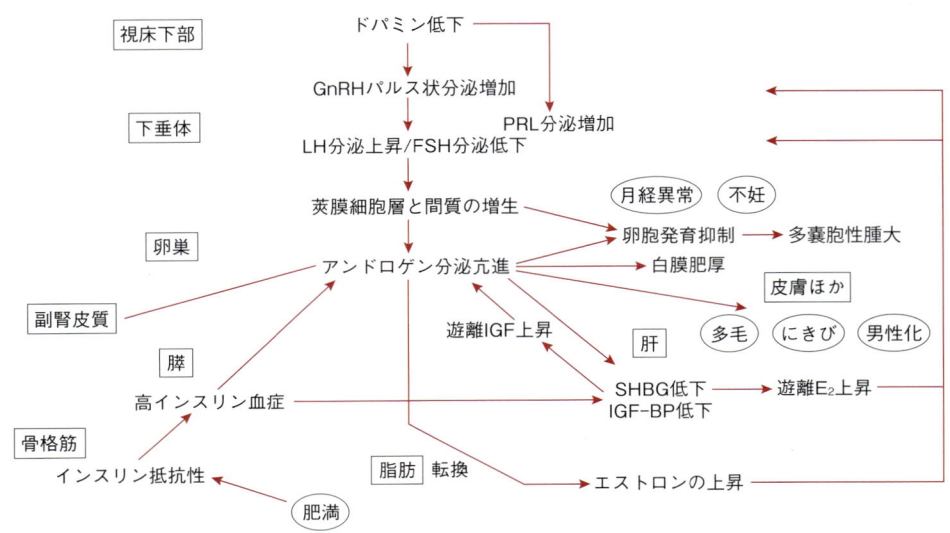

図1 多嚢胞性卵巣症候群の病態

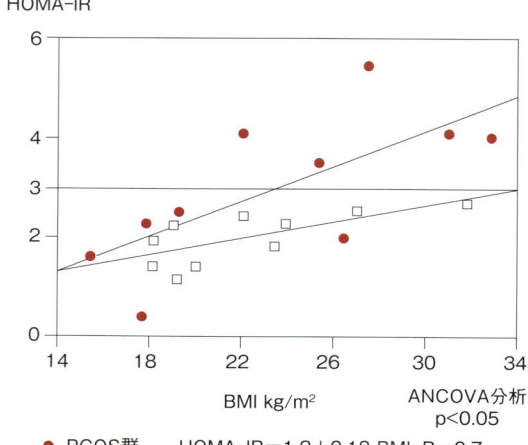

図2 PCOSにおけるHOMA-IRとBMIの関係[8]
HOMA-IR; homeostasis model assessment of insulin resistance, BMI; body mass index

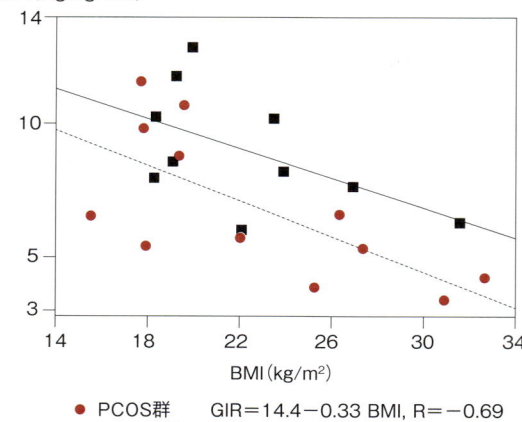

図3 PCOSにおけるグルコースクランプ法によるインスリン抵抗性の評価[9]
＊除脂肪体重で算出
GIR: glucose infusion rate, BMI: body mass index

が国成人女性の肥満者の割合が20〜29歳で7.2%，30〜39歳で14.7%（厚生労働省，平成21年度国民健康・栄養調査）であることと比較すると，わが国のPCOSにおいても肥満者の割合は高い．肥満はインスリン抵抗性と関係するため，PCOSにおいてインスリン抵抗性を呈する症例が多いことは当然である．

われわれの検討でも，PCOSにおいてbody mass index（BMI）はHOMA-IRと有意な相関を認め，BMIが大きい患者ほど，インスリン抵抗性が病態に占める割合は大きいと考えられる（図2）[8]．しかし，非肥満PCOSの一部にもインスリン抵抗性は存在する．グルコースクランプ法を用いてPCOSとコントロールのインスリン抵抗性を比較した結果，PCOSではBMIにかかわらず，コントロールよりglucose infusion rate（GIR）が低く（GIRが低いほどインスリン抵抗性が高いことを示す），インスリン抵抗性が高かった（図3）[9]．PCOSにおけるインスリン抵抗性には体脂肪分布が一因となっているとする報告がある．肥満PCOSとBMIをマッチさせたコントロールを比較すると，PCOSではウエストヒップ比と躯幹脂肪量が有意に高く，インスリン抵抗性も高い[10]．

また非肥満PCOS症例についても同様で，BMIをマッチさせたコントロールと比較すると，PCOSでは総脂肪量，上半身脂肪量が多く男性型の体脂肪分布を示している[11]．このように，PCOSでは肥満の有無にかかわらず内臓脂肪の蓄積があり，このこともインスリン抵抗性に関与していると思われる．

さらに，PCOSにおいてはインスリン受容体のシグナル伝達の異常も指摘されている．インスリンの結合によりインスリン受容体はリン酸化され活性化し，インスリン受容体基質などの蛋白質をリン酸化する．この蛋白質がさらに下流へとシグナルを伝え，最終的に細胞内への糖の取り込みや，グリコーゲン，脂肪，蛋白質の合成が促進され，糖新生は抑制される．

DunaifらはPCOS患者の線維芽細胞，骨格筋を用い，インスリン受容体のβサブユニットおいてセリン残基が自己リン酸化され，一方で細胞内カスケードの活性化に必要なチロシン残基のリン酸化が低下していることを明らかにした．DunaifらはこのことがPCOS特有のインスリン抵抗性の機序であると指摘している[12]．

3. PCOSのインスリン抵抗性とアンドロゲン過剰症

インスリン抵抗性は代償性高インスリン血症を介して，アンドロゲン産生を刺激し，PCOSの病態形成に関与していると考えられる．機序として以下のことが考えられる．

過剰のインスリンは肝臓に作用してインスリン様成長因子結合蛋白（insulin-like growth factor binding protein；IGFBP）の産生を抑制し，その結果遊離IGFが増加する．遊離IGFとインスリンは，ともに莢膜細胞内でコレステロールからアンドロゲンへの変換を促進する．またインスリンは肝臓での性ホルモン結合グロブリン（sex-hormone binding globulin: SHBG）の産生を抑制し，その結果遊離アンドロゲンは増加し，アンドロゲン活性が増強する．わが国のPCOS患者においてインスリン抵抗性が存在した群では，インスリン抵抗性を有しない群と比較し，総テストステロン，遊離テストステロンが高値であった[4]．

一方，ゴナドトロピン分泌の異常もPCOSの病態では重要な要素である．PCOS患者のLH/FSH分泌比は正常月経周囲女性の卵胞期後期の様に高い．しかしながら，個々の卵胞は卵胞期初期の段階であり，血中ゴナドトロピン濃度と個々の卵胞の発育状況が合致していない．FSH作用の相対的不足により卵胞は十分に発育できず，LHの過剰作用により小卵胞の内莢膜細胞は増生して男性ホルモンの産生が亢進する（図1）．

4. PCOSと2型糖尿病

PCOSの患者はインスリン抵抗性を背景とし，加齢とともに2型糖尿病の発症率が高くなる．1992年にDahlgrenらはPCOSを後方視的に検討し，糖尿病の発症率が高いことを報告した[13]．糖尿病の罹患率を年齢別に調査したオランダの成績でも，PCOSは一般集団と比較して，糖尿病の罹患率が高率であり，その傾向は加齢と共に強くなっている（表1）[14]．

表1 PCOSの糖尿病，高血圧症，冠動脈疾患の罹患率（％）（文献14を改変）

	症例数	糖尿病	高血圧症	冠動脈疾患
25-34歳				
PCOS	80	1.3	3.8	0.0
対照	3421	0.4	3.5	0.2
35-44歳				
PCOS	233	1.7	8.2*	0.9
対照	3157	0.7	4.6	0.4
45-54歳				
PCOS	32	9.4*	28.1*	3.1
対照	2372	2.3	11.1	0.9
全体				
PCOS	345	2.3*	9.0*	0.9
対照	8950	1.0	5.9	0.7

＊p値<0.05

5. PCOSと妊娠糖尿病

一般的に妊娠中はインスリン抵抗性が高まる．PCOS女性においては，元々存在するインスリン抵抗性に加え，妊娠中にインスリン抵抗性が増悪する可能性があり，実際，コホート研究やメタ解析で妊娠糖尿病の発症リスクが高いことが指摘されている[15,16]．Kjerulffらの最近のメタ解析では，PCOS患者における妊娠糖尿病の発症リスクは対照妊婦の2.82倍である[15]．しかしながらTolisらの2009年のメタ解析では，PCOSにおける妊娠糖尿病の発症リスクは研究デザインにより異なり，議論の余地があるとしている[17]．

文 献

1) Castillo-Martínez L, et al: Menstrual cycle length disorders in 18- to 40-y-old obese women. Nutrition 19: 317-320, 2003.
2) Huddleston HG, et al: Racial and ethnic disparities in reproductive endocrinology and infertility. Am J Obstet Gynecol 202: 413-419, 2010.
3) Carmina E, et al: Use of fasting blood to assess the prevalence of insulin resistance in women with polycystic ovary syndrome. Fertil Steril 82: 661-665, 2004.
4) 水沼英樹，他：本邦における多嚢胞性卵巣症候群の新しい診断基準の設定に関する小委員会（平成17年度～平成18年度）検討結果報告．日産婦誌59：868-

886, 2007.
5) Balen AH, et al: Polycystic ovary syndrome; The spectrum of the disorder in 1741 patients. Hum Reprod 10: 2107-2111, 1995.
6) Gambineri A, et al: Obesity and the polycystic ovary syndrome. Int J Obes Relat Metab Disord 26: 883-896, 2002.
7) Yildiz BO, et al: Impact of obesity on the risk for polycystic ovary syndrome. J Clin Endocrinol Metab 93: 162-168, 2008
8) 松崎利也：多胎妊娠を予防するための排卵誘発法の開発と評価．日産婦誌 59：1776-1786, 2007.
9) 松崎利也, 他：PCOS．臨床婦人科産科 54：416-424, 2000.
10) Yucel A, et al: The association of serum androgens and insulin resistance with fat distribution in polycystic ovary syndrome. Eur J Obstet Gynecol Reprod Biol 126: 81-86, 2006.
11) Kirchengast S, et al: Body composition characteristics and body fat distribution in lean women with polycystic ovary syndrome. Hum Reprod 16: 1255-1260, 2001.
12) Dunaif A, et al: Excessive insulin receptor serine phosphorylation in cultured fibroblasts and in skeletal muscle. A potential mechanism for insulin resistance in the polycystic ovary syndrome. J Clin Invest 96: 801-810, 1995
13) Dahlgren E, et al: Women with polycystic ovary syndrome wedge resected in 1956 to 1965: a long-term follow-up focusing on natural history and circulating hormones. Fertil Steril 57: 505-513,1992.
14) Elting MW, et al: Prevalence of diabetes mellitus, hypertension and cardiac complaints in a follow-up study of a Dutch PCOS population. Hum Reprod 16: 556-560, 2001.
15) Kjerulff LE, et al: Pregnancy outcomes in women with polycystic ovary syndrome: a metaanalysis. Am J Obstet Gynecol 204: 558. e1-6, 2011.
16) Roos N, et al: Risk of adverse pregnancy outcomes in women with polycystic ovary syndrome: population based cohort study. BMJ 343: d6309, 2011.
17) Toulis KA, et al: Risk of gestational diabetes mellitus in women with polycystic ovary syndrome: a systematic review and a meta-analysis. Fertil Steril 92: 667-677, 2009.

B. 肥満妊娠の合併症

肥満は妊娠中の様々な母体周産期合併症のリスク因子である．世界的な"肥満と糖尿病のパンデミック"とも称される今日，そのリスク因子としての重みは益々増大している．ここでは肥満と種々の周産期合併症との関連について概説する．

1. 肥満の定義

Body mass index（BMI）を用いた肥満度の判定に関して，WHO は BMI 25 以上 30 未満を過体重（over weight），30 以上を肥満（obesity）と定義している[1]．これに対し日本肥満学会（2000）では，BMI 25 以上を全て肥満と定義している[2]．これらの定義は肥満に関連した様々な疾患や合併症という観点からの病的肥満の定義である．しかし，後述するように，先進国の中で最も肥満人口率が低い日本人の生殖年齢女性について，肥満大国である米国などと同様の定義がはたして妥当なのかという疑問があり，日本人妊婦のデータをもとに，周産期有害事象をアウトカムとした検討が必要であろう．

2. 肥満人口と糖尿病罹患率の増加

糖尿病罹患率の急激な増加は，先進国のみならず発展途上国においても深刻な健康問題である．世界の糖尿病人口は，2025 年までに 3 億 8,000 万人に増え，有病率は成人の 7％に及ぶと推測されている[3]．わが国の「国民健康・栄養調査」[4]では，2007 年「糖尿病が強く疑われる人」と「糖尿病の可能性が否定できない人」の合計は，1997 年 1,370 万人，2002 年 1,620 万人，そして 2007 年は 2,210 万人に達し，増加の一途である（図 1）[4]．一方，世界保健機関（WHO）の推計によると，世界全体では現在，少なくとも 4 億人の成人が肥満とされ，2015 年までに成人 23 億人が過体重となり，肥満者は 7 億人を超えるという[5]．

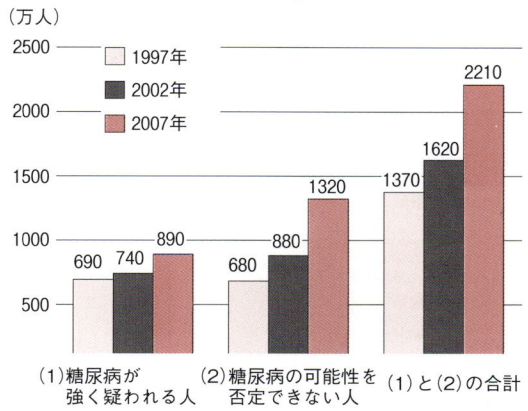

図 1　日本の糖尿病と糖尿病予備軍の増加[4]

3. 肥満と糖尿病に関する日本人の特徴

OECD 加盟国の国際肥満度比較では，日本人の肥満人口比率（15 歳以上を対象にした BMI 30 以上の人口比率）は 3％（2004 年）に過ぎず，OECD 加盟国中最低である（図 2）[6]．一方，第 1 位は米国の 32.2％（2004 年）で日本の 10 倍強である．また，日本人女性の肥満の頻度は必ずしも増加傾向が見られず，生殖年齢の女性においては，むしろやせ女性の増加が問題となっている．日本人は 2 型糖尿病の好発人種でありながら，肥満人口は世界最低という一見矛盾する現象は，日本人の人種的遺伝背景と関連している．

欧米人（白人，アフリカ系，ヒスパニック系等）は，高血糖に対する膵 β 細胞のインスリン分泌予備能が十分保たれており，持続的なインスリン抵抗性に対するインスリン分泌亢進によって，高インスリン血症状態を長く維持することが可能である．さらにその間の高血糖－高インスリン状態が肥満を半ば際限なく助長する．最終的にその耐性は破綻して糖尿病を発症するに至るが，肥満と糖尿病は強い関連性が認められる．

これに対して日本人は，欧米人に比べて膵臓のインスリン分泌予備能が低く[7]，持続的なインスリン抵抗性に耐えきれず，高度な肥満に至る前に早々にインスリン分泌の破綻をきたして糖尿病を発症する．日本人が欧米人に比べて肥

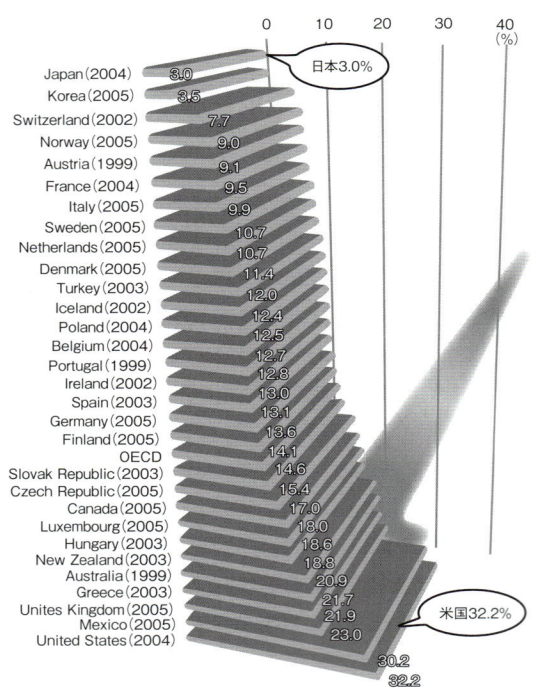

図2 肥満人口比率の国際比較（OECDデータ）[6]

満傾向が強くないことと，わが国における糖尿病罹患率の急増とは決して矛盾した現象ではなく，むしろ日本人は，食事とライフスタイルの欧米化に対し欧米人よりも容易に2型糖尿病を発症する人種的背景を有していると考えるべきである．

4. 肥満と周産期合併症

肥満は多くの周産期合併症の発症リスクあるいは増悪因子となる．肥満妊婦の代表的な周産期合併症は，耐糖能異常，妊娠高血圧症候群，巨大児分娩，遷延分娩，帝王切開，吸引・鉗子分娩などである．肥満に関連した周産期合併症と，正常体重妊婦の発症リスクを1としたときの肥満妊婦の周産期合併症のオッズ比を**表1**に示した[8]．肥満に関連するこうした周産期の有害事象の増加は，耐糖能異常のみならず，高血圧や脂質代謝異常を含めたメタボリックシンドロームの病態（インスリン抵抗性と高インスリン血症）を背景としている[9]．さらに，脂肪細胞から分泌されるレプチン，TNF-α，アディポネクチンなどの種々のアディポカインの作用，さらに脂肪毒性（lipotoxcity）との関連が指摘されている[10-13]．しかし，奇形や子宮内胎児死亡など病態が不明な重篤な合併症も含まれる．

①耐糖能異常合併妊娠，巨大児

非妊時において肥満は糖尿病と極めて強い関連があり，妊娠時においても肥満は妊娠中の耐糖能異常（妊娠前糖尿病，妊娠中に診断された明らかな糖尿病，および妊娠糖尿病）の最も強いリスク因子である．肥満女性では，非肥満女性に比べてインスリン抵抗性が強く，妊娠時は非肥満女性に比べて，そのインスリン抵抗性はさらに亢進する．そのため同じ妊娠前糖尿病でも，肥満が強いほど妊婦によるインスリン抵抗性の増大とそれに伴う耐糖能の悪化が顕著である．

また，このより強いインスリン抵抗性発現は，肥満女性における妊婦糖尿病（GDM）の強力な発症リスク因子となる[14]．さらに，肥満GDMは，非肥満GDMに比べて周産期有害事象の発症リスクが明らかに高い[15]．HAPO研究[16]は，肥満を含め様々な交絡因子を補正してもなお，母体の軽症高血糖と周産期有害事象とが有意な関連性をもつことをはじめて証明した．さらにHAPO研究の二次解析[17]では，反対に，肥満と周産期有害事象との関連は母体の血糖値を補正してもなお，有意な関連性をもつことも明らかにした．巨大児，新生児皮下脂肪，妊娠高血圧腎症，帝王切開などの周産期合併症の増加に，肥満と血糖値が各々独立して関与していることが明らかとなったのである．

最近のグローバルな肥満のパンデミックを背景として，肥満を高血糖とともにGDMの周産期合併症発症の重要なリスク因子として位置づけて，肥満GDM妊婦はより厳格な周産期管理が必要であるとする概念が提唱されつつある[18,19]．また，耐糖能異常合併妊娠における巨大児発症のメカニズムに関して，従来の母体高血糖を中心としたPedersen仮説（すなわち母体高血糖→胎児高血糖・高インスリン血症→巨

表1 肥満と周産期合併症[8]

母児の周産期合併症	非妊時肥満妊婦における合併症増加のオッズ比	
	非妊時 BMI 25-29.9	非妊時 BMI > 30
妊娠糖尿病	1.68 (1.53-1.84)	3.6 (3.25-3.98)
妊娠高血圧腎症	1.44 (1.28-1.62)	2.14 (1.85-2.47)
分娩誘発	1.27 (1.23-1.30)	1.70 (1.64-1.76)
過期産	1.21 (0.93-1.58)	1.72 (1.23-2.42)
緊急帝切	1.30 (1.25-1.34)	1.83 (1.74-1.93)
選択的帝切	1.20 (1.14-1.26)	1.72 (1.62-1.83)
分娩後異常出血	1.16 (1.12-1.21)	1.39 (1.32-1.46)
性器感染症	1.24 (1.09-1.41)	1.30 (1.07-1.56)
尿路感染症	1.17 (1.04-1.33)	1.39 (1.18-1.63)
創部感染症	1.27 (1.09-1.48)	2.24 (1.91-2.64)
巨大児 (>90パーセンタイル)	1.57 (1.50-1.64)	2.36 (2.23-2.50)
死産	1.10 (0.94-1.28)	1.40 (1.14-1.71)
新生児仮死	1.16 (1.06-1.28)	1.45 (1.28-1.64)

大児発症という仮説）に対する見直しが提案されている[20]．肥満が母体血糖値とは独立した因子として巨大児発症と関連しているというHAPO研究の二次解析結果[17]や，耐糖能正常肥満妊婦で母体のインスリン抵抗性と胎児のインスリン抵抗性が相関しているという報告[21]など，母体高血糖以外の肥満に関連した巨大児発症関連因子が示唆されている．母体の高脂血症や高サイトカイン血症などの肥満関連因子を加えた新たな巨大児発症メカニズムの再構築が模索されている[20]．

GDMのもう1つの重要なテーマである将来の糖尿病発症に関しても肥満は明らかなリスク因子である．ボストンGDM研究[22]では，肥満女性の分娩後の糖尿病への進展率は，正常体重女性より明らかに高率であることを示している（図3）．さらに，糖尿病発症リスクは，分娩後の体重コントロールと極めて密接な関連が指摘されている．分娩後に肥満が持続した場合，正常体重から体重が増加した場合，肥満から体重が減少した場合，および正常体重を維持した

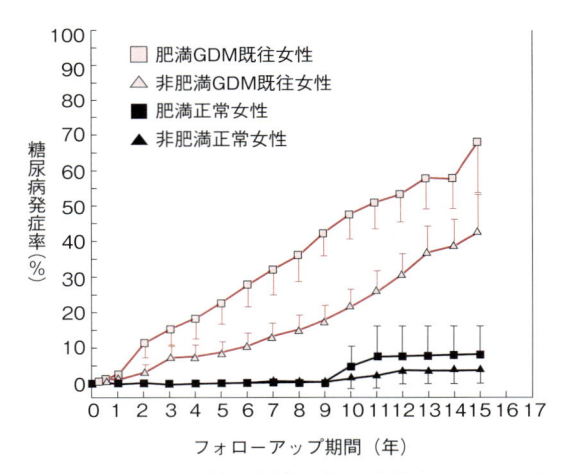

図3 GDM既往女性の将来の糖尿病発症リスク：肥満度別比較[22]

場合の順に，糖尿病発症率は各々61％，42.5％，28％，および26.8％であった[22]．肥満女性が体重を減少させるか，あるいは正常体重を維持することによって，糖尿病発症のリスクが軽減するという結果であり，産褥期の体重指導は将来の糖尿病発症予防という観点から，極めて重要である．　　　　　　　　〈☞4章①〉

❷ 妊娠高血圧症候群（pregnancy-induced hypertension; PIH）

肥満は PIH 発症の代表的なリスク因子である．非妊時 BMI が 5 〜 7kg/m² 増加すると妊娠高血圧腎症発症リスクは 2 倍になる[23]．妊娠高血圧腎症のリスクは，肥満にコントロール不良の GDM を伴うとさらに増大する[24]．ただし，HELLP（Hemolysis, Elevated Liver enzymes, Low Platelet count）症候群は BMI とは関連しない[25]．

その因果関係は必ずしも明らかではないが，肥満は非妊時においても高血圧症のリスク因子であり，インスリン抵抗性に起因する慢性的な高インスリン血症が関与している．インスリンは急性期には血管拡張作用を有しているが，慢性的な高インスリン血症状態は血管内皮を障害して末梢血管抵抗を亢進させ高血圧を誘発する．妊娠中期のインスリン抵抗性の増大は，その後の妊娠高血圧腎症の発症と関連しており[26,27]，肥満妊婦ではインスリン抵抗性は一層顕著となり[27]，さらに脂質異常，炎症性サイトカインなどの肥満関連因子が合い絡まって PIH 発症の背景病態を成していると考えられている[28]．　　　　　　　　〈☞ 4 章①〉

❸ 早産，過期産

母体肥満は早産のリスク因子である[29-31]．しかし，この関連は肥満が直接的に早産の原因となるということではなく，肥満に関連した PIH や耐糖能異常が，治療的早産も含めて直接的な早産のリスク因子となっている反映であると考えられている[32]．肥満はむしろ早産のリスクを低下させているという報告もある[8]．

肥満は過期産のリスク因子でもあり，そのオッズ比は 1.2 〜 1.7 と報告されている[8,32]．肥満妊婦が過期産となりやすい機序については不明であるが，後述する遷延分娩の機序と関連があるかもしれない．

❹ 帝王切開

肥満妊婦が帝王切開のリスクとなることは多くの報告で一致している[8,31-34]．緊急帝王切開と選択的帝王切開のいずれにおいても，肥満妊婦は非肥満妊婦より明らかに高率である[8]．肥満と関連した種々の周産期合併症，例えば PIH，耐糖能異常，巨大児などによる影響を除外してもなお，肥満は独立した因子として帝切率の上昇と関連している[8,32,34]．これは肥満妊婦では遷延分娩が起こりやすいこと，分娩誘発が行われやすいことなどが原因と考えられている[35,36]．GDM や妊娠高血圧腎症などの他の合併症の影響を補正してもなお，肥満妊婦における分娩誘発のオッズ比は非肥満妊婦の 1.6 〜 2.8 倍である[8,32,33]．

前述したように，肥満妊婦では過期産となるリスクが高く，そのために分娩誘発の機会が多いため遷延分娩となる可能性が高いと考えられる．肥満妊婦が遷延分娩となりやすい機序については，高脂肪食を背景とした血清脂質組成の変化が子宮筋の収縮活動性に影響するという報告[37]があるが，詳細は不明である．妊娠中の母体の過剰の体重増加も帝切率を上昇させるリスク因子となる[38]．

❺ 子宮内胎児死亡，死産

肥満合併妊婦は子宮内胎児死亡（IUFD）のリスクを上昇させる[8,33,39-42]．これまで述べてきたように，肥満妊婦は糖尿病や PIH を合併しやすく，そのことが高い周産期死亡率と関連しているが，こうした交絡因子を補正した後も IUFD のリスクは高い[8,39-42]．非妊時の母体体重が 68 kg を越えると，原因不明の IUFD の補正オッズ比は 2.8 倍という報告[41]もある．また，死産のみならず，母体肥満と新生児死亡との関連も指摘されている[42,43]．

糖尿病や PIH 以外の肥満妊婦における潜在的な死産関連因子として，代謝異常（脂質異常とプロスタサイクリン産生能の低下），自覚胎動の感度の低下（腹壁の過剰脂肪のため），睡眠時無呼吸発作による低酸素環境，母体の子宮らせん動脈異常などの関与が推測されている[39,42,44]．

❻ 先天奇形

肥満は，関連する糖尿病の影響を除外してもなお，先天奇形のリスクを上昇させる[33,45-47]．

肥満によって中枢神経系奇形，二分脊椎，先天性心疾患，鎖肛，尿道下裂，四肢奇形，先天性横隔膜ヘルニア，臍帯ヘルニア，口唇口蓋裂などの先天奇形が増加し，非妊時正常体重妊婦に比してオッズ比は 1.3 〜 2.2 倍であった[46,47]．

肥満がなぜ奇形の増加と関連するのかについてはよくわかっていないが，未診断の糖尿病がその潜在的因子となっている可能性は否定できない[46,47]．肥満妊婦と葉酸摂取欠乏との関連性が指摘[47]されている一方，肥満に関連した二分脊椎は，葉酸投与でも予防効果が認められないという報告もある[48]．Carmichael ら[49]は，肥満妊婦の妊娠初期の過剰のダイエットによる微量栄養素の摂取不足やケトン体産生の亢進との関連を示唆している．胎児エコーによる胎児奇形診断が困難で奇形が見逃されやすく，妊娠中絶となる機会が少ないことも関連している[50]．以上より，妊娠前の体重コントロールが奇形予防戦略としても重要であることが指摘されている[51]．

⑦分娩後異常出血

肥満妊婦では分娩後異常出血のリスクが高い[8]．巨大児に関連して子宮のサイズが大きく，胎盤剥離面が広いこと，遷延分娩に関連した子宮筋の疲労性収縮不全，通常投与量の子宮収縮剤の体重あたりの相対的希釈効果などの関連が推測されているが，いずれもそれを裏付けるエビデンスに乏しい．

⑧産褥感染

肥満は産褥感染（帝切創部や会陰切開創の感染，および産褥性子宮内膜炎など）のリスク因子でもある[8,32]．厚い脂肪組織に対して皮下組織の血管網が脆弱であることや，創部に血腫や漿液貯留，あるいは脂肪融解等を形成しやすく，感染の温床となりやすい．

文献

1) Obesity and overweight. WHO Media centre http://www.who.int/mediacentre/factsheets/fs311/en/
2) 日本肥満学会肥満症診断基準検討委員会：新しい肥満の判定と肥満症の診断基準．肥満研究 6: 18-28, 2000.
3) 糖尿病ネットワーク http://www.dm-net.co.jp/calendar/2006/12/004994.php (2012.9.12)
4) 厚生労働省．平成 19 年「国民健康・栄養調査」http://www.mhlw.go.jp/houdou/2008/12/h1225-5.html (2012.9.12)
5) World Health Organization: http://www.who.int/medicentre/factsheets/fs311/en/index/html (2012.9.12)
6) OECD. Overweight and obesity. Health at a Glance 2007, OECD Indicators, pp50-51, 2007.
7) Fukushima M, et al: Insulin secretion and insulin sensitivity at a different stages og glucose tolerance: a cross-sectional study of Japanese type 2 diabetes. Metabolism 53: 831-5, 2004.
8) Sebire NJ, et al: Maternal obecity and pregnancy outcome: a study of 287, 213 pregnancies in London. Int J Obesity 25: 1175-82, 2001.
9) Practice Committee of American Society for Reproductive Medicine. Obesity and reproduction: an educational bulletin. Fertil Steril 90: S21-9, 2008.
10) Challier JC, et al: Obesity in pregnancy stimulates macrophage accumulation and inflammation in the placenta. Placenta 29: 274-81, 2008.
11) Stewart FM, et al: Longitudinal assessment of maternal endothelial function and markers of inflammation and placental function throughout pregnancy in lean and obese mothers. J Clin Endocrinol Metab 92: 969-75, 2007.
12) Denison FC, et al: Obesity, pregnancy, inflammation, and vascular function. Reproduction 140: 373-85, 2010.
13) Ramsay JE, et al: Maternal obesity is associated with dysregulation of metabolic, vascular, and inflammatory pathways. J Clin Endocrinol Metab 87: 4231-7, 2002.
14) Catalano PM, et al: Carbohydrate metabolism during pregnancy in control subjects and women with gestational diabetes. Am J Physiol 264: E60-E67, 1993.
15) Langer O, et al: Gestational diabetes: the consequences of not treating. Am J Obstet Gynecol 192: 989-97, 2005.
16) The HAPO study Cooperative Research Group. Hyperglycemia and Adverse Pregnancy Outcome (HAPO) Study. N Eng J Med 358: 1191-2002, 2008.
17) HAPO Study Cooperative Research Group. Hyperglycaemia and Adverse Pregnancy Outcome (HAPO) Study: associations with maternal body mass index. BJOG 117: 575-584, 2010.
18) 山下　洋, 他：妊娠糖尿病の管理に関する新たな提案：リスク因子を考慮した管理指針．糖尿病と妊娠 12: 61-7, 2012.
19) Kalter-Leibovici O, et al: Screening and Diagnosis of Gestational Diabetes Mellitus: Critical appraisal of the new International Association of Diabetes in Pregnancy Study Group recommendations on a

20) Catalano PM, et al: Is it time to revisit the Pedersen hypothesis in the face of the obesity epidemic? Am J Obstet Gynecol 204: 479-487, 2011.
21) Catalano PM, et al: Fetuses of obese mothers develop insulin resistance in utero. Diabetes Care 32: 1076-80, 2009.
22) O'Sullivan JB: The interaction between pregnancy, diabetes, and long-term maternal outcomes. Reece EA, Coustan DR (eds) In: Diabetes mellitus in pregnancy (2nd ed). Churchill Livingstone, New York, pp.389-97, 1995.
23) Sibai BM, et al: Risk factors associated with preeclampsia in healthy nulliparous women: the Calcium for Preeclampsia Prevention (CPEP) study group. Am J Obstet Gynecol 177: 1003-1010, 1997.
24) Crowther CA, et al: Effect of treatment of gestational diabetes mellitus on pregnancy outcomes. N Eng J Med 352: 2477-86, 2005.
25) Leeners B, et al: BMI: new aspects of a classical risk factor for hypertensive disorders in pregnancy. Clinical Science 111: 81-86, 2006.
26) Yasuhi I, et al: Mid-pregnancy serum c-peptide concentration and subsequent pregnancy-induced Hypertension. Diabetes Care 24: 743-747, 2001.
27) Hauth JC, et al: Maternal insulin resistance and preeclampsia. Am J Obstet Gynecol 204: 327. e1-6, 2011.
28) Bodnar LM, et al: Inflammation and triglycerides partially mediate the effect of prepregnancy body mass index on the risk of preeclampsia. Am J Epidemiol 162: 1198-1206, 2005.
29) Ehrenberg HM, et al: Maternal obesity, uterine activity, and the risk of spontaneous preterm birth. Obstet Gynecol 113: 48-52, 2009.
30) McDonald SD, et al: Knowledge Synthesis Group. Overweight and obesity in mothers and risk of preterm birth and low birth weight infants: systematic review and meta-analyses. BMJ 341: c3428, 2010: doi: 10.1136/bmj.c3428.
31) Nitert MD, et al: Overweight and obesity knowledge prior to pregnancy: a survey study. BMC Pregnancy and Childbirth 11: 96, 2011. http://www.biomedcentral.com/1471-2393/11/96
32) Robinson HE, et al: Maternal outcomes in pregnancies complicated by obesity. Obstet Gynecol 106: 1357-64, 2005.
33) Nodine PM, et al: Maternal obesity: improving pregnancy outcomes. Am J MCN 37: 110-5, 2012.
34) Gunatilake RP, et al: Obesity and pregnancy: clinical management of the obese gravida. Am J Obstet Gynecol 204: 106-19, 2011.
35) Denison FC, et al: Maternal obesity, length of gestation, risk of postdates pregnancy and spontaneous onset of labour at term. BJOG 115: 720-5, 2008.
36) Stotland NE, et al: Prepregnancy body mass index and the length of gestation at term. Am J Obstet Gynecol 197: 378, e1-5, 2007.
37) Elmes MJ, et al: The effects of a high-fat, high-cholesterol diet on markers of uterine contractility during parturition in the rat. Reproduction 141: 283-290, 2011.
38) Johnson AWC, et al: Excessive maternal weight and pregnancy outcome. Am J Obstet Gynecol 167: 353-72, 1992.
39) Chu SY, et al: Maternal obesity and risk of stillbirth: metaanalysis. Am J Obstet Gynecol 197: 223-8, 2007.
40) Stillbirth Collaborative Research Network: Association between stillbirth and risk factors known at pregnancy confirmation. JAMA 306: 2469-2479, 2011.
41) Huang DY, et al: Determinants of unexplained antepartum fetal deaths. Obstet Gynecol 95: 215-21, 2000.
42) Tennant PWG, et al: Maternal body mass index and the risk of fetal and infant death: a cohort study from the North of England. Hum Reprod 26: 1501-1511, 2011.
43) Baeten JM, et al: Pregnancy complications and outcomes among overweight and obese nulliparous women. Am J Public Health 91: 436-440, 2001.
44) Avagliano L, et al: Abnormal spiral arteries modification in stillbirths: the role of maternal prepregnancy body mass index. J Matern Fetal Neonatal Med 25: 2789-92, 2012.
45) Rankin J, et al: Maternal body mass index and congenital anomaly risk: a cohort study. Int J Obes (Lond) 34: 1371-80, 2010.
46) Waller DK, et al: Prepregnancy obesity as a risk factor for structural birth defects. Arch Pediatr Adolesc Med 161: 745-750, 2007.
47) Stothard KJ, et al: Maternal overweight and obesity and the risk of congenital anomalies: a systematic review and meta-analysis. JAMA 301: 636-50, 2009.
48) Werler MM, et al: Prepregnant weight in relation to risk of neural tube defects. JAMA 275: 1089, 1996.
49) Carmichael SL, et al: Dieting behaviors and risk of neural tube defects. Am J Epidemiol 158: 1127-1131, 2003.
50) Thornburg LL, et al: Fetal anatomic evaluation in the overweight and obese gravida. Ultrasound Obstet Gynecol 33: 670, 2009.
51) Oddy WH, et al: Association of maternal pre-pregnancy weight with birth defects: evidence from a case-control study in Western Australia. Aust N Z J Obstet Gynaecol 49: 11-5, 2009.

2章

妊娠時の代謝の変化

1 母体の変化

A. 腎機能の変化

1. はじめに

妊娠による母体のホルモン環境の変化としてエストロゲン（estrogen）やプロゲステロン（progesterone）などのホルモン分泌亢進以外に，レニン－アンジオテンシン－アルドステロン（renin-anigiotensin-aldosteron；RAA）系も増加する．また，胎児・胎盤ホルモンとしては絨毛性ゴナドトロピン（human chorionic gonadotropin；hCG）や絨毛性ラクトゲン humann placental lactogen；hPL）などが増加する．これらのホルモンの影響により二次的に腎機能，水・電解質代謝，血圧などが変化する．

2. 腎臓の形態学的変化

妊娠により腎は腫大し，尿管，腎杯も妊娠経過と共に拡張（解剖学的に右に強い）し，妊娠後期に最大となる[1]．これは，妊娠経過にともなう腎血流量増加，血管容積の増加および尿細管容量の増加によるものである．また，妊娠後期には増大した子宮による圧迫などの機械的な要因も加わる．腎の腫大は分娩後1週以内に元に戻るが，尿路系の拡張が元に戻るには分娩後12週間程度かかる[2]．妊娠中および産褥期の尿路系の拡大に対し以下の点に注意を要す．①腎杯や尿管に貯留する尿量の増加のため，腎血漿流量，糸球体濾過量，尿蛋白量の正確な測定が困難となる．②尿路結石などの閉塞性疾患との鑑別が難しい．③平滑筋の弛緩により膀胱尿管逆流（VUR）現象が起こりやすく，無症候性の細菌尿や上行性細菌感染症をきたしやすい[3]．

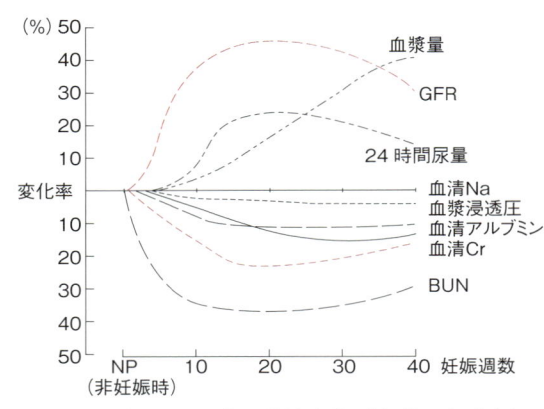

図1 妊娠による生理学的変化（文献4を改変）

3. 腎臓の機能的変化（図1）

①糸球体濾過量（glomerular filtration rate；GFR）

GFRは1分間に糸球体から濾過される血漿量であり，腎機能の最も重要な指標となる．

GFRは妊娠初期から上昇し始め，妊娠中期には妊娠前の140～160%に増加する．この増加は妊娠後期まで持続し，分娩後12週以内に元に戻る[1,4]．この変化は，妊娠による循環血漿量の増加に伴う腎血漿流量の増加と，血漿蛋白濃度の低下に伴う膠質浸透圧の低下によるものと考えられている．GFRの増加に伴い血清クレアチン（Cr）値，尿素窒素（BUN）の低下が見られる（図1）．

②腎血漿流量（renal plasma flow；RPF）

GFRと同様にRPFも，妊娠初期から増加する．妊娠20週で最大となり，分娩後元に戻る．RPFの増加には心拍出量の増加，循環血漿量の増加および腎血管抵抗の低下が関与する．RPFの上昇率はGFRの増加よりやや上回るため，濾過比（filtration fraction；FF）は妊娠中軽度低下する．しかし，妊娠末期にはRPFが

GFRより先に減少するため，FFは正常化する[1]．

4．血清電解質・酸塩基平衡の変化
①血漿浸透圧・血清ナトリウム（Na）
妊娠により血漿浸透圧は約6～10mOsm/kg H_2O 低下する．血清 Na 濃度も約3～5mEq 程度低下するが[5]，血漿浸透圧によるバゾプレッシン分泌のresettingが生じており[6]，Na 負荷では血清 Na 濃度を補正できない．このresettingが生じる機序は明らかにされていないが，ゴナドトロピン（hCG）濃度と関連が示唆されており[7]，分娩後正常レベルにもどる．GFRの増加に伴い近位尿細管でのナトリウム（Na）再吸収は亢進するが，Na 制限や Na 負荷に対する腎の反応性は非妊娠時と変わらない．

②血清カリウム（K）
血清 K 濃度は0.2～0.3mEq/l 低下するが，妊娠中の体液量の増加により約350mEq の K が蓄積（その多くは胎児に貯留）される．K 貯留が生じる一因として抗アルドステロン作用を示すプロゲステロン分泌亢進の関与が示唆されている．妊娠により血漿レニン濃度ともに血漿アルドステロン濃度も増加するが[8]，尿中へのK 排泄増加は起こらない．

③血清カルシウム（Ca）
妊娠中には副甲状腺ホルモン増加および活性型ビタミン D 増加により，腸管からの Ca 吸収の増加と尿中への Ca 排泄が低下し，母体には約35～40gの Ca が蓄積（約20～30gは胎児の成長に用いられる）される[9]．妊娠中の血清 Ca 濃度は低下するが，これは血清アルブミン濃度の低下によるのであり，イオン化 Ca 値には変化はない．

④尿酸（UA）
妊娠時には GFR の増加に伴う排泄量の増加と，尿細管での再吸収の減少により，血漿尿酸値は低下し（2～4mg/dl），尿酸クリアランスは非妊娠時の約2倍（12～20ml/min）に増大する．しかし，妊娠高血圧症候群（PIH）では血清尿酸値は増加することが知られている．

⑤酸塩基平衡
妊娠中 PCO_2 は約 10mmHg 低下し，代償性に HCO_3 は18～20mmHg/l に低下する．すなわち，代謝性に代償された呼吸性アルカローシスを示す．これは妊娠より増加したプロゲステロンの呼吸中枢に対する作用によると考えられている[10]．しかし，分娩時には呼吸性アルカローシスと代謝性アシドーシスの混合型酸・塩基障害を示す[11]．

5．血圧の変化
妊娠初期より平均血圧は低下し，妊娠中期には約10mmHg 低下する．妊娠中期以降は徐々に上昇し，妊娠後期には妊娠前の値に戻る[1]．この血圧の低下は，平滑筋拡張の作用のあるエストロゲン，プロゲステロン，プロスタグランジン（PGE_2，PGI_2）の血中増加や，アンジオテンシンに対する血管反応性の低下に起因するのではないかと考えられている[12,13]．

6．腎性糖尿
①定義
腎性糖尿（glucosuria）とは，血糖値が正常でもあるにもかかわらず，尿中に病的な尿糖排泄500mg/日/1.73m^2 以上）が認められる尿細管機能異常症である．Marbleの定義[14]を表1に示すが，正常の耐糖能を有するにもかかわらず尿糖を認め，糖排泄閾値が低下したものをすべて腎性糖尿とする考えもある．

②病態
近位尿細管は糸球体からヘンレ（Henle）のループの基始部までの間の部分であり，S_1，S_2，S_3 の3つのセグメントに分けることができる．この部位で，糸球体で濾過される原尿（約180L/日）の約80％の電解質および水分が再吸収される．近位尿細管上皮細胞の管腔側の S_1 セグメントには低親和性・高輸送性の Na^+glucose cotransporter 2（SGLT2），S_2 セグメントには高親和性・低輸送性の Na^+glucose cotransporter 1（SGLT1）が存在しグルコースの再吸収に係わることが知られている（図

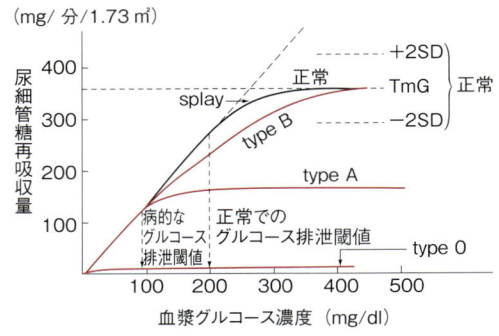

図2 近位尿細管上皮細胞（S₁セグメント）のグルコース輸送に関わるトランスポーター[15]

図3 糖滴定曲線[15]

2)[15]．すなわち，近位尿細管起始部では管腔から大量のグルコースを再吸収するために低親和性ではあるが輸送能の大きい輸送体が，逆に終末部では低濃度になった管腔内のグルコースを効率良く再吸収するために高親和性の輸送体がそれぞれ合目的に分布していると考えられる．しかし，このグルコースの尿細管での再吸収量には限界があり，一定以上の負荷がかかるとすべてを吸収できなくなり尿中にグルコースが排泄される．この時の血糖値をグルコースの排泄閾値という．

糸球体濾過量（GFR）を一定に保ちながら血糖値を上昇させると，近位尿細管での単位時間あたりのグルコース再吸収量はほぼ一定になる．この量をグルコース尿細管最大輸送量（TmG）という．正常では図3に示すような曲線を描きながら排泄閾値に達する．曲線部分をsplayといい，個々のネフロンごとにTmGにバラツキがあることを表す．近位尿細管でのグルコース再吸収閾値は血糖180mg/dl前後であるが個体差がかなり大きい．血糖がこの値を越えない限り尿糖は出現しないが，近位尿細管でのグルコース再吸収能が低下している場合には，正常の血糖値でも尿糖が出現する．

腎性糖尿は，グルコース滴定曲線の結果から2型に分類される（図3）．type Aでは排泄閾値およびTmGがともに低下している．type Bでは排泄閾値は低下しているがTmGは正常で，グルコース滴定曲線のsplayが拡大している．その他にtype Oと呼ばれ，尿細管での糖吸収が欠如した病型も報告されている[16]．妊娠時には，血中グルコース濃度，耐糖能が正常であっても尿糖が認められる場合がある．これは妊娠による糸球体濾過量（GFR）増加によりグルコース排泄量が増加し，尿細管での再吸収能（糖再吸収閾値）を超えるためと考えられる．妊娠中の尿糖排泄量はさまざまであるが，分娩後はGFRの正常化に伴い速やかに消失する．

注意すべき疾患としてMODY（maturity-onset diabetes of the young：若年性成人型糖尿病）がある．若年発症（一般に25歳以下），常染色体優性遺伝形式で糖尿病が認められる家系で，現在まで少なくとも6つの原因遺伝子が同定されている[17]．HNF-1α遺伝子異常（MODY3）は日本人のMODYの中で最も高頻

表1 Marbleによる腎性糖尿の定義

- 経口負荷試験，血漿インスリン，遊離脂肪酸，HbA1cは正常である．
- 尿糖は10～100g/日と広範囲にわたるが，妊娠中に増加することを除けば，基本的にその排泄量はほぼ安定している．
- 尿糖の程度は食事摂取にほとんど無関係であるが，糖質摂取によっては多少変動する．一般的に一晩絶食後の早朝空腹時尿を含め，すべての尿検査時に尿糖が認められる．
- 尿糖はグルコースに限局され，フルクトース，ペントース，ガラクトース，ラクトース，スクロース，マルトース，ヘプツロースなどの他の糖質は検出されない．
- 糖質の貯蔵および利用は正常である．

度である．インスリン分泌障害は軽度から高度まで様々であるが，尿糖の再吸収閾値が低下するため，腎性糖尿として放置される例があるので注意を要する．

文　献

1) First MR, et al: Pregnancy and renal disease. In: Diseases of the kidney (eds by Schrier RW, Gottschalk CW), Little Brown & Co, Boston/Toront, pp 2533-2559, 1988.
2) Brown MA: Urinary tract dilatation in pregnancy. Am J Ostet Gynecol 164: 642-643, 1990.
3) Katz AI, et al: Kidney disease and hypertension in pregnancy. Massry SG, et al: Textbook of Nephrology, volume 2, Williams & Wilkins, pp 1003-1019, 1989.
4) Davison JM: Renal haemodynamics and volume homeostasis in pregnancy. Scand J Clin Lab Inves 169: S15-S27, 1984.
5) Davison JM, et al: Plasma osmolarity and urinary concentration and dilution during and after pregnancy: evidence that lateral recumbency inhibits maximal urinary concentrating ability. Br J Obstet Gynaecol 88: 472-479, 1981.
6) Davison JM, et al: Altered osmotic thresholds for vasopressin secretion and thirst in human pregnancy. Am J Physiol 246: F105-F109,1984.
7) Davison JM, et al: Influence of humoral and volume factors on altered osmoregulation of normal human pregnancy. Am J Physiol 258: F900-F907, 1990.
8) Wilson M, et al: Blood pressure, the renin-aldosterone system in sex steroids throughout normal pregnancy. Am J Med 68: 97-104, 1978.
9) 貝原　学：妊婦と水電解質代謝．図説臨床産婦人科講座　第26巻，メジカルビュー社，東京，1979.
10) Assali NS, et al: Renal responses to ammonium chloride acidosis in normal and toxemic pregnancies. J Appl Physiol 7: 367-374, 1955.
11) Krane K, et al: Pregnancy: Kidney disease and hypertension. Am J Kidney Dis 49: 336-345, 2007.
12) Lindheimer MA, et al: The Kidney and hypertension in pregnancy. In: The Kidney (eds by Brenner BM, Rector FC), Saunders, Philadelphia, pp 1551-1597, 1991.
13) Linderheimer MA, et al: Renal Function and Disease in Pregnancy, Lea & Febiger, Philadelphia, 1977.
14) Marble A: Non-diabetic mellitus. In: The Treatment of Diabetes Mellitus (ed by JoslinEP, et al), pp 717-738, Lea & Febiger, Philadelphia, 1959.
15) 飯野則明，他：腎性糖尿．専門医のための腎臓病学，第2版（内山　聖，他編，下条文武監），p 541-544, 医学書院，2010.
16) Oemar BS, et al: Complete absence of tubular glucose absorption: a new type of renal glucosuria (type 0). Clin Nephrol 27: 156-160, 1987.
17) 西　理広，他：糖尿病の成因と分類―その他の特定の機序・疾患によるもの―糖尿病診療 2010．日本医師会雑誌 139: S62-SA66, 2010.

B. 糖代謝の変化

1 インスリン分泌の観点から

1. 妊娠時のホルモンと膵β細胞の変化

　妊娠は大きくホルモン分泌のバランスが変化する時期である．妊娠初期，黄体からプロゲステロンおよび17-βエストロゲンの分泌亢進が認められる．胎盤が十分に形成された後には，胎盤が残りの妊娠期のプロゲステロンとエストロゲン分泌をまかなう．ヒトにおいて，妊娠時のピークのエストロゲンの分泌量は非妊娠時の約30倍にまで増加し，プロゲステロンは非妊娠時の約10倍に増加することが知られている．プロラクチンと胎盤性ラクトゲンも妊娠12週以降徐々に分泌が増加するが，げっ歯類においては，特に妊娠後半期にプロラクチンと胎盤性ラクトゲンが劇的に増加することが知られている（図1）．

　妊娠後半期，特にプロゲステロンの分泌増加の影響を受けて母体は著しいインスリン抵抗性を示す．この際，糖処理能力が非妊娠期の50%にまで低下するとの報告もある[1]．妊娠後半期は，胎児の重量が加速度的に増加する時期である．またこの時期は母体が摂取したエネルギーを優先して胎児に供給することが必要な時期でもある．したがって，この時期同化ホルモンであるインスリンが効きにくい状態，すなわちインスリン抵抗性の出現は極めて合目的な現象といえる．

　この著しいホルモン分泌の変化と代謝制御の変化の中で，膵β細胞はそのインスリン抵抗性を代償するために，容積の増加とインスリン分泌反応の増加が起こる．これまで，数々のグループが妊娠中の膵β細胞容積変化に関して検討してきたが，われわれも独自に妊娠中の膵β細胞容積変化を定量評価することとした．具体的には，C57BL6マウスを用いて，妊娠各週齢にお

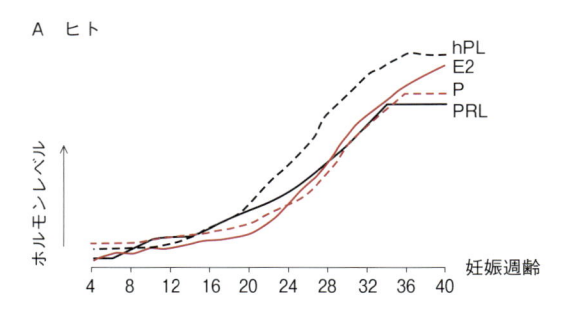

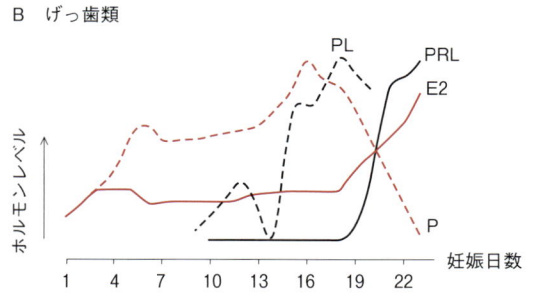

図1 人とげっ歯類の妊娠時の各週齢における血中ホルモンの変化[19]
hPL；胎盤性ラクトゲン　E2；エストロゲン　P；プロゲステロン　PRL；プロラクチン

ける母体の膵臓を摘出し，膵β細胞容積と膵β細胞増殖能の指標であるKi67陽性細胞数を評価した．その結果，膵β細胞容積は妊娠16.5日目にピークとなり，非妊娠時の約1.4倍，Ki67陽性細胞数は妊娠12.5日目にピークとなり，非妊娠時の約3倍となった（図2）．妊娠時の膵β細胞容積増加の度合いとしては，報告間に差があり，非妊娠時に比し妊娠時に膵β細胞容積が約2倍になるとの報告もあるが[2]，程度の差こそあれ共通して認められるのは，妊娠時の膵β細胞容積増加と膵β細胞増殖亢進である[3]．膵β細胞容積増加は，既存の一つ一つの膵β細胞の容積の増加と，既存の膵β細胞の増殖および非膵β細胞が膵β細胞になる新生という現象により説明されるが，さらに詳細な検討の結果，妊娠時には膵β細胞肥大と過形成の両者が認められる[4]ことも明らかとなっている．一方，妊娠時に膵β細胞の新生が起こっているか否かという点に関しては，一致した見解は得られていない．

1. 母体の変化

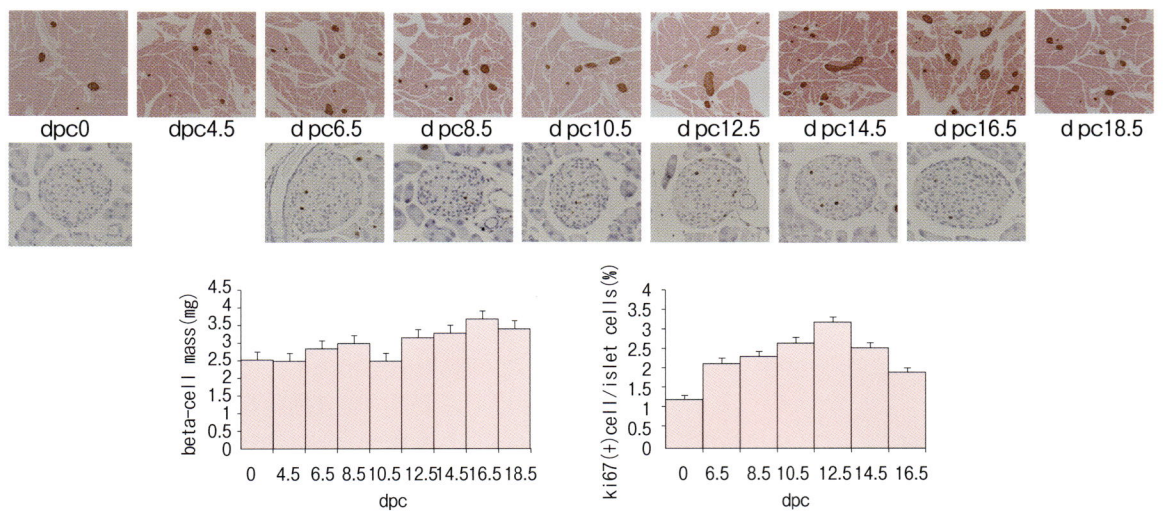

図2 マウス妊娠期の母体の膵β細胞容積と Ki67 陽性細胞数を指標とした膵β細胞増殖活性の変化
（上段に各妊娠週齢でのインスリン染色の結果を，中段に Ki67 陽性染色の結果を示す．）

妊娠時には，膵β細胞容積増加とともに，個々の膵β細胞からのインスリン分泌亢進も認められる．げっ歯類でも，ヒトにおいても妊娠期には空腹時インスリン値は増加し，空腹時血糖値は低下することが報告されている[5]．げっ歯類においては，インスリン分泌とブドウ糖濃度との関係に関しては，妊娠により左方シフトすることが知られおり（図3）[4]，その結果，図3に示すようにインスリン分泌反応のブドウ糖濃度の閾値が約 100mg/dl くらいから約 60mg/dl まで低下することが知られている[3]．

〈☞ 2 章 ① B. 2〉

2．プロラクチン，胎盤性ラクトゲン，プロラクチン受容体の役割

妊娠時分泌が亢進するプロラクチン（PRL）及び胎盤性ラクトゲン（PL）は PRL 受容体に結合して作用を発揮する．膵ラ島においてもβ細胞に PRL 受容体の発現が認められる[6]．この PRL 受容体の意義に関しては，PRL 受容体ノックアウトマウスが不妊であり，妊娠時の膵β細胞の変化の解析ができないものの，PRL 受容体ヘテロノックアウトマウスを用いて，妊娠時の膵ラ島形態変化に関する結果が報告された[7]．その結果，このマウスは妊娠時のみに耐

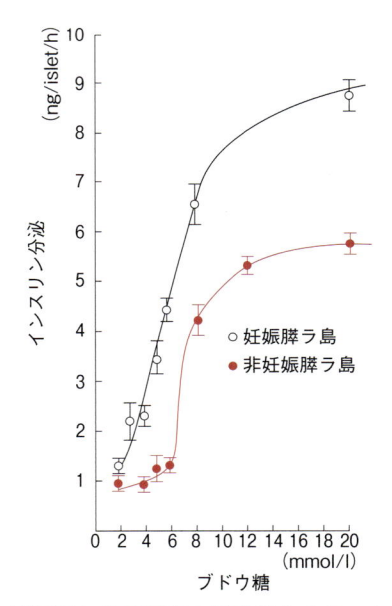

図3 妊娠期と非妊娠期の膵ラ島からの，各ブドウ糖濃度に対するインスリン分泌能[4]

糖能障害を示し，同時に妊娠時の膵β細胞容積増加反応が不十分であることがわかった．すなわち，上述した妊娠期に起こる膵ラ島機能，形態変化には膵β細胞の PRL シグナルが大きく関与することが示唆された．

一般に，PRL や PL が PRL 受容体に結合すると Jak2 がリン酸化し，リン酸化された Jak2

はStat5のリン酸化を引き起こし，リン酸化されたStat5が核内移行し，転写因子として作用し，PRLの作用を発揮する．以前の報告では，GHの投与により膵β細胞内でStat5が活性化され，細胞周期調節蛋白であるCyclin D2の発現を増加させること，そして活性化型Stat5の強制発現で膵β細胞の増殖が促進するとの報告があるが[8]，この結果は，膵β細胞増殖におけるStat5の重要性を示唆するものの，それがCyclinD2を介していることを必ずしも証明したものではない．

ただし，膵β細胞において，Stat5の下流には膵β細胞のブドウ糖センサーであるグルコキナーゼが存在し，PRLの発現増加がStat5を介して，グルコキナーゼの発現を増加させることが，妊娠時に認められるインスリン分泌反応の左方シフトにつながることが示唆されている[9]．

Multiple Endocrine Neoplasia型（MEN1）は，しばしばインスリノーマを合併する．このMEN1の多くの症例では，膵β細胞に発現する癌抑制遺伝子Meninに変異があり，このため膵β細胞が過剰増殖することがわかっているが，最近，Meninが妊娠時の膵β細胞容積増加反応に関与することを示唆するデータが報告されている[2]．研究者らは，妊娠に伴って，膵β細胞のMeninの発現が低下することを見出し，さらに，Meninの発現がPRL受容体シグナルによって調節されていることを見出した．具体的には，PRL受容体の活性化によりStat5が活性化される．つづいて，転写因子Bcl6の発現が増加し，Bcl6はMeninの発現を抑制するとともに，Meninによる転写調節も抑制する．その結果，Meninにより調節されている細胞周期抑制因子であるp27とp18の発現が減少して細胞増殖が起こることが示されている．そして，妊娠時の膵β細胞容積増加反応におけるMeninの重要性に関しては，膵β細胞特異的Men1トランスジェニックマウスでは，妊娠時の膵β細胞容積増加が認められず，非妊娠時のままであることが報告されている．また，最近では，PRLによるMeninの発現抑制には転写因子FoxM1が必須であることも報告されている[10]．

PRLは主に，JAK2/STAT5経路で，標的組織での作用を起こすが，同時に，IRS1/2，PI3キナーゼ，MAPキナーゼ，の活性化を引き起こす[11]．膵β細胞においても，PRLがIRS-2のリン酸化を亢進させ，PI3キナーゼの活性を亢進，その結果，Aktやp70S6Kを活性化させる[12]．これらのシグナルは膵β細胞容積調節の

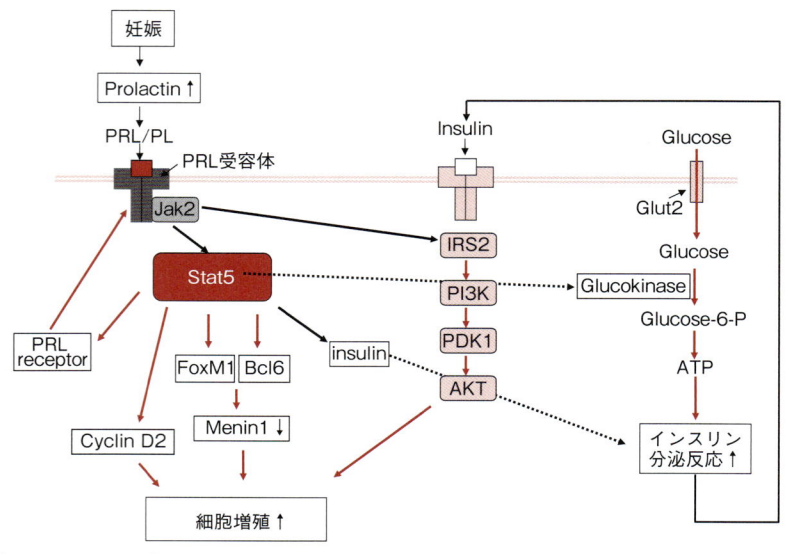

図4 プロラクチンが膵β細胞機能変化に与える効果のメカニズムのこれまでのまとめ

鍵となることが，よく知られているため[13]，この経路も妊娠時の膵β細胞容積調節に関与する可能性がある（図4）．

3．妊娠膵β細胞におけるセロトニンの発現の発見

上述したように，PRLからの多様なシグナルが妊娠時の膵β細胞機能変化に関与していることが明らかになっているが，近年，そのシグナルの下流にセロトニン発現があり，このセロトニンが膵β細胞機能の鍵分子であることが同定された．

事実，上述したデータから細胞増殖が最も盛んになっている妊娠12.5日目の膵ラ島をサンプルとして選択し，これと非妊娠膵ラ島からRNAを調整し，DNAマイクロアレイ法を用いて，遺伝子発現を網羅的に検討すると，数々の遺伝子発現の変化が妊娠膵β細胞で認められるが，特に，Tryptophan Hydroxylase（Tph）1とTph2という異なる遺伝子によりコードされた同じ働きをする2種類の遺伝子が共に，妊娠に伴い，発現亢進していることが知られている[14,15]．

Tphとは，セロトニン合成の律速酵素である．図5に示すとおり，Tryptophanからセロトニン合成の最初のステップを司る酵素である．以前から，膵β細胞の培養液に5-hydroxy-tryptophanを加えるとセロトニンが合成され，インスリンと同時に分泌されることが知られていたが，同時に培養液に5-hydroxytryptophanを添加しない状態では，セロトニンの分泌は認められない[16]．したがって，理論的には，妊娠に伴うTphの発現で，Tryptophanを原料としてセロトニンが合成され，インスリン分泌とともに，セロトニン分泌が起こる可能性が考えられる．事実，妊娠マウス膵を用いてセロトニン染色を行うと，非妊娠膵では，ほとんど認められないセロトニン染色が非常に強く，膵ラ島で認められる（図6）．また，この現象はヒトの妊娠膵の検体を用いたセロトニン染色でも確認されている．

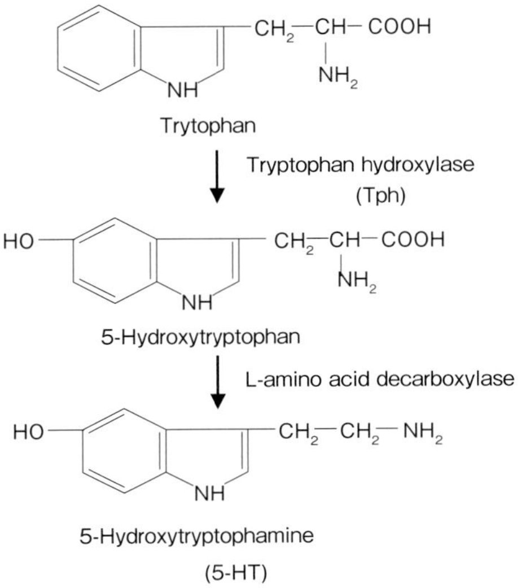

4．妊娠期のセロトニンの発現調節と機能

膵β細胞におけるセロトニンの発現は，妊娠によるTphの発現に依存しているが，単離培養膵ラ島へのPRL添加実験の結果，PRL添加により，Tph1及びTph2のmRNAレベルでの発現増加が確認されるため，PRLによりTphの発現が調節されていることが明らかにされている．また，妊娠膵ラ島内で合成されるセロトニンの作用に関しては，セロトニンが単離培養膵ラ島のトリチウムの取り込みを促進させることから，セロトニンには，細胞増殖作用があることが明らかになった．

5．妊娠時の細胞増殖に関与するセロトニンシグナル

セロトニンは全部で14種類の受容体により細胞内にシグナルが伝えられている．14種類のうち13種類はG蛋白共役型受容体（GPCR）であり，残る1種類はイオンチャネル型の受容体であることが明らかになっている（表1）．では妊娠時の膵β細胞におけるセロトニン作用は，どのような受容体を介しているのであろうか．

妊娠時におけるセロトニン受容体の発現に関

図5 セロトニン合成のステップ

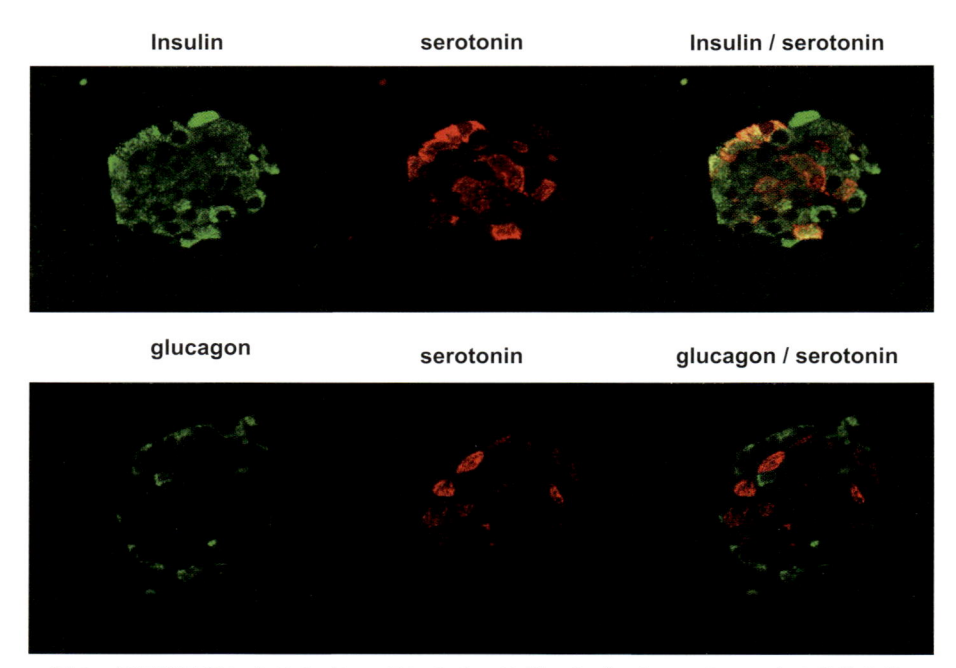

図6 妊娠膵ラ島におけるインスリンあるいはグルカゴンとセロトニンとの共染色像

表1 セロトニン受容体

受容体の種類	セロトニン受容体
Gi 共役型	5-HT1a, 5-HT1b, 5-HT1d, 5-HT1e, 5-HT1f
Gs 共役型	5-HT4, 5-HT5a, 5-HT5b, 5-HT6, 5-HT7
Gq 共役型	5-HT2a, 5-HT2b, 5-HT2c
イオンチャネル型	5-HT3

しては，5-HT2b 受容体の発現が細胞増殖期に増加し，5-HT1d 受容体の発現が膵 β 細胞減少期に増加する．5-HT2b 受容体は Gq に共役し，イノシトールリン脂質，細胞内 Ca^{2+} を増加させ，細胞増殖に直接関係するシグナルを伝える可能性が高い受容体であり，5-HT1d 受容体は Gi に共役し，アデニル酸シクラーゼ活性を抑制し，細胞膜を過分極させ発火頻度を減少させる機能を担う受容体である．この2つの受容体シグナルが，妊娠の異なる時期に発現を増加させることによって，膵 β 細胞量を調節している可能性が考えられた．

事実，5-HT2b 受容体ノックアウトマウスは，通常状態では特に耐糖能障害は示さないが，妊娠期のみ耐糖能障害が認められる．また，妊娠させた場合の膵 β 細胞量と膵ラ島内の BrdU 陽性細胞数を計測することにより，その増殖活性を観察したところ，妊娠により通常では増加する膵 β 細胞容積増加減少，膵 β 細胞増殖活性が 5-HT2b 受容体ノックアウトマウスでは大きく減弱していることが明らかになった．この結果から，セロトニン→5-HT2b 受容体のシグナルが妊娠時の膵 β 細胞増殖促進を介して，膵 β 細胞容積増加に大きく寄与しているものと考えられた[17]．

すなわち，妊娠時に増加する PRL は PRL 受容体の活性化を介して，セロトニン合成酵素 Tph の発現を亢進させる．その結果，tryptophan を基にセロトニンが合成される．合成されたセロトニンはインスリンとともに分泌さ

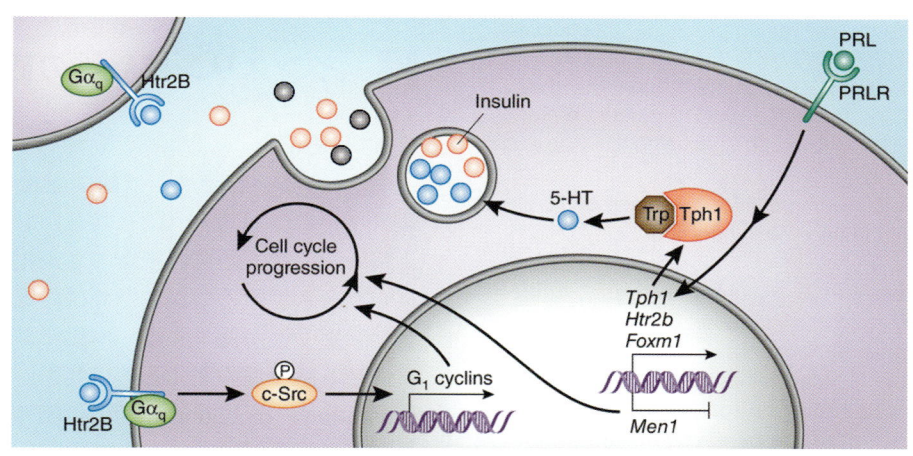

図7 セロトニンを介した，妊娠時の膵ラ島容積増加のメカニズム[18]

れる．分泌されたセロトニンは，一部には，5-HT2bを介して細胞周期関連タンパクの発現亢進を介して，細胞増殖を促進させ，細胞容積が増加する[18]（**図7**）．このシグナルが既報のセロトニン非依存性のシグナルとどのような関係があるかに関しては，今後の研究の課題である．

6. おわりに

妊娠糖尿病においては，上述した生理的に出現するインスリン抵抗性を代償するための膵β細胞機能亢進が十分には起こっていない可能性が高い．今後，どのようなメカニズムで膵β細胞機能不全が起こるかが明らかになれば，新規治療法の確立につながる可能性がある．

文　献

1) Freemark M: Regulation of maternal metabolism by pituitary and placental hormones: roles in fetal development and metabolic programming. Horm Res 65 Suppl 3: 41-49, 2006.
2) Karnik SK, et al: Menin controls growth of pancreatic beta-cells in pregnant mice and promotes gestational diabetes mellitus. Science 318: 806-809, 2007.
3) Parsons JA, et al: Adaptation of islets of Langerhans to pregnancy: increased islet cell proliferation and insulin secretion correlates with the onset of placental lactogen secretion. Endocrinology 130: 1459-1466, 1992.
4) Green IC, et al: Effects of pregnancy in the rat on the size and insulin secretory response of the islets of Langerhans. J Endocrinol 54: 317-325, 1972.
5) Costrini NV, et al: Relative effects of pregnancy, estradiol, and progesterone on plasma insulin and pancreatic islet insulin secretion. J Clin Invest 50: 992-999, 1971.
6) Sorenson RL, et al: Prolactin receptors and JAK2 in islets of Langerhans: an immunohistochemical analysis. Endocrinology 136: 4092-4098, 1995.
7) Huang C, et al: Prolactin receptor is required for normal glucose homeostasis and modulation of beta-cell mass during pregnancy. Endocrinology 150: 1618-1626, 2009.
8) Friedrichsen BN, et al: Signal transducer and activator of transcription 5 activation is sufficient to drive transcriptional induction of cyclin D2 gene and proliferation of rat pancreatic beta-cells. Mol Endocrinol 17: 945-958, 2003.
9) Weinhaus AJ, et al: Regulation of glucokinase in pancreatic islets by prolactin: a mechanism for increasing glucose-stimulated insulin secretion during pregnancy. J Endocrinol 193: 367-381, 2007.
10) Zhang H, et al: Gestational diabetes mellitus resulting from impaired beta-cell compensation in the absence of FoxM1, a novel downstream effector of placental lactogen. Diabetes 59: 143-152, 2010.
11) Yamauchi T, et al: Growth hormone and prolactin stimulate tyrosine phosphorylation of insulin receptor substrate-1, -2, and -3, their association with p85 phosphatidylinositol 3-kinase (PI3-kinase), and concomitantly PI3-kinase activation via JAK2 kinase. J Biol Chem 273: 15719-15726, 1998.
12) Amaral ME, et al: Participation of prolactin receptors and phosphatidylinositol 3-kinase and MAP kinase pathways in the increase in pancreatic islet mass and

sensitivity to glucose during pregnancy. J Endocrinol 183: 469-476, 2004.
13) 金子和真，植木浩二郎：膵β細胞増殖を調節するシグナルーインスリンシグナル（1）インスリン/IGF-1受容体ー PI3 キナーゼ．内分泌・糖尿病・代謝内科 30: 3-14, 2010.
14) Rieck S, et al: The transcriptional response of the islet to pregnancy in mice. Mol Endocrinol 23: 1702-1712, 2009.
15) Schraenen A, et al: Placental lactogens induce serotonin biosynthesis in a subset of mouse beta cells during pregnancy. Diabetologia 53: 2589-2599, 2010.
16) Ekholm R, et al Monoamines in the pancreatic islets of the mouse. Subcellular localization of 5-hydroxytryptamine by electron microscopic autoradiography. Diabetologia 7: 339-348, 1971.
17) Kim H, et al: Serotonin regulates pancreatic beta cell mass during pregnancy. Nat Med 16: 804-808, 2010.
18) Georgia S, et al: Pregnancy hormones boost beta cells via serotonin. Nat Med 16: 756-757, 2010.
19) Nadal A, et al: The role of oestrogens in the adaptation of islets to insulin resistance. J Physiol 587: 5031-5037, 2009.

2 インスリン感受性の観点から

1. はじめに

「インスリン感受性」は標的組織におけるインスリンの作用効果（効き具合）を意味する．正常妊娠では，胎児の主なエネルギー源であるグルコース供給の確保のために妊娠に伴いインスリン感受性が低下する．本稿では妊娠時のインスリン感受性の変化とその要因，妊娠糖尿病（gestational diabetes mellitus; GDM）におけるインスリン感受性-インスリン分泌反応を中心に概説する．

2. 妊娠の進行に伴うインスリン感受性の変化

生体内におけるインスリンの主な作用臓器は肝臓と末梢組織（主に骨格筋および脂肪組織）である．具体的に，インスリンの主な作用は肝臓ではグリコーゲン合成促進・分解抑制，糖新生の抑制，解糖系の促進，蛋白や脂肪の合成促進，骨格筋ではグルコースやアミノ酸の取り込み促進，脂肪組織では中性脂肪の分解抑制，脂肪の合成促進，グルコースの取り込み促進である．

1990 年代，最も精度の高い手法であるグルコースクランプ法を用いて妊婦のインスリン感受性が検討された[1]．本法では，一定量のインスリン持続静注下で血糖値を一定状態に維持するために追加注入しなければならないブドウ糖量を用いてインスリン感受性が評価される．Catalano らの longitudinal study は妊娠時のインスリン感受性に関する代表的臨床研究である[2-4]．この研究では，妊娠時，特に妊娠後期には肝臓における糖新生の亢進を認めることから，妊娠に伴う肝臓のインスリン感受性低下が示された．また，標準体重・正常耐糖能例において，末梢組織も含む全身のインスリン感受性は，非妊娠時に比べ妊娠初期（妊娠 12 ～ 14 週）には約 10%，妊娠後期（妊娠 34 ～ 36 週）には約 50 ～ 60% 低下することが明らかとなった（図 1）．また，肥満・正常耐糖能例においても

1. 母体の変化

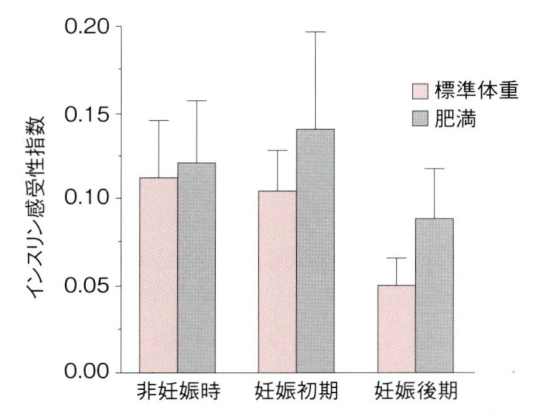

図1 正常耐糖能におけるインスリン感受性の推移
（文献1改変）

グルコースクランプ法を用いて，正常耐糖能の非妊娠時，妊娠初期（妊娠12〜14週），妊娠後期（妊娠34〜36週）のインスリン感受性が標準体重と肥満に分けて検討された．

表1 経口糖負荷試験を用いたインスリン感受性指標

Insulin sensitivity index from OGTT: IS_{OGTT}

$$\frac{10000}{\sqrt{(FPG \times FPI) \times (mean\ G \times mean\ I)}}$$

Quantitative insulin sensitivity check index: QUICKI

$$\frac{1}{\log(FPG) + \log(FPI)}$$

Homeostasis model of assessment of insulin resistance: HOMA-IR

$$\frac{FPG \times FPI}{405}$$

FPG：空腹時血糖値（mg/dl），FPI：空腹時インスリン値（μU/ml）
mean G, mean I：OGTT時の平均血糖・インスリン値（台形法を用いて算出）

非妊娠時に比べ妊娠後期にはインスリン感受性は低下傾向を示した．興味深いことは，肥満妊婦では非妊時に比べ妊娠初期にはインスリン感受性が軽度上昇傾向を示すことである．このインスリン感受性上昇の原因の1つとしては妊娠成立後の栄養管理の寄与が考えられている．なお，妊婦のインスリン感受性の検討にあたっては妊娠の進行に伴い増加する胎児・胎盤系へのグルコース供給量も考慮する必要がある．したがって，グルコースクランプ法で得られたインスリン感受性の低下率は実際よりもやや過大評価となっている可能性にも注意すべきである．

グルコースクランプ法はインスリン感受性評価法の"gold standard"であるが，妊婦にとっては侵襲的，かつ手技と解析が煩雑な検査である．そのため，多数例を対象とした臨床疫学研究へのグルコースクランプ法の導入は極めて困難である．そこで，日常臨床で行われる経口糖負荷試験（OGTT）に基づいたインスリン感受性指標が提唱された．頻用される指標は，全身のインスリン感受性を反映するInsulin sensitivity index from OGTT（IS_{OGTT}），主に肝臓におけるインスリン感受性を反映するQuantitative insulin sensitivity check index（QUICKI）とHomeostasis model of assess-ment of insulin resistance（HOMA-IR）である（**表1**）[5]．Kirwanらの検討によると，妊婦においてはQUICKIおよびHOMA-IRに比べると，IS_{OGTT}の方がグルコースクランプ法とより高い相関を示した[6]．したがって，OGTT指標の中では，妊婦のインスリン感受性評価にはIS_{OGTT}が有用とされている．最近発表されたQvigstadらのIS_{OGTT}を用いた臨床研究では，妊娠初期に比べ後期ではインスリン感受性が低値を示すことが報告されている[7]．また，日本人妊婦を対象とするOGTT指標を用いた研究においても，妊娠初期〜後期にかけてのインスリン感受性の低下が認められた[8]．

3．妊娠時のインスリン感受性に影響を与える因子

これまでの検討から，妊娠後期に増加する胎盤由来ホルモン，コルチゾールやプロラクチン，脂肪組織からの遊離脂肪酸・トリグリセリド，サイトカインなどが妊娠時のインスリン感受性の変化に関与すると考えられている[1]．

human placental lactogen（hPL）は妊娠時のインスリン感受性への関与が示唆されている胎盤由来ホルモンの代表例である．hPLは合胞体絨毛細胞で産生されるポリペプチドホルモ

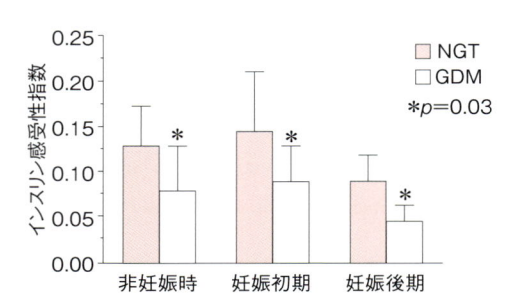

図2　正常耐糖能および妊娠糖尿病におけるインスリン感受性の推移（文献4を改変）
グルコースクランプ法を用いて，正常耐糖能および妊娠糖尿病の非妊娠時，妊娠初期（妊娠12〜14週），妊娠後期（妊娠34〜36週）のインスリン感受性が比較検討された．

ンであり，妊娠5週頃から母体血中に検出され，その血中濃度は妊娠34〜36週にかけて増加する．このhPLは，(1)絨毛細胞からのレプチン分泌抑制作用，(2)抗インスリン作用，(3)脂肪分解作用を有しているため，妊娠の進行に伴うインスリン感受性低下の主因と考えられてきた．このほか高濃度のエストロゲンやプロゲステロンもインスリン感受性の低下を惹起することが報告されている[9, 10]．

トリグリセリドの母体血中濃度は，非妊時に比べ妊娠後期には2〜3倍に増加する[11]．増加したトリグリセリドの分解産物である遊離脂肪酸は肝臓における解糖系およびグリコーゲン合成阻害に関与し，さらに骨格筋ではグルコース取り込み抑制を介して，妊娠時のインスリン感受性低下に関与することが予想される．

胎盤由来ホルモン，コルチゾール，プロラクチンやサイトカインを総合的に検討したKirwanらの検討では，脂肪組織に浸潤するマクロファージや絨毛細胞から分泌されるtumor necrosis factor-α（TNF-α）がインスリン感受性低下に強く関与することが明らかとなった[12]．具体的には，非妊娠時，妊娠初期および後期におけるインスリン感受性および母体血中TNF-α濃度に関する解析では，妊婦のインスリン感受性は胎盤由来のTNF-αと高い相関を示した．したがって，hPLのみならずTNF-αもインスリン感受性変化の中心的役割を果たすと考えられている．

4. 妊娠糖尿病におけるインスリン感受性

Catalanoらによるグルコースクランプ法では，GDM合併妊婦のインスリン感受性は正常耐糖能に比べ有意に低値を示した（**図2**）[3, 4]．興味深いことに，正常耐糖能に比べGDM発症妊婦では非妊娠時よりインスリン感受性の低下が認められた．その後の研究においても同様の結果が得られ，正常耐糖能に比べGDM発症妊婦のインスリン感受性はより低値を示すことが

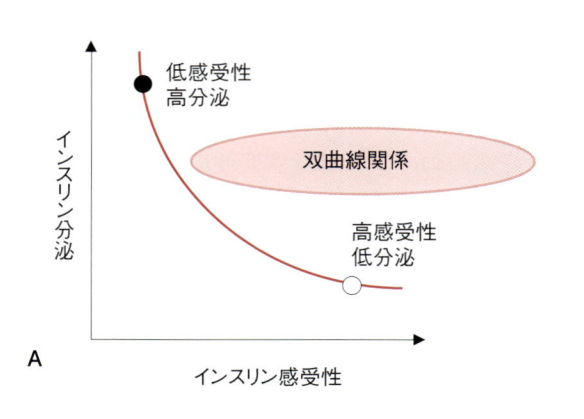

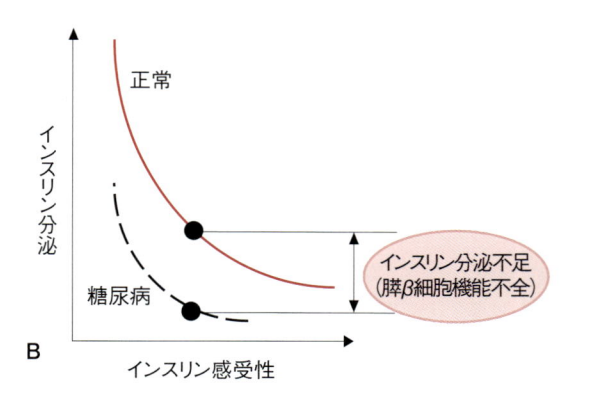

図3　インスリン感受性-インスリン分泌反応
A. **インスリン感受性-インスリン分泌反応**：インスリン分泌はインスリン感受性の影響を受け，両者は双曲線関係（hyperbolic relation）にある．
B. **健常および耐糖能異常でのインスリン感受性-インスリン分泌反応**：同じインスリン感受性であっても，健常例に比べ糖尿病ではインスリン分泌が不足している．すなわち膵β細胞機能不全（β cell dysfunction）の状態にある．

判明した．

5. インスリン感受性-インスリン分泌反応からみた GDM の病態

一般に，インスリン感受性が高い状態では膵 β 細胞からのインスリン分泌量は少なく，またインスリン感受性が低い時にはインスリン分泌は増加する．このように，膵 β 細胞からのインスリン分泌はインスリン感受性の変化に影響を受け，両者は負のフィードバックを介した双曲線関係（hyperbolic relation）にある（図 3A）[13]．したがって，妊娠時のインスリン感受性の変化を考えると，妊娠後期にはインスリン分泌が増加するものと推測される．実際，グルコースクランプ法を用いた検討では，妊娠経過に伴うインスリン分泌の増加が確認された[1]．

非妊婦を対象にしたこれまでの検討では，健常例から 2 型糖尿病への耐糖能異常の進展に伴い，インスリン感受性-インスリン分泌反応曲線が左下方にシフトすることが判明した（図 3B）[13, 14]．このことから，同じインスリン感受性であっても，健常例に比べ糖尿病例ではインスリン分泌が不足している，すなわち膵 β 細胞機能不全（β cell dysfunction）の状態にあると考えられる．

この膵 β 細胞機能に着目した考え方は GDM についても応用されている．Buchanan らは，グルコースクランプ法を用いて妊娠後期と産褥期のインスリン感受性-インスリン分泌反応を検討した[15]．その結果，健常妊婦に比べ GDM 合併妊婦ではインスリン感受性-インスリン分泌反応曲線が左下方にシフトすること，すなわち膵 β 細胞機能不全が存在することが示された．その後，OGTT 指標を用いた検討も行われ，欧米人では GDM における膵 β 細胞機能不全の関与が提唱された[16]．

インスリン感受性-インスリン分泌反応が双曲線関係を示すことから，Bergman らは両者の積を Disposition Index（DI）と称し，これを膵 β 細胞機能指標として提唱した[13]．OGTT 指標を用いた DI（Oral DI）も検討され，

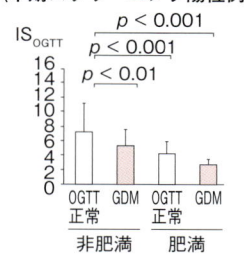

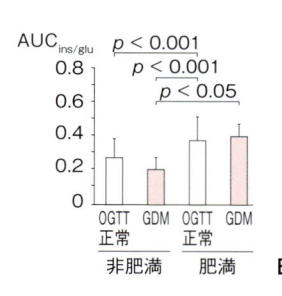

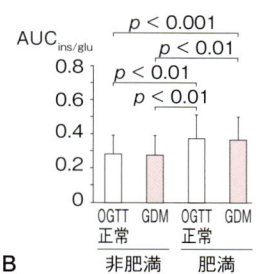

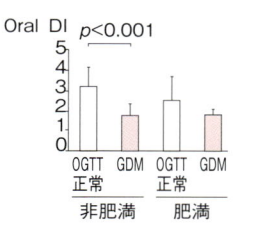

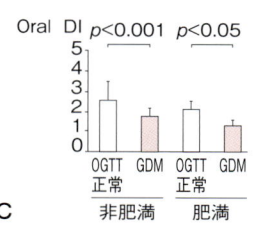

図 4 正常耐糖能および妊娠糖尿病におけるインスリン感受性，インスリン分泌，膵 β 細胞機能の比較　当院で妊娠初期および中期にそれぞれ危険因子（肥満，糖尿病家族歴，巨大児出産既往，GDM 既往）および glucose challenge test（カットオフ値：140 mg/dl）によるスクリーニングが陽性となり OGTT を受けた日本人単胎妊婦を対象とし，インスリン感受性，インスリン分泌，膵 β 細胞機能をそれぞれ IS_{OGTT}，$AUC_{ins/glu}$ および Oral DI（= IS_{OGTT} × $AUC_{ins/glu}$）を用いて検討した．

A. **インスリン感受性**：IS_{OGTT} は非肥満・OGTT 正常＞非肥満・GDM＞肥満・OGTT 正常＞肥満・GDM の順に低値を示した．非肥満群および肥満群内では，OGTT 正常に比べて GDM の IS_{OGTT} は低値を示した．
B. **インスリン分泌**：$AUC_{ins/glu}$ は非肥満群に比べ肥満群では高値を示した．また，非肥満群および肥満群内では OGTT 正常群と GDM 群の $AUC_{ins/glu}$ は同等であった．
C. **膵 β 細胞機能**：診断時期や肥満の有無に関係なく OGTT 正常群に比べ GDM 群の oral DI は低値を示した．

Retnakaran らは Oral DI として IS_{OGTT} x the ratio of area-under-the-insulin-curve to area-under-the-glucose-curve (IS_{OGTT} x AUCins/glu)が有用であると報告している[17]．筆者らの施設における日本人妊婦を対象とした検討においても，妊娠時期や母体の体格に関係なく，OGTT 正常例に比べ GDM 例ではインスリン感受性の低下を代償するインスリン分泌の増加が認められなかった（**図 4A，4B**）．また，Oral DI を用いて膵 β 細胞機能を評価したところ，欧米人同様に GDM では膵 β 細胞機能不全を呈することが明らかとなった（**図 4C**）[18]．

〈☞ 2 章① B. 1〉

6．おわりに

妊娠成立後，胎児へのグルコース供給を目的として，TNF-α や hPL などの作用により母体のインスリン感受性は低下傾向を示す．一方で生体内の糖代謝の恒常性維持のため，母体におけるインスリン分泌は代償的に増加する（インスリン感受性-インスリン分泌反応）．しかしながら，この代償機能が不十分な場合には母体血糖値は上昇し GDM を呈することになる．2 型糖尿病と同様に GDM の病態における膵 β 細胞機能不全の関与が推察される．

文　献

1) Landon MB, et al: Diabetes mellitus complicating pregnancy. In: Gabbe SG, et al, editors. Obstetrics: Normal and problem pregnancies, 6th ed, Philadelphia, Saunders, p.887-921, 2012.
2) Catalano PM, et al: Longitudinal changes in insulin release and insulin resistance in nonobese pregnant women. Am J Obstet Gynecol 165: 1667-1672, 1991.
3) Catalano PM, et al: Carbohydrate metabolism during pregnancy in control subjects and women with gestational diabetes. Am J Physiol 264: E60-E67, 1993.
4) Catalano PM, et al: Longitudinal changes in glucose metabolism during pregnancy in obese women with normal glucose tolerance and gestational diabetes mellitus. Am J Obstet Gynecol 180: 903-916, 1999.
5) Matsuda M: Measuring and estimating insulin resistance in clinical and research settings. Nutr Metab Cardiovasc Dis 20: 79-86, 2010.
6) Kirwan JP, et al: Clinically useful estimates of insulin sensitivity during pregnancy: validation studies in women with normal glucose tolerance and gestational diabetes mellitus. Diabetes Care 24: 1602-1607, 2001.
7) Qvigstad E, et al: Overweight is associated with impaired beta-cell function during pregnancy: a longitudinal study of 553 normal pregnancies. Eur J Endocrinol 162: 67-73, 2010.
8) Endo S, et al: Differences in insulin sensitivity in pregnant women with overweight and gestational diabetes mellitus. Gynecol Endocrinol 22: 343-349, 2006.
9) Nagira K, et al: Altered subcellular distribution of estrogen receptor alpha is implicated in estradiol-induced dual regulation of insulin signaling in 3T3-L1 adipocytes. Endocrinology 147: 1020-1028, 2006.
10) Wada T, et al: Progesterone inhibits glucose uptake by affecting diverse steps of insulin signaling in 3T3-L1 adipocytes. Am J Physiol Endocrinol Metab 298: E881-E888, 2010.
11) Gordon MC: Maternal physiology. In: Gabbe SG, et al, editors. Obstetrics: Normal and problem pregnancies, 6th ed, Philadelphia, Saunders, p 42-65, 2012.
12) Kirwan JP, et al: TNF-alpha is a predictor of insulin resistance in human pregnancy. Diabetes 51: 2207-2213, 2002.
13) Bergman RN, et al: Accurate assessment of beta-cell function: the hyperbolic correction. Diabetes 51: S212-S220, 2002.
14) Kahn SE: The relative contributions of insulin resistance and beta-cell dysfunction to the pathophysiology of Type 2 diabetes. Diabetologia 46: 3-19, 2003.
15) Buchanan TA: Pancreatic B-cell defects in gestational diabetes: implications for the pathogenesis and prevention of type 2 diabetes. J Clin Endocrinol Metab 86: 989-993, 2001.
16) Di Cianni G, et al: Normal glucose tolerance and gestational diabetes mellitus: what is in between? Diabetes Care 30: 1783-1788, 2007.
17) Retnakaran R, et al: Evaluation of proposed oral disposition index measures in relation to the actual disposition index. Diabet Med 26: 1198-1203, 2009.
18) Saisho Y, et al: Beta cell dysfunction and its clinical significance in gestational diabetes. Endocr J 57: 973-980, 2010.

C. 妊娠に伴う脂質異常

1. はじめに

妊娠に伴い血中コレステロールやトリグリセリドが上昇することはよく知られている．妊娠期間が約10ヵ月と限定されており，出産後は妊娠前の血中脂質レベルに戻ることが多い．さらに妊娠は年齢が若くしかも女性に限定した代謝変動であり，将来の動脈硬化進展に結びつくとは考えにくいことから，臨床的にはあまり問題とはなっていない．しかし，家族性の4型高脂血症の女性が妊娠すると血中トリグリセリドは1000mg/dlを越えることは当然想定され，妊娠中に急性膵炎を起こす危険性も否定できない．さらに糖尿病合併妊娠や妊娠糖尿病では糖代謝の乱れとともに脂質代謝も悪化する可能性がある．また妊娠高血圧腎症（preeclampsia）では高血圧のみならず高トリグリセリド血症を合併し，出産10年後の心血管イベントのリスクが高まることも指摘されている．また同群では血中トリグリセリド値の上昇とともに動脈硬化惹起性のsmall, dense LDLの増加が顕著で，本症候群の病態に深く関わっていることも想定されている．

2. 正常妊娠と血中脂質

妊娠中は血中コレステロールやトリグリセリドが上昇する[1-3]．その原因としては，血中インスリン，エストロゲンなどのホルモンの変動，そしてインスリン抵抗性の増大によるリポ蛋白リパーゼ活性の低下などが考えられる[4,5]．特にエストロゲンは肝臓でのトリグリセリドの合成を亢進させることによって高トリグリセリド血症を引き起こす[5]．

妊娠中の血中リポ蛋白の変動について詳細な検討を加えた報告は少ない．著者らはすでに妊娠10週から出産後までリポ蛋白分画の変化を詳細に追跡し，報告している（**表1**）[3]．その結果，血中総コレステロール，トリグリセリド，LDL-コレステロール，HDL-コレステロール，アポ蛋白（apo）A1，apoB，そしてRLPコレステロール，など，いずれも20週目から上昇した．一方，apoEとLp（a）は不変であった．これら血中脂質分画の上昇は出産まで続き，出産後4週間目の観察ではLDL-コレステロール以外は低下した．さらに，近年その動脈硬化惹

表1 日本人女性19例の正常妊娠中および出産後の血中脂質，リポ蛋白分画，アポ蛋白，および血圧などの変化[3]

Gestational age	10 weeks	20 weeks	30 weeks	37 weeks	4 week after delivery
TC （mg/dl）	169.1 ± 27.2	201.5 ± 31.3 *	248.7 ± 25.6 *	280.0 ± 46.3 *	250.0 ± 43.3 *
TG （mg/dl）	95.8 ± 36.8	138.4 ± 55.1 *	195.6 ± 59.3 *	254.8 ± 98.8 *	110.5 ± 58.1
HDL-C （mg/dl）	62.1 ± 9.4	71.8 ± 11.3 *	81.6 ± 14.2 *	87.3 ± 17.1 *	66.3 ± 15.5
LDL-C （mg/dl）	89.0 ± 18.4	106.3 ± 22.8 *	139.3 ± 21.5 *	152.7 ± 33.3 *	153.0 ± 36.5 *
Apo A1 （mg/dl）	163.6 ± 17.7	193.4 ± 22.7 *	217.1 ± 29.9 *	229.1 ± 32.0 *	153.5 ± 23.0
Apo B （mg/dl）	76.3 ± 20.8	95.9 ± 21.3 *	128.0 ± 16.5 *	145.4 ± 27.5 *	117.8 ± 24.1 *
Apo E （mg/dl）	3.0 ± 0.6	3.4 ± 0.8	4.2 ± 0.8 *	5.0 ± 1.6 *	4.5 ± 1.1 *
LP (a) （mg/dl）	18.4 ± 20.2	19.7 ± 24.0	24.2 ± 27.5	23.3 ± 33.6	25.8 ± 31.4
RLP-C （mg/dl）	9.8 ± 3.7	22.6 ± 16.3 *	28.4 ± 8.0 *	36.1 ± 14.7 *	16.1 ± 11.8 *
Body mass index （kg/m²）	21.2 ± 3.7	22.0 ± 3.8	23.9 ± 3.6 *	25.2 ± 3.7 *	21.7 ± 2.3
Systolic blood pressure （mmHg）	110.4 ± 8.3	110.7 ± 12.6	114.8 ± 10.7	115.9 ± 9.0	115.8 ± 11.8
Diastolic blood pressure （mmHg）	64.9 ± 6.0	64.7 ± 6.3	67.2 ± 7.3	69.8 ± 6.9	70.5 ± 7.4

データは平均±標準偏差で表す．TC: 総コレステロール，TG: トリグリセリド，HDL: high density lipoprotein, LDL: low density lipopulotein, Apo: アポ蛋白，RLP-C: レムナント様リポ蛋白粒子-コレステロール，*: 10 weeksに比べて有意差あり，p値< 0.05

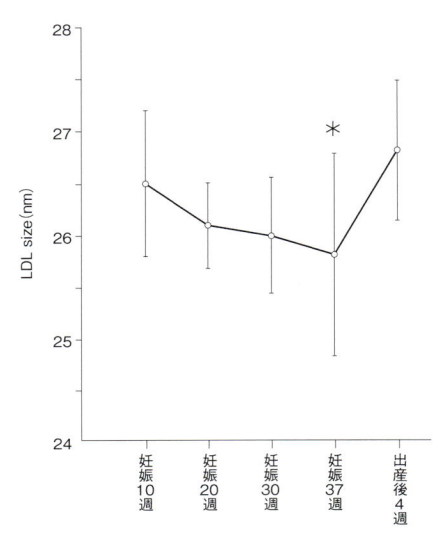

図1 日本人女性 19 例の正常妊娠中および出産後の血中 LDL サイズ（LDL-PPD）の変化[3]
（縦線は平均±標準偏差を表す）

起性が話題となっている small, dense LDL についての観察では，妊娠の継続に伴い，LDL サイズは小型化し，出産直前で最小となり，出産後は元のサイズに戻ることが確認されている（図1）．なお，最近の海外からの報告では妊娠中は総コレステロール/HDL-コレステロール比が低下するので妊娠中の血中脂質の変化は動脈硬化のリスクとならないと結論づけている[6]．しかしながら著者らの過去の報告を再度観察すると表1のごとく妊娠初期から出産直前のLDL/HDL 比は平均値で見ると，1.43 から 1.85 に上昇しており，少なくとも日本女性では妊娠に伴って動脈硬化のリスクが低下するとは結論できないものと思われる．

3. 糖尿病合併妊娠や妊娠糖尿病での血中脂質変動

1型糖尿病症例における妊娠中の脂質変動については，すでに海外からの報告がある[7]．1型糖尿病症例で血糖管理がインスリン治療によって良好に管理されている場合（HbA1c＝6.8％：NGSP）は非糖尿の妊娠症例と比べて妊娠期間中を通じて，血中総コレステロール，トリグリセリド，LDL-コレステロール，HDL-

コレステロール，いずれも有意な差がなかったことが報告されている（表2）．この事実は，少なくとも1型糖尿病症例の妊娠中の血中脂質の変動は血糖管理の善し悪しに依存していることを意味するものと理解される．一方，2型糖尿病，さらに妊娠糖尿病症例における妊娠中の血中脂質変動を観察した報告もある[8]．この報告では，2型糖尿病，および妊娠糖尿病症例における妊娠中の血中コレステロール，トリグリセリドともに妊娠中期，後期ともに上昇するが非糖尿妊婦と有意な差は認められなかった（図2）．一方，LDL スコアで表される small, dense LDL の量は非糖尿妊婦と比べて，1型，2型そして妊娠糖尿病症例，のいずれも有意に

A. 総コレステロール

B. トリグリセリド

C. LDL スコア（LDL サイズ）

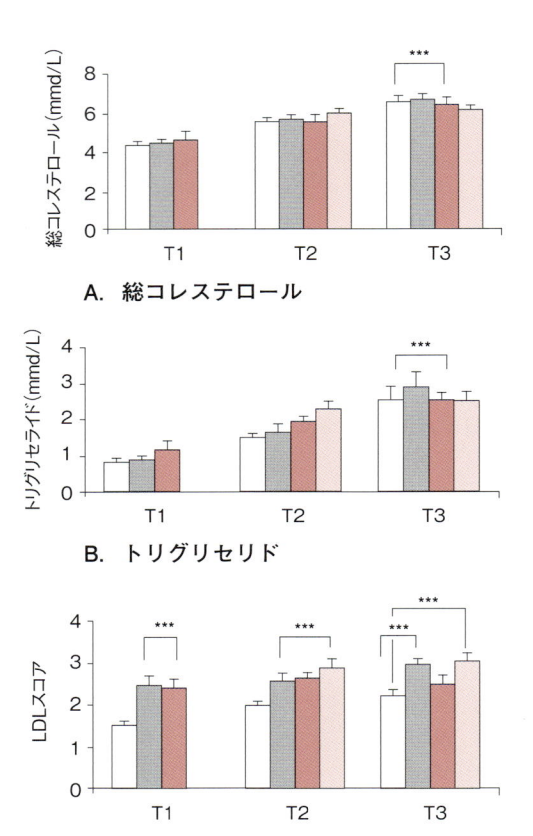

図2 正常妊娠（□），1型糖尿病（■），2型糖尿病（■），および妊娠糖尿病（■）における血中脂質の変化[8]
T1, T2, T3：妊娠前期，妊娠中期，および妊娠後期を表す．
＊＊＊：2群間で有意差あり，p 値 < 0.001

表2 妊娠高血圧腎症合併1型糖尿病，妊娠高血圧腎症非合併1型糖尿病および非糖尿病妊娠症例における血中脂質変動[7]

Lipids n	Visit	DM PE+ 26	p^a	DM PE- 92	p^b	DM- 21
TC (mg/dl)	1	184 ± 27	0.25	176 ± 28	0.10	187 ± 25
	2	241 ± 49	0.04	219 ± 35	0.11	236 ± 41
	3	270 ± 44	0.49	262 ± 50	0.87	267 ± 48
	Term	296 ± 71	0.27	265 ± 75	0.30	290 ± 59
LDL-C (mg/dl)	1	87 ± 12	0.04	76 ± 14	0.39	82 ± 15
	2	118 ± 18	0.03	99 ± 19	0.13	114 ± 21
	3	154 ± 24	0.19	139 ± 26	0.24	129 ± 12
	Term	138 ± 35	0.68	124 ± 36	0.22	155 ± 32
TG (mg/dl)	1	81 ± 12	0.11	72 ± 13	0.03	84 ± 11
	2	138 ± 21	0.05	120 ± 18	0.41	129 ± 23
	3	185 ± 35	0.80	181 ± 37	0.23	161 ± 31
	Term	331 ± 62	0.01	216 ± 41	0.21	259 ± 41
VLDL-C (mg/dl)	1	16 ± 2	0.11	14 ± 3	0.03	17 ± 2
	2	28 ± 4	0.05	24 ± 4	0.66	23 ± 6
	3	39 ± 6	0.30	36 ± 7	0.23	32 ± 6
	Term	50 ± 6	0.28	43 ± 12	0.37	49 ± 7
HDL-C (mg/dl)	1	75 ± 14	0.13	80 ± 18	0.72	82 ± 22
	2	86 ± 20	0.64	88 ± 20	0.64	86 ± 23
	3	72 ± 11	0.15	76 ± 18	0.31	80 ± 19
	Term	68 ± 16	0.25	75 ± 22	0.83	74 ± 22

データは平均±標準偏差で表す．TC: 総コレステロール，LDL-C:LDL-コレステロール，TG: トリグリセリド，VLDL-C:VLDL-コレステロール，HDL-C:HDL-コレステロール，DM PE＋: 妊娠高血圧腎症合併1型糖尿病，DM PE－: 妊娠高血圧腎症非合併1型糖尿病，DM－: 非糖尿病妊娠症例
pa: DM PE＋とDM PE－の間のp値，pb: DM PE－とDM－の間のp値，赤の数字は有意差ありを示す．

増加していた．

4. 高血圧合併妊娠（妊娠高血圧症候群および妊娠高血圧腎症）における血中脂質変動

妊娠高血圧腎症は妊娠20週目からの新たな高血圧と蛋白尿の出現がその特徴であり母胎ともに致死率の上昇が問題となる[9]．妊娠中の血中脂質，特に血中トリグリセリド値の変動と妊娠高血圧腎症の発症の間には有意な相関がある事が知られており，1型糖尿病症例で妊娠高血圧腎症合併例では妊娠末期に高トリグリセリド血症が著明となる（表2）．

一方，1型糖尿病においては妊娠高血圧腎症の発症率は非糖尿病群に比べて4倍高率であることが報告されている[10,11]．さらに，中等度あるいは重度な妊娠高血圧腎症においては空腹時の血中トリグリセリド値がその発症の予知因子となる可能性が報告されている[12]．また，妊娠高血圧腎症では高血圧のみならず高トリグリセリド血症を合併し，出産10年後の心血管イベントのリスクが高まることも指摘されている[13]．ちなみに，著者らは妊娠高血圧腎症にて入院となった症例のLDLサイズの変化を観察したが，本症例群はsmall, dense LDLが優位であり，出産後は有意にサイズが増大していた（図3）[3]．

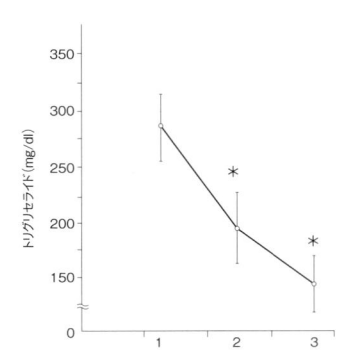

A. 妊娠高血圧腎症妊娠後期から出産後における血中トリグリセリド値の変動 (n=7)
1: 入院時（妊娠 36.0 ± 2.4 週），2: 出産後 4 週，3: 出産後 8 週，
＊ p 値＜ 0.05（入院時と比べて有意差あり）

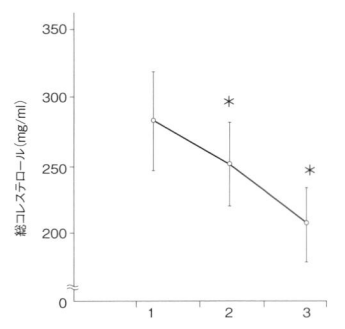

B. 妊娠高血圧腎症妊娠後期から出産後における血中総コレステロール値の変動 (n=7)
1: 入院時（妊娠 36.0 ± 2.4 週），2: 出産後 4 週，3: 出産後 8 週，
＊ p 値＜ 0.05（入院時と比べて有意差あり）

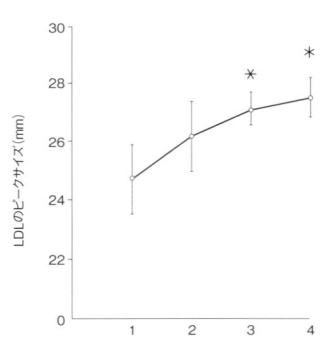

C. 妊娠高血圧腎症妊娠後期から出産後における血中 LDL のピークサイズ（PPD）の変動 (n=7)
1: 入院時（妊娠 36.0 ± 2.4 週），2: 出産時（妊娠 36.9 ± 2.4 週）
3: 出産後 4 週，4: 出産後 8 週，
＊ p 値＜ 0.05（入院時と比べて有意差あり）

図3 日本人女性の妊娠高血圧腎症における血中脂質変動[3]

5. 家族性の4型高脂血症妊娠女性と急性膵炎

　妊娠に伴う血中ホルモン変動が 4 型高脂血症の素因を持つ女性の血中トリグリセリドを著明に上昇せしめ，急性膵炎を引き起こし母胎ともに生命の危機に陥る例も稀ではあるが存在する（発症率としては 1000 から 12,000 分の 1 との報告がある）[14]．妊娠中の高トリグリセリド血症の予防は厳密な脂肪制限の食事療法とフィブラート系の薬物療法となるが，前者はその効果に乏しく，後者は本系統薬剤の胎盤の透過性の問題から推奨されない．したがって，治療の first choice は plasmapheresis あるいは plasma exchange となる[15]．妊娠前から家族性の 4 型高脂血症と診断されておれば，たとえ日常の血中トリグリセリドレベルが 300mg/dl 程度であっても妊娠に伴い，速やかに 1000mg/dl を越えることが予想されるので，このような症例においては急性膵炎の予防のために plasmapheresis が可能な施設で妊娠管理を行うべきである．

6. おわりに

　すでに述べたごとく，妊娠に伴う脂質異常は年齢が若い女性で，しかも期間も限定した代謝異常であり，将来の動脈硬化進展に結びつくとは考えにくいことから，臨床的にはあまり問題とはなっていない．その証拠に脂質異常についてほぼすべての疾患を網羅すべきであると思われる日本動脈硬化学会が作成した最新の『2012 年度動脈硬化性疾患ガイドライン』にも妊娠に伴う脂質異常にはまったく触れられていない．
　しかし，日常臨床では家族性の 4 型高脂血症の女性が妊娠すると，妊娠継続中に急性膵炎を起こす危険性も否定できない．さらに糖尿病合併妊娠や妊娠糖尿病では糖代謝の乱れとともに脂質代謝も悪化する．また妊娠高血圧腎症では高血圧のみならず高トリグリセリド血症を合併し，出産 10 年後の心血管イベントのリスクが高まることも指摘されている．
　以上，妊娠に伴う脂質代謝異常のなかで家族性の高トリグリセリド血症の素因を持つ場合の

膵炎発症の危険性を強調するとともに，妊娠高血圧腎症では高トリグリセリド血症とともにsmall, dense LDL の出現が顕著で，本症候群の病態と深く関わっていることが想定されていることを付記して本稿を閉じたい．

文　献

1) Boyd EM: The lipidemia of pregnancy. J Clin Invest 13: 347-363, 1934.
2) Potter JM, et al: The hyperlipidemia of pregnancy in normal and complicate pregnancies. Am J Obstet Gynecol 133: 165-170, 1979.
3) Ogura K, et al: Low density lipoprotein particle diameter in normal pregnancy and preeclampsia. J Atheroscler Thromb 9: 42-47, 2002.
4) Silliman K, et al: Hypertriglyceridemia during late pregnancy is associated with the formation of small dense low-density lipoproteins and the presence of large buoyant high-density lipoproteins. Metabolism 43: 1035-1041, 1994.
5) Herrera E, et al: Role of lipoprotein lipase activity on lipoprotein metabolism and the fate of circulating triglyceride in pregnancy. Am J Obstet Gynecol 158: 1575-1583, 1988.
6) Neboh EE, et al: Relationship between lipid and lipoprotein metabolism in trimesters of pregnancy in Nigerian woman: Is pregnancy a risk factor? J Nat Sci Biol Med 3: 32-27, 2012.
7) Basu A, et al: Plasma lipoproteins and preeclampsia in women with type 1 diabetes: a prospective study. J Clin Endocrinol Metab 97: 1752-1762, 2012.
8) Toescu V, et al: Changes in plasma lipids and markers of oxidative stress in normal pregnancy and pregnancies complicated by diabetes. Clin Sci 106: 93-98, 2004.
9) Roberts JM, et al: Summary of the NHLB1 Working Group of Research on Hypertension during pregnancy. Hypertension 41: 437-445, 2003.
10) Hanson U, et al: Outcome of pregnancies complicated by type 1 insulin-dependent diabetes in Sweden: Acute pregnancy complications, neonatal mortality and morbidity. Am J Perinatol 10: 330-333, 1993.
11) Evers IM, et al: Risk of complications of pregnancy in women with type 1 diabetes: nationwide prospective study in the Netherlands. BMJ 328: 915, 2004.
12) Hubel CA, et al: Fasting serum triglycerides, free fatty acids , and malondialdehide are increased in preeclampsia, are positively correlated, and decreased within 48 hours post partum. Am J Obstet Gynecol 174: 975-982, 1996.
13) Fraser A, et al: Associations of pregnancy complications with calculated cardiovascular disease risk and cardiovascular risk factors in middle age: the Avon Longitudinal Study of Parents and Children. Circulation 125: 1367-1380, 2012.
14) Ramin KD, et al: Acute pancretatits in pregnancy. Obstet Gynecol Clin North Am 28: 571-580, 2001.
15) Iskandar SB, et al: Plasmapheresis as an adjuvant therapy for hypertlriglyceridemia-induced pancreatitis. Am J Med Sci 328: 290-294, 2004.

D. 免疫系の変化

　胎児は母体にとって一種の異物であるが，母体の免疫系は胎児を許容するように変化し，胎児・胎盤に特異的な免疫寛容が成立している．以下に妊娠時の免疫系の変化について述べる．

1. 自然免疫系

　病原体が組織内に侵入してくると，最初に働く防御システムは補体を中心とした自然免疫である．単球に由来するマクロファージは病原体を貪食・殺菌し，同時に分泌するインターロイキン（IL）-8などのサイトカインが好中球を血管から感染局所へ遊走させ，この好中球も病原体を貪食する．またマクロファージは貪食した病原体を断片化し細胞表面に抗原提示し特定のT細胞を活性化させ獲得免疫反応を誘導する．またリンパ系細胞であるナチュラルキラー（NK）細胞もマクロファージと同様に獲得免疫系が機能する前の比較的早期の段階で，特にウイルス感染細胞を直接攻撃することで自然免疫に関わっている．

①好中球

　血液データ上，妊娠により白血球数（WBC），赤血球数（RBC），血色素量（Hb），血小板数（PLT）すべてが増加する．しかし，血漿量が非妊時の約1.5倍に増加するため，水血症の状態となり，相対的にRBC，Hb，Htが低下するが，白血球は水血症にもかかわらず妊娠中には増加し，末期には9,000〜12,000/μl程度に増加する．これは主に好中球の増加であるが単球も増加している．単球は成熟してマクロファージへ成熟するため，妊娠中はマクロファージも増加する．また，好中球や単球は機能的にも変化し，貪食能や殺菌能も亢進する．白血球増加の機序はプロゲステロンによる白血球のアポトーシス抑制や胎盤や脱落膜が産生するG-CSF[1]やM-CSF[2]の役割によると考えられている[3]．

②ナチュラルキラー（NK）細胞

　NK細胞の重要な働きはウイルスに対する感染防御であるが，正常妊娠ではNK活性が低下することが知られている[3]．NK活性の低下にはプロスタグランジンやプロゲステロンが関与すると考えられており，妊娠維持には合理的であるがウイルスに対する感染防御能は低下する．

③補体

　補体は主に肝臓で作られる蛋白質で，自然免疫の一部として働き生体防御に重要な役割を担っている．補体は，好中球や肥満細胞の遊走による炎症反応の活性化，食細胞の貪食促進，膜障害複合体（membrane-attack complex：MAC）を形成し細菌の細胞膜を障害して直接融解する，という3つの大きな働きを持つ[4]．正常妊娠では，細菌感染防御に重要なC3，C4，CH50が増加する．妊娠中の補体の増加は妊娠維持に対する免疫能の低下を補い，病原体から母児を防御すると考えられる．

④サイトカイン

　サイトカイン（cytokine）は免疫系，内分泌系，神経系，消化器系，循環器系，筋骨格系における細胞間相互作用とシグナル伝達に関与する一群の生理活性物質である．10^{-10}〜10^{-12}Mの極めて微量のサイトカインが，近隣の標的細胞表面に発現する特異的受容体を介して生理活性を発揮する．サイトカインは構造の違いからインターフェロン（interferon；IFN-α，IFN-β，IFN-γ），インターロイキン（interleukin；IL1〜IL37），コロニー刺激因子（colony stimulating factor；G-CSF，GM-CSF，M-CSF），ケモカイン（chemokine），腫瘍壊死因子（tumor necrosis factor；TNFα，TNFβ），形質転換増殖因子（transforming growth factor；TGFα，TGFβ）などに大別される．妊娠マウスでは，非妊娠時に比較して血清TNFα，IL-6が増加するという報告がある[5]．

2. 獲得免疫系

　獲得免疫は抗原特異的な免疫機構で，主に抗原提示細胞（マクロファージや樹状細胞）によ

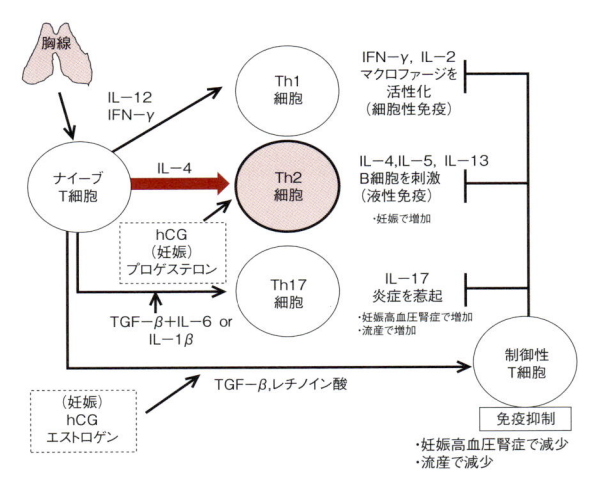

図1 妊娠における免疫反応の変化

りT細胞が活性化され，細胞性免疫を誘導し，さらにB細胞の免疫グロブリン産生を促進するシステムを指す．T細胞は胸腺で産生され，通常CD4（MHCクラスII補助受容体）またはCD8（MHCクラスI分子と会合）を発現する．CD4＋T細胞は抗原と出会うまではナイーブT細胞（Th0細胞）と呼ばれ，抗原に暴露されると同時にIL-12，IFN-γに刺激されてTh1細胞へと分化し，IL-4で刺激されるとTh2細胞へと分化する．Th1細胞はIFN-γなどを分泌して主にウイルスや細胞内寄生するリステリア，結核菌，真菌などを排除する（細胞性免疫応答）．Th2細胞はIL-4などのサイトカインを分泌してB細胞を刺激し，抗体産生を促進して病原体を排除する（液性免疫応答）．

① T細胞

妊娠中T細胞は減少するが，その減少は特にCD4＋T細胞の減少による[6]．正常妊娠ではTh2細胞からのサイトカイン分泌が亢進しており，Th2優位となっている．絨毛によるhCG産生と，これに誘導された妊娠黄体によるプロゲステロン産生は，内分泌学的妊娠維持機構の中心となっているが，hCGやこれによって誘導されるプロゲステロンは強いTh2誘導作用を有するためと考えられる（図1）．Th2優位の現象は胎児がNK細胞やCD8＋T細胞からの攻撃を免れるためとされているが，ウイルス感染や細胞内寄生細菌（リステリア，レジオネラなど）に対する感染防御能が低下することから注意が必要である．また，最近IL-17を産生するTh17細胞が発見され，炎症の惹起に関与することが明らかとなってきた．末梢のTh17細胞は正常妊娠時は変化しないが，流産や妊娠高血圧腎症では増加することが知られている．

また近年，妊娠維持において抗原特異的な抑制性のT細胞（制御性T細胞）が注目されており，ヒトの妊娠時には胎盤由来のhCGが直接制御性T細胞を活性化することが知られているが，妊娠中に増加するエストロゲンは in vivo, in vitro ともに制御性T細胞を増加させる作用を持つため[7]，エストロゲンの影響も関与するかもしれない（図1）．制御性T細胞が減少すると着床障害，流産が引き起こされることや妊娠高血圧腎症と制御性T細胞の関連性も指摘されている．

② B細胞

B細胞も妊娠中減少することが知られており，それはCD5＋B細胞とCD5－B細胞の減少によると考えられる[8]．産褥期には，自己免疫疾患に関連するCD5＋B細胞が増加することが知られている．

3. 妊娠糖尿病におけるインスリン抵抗性と炎症

近年インスリン抵抗性には慢性炎症様の病態が伴うことが解明されてきている．妊娠後半期におけるインスリン抵抗性の減少の機序について，以下に慢性炎症との関連について述べる．

❶肥満とアディポサイトカイン

近年，脂肪組織はエネルギー貯蔵のみでなく，様々な生理活性物質（アディポサイトカイン）をすることが明らかとなっており，インスリン抵抗性における脂肪細胞の役割が重要視されている．肥満したヒトやマウスの脂肪組織では肥大化した脂肪細胞からmonocyte chemoattractant protein-1（MCP-1）が分泌され，循環血中より脂肪組織への単球の浸潤が起こり，単球はマクロファージへ分化する[9]．脂肪組織で活性化したマクロファージはさらにTNFαやIL-1，IL-6などのサイトカインやMCP-1を中心するケモカインを活発に放出し，これらが循環血液中を介してインスリン感受性臓器である肝臓や骨格筋でインスリン抵抗性を誘導する．さらにTNFαやMCP-1は脂肪組織自体においてもアディポネクチンの発現や分泌を抑制したり[10]，GLUT4などのブドウ糖取り込みに関わる脂肪細胞特異的な分子の発現を減少させる結果[11]，インスリン抵抗性を増強する．

杉山らの報告[5,12]によると，妊娠マウスでは非妊娠マウスを比較して内臓脂肪（大網）と皮下脂肪の両者において脂肪細胞の肥大化を認め，さらに肥満妊娠マウスではその肥大化が顕著となること，また非妊娠マウスと比較して妊娠マウスでは内臓脂肪組織におけるマクロファージの浸潤も増加しているが，肥満マウスではさらにそれが増強することを示している．ヒトの肥満妊娠においても，非肥満と比較して内臓脂肪のMCP-1やTNFαのmRNA発現が亢進していることから，妊娠中に生じるインスリン抵抗性の発現には非妊娠時と同様に，脂肪細胞の肥大化とマクロファージの浸潤を介したアディポサイトカインの発現変化が関与し，肥満妊娠ではそれらがさらに増強されることが示唆される．

❷M1/M2マクロファージ

肥満組織に存在するマクロファージにはM1とM2の2つの亜型が存在し，M1がIL-6，TNFαなどの炎症性アディポサイトカインの誘導に関与し，M2がIL-10などの抗炎症性アディポサイトカインの誘導に関与することが知られている．M1マクロファージは肥満症を伴うインスリン抵抗性の発症に重要であり，M1/M2比の増大が炎症を誘導し，インスリン抵抗性に関与する[13]．肥満マウスの内臓脂肪組織ではM1/M2比が上昇する[14]が，妊娠したマウスでも，非妊娠マウスと比較して内臓脂肪の脂肪細胞の増大とマクロファージの浸潤の増加を認め，さらにM1/M2比が増加することが報告されている（図2）[5]．同報告において，妊娠マウスでは同時に血清中のTNFαやIL-6の増加や内臓脂肪組織におけるそれらのmRNAの増加を伴うことから，これらの変化が妊娠時のインスリン抵抗性に関わっているものと考えられる．

❸TNFα

TNFαは炎症の誘発，アポトーシスの誘導，免疫活性化など様々な生理活性をもっており，マクロファージや好中球などの免疫担当細胞，脂肪組織，骨格筋などで産生される．インスリン抵抗性を有する肥満者の循環血液中ではTNFαが増加することが報告されている[15]．肥満妊婦においては，血清中のTNFα濃度は正常妊婦と差がないものの，末梢血液中の単球においてはTNFαのmRNA発現が亢進するという報告もある[16]．また糖尿病合併妊婦における胎盤と脂肪組織からのTNFαの放出において，Coughlanらは，妊娠糖尿病合併妊婦では正常妊婦と比較して高濃度ブドウ糖がTNFαの放出を増加させたと報告しており[17]，TNFαが妊娠糖尿病の発症に関与することが示唆されている．また培養脂肪細胞において，妊娠と同様な環境と仮定した高濃度エストロゲンとTNFαは，単独でもインスリンシグナルを抑

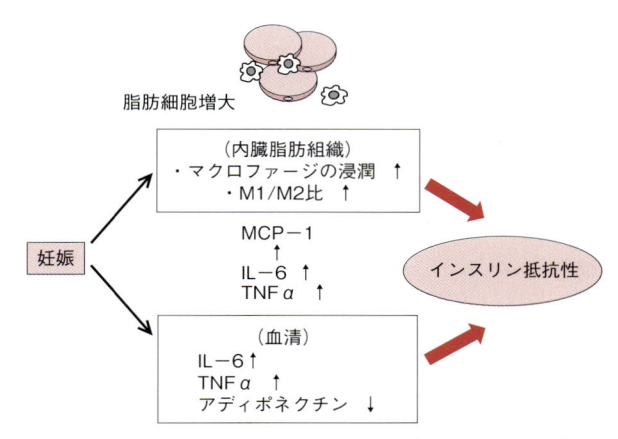

図2 妊娠におけるインスリン抵抗性と炎症の関連

制するが，両者の共存によってインスリンシグナルの抑制は増強する[18]という報告もある．

④ アディポネクチン

アディポネクチンは脂肪細胞から分泌されるアディポサイトカインのひとつで，生体内で防御的に働き抗インスリン抵抗性の作用を有している．BMIと逆相関し，2型糖尿病患者では血中アディポネクチン濃度は低下する．さらにアディポネクチンは抗糖尿病作用の他に抗動脈硬化作用，抗炎症作用を有する．正常妊婦に比べ妊娠糖尿病妊婦でアディポネクチンが低値となるという報告[19]や，妊娠末期に血清アディポネクチンが低下するという報告[20]から，母体のアディポネクチン低値が妊娠糖尿病発症のリスクとなることが示唆される（図2）．

4．妊娠高血圧腎症と免疫

妊娠高血圧腎症の末梢血や胎盤床において制御性T細胞の減少を認めるという報告[21]や，末梢血の制御性T細胞が減少し，Th17細胞が増加しているという報告[22]がある．以上から妊娠高血圧腎症は母子免疫寛容の破綻状態であると考えられる．炎症との関連においては，妊娠中TNFαは胎盤からエストロゲンとともに分泌され，妊娠後期のインスリン抵抗性と妊娠高血圧腎症に関わることが知られている[23,24]．妊娠高血圧症のlate onsetにおいて，インスリン抵抗性を示すとともにアディポネクチンが高値になるという報告[25]があり，アディポネクチンの分泌異常が耐糖能異常や妊娠高血圧の病態に関与することが示唆されている．またこれらのことは，肥満妊婦における妊娠高血圧症の発症とも関連していると考えられる．

文 献

1) Sugita K, et al: Granulocyte colony stimulataion factor (G-CSF) suppresses interleukin (IL) -12 and/or IL-2 inducved interferon (IFN) -gamma production and cytotoxicity of decidual mononuclear cells. Am J Reprod Immunol 50: 83-89, 2003.
2) Saito S, et al: High serum human macrophage colony-stimulating factor level during pregnancy. Int J Hematol 55: 219-225, 1992.
3) Gabrilovac J, et al: NK cell activity and estrogen hormone levels during normal human pregnancy. Gynecol Obstet Invest 25: 165-172, 1988.
4) 関 修司，他：病態の仕組みがわかる免疫学，医学書院，東京，2010．
5) Zhang L, et al: The inflammatory changes of adipose tissue in late pregnant mice. J Mol Endocrinolology 47: 157-165, 2011.
6) Watanabe M, et al: Changes in T, B, decidual NK lymphocyte subsets during and after normal pregnancy. Am J Reprod Immunol 37: 368-377, 1997.
7) Polanczyk M J, et al: Cutting edge: estrogen drives expansion of the CD4+CD25+ regulatory T cell compartment. Immunol 173: 2227-2230, 2004.
8) Watanabe M, et al: Changes in T, B, decidual NK lymphocyte subsets during and after normal pregnancy. Am J Reprod Immunol 37: 368-377, 1997.
9) 田守義和：インスリン抵抗性と炎症．Adiposcience 3: 165-172, 2007．

10) Maeda N, et al: PPAR γ ligands increase expression and plasma concentrations of adiponectin, an adipose-derived protein. Diabetes 50: 2094-2099, 2001.
11) Sartipy P, et al: Monocyte chemoattractant protein 1 in obesity and insulin resistance. Proc Natl Acad Sci USA 100: 7265-7270, 2003.
12) 杉山 隆：妊娠糖尿病の病態解明に関する臨床的検討：特に肥満の関与．糖尿病と妊娠 9: 39-44, 2009.
13) Lumeng CN, et al: Obesity induces a phenotypic switch in adipose tissue macrophage polarization. J Clin Invest 117: 175-184, 2007.
14) Fujisaka S, et al: Regulatory mechanisms for adipose tissue M1 and M2 macrophages in diet-induced obese mice. Diabetes 58: 2574-2582, 2009.
15) Dandona P, et al: Tumor necrosis factor α in sera of obese patients: Fall with weight loss. J Clin Endocrinol Metab 83: 2907-2910, 1988.
16) Challier JC, et al: Obesity in pregnancy stimulates macrophage accumulation and inflammation in the placenta. Placenta 29: 274-281, 2008.
17) Coughlan MT, et al: Glucose-induced release of tumor necrosis factor alpha from human placental and adipose tissues in gestational diabetes mellitus. Diabet Med 18: 921-927, 2001.
18) Nagira K, et al : Altered subcellular distribution of estrogen receptor α is implicated in estradiol-induced dual regulation of insulin signaling in 3T3-L1 adipocytes. Endocrinology 147: 1020-1028, 2006.
19) Williams MA, et al: Plasma adiponectin concentrations in early pregnancy and subsequent risk of gestational diabetes mellitus. J Soc Gynecol Investig 12: 433-439, 2005.
20) Narse K, et al: Peripheral bllod concentrations of adiponectin, an adipocyte-specific plasma protein, in normal pregnancy and preeclampsia. J Reprod Immunol 65: 65-75, 2005.
21) Sasaki Y, et al: Proportion of peripheral blood and decidual CD4（+）CD25（bright）regulatory T cells in pre-eclampsia. Clin Exp Immunol 149: 139-145, 2007.
22) Santner-nanan B, et al: Systemic increase in the ratio between Foxp3+ and IL-17-producing CD4+ T cells in healthy pregnancy but not preeclampsia. J Immunol 183: 7023-7030, 2009.
23) Chen HL, et al: Tumor necrosis factor α mRNA and protein are present in human plazental and uterine cells at early and late stages of gestation. Am J Pathol 139: 327-335, 1991.
24) Innes KE, et al: Relative glucose tolerance and subsequent development of hypertension in pregnancy. Obstet Gynecol 97: 905-910, 2001.
25) Masuyama H, et al: Different profiles of circulating angiogenic factors and adipocutokines between early and late onset preeclampsia. BJOG 117: 314-320, 2010.

2 病理学的視点からみた糖尿病母体の胎盤・児に与える影響

1. はじめに

　糖尿病母体の胎児・新生児の合併症を考えるときに，児の低血糖症以外には，1対1の対応が付けられる疾患・病態は少ない．一方で，中枢神経，心臓，肺，肝臓，泌尿器など数多い種類の胎児合併症が知られており，研究されてきた．インスリンの発見以前は糖尿病の妊娠の結果は惨澹たるものであり，多くは代謝の障害により不妊となり，もし妊娠しても満期の出産までに母子ともに非常な危険をともなった．

　糖尿病は古代より知られていたが，近代産科学においては19世紀末になっても注目されていなかった．Dancan（1882）は，糖尿病妊娠について胎児の半分，母体の1/4が死亡したと報告している．20世紀に入って，Edganは，糖尿病における流産率は1/3であると報告し，またこれらの糖尿病児は，"低体重児"であったと述べている．その後，巨大児や羊水過多も報告されるようになった．糖尿病における胎盤の変化について，Meadow（1876）は，巨大胎盤を記載している．しかし，彼は糖尿病と巨大胎盤を関連づけて考えていなかった．Stengel（1898）は，単一臍帯動脈を報告しているが，やはり糖尿病と奇形発生とを関連づけなかった．インスリンの使用後は，状況が少しずつ変化してきた．すなわち，糖尿病児にしばしば巨大児が発生することが認識され，また胎盤も巨大胎盤になりやすいことが確認された．インスリンの使用後も不妊の発生率は長い間変化しなかった．しかし，最近では正常者とほぼ変わらないくらいの発生となっている．周産期死亡率は，1950年代前半では40%くらいであったが，これも最近ではほぼ平均死亡率と変わらなくなっている[1,2]．1980年代に，HaustやSingerらにより，胎盤や胎児の広範なレビューが記されている[1,3]．

　妊娠中の糖尿病は大別して，2群に分けられる．すなわち，元々糖尿病がある妊婦と，妊娠中に糖負荷の異常が認められた妊婦（後に2型糖尿病に発展するリスクが高い）である．胎盤病理から見るといずれのタイプも特異な異常があるわけではなく，重症度や管理状況に関連する．糖尿病における胎盤の異常については多数の報告があり，いくつかの点においては意見の一致を見ていない（表1）．この不一致の原因の1つには母体の糖尿病の重症度の違いや，中毒症の合併の有無，血管病変の合併の有無などが関係してくるためと思われる．しかも母体糖尿病の管理を妊娠初期（できれば妊娠前）より十分に行えば，当然胎盤の異常は減少すると考えられる．それゆえ，糖尿病において胎盤を検索する今日的意義は，妊娠中の管理が正しく行われたかどうかの判定である．糖尿病における異常胎盤の頻度といっても，結局その病院の産科的管理のレベルを反映していることにもなる．発表論文の各年代によっても異常発生率は

表1　糖尿病母体の胎盤で報告されている胎盤異常
(文献1を一部改変)

- 巨大胎盤
- 梗塞
    - 局所的
    - 広範
- 絨毛の成熟性
    - 早期の老化
    - 未熟性の残存
- 血管病変
    - 軽度毛細血管拡張
    - Choangiosis
    - 胎児血管の硬化
- 絨毛の変化
    - 絨毛浮腫
    - 線維化
    - グリコーゲン量の増加
    - 異形成絨毛（paddle-shape）
    - 合胞体結節の増加
    - 赤芽球の増加
- トロフォブラストと血管の基底膜
    - 厚い基底膜
    - 薄い基底膜
    - 正常の基底膜
    - 基底膜の破壊，断裂

異なる．最近では75％以上は正常の胎盤であると言われている．

本章では，病理的な観点より見た糖尿病母体の合併症を記載する．最初に，糖尿病母体の胎盤所見につき述べ，次いで，胎児・新生児病変の病理所見を当科において経験された剖検例のレビューと関連させて述べる．

2. 糖尿病母体における胎盤所見

数多く報告されている異常所見の中で，共通の所見としてよく知られているものは，重量の増加と絨毛の未熟性である[4,5]．

① 胎盤の肉眼的異常所見

糖尿病胎盤では殆ど胎盤のサイズは大きくなる[6]．当科の統計でも胎盤はやや大きい傾向にある．重量の測定は，胎盤外の膜と臍帯を除去してから計測する．このような標準的な測定法を用いないと，重量の変化が有意に認められないという報告もある．巨大胎盤の発生は健常者の5倍であると言われてきた．時には，未熟児でも600gを越える胎盤を見ることがある．このようなときには，胎盤の所見からでも母体の糖尿病を疑って検査をする必要がある（図1）．

胎盤重量の増加は，個々の細胞の肥大及び増殖の両者による．この原因は母体より糖が過剰に供給されることと，インスリンや他のホルモンによる成長促進作用によると考えられる．糖尿病の胎盤における大きさの異常も管理と大きく関係するように思われる．

胎盤の梗塞は一般頻度の5倍位に見られると言われているが，これも何度も述べたように母体の管理状況と関係する．当科のデータでは梗塞の発生率に差はみられなかった．

一方で，糖尿病に関連して血管病変や腎疾患あるいは妊娠高血圧などをともなった場合は，胎盤は小さくなる傾向があり，梗塞や虚血が見られ，これらは血糖の十分な管理によっても改善されなかったと報告されている[7]．

② 胎盤の組織学的異常所見

胎盤絨毛の未熟性が組織学的に最もよく見られる所見である（図2）[7]．末梢絨毛は幅広く，丈の高い合胞体細胞をもち，軽度間質浮腫があり，疎な間質が広く見られ，血管は絨毛の中心部（基底膜から離れて）に位置する．合胞体栄養膜細胞（syncytial trophoblast）の壊死が見られ，細胞性栄養膜細胞（Langhans細胞）が増加し（図3），時に細胞分裂像も見られる[8]．vasculo-syncytial membrane（VSM）は洞状に拡張した終末絨毛の毛細血管壁と，これに接したsyncytial trophoblastic layerとで構成される膜様構造で，絨毛の最終的な段階で形成され，38週以降に最も高頻度に見られる．この形成不良が糖尿病胎盤ではしばしば認められる．絨毛の浮腫もしばしば認められる（図4）．ときに，胎児赤芽球症と間違われるほど強いこともある．絨毛内の血管が増生するいわゆる，chorangiosisの所見もしばしば局所的に認められる[9]．

胎児血管血栓症（fetal artery thrombosis）は，通常の梗塞が母体の虚血性変化によって起こるのと異なり，胎児側の血管に血栓を生じ末梢絨毛の壊死を起こすものである．割面では，胎児面を底辺とする三角形の梗塞巣が見られる．稀なものであるが，これを見ると母体の糖尿病をも考える必要がある[10]．血栓症やchorangiosisの変化は糖尿病に伴い，血小板増加症が関連して起こってくる可能性が示唆される[11]．

以前に当科で，HbA1cからみた胎盤の形態的変化を検討したことがあるが，HbA1cと胎盤の異常との関連をみるとHbA1cの高値例では，有意に未熟絨毛などが多く，ときには異形成絨毛（dysmature villi）すらも認められた（図5，表3）[12]．その他の絨毛の変化として，chorangiosis，chorangiomaやfibromuscular sclerosisが認められた．

表2 妊娠中最高のHbA1cと未熟絨毛, 異形成絨毛[12]

HbA1c（％）	5.0以下	5.1-5.5	5.6以上
例数	4	5	18
未熟絨毛	0	2	16
異形成絨毛	0	0	4

表3　当科で経験した剖検における糖尿病合併胎児・新生児症例

1.	出生後すぐ	37週	1807g	全前脳胞症
2.	死産	38週	2970g	肺静脈血栓症，SUA
3.	死産	29週	1306g	臍静脈血栓症
4.	死産	29週	1198g	胎盤早期剥離
5.	出生後すぐ	32週	1888g	全前脳胞症
6.	死産	38週	3890g	子宮内感染症，肺炎
7.	死産	18週	135g	無脳症
8.	死産	31週	1462g	胎盤早期剥離？
9.	死産	21週	306g	全前脳胞症
10.	死産	15週	15g	全前脳胞症
11.	死産	34週	2132g	母体のケトアシドーシス
12.	1カ月	22週	460g	脳梁欠損，敗血症，双胎
13.	4歳	40週	2770g	心奇形（単心房，単心室）
14.	死産	32週	2176g	胎児水腫
15.	死産	38週	2874g	大動脈奇形
16.	死産	16週	76g	無頭蓋症
17.	出生後すぐ	34週	3480g	肺低形成・腎無形成

　胎盤の未熟性や異形成は，全身臓器の未熟性を反映していると考えるが，その相関等を論じた論文は見当たらない．
　電子顕微鏡所見においては，光顕所見を補う以外に特徴的な所見は乏しいようであるが，粗面小胞体の拡張や基底膜の肥厚などが観察されている[3]．

③臍帯の異常所見

　非常に太い臍帯を糖尿病の特徴に挙げるものもいるが，多数例の平均をとって見ると有意な差は出てこない．非常に管理の悪い典型例においては，臍帯の浮腫，むしろ正確には，膠様質の増加が見られるようである．従って，非常に太い臍帯を見ると一応は母体の糖尿病を疑って見ることも必要かと思われる．Mvumbiらは，臍帯の中央部の線維芽細胞において最も高いグリコーゲン量が認められるという[13]．糖尿病においてこのようなグリコーゲン量の増加が関連している可能性もある．
　単一臍動脈は臍帯の奇形と考えられる．児の奇形症候群を合併することで有名であるが，母体の糖尿病や多胎などで合併頻度が高い．当センターの経験でも，一般頻度は約0.9％であるのに対して，糖尿病では8.8％となっている．他の論文でも一般頻度の1％に対し，3～5％

であったという[3]．
　臍帯の血管炎と胎児心拍の異常との関連が示唆されている[14]．

3．糖尿病母体における胎児・新生児の死亡例の病理所見[3]

①糖尿病母体と奇形

　母体の糖尿病と児の奇形に関しては，Lecorcheの水頭症の最初の報告以来の論争点である[15]．重篤な奇形は糖尿病母体の児において最も重要な死因となっていた[16]．それは40％から時には半数を超える程，高い率を示してきた[17]．また，奇形を出生した母体が，出産時には発生していなくとも，後になって糖尿病を発症することも知られている[18]．最近の考え方を総合すると，一般頻度の2～3倍程度の奇形の発生頻度であると推定される．しかしこれも糖尿病の管理と関連するのは当然のことであり，妊娠中よりも妊娠前からの糖尿病のコントロールが十分になされればおそらく一般頻度と同程度になることが予想される[19]．実際，血糖の十分なコントロールで奇形発生が減少している[20]．当科の成績においても明らかに前半10年の方が後半の10年よりも発生頻度が高い．Viscarelloらは，母体の糖尿病の重症度の

分類と奇形発生についての広汎なレビューを行っている[21]．当センターの胎児・新生児剖検例の中で，母体糖尿病合併例を示す（表3）．

糖尿病に伴う奇形の各論として，全前脳胞症の発生頻度が高い．これが周産期死亡の重要な原因を占めている．全前脳胞症は，染色体異常に伴う例の他には糖尿病が主たる原因とされている[22]．当科で経験した症例で，1982年から1991年までの10年間に，15例に全前脳胞症が認められ，中4例に母体の糖尿病が認められた（図6）．1992年から今年までの20年間に15例の同奇形の発生が見られているが，母体糖尿病は1例もなかった．

他の重篤なものとして，caudal regression syndrome（CRS）と neonatal small left colon syndrome（SLCS）が挙げられる．これまでに，合指症，多指症，脊椎異常など種々の骨格奇形が言われてきた．Lenzらは，大腿骨の欠損（低形成），腓骨欠損の症例を報告し，さらに脊椎下部の異常などが追加され，CRSと命名されている[23]．当科では，CRSに相当する症例は3例経験しているが，母体の糖尿病の合併は見られなかった．SLCSは当科では経験がない．巨大な下部臍帯ヘルニアと大腸の欠損を伴う症候群（lower celosomia/body stalk）において，母体の既往歴を検索したが，糖尿病の合併は見られなかった．

②糖尿病母体と胎児の血栓症

腎静脈血栓症は以前からよく知られているものであるが[24]，そのわりに報告は少ない[25]．腎静脈のみならず，副腎の静脈や動脈，さらには大動脈においても報告は見られる．大規模な調査においても1例も合併が見られなかったという報告もある[17]．血栓症の生じやすい原因については，多血症等が関連するとも言われている．しかし，児の凝固異常の関連は，むしろ否定的である．

当科では，臍静脈血栓症が1例と，肺静脈血栓症の1例を経験している（図7）．このような特殊な血栓症は，その他の剖検例ではほとんど見ることがなく，やはり血栓症は，糖尿病母体児の重要な合併症であると考えるべきであろう．特に，突然の胎児死亡が見られた場合は血栓症をも強く疑うことが必要である．

③糖尿病母体と感染症

以前は，呼吸窮迫症候群（RDS）と関連づけられて感染症の合併が多いとされてきたが，RDSが減少してもなお，感染症の高率の合併が見られる．軽症の感染症のみならず，致死的な症例も頻度が高い．古いデータであるが，ボストンの産院で，糖尿病母体児39例の新生児死亡症例のうち15％が感染症であったと言う[26]．

当科の症例を簡単に紹介する．妊婦の父が糖尿病．本人は妊娠糖尿病．妊娠34週で性器出血，切迫早産として治療．38週で胎児死亡となった．剖検で肺重量は著明に増加し，膿汁が割面で観察され，組織検査では，白血球の浸潤が著明であり，大腸菌（k1型）とB群連鎖状球菌3型の2種類が多量に検出された．胎盤も，重量の増加があり，胎児面の白濁が著明で，組織学的に菌塊とともに白血球の浸潤が強く，絨毛膜羊膜炎（CAM）が診断された（図8）．当科の多数の胎内死亡例においてもこのように子宮内感染（肺炎）で死産に至ったと納得できる症例は極めて稀である．糖尿病合併妊娠においても，時にこのように激烈なCAMを伴うことがある．

④糖尿病母体と膵臓病変

母体の糖尿病において，胎児が高いインスリン環境にあり生後に低血糖症が発生することは良く知られた事実である．新生児の膵臓において組織学的なレベルでの論文は多数見られるが，膵臓の重量に関する論文は少ない．それらを要約すると，正常かごく軽度の増加を示すようである．新生児で母体の糖尿病以外で起こる低血糖症のときには，びまん性に膵臓の肥大・過形成を示す例や腫瘍性の病変を呈する症例が有名である．Beckwith-Wiedemann症候群（BWS）は，難治性の低血糖症・臍帯ヘルニア・内臓肥大などを伴うものであるが，膵臓は腫瘍性の増殖が見られることが多い．

組織学的に，膵ランゲルハンス島（膵ラ島）の肥大・過形成が起こり，膵ラ島が全膵臓組織に占める割合は正常の約2倍となっている．膵ラ島の中心部は変性を受け，結合織に置き換えられていることもある．膵ラ島内またはその周囲に好酸球，リンパ球及び単核球の浸潤を見ることが多い．好酸球の浸潤が著明な場合，ときにシャルコーライデン結晶を見ることがある．膵ラ島の中のインスリンを産生するβ細胞の割合が増加している（図9）[27]．興味ある所見として，糖尿病母体から生まれた無脳児では，間脳や下垂体が欠如していると，膵ラ島の肥大・過形成は認められないと言う[28]．膵ラ島の増生に間脳下垂体系の関与も考えられる．

膵ラ島の肥大・過形成の成因は，胎児が常に高血糖状態にあり二次的にβ細胞が刺激された結果であると考えられる．しかしこの説のみでは好酸球等の浸潤は説明しにくい．動物実験で抗インスリン抗体を注射したときに膵ラ島に同様な病変をきたすと言われている．母体の抗インスリン抗体が胎盤を通過して胎児の膵ラ島で免疫反応を起こしている可能性も考えられる．

⑤ 糖尿病母体と胎児肺の発育

以前より糖尿病母体では，呼吸窮迫症候群の頻度がどの週数においても増加することが指摘され，実際，1970年以前の死亡統計においては，全身の未熟性や呼吸窮迫症候群が多数を占めていた．動物実験によれば，いくつか胎児肺の障害の根拠が得られている様であるが，高血糖の環境なのか？胎児の高インスリンが関与しているのか？などの詳細も不明である[29]．一方で，胎児管理の進歩等により1980年代になると，母体の糖尿病は，新生児の呼吸器疾患においてそれほど強いリスク因子ではないという報告も見られている[30]．新生児の死亡例が減少し，胎児肺の評価は羊水のL/S比などで行われるようになったが，それらへの母体糖尿病の影響に関しても種々の意見がある．

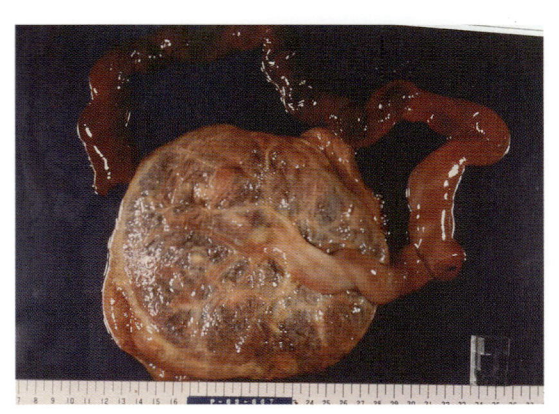

図1 38週，2970g．前2回は巨大児の分娩既往あり．Gestational DMあり．今回は，AGAであったが，分娩の4日前に胎内死亡．胎盤重量は580gと肥大し，臍帯は浮腫が著明．臍帯は単一臍動脈であった．

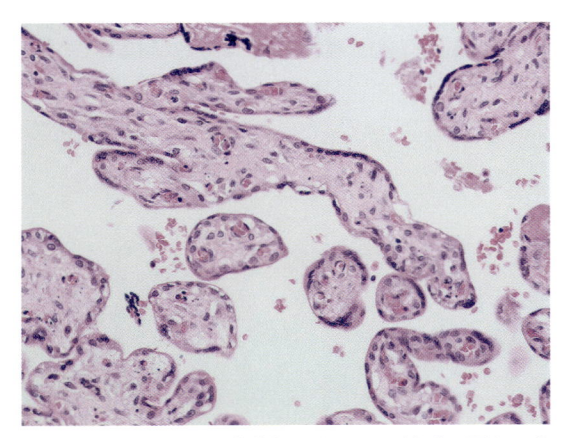

図2 38週，2870g．成熟児であるが，絨毛は明らかな未熟性を示し，終末絨毛において，毛細血管はトロフォブラストに届かず（VSMの形成がない），また，しばしば細胞性栄養膜細胞の残存が認められる．

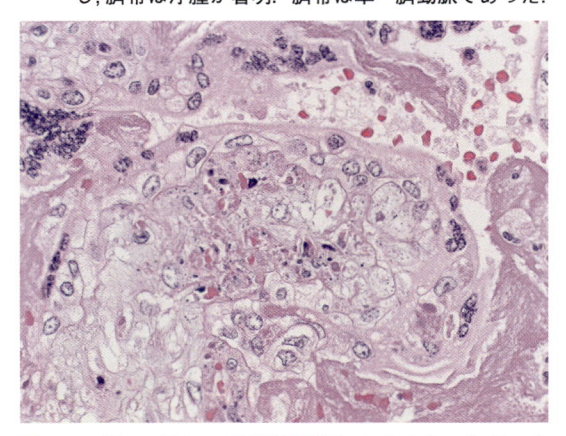

図3 29週，1306g．母体糖尿病によるケトアシドーシスの例．合胞体栄養膜細胞の変性，細胞性栄養膜細胞の残存が見られる．

58　2章　妊娠時の代謝の変化

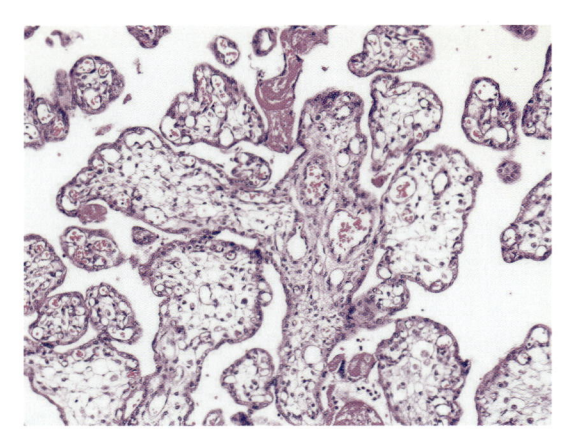

図4　図3と同一症例．絨毛は著明な浮腫を示す．

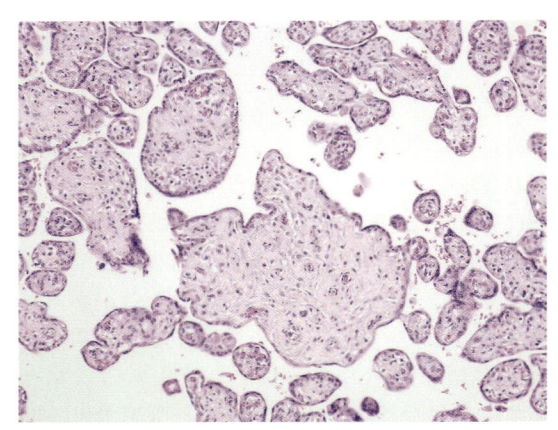

図5　図7と同一症例．未熟絨毛の中に異形成が明らかな絨毛も散見される．

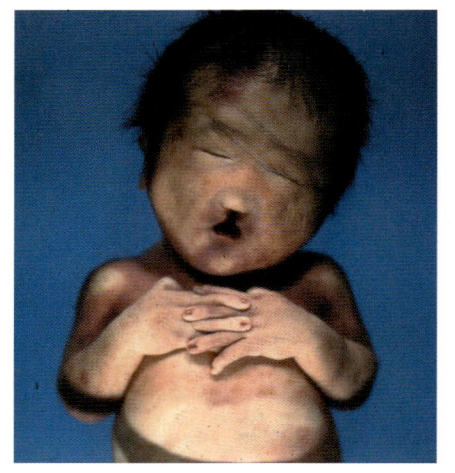

図6　糖尿病に合併した holoprosencephaly．第1子，第2子は正常で，今回の妊娠中に糖尿病と診断された．顔貌は，cebocephaly，脳は，semilobar type で染色体は正常の核型であった．

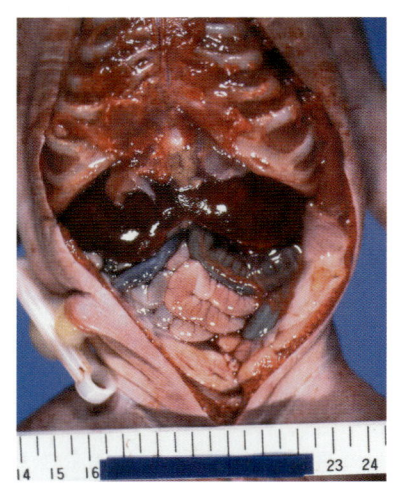

図7　妊娠29週に，糖尿病によるケトアシドーシスのために切迫早産となり入院．胎児死亡となった．剖検で開腹すると，臍静脈の異常な拡張があり，新鮮であるが，硬い血栓で臍静脈は完全に閉塞していた．

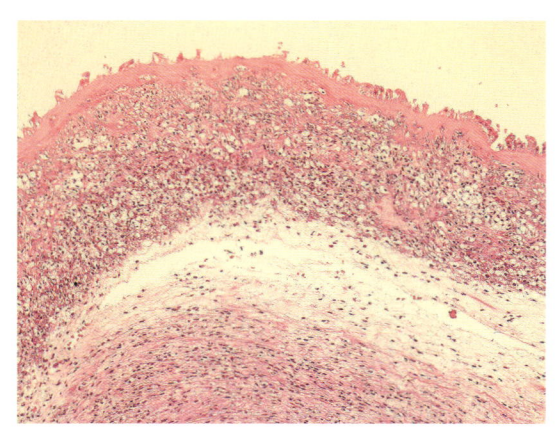

図8　強度の絨毛膜羊膜炎．絨毛膜羊膜炎，肺炎による子宮内胎児死亡例．

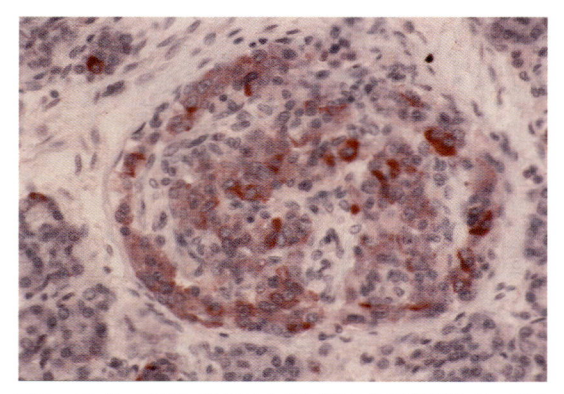

図9　抗インスリン抗体による膵臓の免疫組織化学．肥大した膵ラ島に，β細胞の増生が著明である．

文 献

1) Singer DB: The placenta in pregnancies complicated by diabetes mellitus. Perspect Pediatr Pathol 8: 199-212, 1984.
2) 中山雅弘, 他：糖尿病妊娠の病理—胎盤の病理. 周産期医学 17: 47-52, 1987.
3) Haust MD: Maternal diabetes mellitus-Effect on the fetus and placenta. in Naeye RL, Kissane JM, Kaufman N edit. Perinatal diseases, Williams & Wilkins, Baltimore-London, pp201-285, 1981.
4) 中山雅弘, 他：糖尿病妊娠の病理—胎盤の病理. 周産期医学 17: 1679-1684, 1987.
5) Benerschke K, et al: Pathology of the human placenta, 4th ed, Springer-Verlag, New York, 2000.
6) Clarson C, et al: Placental weight in diabetic pregnancies. Placenta 10: 275-281, 1989.
7) Laurini RN, et al: Morphological findings in placentae of insulin-dependent diabetic patients treated with continuous subcutaneous insulin infusion (CSII). Placenta 8: 153-165, 1987.
8) Jones CJ, et al: An ultrastructural and ultrahistochemical study of the placenta of the diabetic woman. J Pathol 119: 91-99, 1976.
9) Altshuler G: Choriangiosis. An important placental sign of neinatal morbidity and mortality. Arch Athol Lab Med 108: 71-74, 1984.
10) Fox H: Thrombosis of the foetal stem arteries in the human placenta. J Obstet Gynecol Br Commonw 73: 961-965, 1966.
11) Colwell JA, et al: Vascular thrombosis in diabetes. In: Porte D, Sherwin RS, eds. Ellenberg and Rifkin's diabetes mellitus, 5th ed. Stamford, Conn: Appleton & Lange, p. 207-216, 1997.
12) 有澤正義, 他：Glycosylated hemoglobin A1c (HbA1c) からみた糖尿病調節状態と胎盤の形態変化. 日本産婦人科学会誌 43: 595-602, 1991.
13) Mvumbi L, et al: Glycogen levels in human term placental disks, umbilical cords, and membranes. Ped Pathol Lab Med 16: 597-605, 1996.
14) Salafia CM, et al: Placental pathology and abnormal fetal heart rate patterns in gestational diabetes. Pediatr Pathol 9: 513-520, 1989.
15) Lecorche E: Du diabete dans sea rapports avec la vie uterine, la menstration, et la grossesse. Ann Gynecol 24: 257-273, 1885.
16) Pedersen J, et al: Assessors of fetal perinatal mortality in diabetic pregnancy. Analysis of 1332 pregnancies in the Copenhagen series, 1946-1972. Diabetes 23: 302-305, 1974.
17) Gamsu HR: Neonatal morbidity in infants of diabetic mothers. J Roy Soc Med 71: 211-222, 1978.
18) Kalitzki M: Congenital malformations and diabetes. Lancet 2: 641-642, 1965.
19) Watkins PJ: Congenital malformations and blood glucose control in diabetic pregnancy. Br Med J 1: 1357-1358, 1982.
20) Steel JM, et al: Five years experience of a pregnancy clinic for insulin dependent diabetes. Br Med J (Clin Res Ed) 2: 353-356, 1982.
21) Viscarello RR, et al: The fetus of the diabetic mothers. In Lin CC, et al eds, High-risk fetus pathophysiology, diagnosis, management. Springer-Verlag, New York, p 396-427, 1993.
22) Barr M Jr, et al: Holoprosencephaly in infants of diabetic mothers. J Pediatr 102: 565-568, 1983.
23) Lenz W, et al: Congenital malformations and maternal diabetes. Lancet 2: 1124-1125, 1964.
24) Oppenheimer EH, et al: Thrombosis in the newborn: comparison between infants of diabetic and nondiabetic mothers. J Pediatr 67: 549-56, 1965.
25) Avery ME, et al: Renal-vein thrombosis in newborn infants of diabetic mothers. Report of two cases. N Eng J Med 256: 1134-1138, 1957.
26) Hubbel JP Jr, et al: The newborn infant of the diabetic mothers. Med Clin North Am 49: 1035-1052, 1965.
27) 中山雅弘：新生児低血糖症の病理. こども医療センター医学誌 7: 262-268, 1978.
28) Van Assche FA, et al: The cytologic composition of the foetal endocrine pancreas in normal and pathological conditions. Diabetologia 7: 434-444, 1971.
29) Desoye G, et al: The human placenta in diabetic pregnancy. Diabetes Rev 35: 45-55, 1996.
30) Singer DB: The placenta in pregnancies complicated by diabetes mellitus. Perspect Pediat Pathol 8: 199-212, 1984.

3 胎児における代謝の特徴

1. はじめに

　胎児は受精から出生するまで，その発育に要する栄養を100％母体に依存している．妊娠成立直後は卵黄嚢（yolk sac）からの栄養もあるが量的には僅かであり，その発育に要する栄養はすべて母体に由来する．着床前の受精卵の時期には子宮内膜やその周囲の組織からの栄養で発育し，胎盤形成後は母体からの栄養は全て胎盤を介して輸送される．母体からの栄養を効率的に摂取・利用するために胎盤および胎児は様々な機能を発現している．本稿では胎児における代謝の変化について糖代謝を中心に概説する．

2. 胎児栄養の背景
①胎盤の形成

　受精後2週間目には胎盤絨毛の形成がはじまり，母体側の脱落膜と胎児側の絨毛の間に空隙（lacuna）が形成されるが，この時期には母体血液が充満しているだけの単なる空隙でしかない．3週目になると胎児側では絨毛内に血管が形成され始め，4週目には胎児心臓循環系が形成され胎児血液循環もはじまる．このように妊娠ごく初期から絨毛を介した栄養供給が行われている[1]．妊娠中期以降の胎盤形成後には，糖や脂質など栄養物質の輸送機能にはインスリンやグルカゴンなどさまざまなエネルギー代謝調節ホルモンが関与している（詳細に関しては他項を参照されたい）．

②母体側の適応

　妊娠中の母体は自身の活動や組織の再生に必要なエネルギーのほか，胎児の発育のためのエネルギーを確保する必要がある．そのために母体が食事として摂取したエネルギーは妊娠中期には，グルコースはグリコーゲンとして，アミノ酸は蛋白として，余剰のエネルギーは脂肪として，母体の肝臓，筋肉，脂肪組織に貯蔵（同化）されるが，この過程にはおもにインスリンが関わっている．妊娠末期には加速する胎児発育の要求にグリコーゲンの利用だけでは不足するため，脂肪のトリグリセリドを加水分解して脂肪酸を利用（異化）する．これらのエネルギー代謝はグルカゴン，ノルエピネフリン，ヒト胎盤性ラクトゲン（hPL）などによって調節されている[1]．

3. 糖質代謝
①胎児におけるグルコース利用の特徴

　グルコースは胎児のエネルギー源としてだけでなくその発育にも重要な基質であるが，もっぱら胎盤を介した母体からの供給に依存している．胎児におけるグルコースの利用は胎児膵臓から分泌されるインスリンにより，主に骨格筋，肝臓，心臓，脂肪組織などインスリン受容体を発現するいわゆるインスリン感受性臓器において促進される．その結果胎児臓器は量的にも増大し，エネルギー要求量も増加する．従って，妊娠経過中グルコース刺激に伴うインスリン分泌量は持続的に増加し続けることとなる．ただし，各臓器におけるグルコースの利用はグルコースの血中濃度と臓器におけるインスリン受容体濃度および活性によって調節される[2]．

　低血糖状態が持続した場合，胎児はグリコーゲンから糖新生を行うだけでなく蛋白の分解とアミノ酸の酸化を増加させることで対応する[3]．このように，グルコースの供給とアミノ酸代謝は密接に関係しており，胎児の発育は胎児における酸化的代謝により大きく影響されているといえる．すなわち，胎児はエネルギー供給が制限された時にはその発育を代償にする形

でエネルギー代謝を一定に保ちながら発達している．

　胎児の各臓器における糖の利用はグルコース濃度とグルコース輸送担体（glucose transporter; Glut）により調節されている．Glutには Glut 1～Glut 4 の isoform があるが，胎児臓器におけるこれらの発現は，グルコースが過剰に存在する環境下では糖の取込を抑制し，グルコースが不足する環境下では糖の取込を促進することができるように，血糖値，インスリン濃度，および臓器により特異的かつ精妙に調節されている（表1）[2]．Anderson ら[4]によるヒツジの実験では hyperinsulinemic-euglycemic clamp 法による急性のインスリン刺激下では，妊娠後期の胎仔筋組織中のインスリンシグナル伝達系の蛋白（IR, IRS-1, p85-PI 3-kinase, Akt，および p70S6 kinase など）の発現が強く亢進していたことから，この時期のヒツジ胎仔ではインスリンによって調節されるグルコースの取込や代謝機能，mRNA 翻訳の開始機能，蛋白合成や成長調節機能が十分発達していると考えられる．また，この実験ではインスリンシグナルの伝達は血中のインスリン濃度の上昇に反応して迅速に起こるが，それぞれの反応は多様で，ある蛋白は急速に増加しすぐに減少するが，ある蛋白の増加は持続的なこともあるとされる[4]．

②胎児におけるインスリン分泌

　胎児の膵臓は第1三半期の終わりから第2三半期のはじめにかけて発達し，妊娠中期までには胎児血中濃度が測定可能になるほどのインスリンを分泌するようになる．その後妊娠末期までインスリン基礎値とグルコースあるいはアルギニン誘導性インスリン分泌は緩やかに増加し続ける[5]．

　インスリンの分泌は血中グルコースの濃度とその持続時間，血糖値の上昇程度，および上昇のパターンに依存して様々な分泌を示す．例えば，妊娠末期のヒツジではグルコース刺激によるインスリン分泌や基礎分泌は，著しい高血糖でも慢性的かつ持続的に続くと down-regulate されるが，それほど高濃度でなくても律動性の高血糖の刺激下ではインスリン分泌はむしろ促進される[6,7]．同様のインスリン分泌の亢進はヒトでもみられる．興味深いことには低血糖下でも基礎ならびにグルコース刺激によるインスリン分泌は抑制されるが，ヒトでも動物モデルでも胎児発育制限（IUGR）では胎児膵臓の発育は抑制されインスリン分泌も低下する[8]．アミノ酸でもインスリン分泌は促進されるが，グルコースの場合に比して生理的範囲のかなり高濃度ないしは薬理学的濃度でなければ反応しない[9]．

　胎盤機能不全に起因する IUGR では膵 β 細胞の刺激−分泌連関不全が存在するが，これはグルコース酸化率，インスリン合成能，インスリン含有量の低下による．しかし，IUGR では膵臓のインスリン含有量が少ないにも関わらず分泌率は正常群より高い[10]．IUGR 胎児の膵臓では β 細胞のみが減少しそれ以外の細胞は減少していない．また，インスリン mRNA 以外の遺伝子発現は減少していない．また，IUGR では

表1　グルコース濃度とインスリン値による Glut 発現調節

グルコース濃度	インスリン濃度	Glut 発現
高	低	脳の Glut 1 は増加する． 肝臓，脂肪の Glut 1 は減少する． 筋肉の Glut 1，Glut 4 は減少する．
高	高	筋肉の Glut 4 は2時間後では増加するが24時間後には減少する．
低	低	脳の Glut 1 は増加するが Glut 3 は減少する． 肝臓の Glut 1 は減少するが筋肉や Glut 1，Glut 4 は変化しない．

（文献2を改変）

apoptosis や cell-cycling は減少していないが mitosis は 72％と低下しており IUGR の膵臓で β 細胞数が減少していることと一致する所見である[8].

このような膵臓の β 細胞数の減少と機能不全がヒトの IUGR でも成長後も恒久的に持続するか否かが重要である．また，もし機能不全が持続しないとしたら，それはどういう機序で解除されるのか，どのような栄養やホルモンが関与しているのかなどが重要である．さらには，この β 細胞機能不全が成人後の 2 型糖尿病背景因子としてのインスリン分泌不全に進展するか否かも重要である．これらの課題については今後の前方視的かつ詳細な研究が必要である[11].

IUGR は相対的に低血糖であるが，血糖値以外にもアミノ酸なども低値である．アミノ酸など他の栄養素の低下がなく血糖値だけが不足する場合にも，膵 β 細胞のインスリン産生と分泌は抑制され，インスリン濃度は低下するが，血糖値が正常に復帰するとインスリン濃度も回復する．また，低血糖の胎児では膵ラ島当たりの β 細胞数や膵単位重量当たりの膵ラ島数の増加を伴わない形で膵臓のインスリン濃度が増加している[2].

このように，胎盤機能不全による全般的栄養低下を伴う IUGR とは異なり，妊娠後期に生じる慢性的低血糖だけでは胎児膵 β 細胞の発育や増殖不全は起こらないがインスリン分泌不足は生じる．すなわち，胎児低血糖そのものが膵臓のインスリン分泌反応を抑制するが，この抑制は恒久的に生涯持続するとは証明されていないものの，回復は遅延することから，成長後の 2 型糖尿病発症の背景因子となる可能性は否定できない[2].

③IUGR におけるグルコースおよびアミノ酸代謝の特徴

IUGR では末梢組織でのグルコースの取込は保たれているかむしろ促進されているが，一方，アミノ酸からの蛋白合成能は抑制されている．これにはインスリン-インスリン様成長因子（IGF）シグナル伝達蛋白発現の低下が関与していると考えられている．すなわち，IUGR ではグルコース利用の促進と蛋白合成の抑制すなわち発育の抑制が併存していることとなるが，これはある程度発育した胎児にはグルコース供給不足に対して適応する能力があり，自身の代謝抑制を介して発育を調節していることを示している．そして，この適応機序は最終的には成人後のインスリン抵抗性，肥満，糖尿病など代謝異常症の発症へと繋がっている[2].

4．脂質代謝

トリグリセリド（TG）など中性脂肪はそのままの形では胎盤を通過しない．しかし，胎盤絨毛の母体側表面にはリポ蛋白分解酵素（lipoprotein lipase）が発現しており TG を脂肪酸とグリセロールに分解する．脂肪酸やグリセロールは単純拡散により胎盤を通過し，胎児肝臓で TG に再合成される．脂肪酸だけでなく，妊娠末期に母体からグルコースとして大量に供給された余剰のエネルギーは胎児の末梢で脂肪として貯蓄する．そのため，ヒトの正常新生児では脂肪蓄積量が体重の 15％もあり，他の哺乳動物の新生仔より多い[1].

Syncytiotrophoblast の母体側表面膜上には low-density lipoprotein（LDL）の特異的受容体が発現しており母体血中から LDL を細胞内に取り込む．細胞内に取り込まれた LDL 中の apoprotein と cholesterol は lysosomal enzyme により加水分解されて，cholesterol はプロゲステロン合成の基質となり apoprotein からは遊離アミノ酸やリノレイン酸など必須脂肪酸が供給される．このような機序により妊娠末期胎児血中のリノレイン酸やリノレイン酸から合成されるアラキドン酸の濃度は母体血中より高くなる[1].

肥満妊婦では大量の脂肪細胞によるインスリン抵抗性と妊娠そのものによるインスリン抵抗性が相俟って母体のインスリン抵抗性は増大する．その結果，母体は高脂肪血症となり，胎盤から大量に移行した脂肪酸により胎児も高脂肪に曝されることとなる．高脂肪に曝露された胎

3. 胎児における代謝の特徴　63

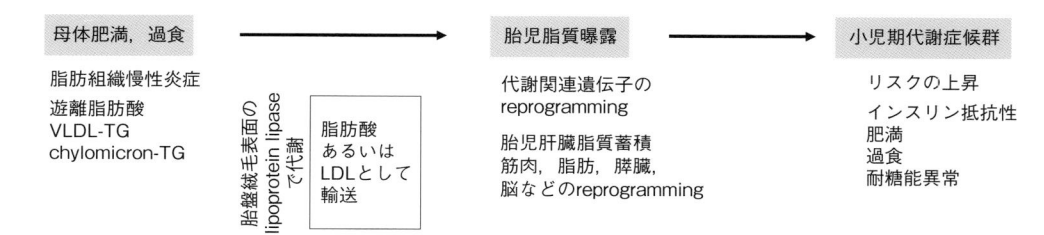

図1 母体の肥満や過食が胎児高脂質血症を介して成長後の代謝症候群のリスク因子となる機序
（文献11を改変）

児ではDNAのメチル化やヒストンのアセチル化などエピジェネティックな機序を介して胎児のPPAR αなど様々な遺伝子発現を調節することで脂質代謝のプログラミングが行われる．その結果，成長後にはインスリン抵抗性や肥満，糖代謝異常などを発症すると考えられている（図1）[11]．

5．蛋白質代謝

通常大分子量の蛋白は胎盤を通過しないが，trophoblast表面にはFc受容体が発現しており，endocytosisにより免疫グロブリンのうちIgGを取込み胎児側に輸送する．そのため妊娠末期の胎児血中IgG濃度は母体血中とほぼ同じになる．しかし，IgAやIgMは輸送されないので，胎内感染がなければ胎児血中濃度は上昇しない．

蛋白の分解産物であるアミノ酸は特異的な輸送担体を介して胎盤を通過する．3種類の中性アミノ酸の輸送担体がsyncytiotrophoblast表面に発現しており，同細胞内で能動輸送により濃縮され胎児側へは拡散で輸送されると考えられている．そのため，臍帯血中のアミノ酸濃度は母体静脈血や動脈血中濃度より高い[1]．

文　献

1) Fetal Nutrition. Chapter 4. Fetal Growth and Development. In: Williams Obstetrics (22nd edition), Eds. Cunningham FG, et al, McGraw-Hill Co, New York, NY, pp.100-102, 2005.
2) Hay WW: Recent observations on the regulation of fetal metabolism by glucose. J Physiol 572: 17-24, 2006.
3) Caver TD, et al: Leucine metabolism in chronically hypoglycemic hypoinsulinemic growth-restricted fetal sheep. Am J Physiol 272: E107-E117, 1997.
4) Anderson MS, et al: Effect of acute hyperinsulinemia on insulin signal transduction and glucose transporters in ovine fetal skeletal muscle. Am J Physiol Regul Integr Comp Physiol 288: R473-R481, 2005.
5) Anderson MS, et al: Maturation of glucose-stimulated insulin secretion in fetal sheep. Biol Neonate 73: 375-386, 1998.
6) Carver TD, et al: Glucose suppression of insulin secretion in chronically hyperglycemic fetal sheep. Pediatr Res 38: 754-762, 1995.
7) Carver TD, et al: Effect of low-level basal plus marked 'pulsatile' hyperglycemia on insulin secretion in fetal sheep. Am J Physiol 271: E865-E871, 1996.
8) Limesand SW, et al: Diminished beta-cell replication contributes to reduced beta-cell mass in fetal sheep with intrauterine growth restriction. Am J Physiol Regul Integr Comp Physiol 288: R1297-R1305, 2005.
9) Gresores A, et al: Separate and joint effects of arginine and glucose on ovaine fetal insulin secretion. Am J Physiol 272: E68-E73, 1997.
10) Limesand SW, et al: Attenuated insulin release and storage in fetal sheep pancreatic islets with intrauterine growth restriction. Endocrinology 147: 1488-97, 2006.
11) Heerwagen MJR, et al: Maternal obesity and fetal metabolic programming: a fertile epigenetic soil. Am J Physiol Regul Comp Physiol 299: R711-R722, 2010.

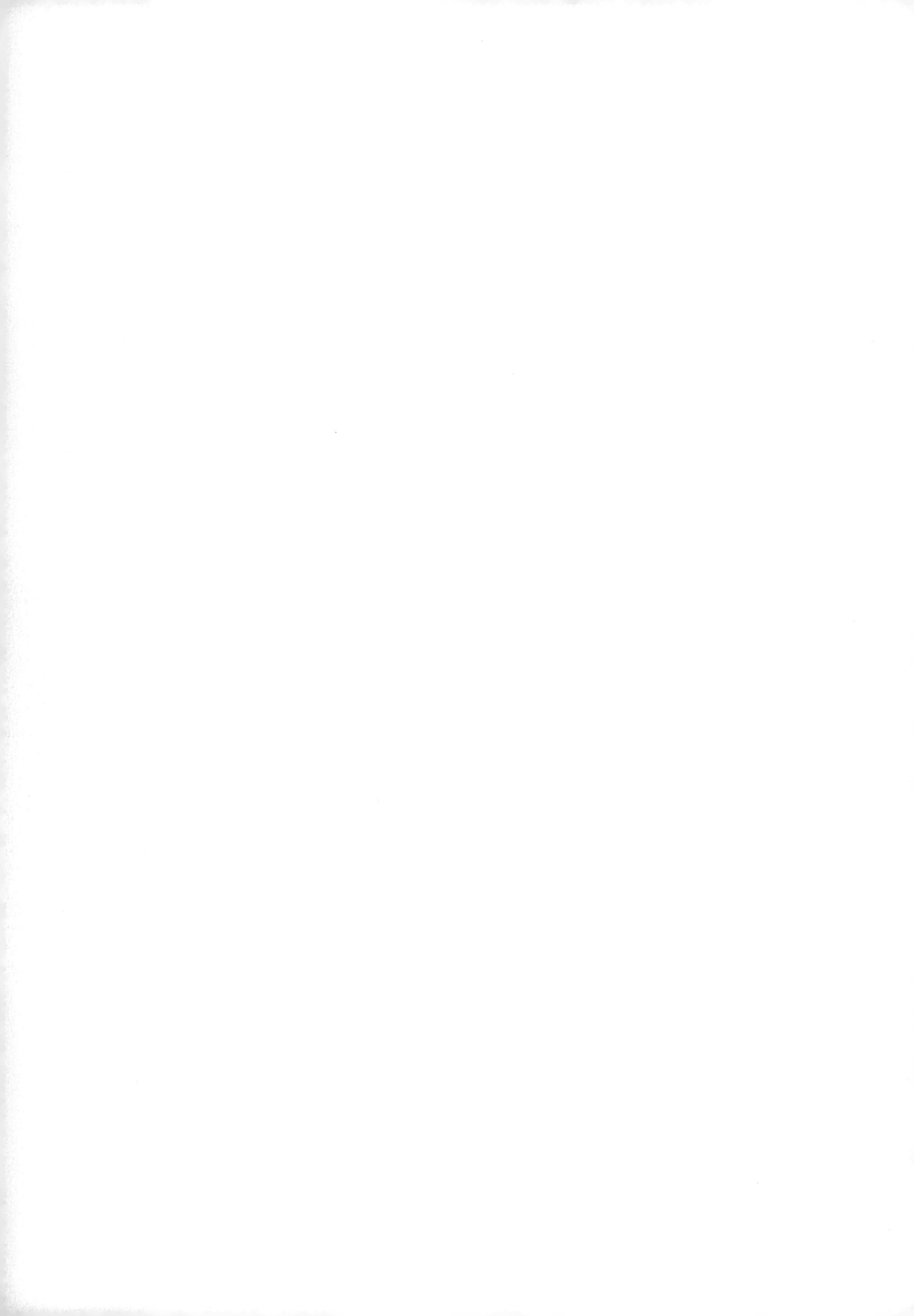

3章

糖尿病の診断基準（2010年）

1 糖尿病の診断基準の変遷

1. 糖負荷試験の判定基準値の変遷

　糖尿病は古くから認められている疾患であるが，血糖検査に基づく診断基準が国際的に示されたのは，それ程古いことではない．表1はブドウ糖負荷試験が糖尿病の診断基準に明確に取り上げられた1965年のWHOの診断基準の発表から，2010年のHbA1cを診断に積極的に取り入れた日本における新しい診断基準の報告までの糖負荷試験の判定基準値の変遷をまとめたものである．日本糖尿病学会が設立50周年を記念して発行した記念誌「糖尿病学の変遷を見つめて」の中のTopics「糖尿病の分類と診断基準の50年」[1]にまとめられた糖負荷試験の判定基準値の変遷の表に，2010年の日本の新しい診断基準の基準値を追加して引用した．日本の糖尿病の診断基準が世界の動向と密接に関連して改訂されてきた過程がよく分かると思う．

2. 日本糖尿病学会の第一次糖尿病診断基準委員会（1970年）

　疾患の診断基準を作成する時には，疾患概念についてのコンセンサスを得ることが重要である．日本糖尿病学会では，WHOのExpert Committee（専門委員会）の報告[2]を受けて第一次委員会（委員長：葛谷信貞）を発足させ，糖尿病の診断基準に関するシンポジウムでの討議などを経て，1970年に第一次診断基準[3]を発表した．第一次委員会の討議の過程において「糖尿病とは糖負荷試験で血糖値がある基準を超えるものである」との考え方をとるのではなく，「糖尿病とは，古くから知られているいくつかの特徴をもった病気で，糖負荷試験はそれを診断するための有力な手段ではあるが，糖尿病を定義するものではない」との考え方が採用された．糖尿病の疾患概念と診断における糖負荷試験の意義に関するこの当時の基本的な考え方は，その後のわが国の糖尿病診断基準の改訂においても踏襲されてきた．

　表1に示したように，第一次委員会報告での糖負荷試験の判定区分は，50gまたは100g糖負荷のそれぞれの基準値が示された．すなわち，糖尿病型は50gOGTTでは1時間値≧160mg/dl，2時間値≧130mg/dlをともに満たすもの，また100gOGTTでは1時間値≧160mg/dl，2時間値≧150mg/dlをともに満たすものと定められた．日本における50gOGTT，100gOGTTの判定区分は糖尿病型，境界型，正常型と型がつけられている．その背景にはOGTTの判定区分としての糖尿病型と，疾患としての糖尿病の診断の関連は単純ではなく，糖尿病という疾患の診断には血糖値のほか，病歴や臨床所見などを総合して判断すべきであるとの考え方が貫かれている．ただし当時の糖尿病型の基準値は，その後の基準値に比べて低く設定されていたことに留意すべきである．網膜症など糖尿病に特有の細小血管症の発現をひき起こす血糖値から定められた糖尿病型の基準値ではなかったといえる．

3. 日本糖尿病学会の第二次糖尿病診断基準委員会（1982年）

　第一次委員会の糖尿病診断基準に関する報告からちょうど10年経過した1980年，日本糖尿病学会は米国のNational Diabetes Data Group（NDDG）[4]やWHOの専門委員会における新しい診断基準の提唱[5]を受けて，第二次診断基準委員会（委員長：小坂樹徳）を発足させ，1982年に委員会報告[6]を発表した．

　第二次委員会においてもOGTTの判定区分は，従来通り糖尿病型，境界型，正常型と型を

1. 糖尿病の診断基準の変遷

表 1　糖負荷試験の判定基準値の変遷

WHO (1965 年)	日本糖尿病学会 (1970 年)	NDDG(1979 年)* WHO (1980 年)	日本糖尿病学会 (1982 年)	ADA (1997 年) WHO (1999 年)	日本糖尿病学会 (1999 年)	日本糖尿病学会 (2010 年)
50g または 100gGTT	50g または 100gGTT	75gGTT	75gGTT	75gGTT	75gGTT	75gGTT
〈糖尿病域〉 FBG (全血) ≧ 130 2hBG ≧ 130	〈糖尿病型〉 (静脈全血) 50gGTT: 　1hBG ≧ 160 　2hBG ≧ 130 100gGTT: 　1hBG ≧ 160 　2hBG ≧ 150 をともに満たすもの	〈糖尿病〉 FPG ≧ 140 または (および) 2hPG ≧ 200 ※ NDDG では 30-90 分値のいずれかが ≧ 200 であること	〈糖尿病型〉 FPG ≧ 140 または (および) 2hPG ≧ 200	〈糖尿病〉 FPG ≧ 126 または (および) 2hPG ≧ 200 (または随時血糖 ≧ 200 ＋症状)	〈糖尿病型〉 FPG ≧ 126 または (および) 2hPG ≧ 200 または 随時血糖 ≧ 200	〈糖尿病型〉 FPG ≧ 126 または (および) 2hPG ≧ 200 または 随時血糖 ≧ 200
〈境界域〉 2hBG : 110〜129	〈境界域〉 糖尿病型でも正常型でもないもの	〈IGT〉 FPG < 140 かつ 2hPG : 140〜199 ※ NDDG では 30-90 分値のいずれかが ≧ 200 であること	〈境界型〉 糖尿病型でも正常型でもないもの	〈IGT〉 2hPG : 140〜199 (測定してあれば FPG < 126) 〈IFG〉 空腹時: 110〜125* (測定してあれば 2hPG < 140)	〈境界型〉 糖尿病型でも正常型でもないもの	〈境界型〉 糖尿病型でも正常型でもないもの
〈正常型〉 2hBG (全血) < 110	〈正常型〉 FBG < 100 50gGTT: 　1hBG < 140 　2hBG < 100 100gGTT: 　1hBG < 140 　2hBG < 110 すべてを満たすもの	〈正常 (NDDG のみ)〉 FPG < 115 かつ 2hPG < 140 かつ 30-90 分値のいずれも < 200 であること (NDDG: 糖尿病, IGT, 正常でないものは non-diagnostic)	〈正常型〉 FPG < 110 かつ 1hBG < 160 かつ 2hBG < 120	〈正常〉 (ADA のみ) FPG < 110* 2hPG < 140	〈正常型〉 FPG < 110 かつ 2hPG < 140 ただし 1hPG ≧ 180 は要注意	〈正常型〉 FPG < 110 かつ 2hPG < 140 ただし 1hPG ≧ 180 は要注意 FPG100〜109 は正常高値

WHO：世界保健機関　NDDG; National Diabetes Data Group　ADA; American Diabetes Association
GTT：グルコース負荷試験
FPG (FBG)；空腹時血糖値　1hPG (1hBG)：1 時間血糖値　2hPG (2hBG)；2 時間血糖値　IGT：耐糖能異常　IFG；空腹時血糖異常
WHO (1965 年), 日本糖尿病学会 (1970 年) 以外は静脈血漿値を mg/dl で示す (PG；血漿値, BG；全血値).
PG は BG よりも 15% 程度高い値を与える.
＊ ADA は 2003 年に IFG における FPG 下限 (正常上限) を 110mg/dl から 100mg/dl に引き下げた．

つけることが定められたが，ブドウ糖の負荷量は世界の動向に合わせて75gに統一された．糖尿病型の基準値はFPG≧140mg/dl，または（および）2時間値≧200mg/dlとWHOの基準と一致させた．しかし，正常型の基準値はFPG＜110mg/dl，1時間値＜160mg/dl，2時間値＜120mg/dlをすべて満たすものと厳しく設定された．

第二次委員会の討議では糖尿病の分類に関しても大きなテーマとなった．第二次委員会の分類ではWHO専門委員会報告における分類から，日本には存在しない病型である栄養不良関連糖尿病（malnutrition-related diabetes mellitus, MRDM）を除き，インスリン依存型（1型），インスリン非依存型（2型），およびその他の糖尿病に分類した．

4．日本糖尿病学会の第三次糖尿病診断基準委員会（1999年）

日本糖尿病学会では1995年に第三次糖尿病診断基準委員会（委員長：葛谷　健）を発足させ，当時日本でも蓄積されてきた健診データと糖尿病性合併症の関連, 成因分類と病態（病期）分類を二次元的に検討する糖尿病の新しい分類, および境界型についての検討などを進めた．その結果，1999年に第三次委員会報告を発表した[7]．

糖尿病型の判定基準値はFPG≧126mg/dl（7mmol/l）または（および）2時間値≧200mg/dlと，従来の基準値に比べてFPGが低く定められたが，国内外の疫学データに基づき網膜症などの細小血管症の発症リスクが高くなるFPGのレベルとして126mg/dlは妥当であるとされた．また75gOGTT2時間値200mg/dlに相当するFPGとしても140mg/dlよりは126mg/dlの方が妥当とのわが国の健診データがあった．糖尿病の臨床診断を進める手順も示された．すなわち別の日に行った検査で「糖尿病型」を示す血糖値が2回以上認められれば糖尿病と診断できるとされた．しかし，①糖尿病の典型的症状（口渇，多飲，多尿，体重減少など）がある，②HbA1c≧6.5％（その当時の測定値なのでJDS値），③明らかな糖尿病網膜症がある，のいずれか1つを認める場合には，糖尿病型の高血糖が1回であっても糖尿病と診断してよいと定められた．

日本糖尿病学会の判定基準における境界型とADA（1997年）[8]やWHO（1999年）[9]のIGT（impaired glucose tolerance），IFG（impaired fasting glucose）との関連は**図1**のように定められ，日本の境界型はIGTとIFGを合わせたものに相当するものとなった．

診断基準ではないが，第三次委員会の報告では，糖尿病の成因分類と病態分類（病期）に関する図も特筆すべきものであった（**図2**）．すなわち，糖尿病は成因論からは1型，2型，その他特定の機序, 疾患によるもの，および妊娠糖尿病の4つに分類された．1型の多くはインスリン依存状態にいたるが，2型糖尿病は従来インスリン非依存糖尿病（NIDDM）と呼ばれた糖尿病の大部分を含むもので，多くの場合インスリン非依存状態にとどまることが図示された．また，その他の特定の機序, 疾患によるものについて日本の分類では「遺伝因子として遺伝子異常が同定されたもの」と「他の疾患，条件に伴うもの」に明確に分けている点はADAやWHOの分類に比べて優れた点であった．

妊娠糖尿病（gestational diabetes mellitus；GDM）の定義が，元来の「妊娠時に初めて出現した一過性の軽い耐糖能低下」から，「妊娠中に発症または初めて発見された耐糖能低下」を広く含むものに拡大され，「耐糖能低下の程度は問わない」というようになった．その結果, 妊娠前から糖尿病があったような症例も，妊娠中に初めて発見されれば「妊娠糖尿病」と診断されることになり問題となったが，この点の詳細は別項で述べられるのでここでは省略する．

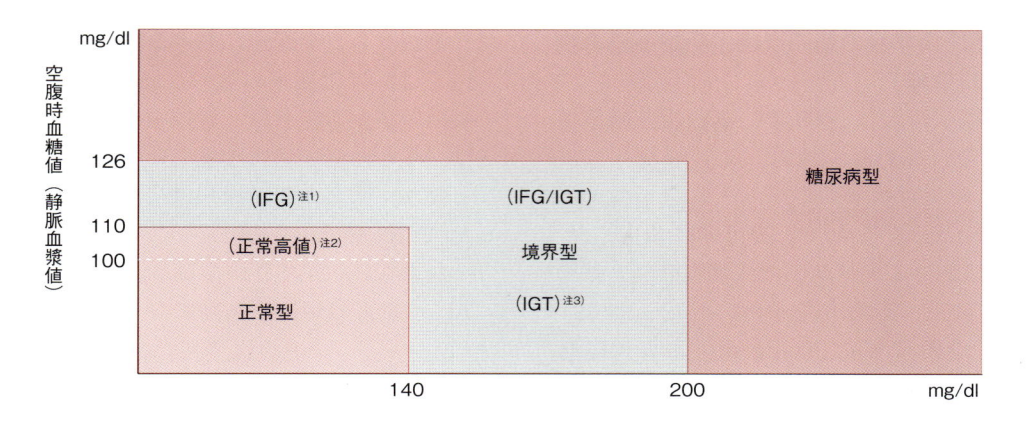

図1 空腹時血糖値および75gOGTTによる判定区分

注1) IFGは空腹時血糖値110〜125mg/dlで，2時間値を測定した場合には140mg/dl未満の群を示す（WHO）．ただしADAでは空腹時血糖値100〜125mg/dlとして，空腹時血糖値のみで判定している．

注2) 空腹時血糖値が100〜109mg/dlは正常域ではあるが，「正常高値」とする．この集団は糖尿病への移行やOGTT時の耐糖能障害の程度からみて多様な集団であるため，OGTTを行うことが勧められる．

注3) IGTはWHOの糖尿病診断基準に取り入れられた分類で，空腹時血糖値126mg/dl未満，75gOGTT2時間値140〜199mg/dlの群を示す．

（日本糖尿病学会編，糖尿病治療ガイド2012-2013）

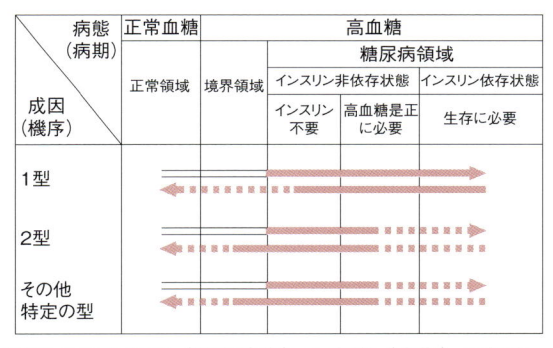

図2 糖尿病における成因（発症機序）と病態（病期）の概念

右向きの矢印は糖代謝異常の悪化（糖尿病の発症を含む）を表す．矢印の線のうち，赤色の部分は，「糖尿病」と呼ぶ状態を示す．左向きの矢印は糖代謝異常の改善を示す．矢印の線のうち，破線部分は頻度の少ない事象を示す．例えば2型糖尿病でも，感染時にケトアシドーシスに至り，救命のために一時的にインスリン治療を必要とする場合もある．また，糖尿病がいったん発病した場合は，糖代謝が改善しても糖尿病とみなして取り扱うという観点から，左向きの矢印は塗りつぶした線で表した．その場合，糖代謝が完全に正常化するに至ることは多くないので，破線で表した．（文献10．文献7の図から妊娠糖尿病を削除している）

5. 日本糖尿病学会の第四次糖尿病診断基準委員会（2010年）

日本糖尿病学会は2009年に第四次診断基準検討委員会（委員長：清野　裕）を発足し，HbA1c値の診断基準への組み入れを積極的に進めた新しい診断基準[10]を2010年に報告した．

新基準における血糖値の糖尿病型の判定基準値は従来と変らず，FPG ≧ 126mg/dl，75gOGTT 2時間値 ≧ 200mg/dl，および随時血糖値 ≧ 200mg/dl のいずれかである．図3に新基準による糖尿病診断のフローチャートを示す．従来の臨床診断になかった点としてHbA1c（NGSP）≧ 6.5%（HbA1c（JDS）≧ 6.1%）を糖尿病型の判定基準の1つにとり入れた点は特筆すべきことであった．ただし，初回検査でHbA1cのみ糖尿病型であった場合には，再検査は血糖検査が必須となる点は留意すべきである．このフローチャートにも示されているように，血糖とHbA1cが同日の検査でともに糖尿病型であれば1回の検査で糖尿病と診断しうることになり，早期診断につながるものと期待されている．

この間，日本では糖尿病診断基準の改訂と平行してHbA1c測定の国際標準化が進められ，日本におけるHbA1cの測定値もNGSP値としての認証を受け，2012年4月1日以降はHbA1cがNGSP値として表記されるようになった．なお，従来のHbA1c値（JDS）に比べ，NGSP値は約0.4%高いことに留意する必要がある．

第四次委員会報告における糖尿病の分類については，ほぼ従来のものが踏襲されたが，「妊娠糖尿病」の定義は「妊娠中に初めて発見または発症した糖尿病に至っていない糖代謝異常」となり，明らかな糖尿病は含めないこととなった（別稿参照）．

なお，75gOGTTが推奨される場合として表2に示すものが提唱されており，糖尿病の診断

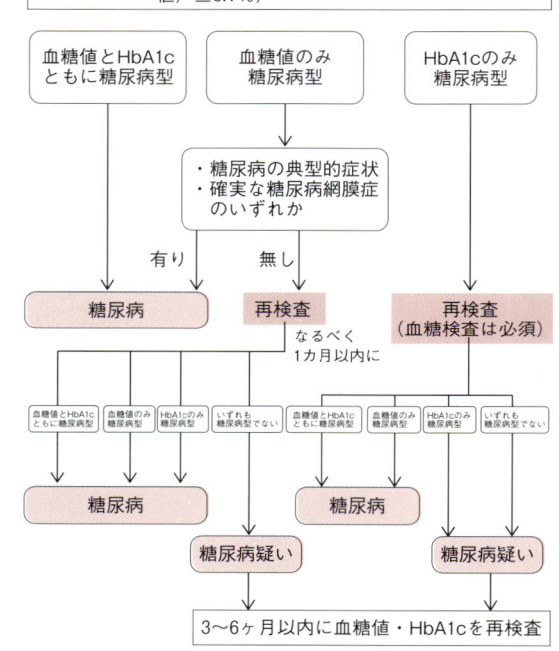

図3　新しい診断基準による臨床診断のフローチャート（文献10より引用・改変）

表2　75g経口糖負荷試験（OGTT）が推奨される場合[10]

(1) 強く推奨される場合（現在糖尿病の疑いが否定できないグループ）
・空腹時血糖値が110〜125mg/dl のもの
・随時血糖値が140〜199mg/dl のもの
・HbA1c（NGSP）が6.0〜6.4%（HbA1c（JDS）が5.6〜6.0%）のもの
（明らかな糖尿病の症状が存在するものを除く）
(2) 行うことが望ましい場合（糖尿病でなくとも将来糖尿病の発症リスクが高いグループ：高血圧・脂質異常症・肥満など動脈硬化のリスクを持つものは特に施行が望ましい）
・空腹時血糖値が100〜109mg/dl のもの
・HbA1c（NGSP）が5.6〜5.9%（HbA1c（JDS）が5.2〜5.5%）のもの
・上記を満たさなくても，濃厚な糖尿病の家族歴や肥満が存在するもの

や病態の把握における 75gOGTT の意義は決して少なくなっていない.

文　献

1) 葛谷　健, 他：糖尿病の分類と診断基準の 50 年. 日本糖尿病学会設立 50 周年記念誌作成委員会（委員長　清野　裕）編：糖尿病学の変遷を見つめて, 日本糖尿病学会 50 年の歴史. 112-121, 日本糖尿病学会, 2008.
2) Diabetes mellitus. Report of a WHO Expert Committee. World Health Organ Tech Rep Ser 310: 1-44, 1965.
3) 葛谷信貞, 他：糖負荷試験における糖尿病診断基準委員会報告（糖尿病の診断に用いるための糖負荷試験の判定基準についての勧告）. 糖尿病 13: 1-7, 1970.
4) National Diabetes Data Group. Classification and diagnosis of diabetes mellitus and other categories of glucose intolerance. Diabetes 28: 1039-1057, 1979.
5) WHO Expert Committee on Diabetes Mellitus: second report. World Health Organ Tech Rep Ser 646: 1-80, 1980.
6) 小坂樹徳, 他：糖尿病の診断に関する委員会報告. 糖尿病 25: 859-866, 1982.
7) 葛谷　健, 他：糖尿病の分類と診断基準に関する委員会報告. 糖尿病 42: 385-404, 1999.
8) The Expert Committee on the Diagnosis and Classification of Diabetes Mellitus. Report of the Expert Committee on the Diagnosis and Classification of Diabetes Millitus. Diabetes Care 20: 1183-1197, 1997.
9) Definition, Diagnosis and Classification of Diabetes Mellitus and its Complications. Report of a WHO Consultation. Part I: Diagnosis and Classification of Diabetes Mellitus. World Health Organization, Department of Noncommunicable Disease Surveillance, Geneva, 1999.
10) 清野　裕, 他：糖尿病の分類と診断基準に関する委員会報告. 糖尿病 53: 450-467, 2010.

2 妊娠糖尿病の定義・診断基準の変遷

1. はじめに

わが国において，妊娠糖尿病 gestational diabetes mellitus（GDM）は，「妊娠中に糖忍容能の低下を認めるが分娩後に正常化するもの」（1985年）と定義されていた[1]．その後，国際的な動向も踏まえて，産婦人科学会では「妊娠中に発症したか，または初めて認識された耐糖能低下をいう」（1995年）と定義され[2]，日本糖尿病学会でも同様に「妊娠中に発症もしくは初めて発見された耐糖能低下」（1999年）という定義[3]がなされ，長年使用されてきた．そして，診断基準としては1984年に日本産科婦人科学会が提案した基準[4]が採用され使用されてきた．

しかし，世界にはいくつものGDM診断基準があり，国際学会では同じ土壌で討論できないという問題点があった．このためInternational Association of Diabetes and Pregnancy Study Groups（IADPSG）では，2008年に報告されたHAPO study[2]に基づいて2008年6月Pasadena会議，2009年3月のSorrento会議を経て，世界統一のGDM診断基準を発表した[3]．それに伴い，わが国でも診断基準改定を検討し，26年ぶりに新しいGDM診断基準が制定[4]され，2010年7月から使用が開始された．

本稿ではこの新しい診断基準への移行，およびそれに伴う諸問題につき解説する．

2. なぜGDM診断基準が必要か？

妊娠時には，非妊娠時の診断基準を用いることができない．その理由としては，妊娠時の各種ホルモンの変化，妊娠に伴うインスリン抵抗性の上昇，胎児の存在による糖代謝の変化がある．もう一つは，非妊娠時の基準は，糖尿病の合併症，特に糖尿病網膜症の発症頻度を基準に設定されているが，GDMの場合はその妊娠中の周産期合併症および将来の糖尿病発症予防がより優先されるからである．

3. わが国の旧GDM診断基準

日本産科婦人科学会（1995年）[2]および日本糖尿病学会（1999年）[3]のGDMの定義は同様であり前述したように，「妊娠中に発症したか，または初めて認識された耐糖能低下をいう」とされている．また，GDMの診断は75gOGTTの負荷前血糖値≧100mg/dl，負荷後1時間値≧180mg/dl，負荷後2時間値≧150mg/dlのうち2点以上を満たす場合にGDMと診断される．

本診断基準はわが国の妊娠末期の正常妊婦における75gOGTTの成績をもとに制定され，カットオフ値は前値，1時間値，2時間値の平均+2SDが採用された．本基準は，それまで各国で使用されていたO'SullivanのGDM診断基準[5]同様，将来の糖尿病発症頻度の上昇を根拠に決定されたものであり，本基準による当時のGDM頻度は4.1%であった．

4. 新GDM診断基準とその制定までの経緯
① 新GDM診断基準

日本産科婦人科学会および日本糖尿病・妊娠学会の新診断基準[6]を表1に示す．新基準においては，「妊娠糖尿病 gestational diabetes mellitus（GDM）は妊娠中にはじめて発見または発症した糖尿病にいたっていない糖代謝異常である．妊娠時に診断された明らかな糖尿病（overt diabetes in pregnancy）は含めない」と定義されている．

新GDM診断基準での大きな変更点は，①75gOGTTのカットオフ値が変更され，1ポイ

表1 妊娠糖尿病（GDM）の診断基準（日本産科婦人科学会，日本糖尿病・妊娠学会）（2010年）[6]

定義： 妊娠糖尿病 gestational diabetes mellitus（GDM）：妊娠中にはじめて発見または発症した糖尿病にいたっていない糖代謝異常である．妊娠時に診断された明らかな糖尿病（overt diabetes in pregnancy）は含めない． 診断基準： 妊娠中に発見される耐糖能異常 hyperglyemic disorders in pregnancy には，1) 妊娠糖尿病 gestational diabetes mellitus（GDM），2) 妊娠時に診断された明らかな糖尿病 overt diabetes in pregnancy の2つがあり次の診断基準により診断する． 1) 妊娠糖尿病（GDM） 　75gOGTT において次の基準の1点以上を満たした場合に診断する． 　① 空腹時血糖値 ≧92mg/dl （5.1mmol/l） 　② 1時間値 ≧180mg/dl （10.0mmol/l） 　③ 2時間値 ≧153mg/dl （8.5mmol/l） 2) 妊娠時に診断された明らかな糖尿病　overt diabetes in pregnancy 　以下のいずれかを満たした場合に診断する． 　① 空腹時血糖値 ≧126mg/dl 　② HbA1c ≧ 6.5%（HbA1c（JDS）≧ 6.1%）（註1） 　③ 確実な糖尿病網膜症が存在する場合 　④ 随時血糖値≧ 200mg/dl あるいは 75gOGTT で2時間値≧ 200mg/dl の場合＊ 　　＊いずれの場合も空腹時血糖か HbA1c で確認 註1．国際標準化を重視する立場から，新しい HbA1c 値（%）は，従来わが国で使用していた Japan Diabetes Society（JDS）値に 0.4%を加えた National Glycohemoglobin Standardization Program（NGSP）値を使用するものとする． 註2．HbA1c ＜ 6.5%（HbA1c（JDS）＜ 6.1%）で 75gOGTT で2時間値≧ 200mg/dl の場合は，妊娠時に診断された明らかな糖尿病とは判定し難いので，High risk GDM とし，妊娠中は糖尿病に準じた管理を行い，出産後は糖尿病に移行する可能性が高いので厳重なフォローアップが必要である．

ント以上陽性であれば GDM とされるようになったことと，②妊娠時に診断された明らかな糖尿病の概念が取り入れられたことの2点である．そのため，GDM の概念は図1のように変化した．

②新しい診断基準制定までの経緯

　世界統一の GDM 診断基準作成の基礎データとなった HAPO study[7] は，世界9ヵ国，15施設，25,505妊婦を対象に，空腹時血糖 105mg/dl 以上，2時間値 200mg/dl 以上の場合のみデータを知らせ，あとはブラインドで母児の予後を検討したものである．Primary outcomes として出生時体重が90パーセンタイル以上，帝切率，新生児低血糖，臍帯血Cペプチド90パーセンタイル以上が取り上げられ，Secondary outcomes としては，早産，肩甲難産/分娩障害，高ビリルビン血症，NICU管理，妊娠高血圧症候群が取り上げられた．そして，

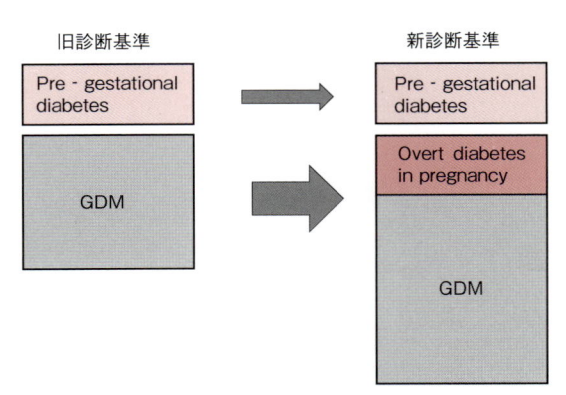

図1　妊娠中に取り扱う耐糖能異常
新診断基準では，従来 GDM として包括されていたものが，GDM + overt diabetes in pregnancy になり，GDM の頻度も増加する．

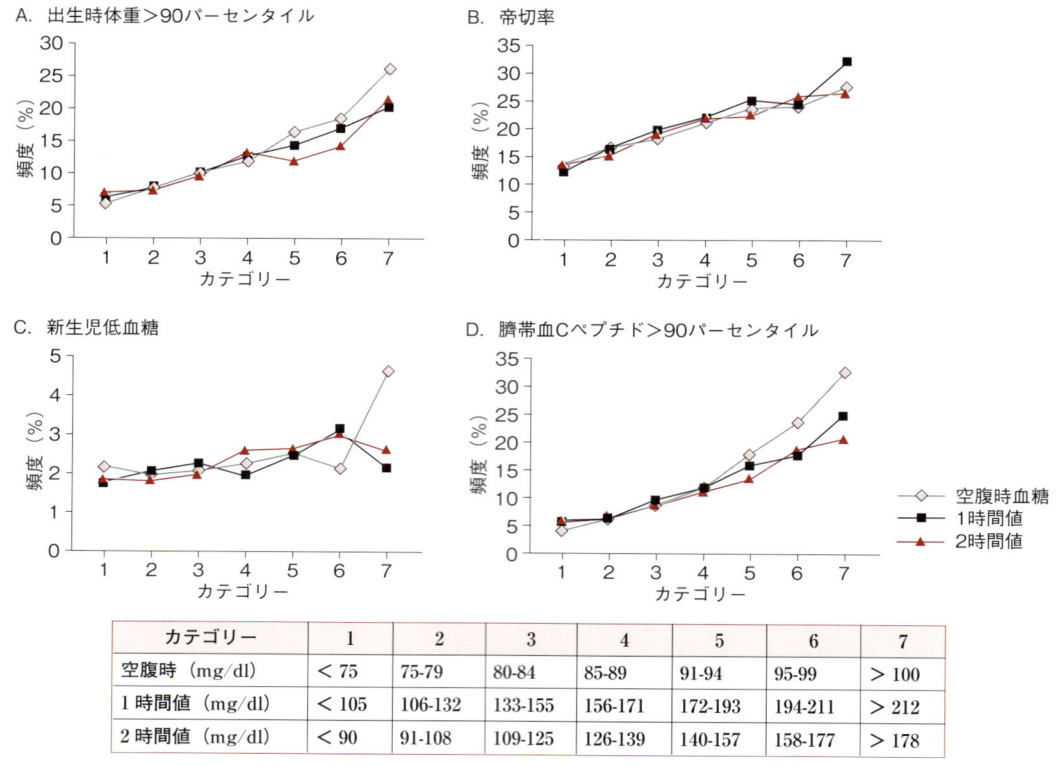

カテゴリー	1	2	3	4	5	6	7
空腹時 (mg/dl)	< 75	75-79	80-84	85-89	91-94	95-99	> 100
1時間値 (mg/dl)	< 105	106-132	133-155	156-171	172-193	194-211	> 212
2時間値 (mg/dl)	< 90	91-108	109-125	126-139	140-157	158-177	> 178

図2 血糖値の差異による Primary outcome の頻度[7]

75gOGTT の負荷前, 1 時間, 2 時間の血糖値をそれぞれ 7 段階に分け, 上記各項目の発生率を検討している (図2).

IADPSG 会議では, まず HAPO study における Primary outcomes, Secondary outcomes の詳しい分析結果が報告され, その結果を踏まえて GDM 診断基準の cut off 値をいくらにすべきか討論された. HAPO study のデータ (図2) からもわかるように, 血糖値いくら以上なら上記項目が急に悪くなるといったことはなく, いずれもなだらかに上昇するため, コントロール (HAPO study の 7 群で最も血糖値の低いカテゴリー) と比較し, Primary outcomes のオッズ比が 1.75 倍になる血糖値が GDM 診断のカットオフ値として採用された[8]. このように, 新診断基準においては O'Sullivan の診断基準[5] やわが国の旧診断基準[2] のように, 将来の糖尿病発症頻度を根拠にしたものではなく, 今回の妊娠中の周産期予後改善を目指した基準であるところが大きな変化である.

また, 妊娠時に診断された明らかな糖尿病の診断基準は, GDM 診断基準のような詳しい分析結果を踏まえての決定ではなく, 理事会に集まったエキスパートが相談し設定されたものであり, 今後の各国での検討を踏まえ変更される可能性も残されている. 今回, 本概念が提唱された理由には, 妊娠時に診断された明らかな糖尿病では児の奇形が増す, 妊娠中に治療を要する腎症や網膜症が増す, 厳重な妊娠中・産後の血糖管理, フォローアップを要するといったことがある.

5. わが国における新診断基準制定までの経緯

わが国では IADPSG に代表を送り出している日本糖尿病・妊娠学会が中心となり「妊娠糖尿病診断基準検討委員会」を立ち上げ, 案を作成し, ホームページで公開し意見聴取した. 修正案を 2010 年 2 月に日本糖尿病・妊娠学会か

表2 糖尿病の診断手準（日本糖尿病学会）[9]

臨床診断：
1) 初回検査で，①空腹時血糖値≧126mg/dl，②75gOGTT2時間値≧200mg/dl，③随時血糖値≧200mg/dl，④* HbA1c（国際標準値）≧6.5%（HbA1c（JDS値）≧6.1%）のうちいずれかを認めた場合は，「糖尿病型」と判定する．別の日に再検査を行い，再び「糖尿病型」が確認されれば糖尿病と診断する**．但し，HbA1cのみの反復検査による診断は不可とする．また，血糖値とHbA1cが同一採血で糖尿病型を示すこと（①～③のいずれかと④）が確認されれば，初回検査だけでも糖尿病と診断してよい．
2) 血糖値が糖尿病型（①～③のいずれか）を示し，かつ次のいずれかの条件がみたされた場合は，初回検査だけでも糖尿病と診断できる．
   ・糖尿病の典型的症状（口渇，多飲，多尿，体重減少）の存在
   ・確実な糖尿病網膜症の存在
3) 過去において，上記1)ないし2)の条件がみたされていたことが確認できる場合には，現在の検査値が上記の条件に合致しなくても，糖尿病と判断するか，糖尿病の疑いを持って対応する必要がある．
4) 上記1)～3)によっても糖尿病の判定が困難な場合には，糖尿病の疑いをもって患者を追跡し，時期をおいて再検査する．
5) 初回検査と再検査における判定方法の選択には，以下に留意する．
   ・初回検査の判定にHbA1cを用いた場合，再検査ではそれ以外の判定方法を含めることが診断に必須である．検査においては，原則として血糖値とHbA1cの双方を測定するものとする．
   ・初回検査の判定が随時血糖値≧200mg/dlで行われた場合，再検査は他の検査方法によることが望ましい．
   ・HbA1cが見かけ上低値になり得る疾患・状況の場合には，必ず血糖値による診断を行う（Table 5）

疫学調査：糖尿病の頻度推定を目的とする場合は，1回だけの検査による「糖尿病型」の判定を「糖尿病」と読み替えてもよい．なるべくHbA1c（国際標準値）≧6.5%（HbA1c（JDS値）≧6.1%）あるいはOGTT2時間値≧200mg/dlの基準を用いる．

検診：糖尿病およびその高リスク群を見逃すことなく検出することが重要である．スクリーニングには血糖値，HbA1cのみならず，家族歴，肥満などの臨床情報も参考にする．

*HbA1c（国際標準値）（%）は現行のJDS値で表記されたHbA1c（JDS値）（%）に0.4%を加えた値で表記する．
**ストレスのない状態での高血糖の確認が必要である．

ら日本産科婦人科学会，日本糖尿病学会へ送り，検討を依頼した．日本産科婦人科学会の諸会議で提示案が承認された．日本糖尿病学会からは検討委員会に回答をもらう前，日本糖尿病学会ホームページと機関誌に「糖尿病の分類と診断に関する委員会報告」が掲載された．これは，日本糖尿病・妊娠学会および日本産科婦人科学会案とは若干差異があったため「妊娠糖尿病診断基準検討委員会」で糖尿病学会との違いを微調整し，その案を再度，日本産科婦人科学会で承認していただいた．その最終決定を，2010年6月21日，日本産科婦人科学会および日本糖尿病・妊娠学会HPへ掲載し，両学会機関誌にも掲載し，2010年7月より運用開始した．日本糖尿病学会との差異は後述する．

6. 関係学会での診断基準の差異

日本産科婦人科学会，日本糖尿病・妊娠学会の診断基準（表1）は，日本糖尿病学会のGDMの診断基準（表2）と全く同一であるが，"妊娠時に診断された明らかな糖尿病"（糖尿病学会では，妊娠時に診断された糖尿病）の診断基準に若干の違いが残されている[6,9]．

日本糖尿病学会[9]では，妊娠時に診断された明らかな糖尿病の診断に関しては，『但し，「臨床診断」における糖尿病と診断されるものは除く』としている（表2）．新診断基準（表1）の"妊娠時に診断された明らかな糖尿病"診断に必要な①～④の条件は，「臨床診断」の内容に含まれるが，「臨床診断」においては，初回検査で1項目のみ陽性の時は別の日に再検査すること，およびHbA1cのみの反復検査による診断は不可とすることが記載されている．

一方，日本産科婦人科学会，日本糖尿病・妊

娠学会の診断基準[6]（**表1**）では，国際的に同じ土俵で討論するため，また妊娠期間は限られており，妊娠時は非妊娠時より厳重な管理を要するといった観点から，IADPG 原案と同じく，1 回の検査で診断することとした．

換言すれば，"妊娠時に診断された明らかな糖尿病"の診断は，日本産科婦人科学会と日本糖尿病・妊娠学会では日本糖尿病学会のいう「臨床診断」の「糖尿病型」の診断がつき次第 "妊娠時に診断された明らかな糖尿病" と診断するが，日本糖尿病学会では，再度「糖尿病型」と判定されて初めて，"妊娠時に診断された糖尿病" と診断することになる．今後，関係学会で協議し統一された診断基準にすることが望まれる．

7. ハイリスク GDM

わが国の診断基準においては，世界共通の GDM 診断基準の中にはない，ハイリスク GDM という概念を採用し診断基準に含めた．HbA1c＜6.5％（HbA1c（JDS）＜6.1％）で 75gOGTT 2 時間値≧200mg/dl の場合をハイリスク GDM とし，本症では GDM より将来糖尿病になる確率が高いため，妊娠中は糖尿病に準じた管理を行い，出産後も厳重なフォローアップが必要である．

多施設共同研究[10]では，ハイリスク GDM は妊婦の耐糖能異常の 9.9％を占め，産後に糖尿病と診断される期間が非ハイリスク GDM の平均 136.4 月後に比し平均 73.1 月後と短くハイリスクであることが報告されている．

8. GDM の頻度の変化

JAGS Study[11] での，従来の GDM 診断基準によるわが国の GDM 頻度は 2.92％であったが，新 GDM 診断基準では 12.08％と 4.1 倍に増加する．しかし，これは全例に 75gOGTT 施行した場合の頻度であるため，GDM スクリーニング陽性者に対し 75gOGTT を施行した場合は 7〜8％程度の頻度になる．また，妊娠中期例のみの検討でも約 4 倍増加する．　〈☞3章④〉

文　献

1) 妊婦の糖尿病診断基準ならびに管理検討小委員会：栄養代謝問題委員会報告；妊娠糖尿病，糖尿病合併妊娠の管理指針（案）．日産婦誌 37：473-477, 1985.
2) 妊婦耐糖能異常の診断と管理に関する検討小委員会：周産期委員会報告（妊娠糖尿病について）．日産婦誌 47：609-610, 1995.
3) 糖尿病診断基準検討委員会：糖尿病の分類と診断基準に関する委員会報告．糖尿病 42：385-401, 1999.
4) 妊婦の糖尿病診断基準ならびに管理検討小委員会：栄養代謝問題委員会報告；糖代謝異常妊婦とくに妊娠糖尿病の診断に関する指針（案）．日産婦誌 36：2055-58, 1984.
5) O'Sullivan JB, et al: Criteria for the oral glucose tolerance test in pregnancy. Diabetes 13: 278-285, 1964.
6) 妊娠糖尿病診断基準検討委員会：妊娠糖尿病診断基準変更に関する委員会報告．糖尿病と妊娠 10：21, 2010.
7) HAPO Study Cooperative Research Group: Hyperglycemia and adverse pregnancy outcomes. N Engl J Med 358: 1991-2002, 2008.
8) International Association of Diabetes and Pregnancy Study Groups Consensus Panel: International Association of Diabetes and Pregnancy Study Groups Recommendations on the Diagnosis and Classification of Hyperglycemia in Pregnancy. Diabetes Care 33: 676-682, 2010.
9) 糖尿病診断基準に関する調査検討委員会：糖尿病の分類と診断基準に関する委員会報告．糖尿病 53：450-467, 2010.
10) 中林正雄，他：多施設における妊娠糖尿病の新しい診断基準を用いた臨床統計．糖尿病と妊娠 11：85-92, 2011.
11) 杉山　隆，他：妊娠糖尿病のスクリーニングに関する多施設共同研究報告．糖尿病と妊娠 6: 7-12, 2006.

3. わが国の糖代謝異常妊娠の実態

1. はじめに

HAPO study の結果をもとに International Association of Diabetes and Pregnancy Study Groups（IADPSG）から提唱された GDM の世界共通診断基準[1]にもとづき，日本糖尿病・妊娠学会は日本産科婦人科学会（日産婦学会），日本糖尿病学会とも協議し，2010 年に GDM の診断基準を変更した[2,3]．

著者らは糖代謝異常妊娠，すなわち妊娠糖尿病（GDM）ならびに糖尿病（DM）合併妊娠について，日産婦学会周産期登録データベース（以下，日産婦 DB）ならびに北海道大学病院（以下，北大病院）での症例について検討し報告した[4-6]ので，それらについて解説する．

なお，日産婦 DB の使用に関しては日産婦学会周産期委員会の承認を，北大病院での検討に関しては北大病院自主臨床研究審査委員会の承認を，それぞれ得て行った．

2. 新しい GDM 診断基準採用後の日本人における GDM 妊婦数の変化

① 日産婦 DB の検討から

日産婦 DB には，75g 糖負荷試験（OGTT）の血糖値は記載されていない．また，GDM と糖尿病 DM 合併妊娠との区別も不可能である．さらに，2012 年 5 月末の時点では，IADPSG が提唱する 2010 年の GDM 診断基準の変更以降の日産婦 DB がリリースされていない．

したがって，現状では検討を行うことは困難である．

② 北大病院での検討から[4]

GDM 新基準が採用された後に GDM 妊婦数がどのように変わるかを GDM 旧基準で管理された妊婦を対象に検討した．対象とした単胎妊婦 1,038 名のうち，妊娠 24〜28 週に施行した 50g 糖負荷試験（GCT）で負荷後 60 分での血糖値が 140mg/dL 以上だった 228 名の日本人妊婦に 75gOGTT を施行した．GDM の診断は旧基準[7]と新基準[1]を用いてそれぞれ行った．

検討結果は以下の通りであった．228 名のうち，旧基準では GDM は 25 名であった．旧基準では GDM でなかった 43 名が新基準では GDM に分類された．また，旧基準で GDM であった 5 名が妊娠時に診断された明らかな糖尿病（overt diabetes in pregnancy; Overt DM）と診断された．これによって GDM 妊婦の割合は 2.4％（25/1,038）から 6.1％（63/1,038）に増加した（$p<0.01$）．しかし，50gGCT 陰性であった妊婦中にも新基準では GDM と診断される妊婦が相当程度存在することが推定された．すなわち，新基準で GDM 妊婦は 2.5 倍以上に増加した．

出生体重 3,600g 以上の児を分娩する頻度は，新基準で GDM と診断された妊婦 43 名では，新基準でも GDM でなかった妊婦 160 名に比べ有意に高かった（14.0%［6/43］vs. 3.8%［6/160］；$p=0.02$）．新基準では出生体重 3,600g 以上の児 1 名の出生を減らすために，計算上では新たな GDM 妊婦少なくとも 10 名以上治療する必要がある．

3. 糖代謝異常妊婦の周産期予後ならびにインスリン分泌能・インスリン抵抗性

① 日産婦 DB の検討から[5]

日産婦 DB に登録された 2007〜2009 年に妊娠 22 週以降に分娩した単胎妊婦のうち，分娩週数，母体年齢，分娩回数，母体妊娠前ならびに分娩前 BMI，児出生体重，児性別が明らかな 138,530 名において後方視的に検討した（**表1**）．GDM または糖尿病（DM）合併の妊婦

表1 GDMならびにDM合併妊娠と正常妊娠の周産期予後の違い[6]

	Control (n = 134,863)	GDM/DM (n = 3,667)	p値
早産（< 37週）	27,167（20.1%）	578（15.7%）	< 0.0001
過期産（≥ 42週）	426（0.3%）	1（0.03%）	0.0002
妊娠高血圧症候群	6,596（4.9%）	322（8.8%）	< 0.0001
帝王切開術	40,903（30.3%）	1,538（41.9%）	< 0.0001
器械分娩（吸引・鉗子）	8,101（6.0%）	227（6.2%）	0.6471
出生体重			
≥ + 1.5 SD	9,203（6.8%）	773（21.1%）	< 0.0001
≥ 4,000 g	1,046（0.8%）	135（3.7%）	< 0.0001

GDM; gestational diabetes mellitus　DM; diabetes mellitus　BMI; body mass index

3667名（2.6%）と対照妊婦134,863名の間で比較した．ただし，留意点として①GDMとDM合併妊娠の区別は不可能，②GDMは旧診断基準，③登録施設の大部分が2次・3次施設，④75gOGTTの血糖値が不明（記載なし），⑤治療方法が不明（記載なし），があげられる．

検討結果は以下の通りであった．早産（< 37週）ならびに過期産（≥ 42週）は，GDM/DM妊婦（15.7%，0.03%）で対照妊婦（20.1%，0.3%）に比べともに有意に少なかった（$p < 0.001$）．妊娠高血圧症候群の発症はGDM/DM妊婦（8.8%）で対照妊婦（4.9%）に比べ有意に多かった（$p < 0.001$）．帝王切開術施行はGDM/DM妊婦（41.9%）で対照妊婦（30.3%）より有意に多かった（$p < 0.001$）が，器械分娩（吸引分娩または鉗子分娩）の施行は有意な差はなかった（6.2% vs. 6.0%）．児出生体重≥ + 1.5 SD（Heavy for dates児）ならびに児出生体重≥ 4,000g（巨大児）の出現は，GDM/DM妊婦（21.1%，3.7%）で対照妊婦（6.8%，0.9%）に比べともに有意に多かった（$p < 0.001$）．

以上をまとめると，GDM/DM妊婦では過期産は少ないが，巨大児またはHeavy for dates児が多く，帝王切開術による分娩が多い．また，

表2 新診断基準における4群でのインスリン感受性ならびに抵抗性[7]

	Overt diabetes[a] n = 5	GDM[b] n = 20	New-GDM[c] n = 43	Non-GDM[d] n = 160	p値 < 0.05
AUC-PG	570.3 ± 75.8	471.6 ± 45.2	421.8 ± 37.9	358.0 ± 41.8	a vs b, c, d / b vs c, d / c vs d
AUC-IRI	105.3 ± 46.3	205.0 ± 114.4	180.1 ± 105.9	155.9 ± 101.9	NS
IRI peakが負荷後60分	0（0.0%）	1（5.0%）	9（20.9%）	62（38.8%）	a, b, c vs d
IRI peakが負荷後120分以降	5（100%）	11（55.0%）	17（39.5%）	35（21.9%）	a vs c, d / b, c vs d
II	0.22 ± 0.11	0.67 ± 0.43	0.77 ± 0.40	1.00 ± 0.70	a vs b, c, d
II < 0.4	5（100%）	6（30.0%）	8（18.6%）	23（14.4%）	a vs b, c, d
HOMA-IR	2.08 ± 0.93	2.29 ± 2.04	1.75 ± 1.64	1.37 ± 1.25	a, b vs d
HOMA-IR > 2.5	2（40.0%）	8（40.0%）	10（23.3%）	17（10.6%）	b, c vs d
QUICKI	0.35 ± 0.03	0.37 ± 0.07	0.37 ± 0.04	0.39 ± 0.05	a, b, c vs d

GDM; gestational diabetes mellitus　　II; insulinogenic index,
　　（traditional GDM group），　　HOMA-IR; homeostasis model assessment for insulin resistance,
AUC; area under curve,　　QUICKI; quantitative insulin sensitivity check index,
IRI; immunoreactive insulin,　　NS; no significance
PG; plasma glucose,

表3 母体年齢ならびに母体非妊時BMIに基づくGDMならびにDM合併妊娠のリスク[6]

母体非妊時BMI \ 母体年齢（歳）	-24	25-29	30-34	35-39	40-
-18.4	0.40 (0.22 - 0.72)	0.66 (0.46 - 0.94)	0.90 (0.67 - 1.22)	1.51 (1.11 - 2.06)	3.94 (2.68 - 5.80)
18.5-24.9	1.0 Reference	1.37 (1.08 - 1.73)	1.65 (1.32 - 2.07)	2.26 (1.80 - 2.82)	3.04 (2.35 - 3.93)
25.0-	5.65 (4.18 - 7.63)	8.24 (6.50 - 10.4)	9.64 (7.72 - 12.0)	12.0 (9.60 - 15.0)	15.1 (11.8 - 19.3)

BMI; body mass index（kg/m²）

妊娠高血圧症候群を合併しやすい.

②北大病院での検討から[6]

新基準に基づくOvert DM妊婦とGDM妊婦におけるインスリン分泌能・インスリン抵抗性を後方視的に検討した.

前述2.-②での228名において，インスリン分泌能を以下の4群で比較検討した（表2）. Overt DM妊婦5名，旧基準でも新基準でもGDMを有す妊婦（GDM群）20名，新基準でGDMを有す妊婦（新GDM群）43名，どちらでもGDMを有さない妊婦（非GDM群）160名.

周産期予後は，児出生時体重においてOvert DM妊婦で非GDM群に比べ有意に重かったが，GDM群と新GDM群と非GDM群の3群間では差がなかった.

GDM妊婦は高血糖に対しインスリン分泌能が過度に亢進していた. Overt DM妊婦ではGDM妊婦に比べインスリン分泌が少なくかつ遅いために高血糖状態が長いという特徴的なインスリン分泌パターンを示した. Overt DM妊婦ではGDM妊婦に比べInsulinogenic index（II）は有意に低値であり，インスリン分泌のピークが負荷後120分以降であった頻度は有意に高かった. GDM妊婦ではインスリン分泌が維持されていた. Homeostasis model assessment for insulin resistance（HOMA-IR）からは，Overt DM妊婦とGDM妊婦とのインスリン抵抗性は同程度であることが推測された.

すなわち，Overt DM妊婦ではインスリン分泌能の障害と高いインスリン抵抗性を認めた. 一方，GDM妊婦ではインスリン分泌能は維持されているが，高いインスリン抵抗性を認めた.

4. 糖代謝異常妊婦の発症予測

①日産婦DBの検討から[5]

前述の3.①と同様の138,530名において後方視的に検討した（表3）. 留意点も前述の通りである.

3,667名（2.6%）がGDM/DM妊婦であった. GDM/DM妊婦の頻度は，母体年齢が上昇するにつれ上昇し，20歳未満を1.0とするとRelative risk（RR）は35〜39歳では5.1, 40歳以上では7.3であった. また, 母体妊娠前BMIが上昇するにつれ上昇し, BMI 18.5未満を1.0とするとRRはBMI 25以上30未満では8.2, BMI 30以上では15.6であった. さらにGDM/DM妊婦は，経産婦（3.3%）では初産婦（2.1%）より高率であった（$p < 0.01$）.

したがって, 妊娠前過体重を認める高齢の経産婦では, 耐糖能異常を認めやすい. したがって, 妊娠前過体重がOvert DMまたはGDMの発症予知の参考になるかもしれない. また, 妊娠前過体重を認めるOvert DMまたはGDM妊婦ではインスリン抵抗性が強い.

②北大病院での検討結果から

北大病院で2002〜2006年に分娩した日本人単胎妊婦1,038名のうち, 妊娠前BMIが不明だった28名を除外した1,016名のうち, 妊娠

24〜28週に施行した50gGCTで負荷後60分での血糖値≧140mg/dLだった228名に75gOGTTを施行し，新基準を用いて診断した．なお，除外した28名全例が50gGCT陰性であった．1,016名のうち妊娠前BMI≧25だった妊婦では50gGCT陽性率は39.6％で妊娠前BMI＜25だった妊婦での19.8％より高率であった（$p < 0.001$）．GCT陽性妊婦228名において，妊娠前BMIの上昇に伴いOvert DM/GDMの発症率は上昇し，妊娠前BMI≧25だった妊婦では41.5％で，妊娠前BMI＜25だった妊婦での26.3％より高率であった（$p = 0.040$）．また，Overt DM/GDM妊婦68名において，妊娠前BMIの上昇に伴いHOMA-IR≧2.5の頻度は有意に上昇し，BMI≧25だった妊婦では54.5％で，BMI＜25未満だった妊婦での17.4％より高率であった（$p = 0.020$）．

すなわち，妊娠前過体重を認める高齢の経産婦では，耐糖能異常を認めやすい．したがって，妊娠前過体重がOvert DM/GDMの発症予知の参考になるかもしれない．また，妊娠前過体重を認めるOvert DM/GDM妊婦ではインスリン抵抗性が強い．

文献

1) International Association of Diabetes and Pregnancy Study Groups Consensus Panel: International Association of Diabetes and Pregnancy Study Groups Recommendations on the diagnosis and classification of hyperglycemia in pregnancy. Diabetes Care 33: 676-682, 2010.
2) 産婦人科診療ガイドライン―産科編 2011．日本産科婦人科学会／日本産婦人科医会
3) Minakami H, et al: Japan Society of Obstetrics and Gynecology: Japan Association of Obstetricians and Gynecologists. Guidelines for obstetrical practice in Japan: Japan Society of Obstetrics and Gynecology (JSOG) and Japan Association of Obstetricians and Gynecologists (JAOG) 2011 edition. J Obstet Gynaecol Res 37: 1174-1197, 2011.
4) Morikawa M, et al: Change in the number of patients after the adoption of IADPSG criteria for hyperglycemia during pregnancy in Japanese women. Diabetes Res Clin Pract 90: 339-342, 2010.
5) Morikawa M, et al: Prevalence of hyperglycemia during pregnancy according to maternal age and pre-pregnancy body mass index in Japan, 2007-2009. Int J Gynaecol Obstet 118: 198-201, 2012.
6) Morikawa M, et al: Characteristics of insulin secretion patterns in Japanese women with overt diabetes and gestational diabetes defined according to the International Association of Diabetes and Pregnancy Study Groups criteria. J Obstet Gynaecol Res 38: 220-225, 2012.
7) 妊婦の糖尿病診断基準ならびに管理検討小委員会．栄養代謝問題委員会報告糖代謝異常妊婦とくに妊娠糖尿病の診断に関する指針（案）．日産婦誌 36: 2055-2058, 1984.

4 新旧GDM診断基準による臨床像の変化

1. はじめに

2009年6月イタリアのソレントで開催された5th The International Association of the Diabetes and Pregnancy Study Groups (IADPSG) 会議でHyperglycemia and Adverse Pregnancy Outcome (HAPO) Study[1] のデータを元に，世界統一の妊娠糖尿病 gestational diabetes mellitus (GDM) 診断基準が提唱された[2].

これに並行してわが国でも日本糖尿病・妊娠学会を中心に改訂作業を行い，関係学会である日本産科婦人科学会，日本糖尿病学会とも協議し，IADPSD案に準拠した新しい妊娠糖尿病の診断基準を制定[3,4]し，2010年4月からその運用を開始した.

GDMの管理目標には次の3つがある.
① 今回の妊娠中の母児周産期合併症を減少させること
② GDM母体が将来，糖尿病やメタボリックシンドロームになるのを予防すること
③ GDM母体から生まれた児が将来，糖尿病やメタボリックシンドロームになるのを予防すること

本稿では，新診断基準採用による頻度の変化およびこれら3目標に対する影響等につき解説する.

2. GDM診断基準の変更

新旧GDM診断基準を**表1**に示す[3-5]．新診断基準制定に到った背景や診断基準の詳細は別稿で解説されているが，今回改訂の新しいGDM診断基準の大きな変更点は，① 75gOGTTのカットオフ値が変更され，1ポイント以上陽性であればGDMと診断されるようになったこと，② 妊娠時に診断された明らかな糖尿病 (overt diabetes in pregnancy) の概念が取り入れられたことの2点である.

表1 新旧妊娠糖尿病（GDM）診断基準

1. 旧GDM診断基準
定義：妊娠中に発症あるいは初めて発見された耐糖能異常

75gOGTTによるGDMの診断基準

静脈血漿ブドウ糖値 (mg/dl)	
空腹時値	≧ 100
負荷後1時間値	≧ 180
負荷後2時間値	≧ 150

＊以上のうち2つ以上をみたすもの

2. 新GDM診断基準
定義：妊娠中にはじめて発見または発症した糖尿病にいたっていない糖代謝異常である．
妊娠時に診断された明らかな糖尿病（overt diabetes in pregnancy）は含めない．

75gOGTTによるGDMの診断基準

静脈血漿ブドウ糖値 (mg/dl)	
空腹時値	≧ 92
負荷後1時間値	≧ 180
負荷後2時間値	≧ 153

＊以上のうち1つ以上をみたすもの

3. 診断基準変更に伴うGDM頻度の変化

変更内容のうち，特に診断のための75gOGTTカットオフ値の空腹時値が100mg/dlから92mg/dlへと下がったこと，また旧診断基準では2ポイント以上陽性であることが必要であったが，1ポイント以上陽性であればGDMとされるようになったことにより，大幅な頻度増加が推測される.

今回は以前に共同研究した「妊娠糖尿病のスクリーニングに関する多施設共同研究」(JAGS trial)[6]を使用し，その頻度の変化を検討した．本研究では，2,839妊婦を対象に，4,070回の

75gOGTT を施行し，最もよいスクリーニング法を検討するため，各種 GDM スクリーニングが陽性であれ陰性であれ全例に 75gOGTT を施行した．その結果は，表2[6]に示す如くであり，全妊婦に 75gOGTT を施行した場合の旧診断基準によるわが国の GDM の頻度は 2.92％であった．また，妊娠時期による発見率も表2に示したとおりであり，わが国では妊娠初期に発見される GDM の頻度が高いのが特色であった．

JAGS trial のデータを新 GDM 診断基準に当てはめて新 GDM の頻度を計算すると 12.08％になり 4.1 倍に増加した[7]（表3）．これに，pre-existing diabetes と妊娠時に診断された明らかな糖尿病を加えると，約 15％の妊婦が耐糖能異常と診断されることになる．しかし，本研究は全例に 75gOGTT した場合の頻度であるため，日常診療でスクリーニング陽性例に 75gOGTT を施行した場合の GDM 頻度はそれより若干低下し，数施設からの報告では 8〜9％である．

その他に使用できるデータベースの日本産科婦人科学会の周産期データベースで検討すると旧 GDM＋糖尿病の頻度は 1.58％から 3.31％に倍増している（表4）[8]．わが国では年間約 110 万人の出生があり，本データベースはその中の 5〜8 万人の集計であるが，耐糖能異常合併妊娠が増加していることは間違いない．

JAGS trial のデータで妊娠中期診断例に限って検討すると，空腹時基準値が 100mg/dl から 92mg/dl に下がることにより 52 例増加する．1時間値はカットオフ値の変化はないが 1 ポイント陽性でも GDM と診断されるため 37 例増加する．2 時間値は 150mg/dl から 153mg/dl に上昇するが，1 ポイント陽性でも GDM と診断されるため 69 例増加する．そして，最終的には GDM 合計 158 増加し（表5），GDM の頻度の変化は 50 例/2436 例（2.1％）から 208 例/2436 例（8.5％）となり，4 倍に増加する．

表2　JAGS Trial における旧 GDM の頻度[6]

のべスクリーニング数	4,070 例
患者数	2,839 例
GDM 数	83 例
GDM の頻度	2.92％

妊娠初期スクリーニング数	1,751 例
GDM 数	44 例
GDM の頻度	2.51％

妊娠中期スクリーニング数 （初期スクリーニングを受けた群）	1,231 例
GDM 数	12 例
GDM の頻度	0.97％

妊娠初期スクリーニング数 （初期スクリーニングを受けていない群）	1,088 例
GDM 数	27 例
GDM の頻度	2.48％

表3　診断基準変更による GDM 数の変化[7]
対象：GDM スクリーニングに関する多施設共同研究（JAGS trial）
・参加施設：全国 22 施設，およびその関連病院
・のべスクリーニング数：4,070 回
・患者数：2,839 名

	旧診断基準	新診断基準
GDM 数	83 例	343 例
GDM の頻度	2.92％	12.08％

表4　日本産科婦人科学会周産期登録による耐糖能異常の頻度（旧診断基準）[8]

	例数	GDM・糖尿病数	頻度（％）
2001 年	51,496	814	1.58
2002 年	60,761	994	1.64
2003 年	58,118	1,049	1.80
2004 年	54,110	1,082	2.00
2005 年	56,671	1,088	1.92
2006 年	63,899	1,282	2.01
2007 年	63,899	1,398	2.19
2008 年	70,082	1,621	2.31
2009 年	76,113	1,984	2.61
2010 年	83,383	2,762	3.31

表5　診断基準変更に伴う妊娠中期診断 GDM の増加数

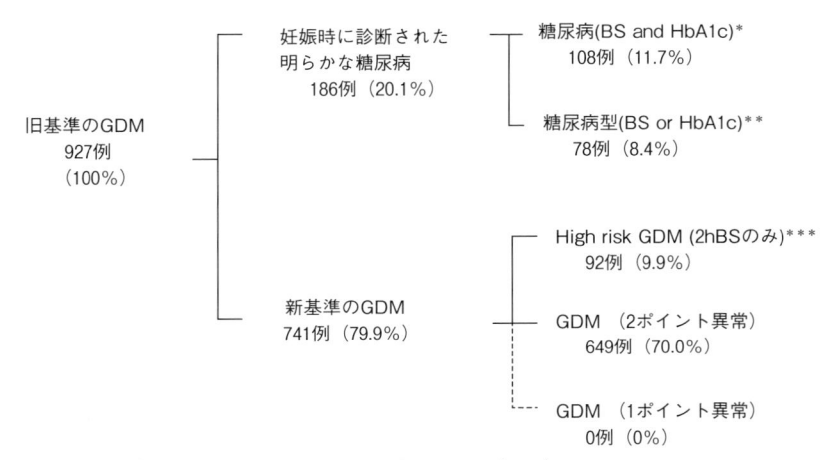

旧基準→新基準	空腹時値のみ	1時間値のみ	2時間値のみ	GDM 総数
1ポイント陽性→GDM	18（1）	37（4）	69（3）	124（8）
正常→GDM	34（4）	0	0	34（4）
計	52（5）	37（4）	69（3）	158（12）

（　）内に増加した合併症数を示す．

```
                        ┌ 妊娠時に診断された   ┌ 糖尿病(BS and HbA1c)*
                        │ 明らかな糖尿病         108例（11.7%）
                        │ 186例（20.1%）       │
旧基準のGDM ────────────┤                    └ 糖尿病型(BS or HbA1c)**
927例                   │                      78例（8.4%）
（100%）                │
                        │                    ┌ High risk GDM (2hBSのみ)***
                        │                    │ 92例（9.9%）
                        │ 新基準のGDM          │
                        └ 741例（79.9%）─────┤ GDM（2ポイント異常）
                                             │ 649例（70.0%）
                                             │
                                             └ GDM（1ポイント異常）
                                               0例（0%）
```

* 糖尿病：① FBS ≧ 126mg/dl および HbA1c（JDS）≧ 6.1%，
　　　　　② 75gOGTT 2時間値 ≧ 200mg/dl および HbA1c（JDS）≧ 6.1%
** 糖尿病型：HbA1c（JDS）≧ 6.1%
*** high risk GDM：75gOGTT 2時間値 ≧ 200mg/dl で HbA1c（JDS）< 6.1%

図1　新旧 GDM 診断基準の対比（日本糖尿病・妊娠学会による多施設調査）[10]

4．周産期合併症の頻度の変化

　この JAGS trial データによる GDM 妊娠中期診断例のうち，診断基準変更により GDM と診断され新たに増加した GDM の中に含まれる合併症につき検討したところ，GDM に特徴的な巨大児，新生児低血糖，高ビリルビン血症，呼吸障害などの合併症が 7.6% の割合で含まれていることが判明した[9]．

　その詳細をみると，空腹時異常で増加した 52 例中呼吸障害 1 例，4695g の巨大児（合併症なし）1 例，1898g の light for date 児＋無呼吸発作で新生児搬送 1 例，右陰嚢水腫＋左停留睾丸 1 例，高ビリルビン血症 1 例がみられた．1 時間値異常で増加した 37 例の中には，先天奇形 1 例，呼吸障害 2 例，新生児低血糖＋高ビリルビン血症 1 例が存在した．2 時間値異常で増加した 69 例の中には，4020g の巨大児 1 例（先天奇形あり），2412g（38 週）の light for date 児 1 例，呼吸障害 1 例がみられた[9]．

5．旧 GDM は新分類を使用するとどのような分布になるか？

　多施設共同研究で集計した 927 例の分析では，旧 GDM は新診断基準では 20.1% が妊娠時に診断された明らかな糖尿病，79.9% が GDM（その内の 9.9% が high risk GDM）となる（図1）[10]．このフォローアップを行い糖尿病への移行率を見ると high risk GDM では，やはり GDM よりも短期間で糖尿病に移行しており（図2）[10]，厳重管理，厳重フォローアップの必要性を認める．

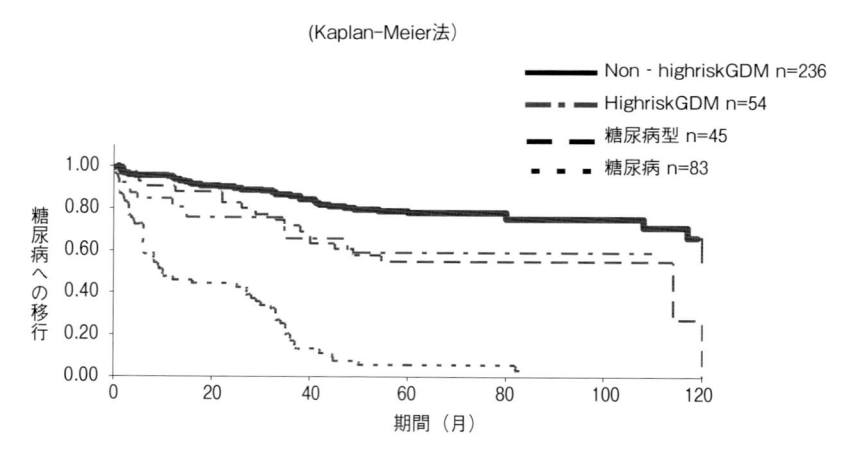

図2 各種耐糖能異常と糖尿病への移行[10]

6. おわりに

　診断基準変更により，全妊婦に75gOGTT した場合，GDM の頻度は4.1倍増加し，12.08％になる．これに妊娠時に診断された明らかな糖尿病および pre-existing diabetes を加えると，約15％が耐糖能異常妊婦ということになる．一方，日常臨床でスクリーニング陽性者に75gOGTT を実施した場合には，GDM の頻度はやや減少し7～9％になるが，いずれにしても約10％の妊婦は何らかの耐糖能異常を有する時代になったといえる．

　耐容能異常妊婦が増すことは，臨床上大変であるが，妊娠そのものが耐糖能異常発見のための天与の負荷試験になっており，非妊娠時には発見できない軽度の耐糖能異常を発見できるチャンスということができる．また，新診断基準により旧基準時代よりさらに軽度の耐糖能異常妊婦を抽出できるようになった．そして，この新たに診断された GDM の中には7.6％の割合で，糖尿病合併妊娠に特徴的な周産期合併症が含まれることが判明した．従って，新 GDM 診断基準を使用し，全妊婦に対し妊娠初期，中期の2回スクリーニングを行い，耐糖能異常の診断のついた妊婦に治療介入していくことは，前述した GDM の管理3目標達成のためにも意義あることと考える．今後は，上記3目標に対するコストパフォーマンスに関する検討も必要になると考えられる． 〈☞3章[2]〉

文　献

1) HAPO Study Cooperative Research Group: Hyperglycemia and adverse pregnancy outcomes. N Engl J Med 358: 1991-2002, 2008.
2) International Association of Diabetes and Pregnancy Study Groups Recommendations on the Diagnosis and Classification of Hyperglycemia in Pregnancy, Diabetes Care 33: 676-682, 2010.
3) 妊娠糖尿病診断基準検討委員会：妊娠糖尿病診断基準変更に関する委員会報告．糖尿病と妊娠 10：21, 2010.
4) 糖尿病診断基準に関する調査検討委員会：糖尿病の分類と診断基準に関する委員会報告．糖尿病 53：450-467, 2010.
5) 妊婦耐糖能異常の診断と管理に関する検討小委員会：周産期委員会報告（妊娠糖尿病について）．日産婦誌 47：609-610, 1995.
6) 杉山　隆，他：妊娠糖尿病のスクリーニングに関する多施設共同研究報告．糖尿病と妊娠 6: 7-12, 2006.
7) 日下秀人，他：JAGS trial による新基準 GDM スクリーニング法に関する検討．日本産科婦人科栄養・代謝研究会誌 17: 24, 2011.
8) 平松祐司：妊娠糖尿病の疫学．最新臨床糖尿病学　下．日本臨床増刊 70S：90-93, 2012.
9) 増本由美，他：新しい妊娠糖尿病診断基準採用による妊娠糖尿病の頻度と周産期予後への影響．糖尿病と妊娠 10: 88-91, 2010.
10) 中林正雄，他：多施設における妊娠糖尿病の新しい診断基準を用いた臨床統計．糖尿病と妊娠 11：85-92, 2011.

4章

糖代謝異常妊娠の合併症

1 母体合併症

A. 妊娠高血圧症候群（PIH）

1 臨床的側面より

1. PIHの病因―最近の考え方

妊娠高血圧症候群（PIH）のうち妊娠高血圧腎症（preeclampsia；PE）は全妊婦の2～8%に合併し周産期予後を不良にする疾患である．そのリスク因子として従来より遺伝，免疫因子と母体のメタボリック因子（肥満，BMI＞25，多胎，糖尿病，腎疾患，高血圧，膠原病，妊娠中体重増加）があげられており，最近では表2のような考え方が報告されている．

病態別では，妊娠32週以前（諸外国では34週）に発症する早発型（early onset）は全体の20%を占め，妊娠32週以降に発症する遅発型（late onset）は残り80%を占めるが，これらはそれぞれ発症因子が異なると考えられている．

①早発型

胎盤原性であり胎盤重量が小さく，子宮内胎児発育遅延（FGR）の合併，胎盤の虚血性変化を伴い，antiangiogenic factor（sFlt, sEng）の増加が早期に，しかも大量出現するため，第1～2三半期でのsFlt1/PlGF比が発症予知に臨床上有用（sensitivity: 87%，specificity: 97%）とされている．

また母体心機能障害（心拍出量：COの低下，末梢血管抵抗増加，心収縮力低下，BNP増加）を伴い，副交感神経機能の早期からのwithdrawが見られるとされる．そしてその予防法としては胎盤形成前（妊娠16週以前）か

表1 用語の定義

妊娠高血圧腎症（PE, preeclampsia）：妊娠20週以降に初めて高血圧が発症し，かつ蛋白尿を伴うもので，分娩後12週までに正常に復する場合．
妊娠高血圧症候群（PIH, pregnancy induced hypertension）：妊娠20週以降，分娩後12週までに高血圧がみられる場合，または高血圧に蛋白尿を伴う場合のいずれかで，かつこれらの症状が単なる妊娠の偶発合併症によるものではない．
妊娠高血圧（GH, gestational hypertension）：妊娠20週以降に初めて高血圧が発症し，分娩後12週までに正常に復する場合．

表2 PIHの病因―最近の考え方

- 胎児側 extravillous trophoblast（EVT）と母体即脱落膜間の免疫異常
- 妊娠10～12週でのOxgen swith の遅滞による長期低酸素状態の持続による hypoxia-inducible factor-1α（HIF1α）の増加に伴う TGFβの増加
- らせん動脈内皮細胞の epihtelial type から endothelial type への移行（pseudovasculogenesis）の障害にともなう胎盤局所の低酸素虚血再還流障害と，これによる酸化ストレス増加
- endothelin（ET1），angiotensin receptor 1 autoantibody（AT1-AA）増加
- 局所 angiogenic factor である vascular endothelial growth factor（VEGF）の増加に対する胎児側自己防御機構としての soluble Fms-like tyrosine kinase-1（SFlt1），soluble endoglin（sEng）の増加と主に胎盤で産生される placental growth factor（PLGF）の減少
- 絨毛間腔の虚血による syncitial knot の増加
- 狭小化したらせん動脈から流出される高速血流の物理的刺激による debris が syncytiotrophoblast microparticles（STMPs）として母体血中に入り，IL6，TNFαを産生，母体全身性炎症と血管内皮障害を誘発し，母体症状（高血圧，蛋白尿）を来たすこと

らの低用量アスピリン（LDA）療法の有効性が報告されている[1]．

②遅発型

母体原性であり高齢，肥満，糖尿病（DM），慢性高血圧症を合併していることが多い．胎盤重量，児体重は正常であり，胎盤所見に乏しく，インスリン抵抗性，耐糖能低下，妊娠後期にはアディポネクチン増加を認めることが多い．循環動態は高心拍出量，低末梢血管抵抗である．

そしてその予防法として体重増加防止の指導，食事療法，血糖調節など母体メタボリック因子の改善による発症予防が求められている．したがって母体糖代謝異常は，主に遅発型妊娠高血圧症候群の発症に影響してくると考えられる．

2. 肥満，BMI，C-peptide，血糖値とPEの関係

①これまでの考え方

母体の肥満は母体合併症として高血圧症，妊娠糖尿病を，また胎児，新生児の合併症として胎内死亡，奇形，巨大児，肩甲難産などを引き起こすとされている．これまでにPEはインスリン抵抗性の増加[2,3]やBMIの増加[4]との関連，さらには妊娠前からのインスリン抵抗性とPEとの関係が示唆されている．また母体BMIで補正された妊娠糖尿病（GDM）とPEの関係についても報告されているが，これにはインスリン抵抗性は含まれていない[5-7]．さらに，GDMの診断に至らない軽度の耐糖能異常とPEとの関連も明らかでなく，血糖，BMI，インスリン抵抗性とPEとの関連を総合的に評価されるものでなかった．

②HAPO study（2008）[8]

妊娠24～32週に75gOGTTを15施設で施行された25,505の妊婦を対象に一次予後として児体重（＞90％ tile），帝王切開，新生児低血糖，臍帯血中C-peptide（＞90％ tile），二次予後として早産（＜37週），肩甲難産，分娩時外傷，ICU入院，高ビリルビン血症，PEの合併をみて，GDMの診断に至らない軽度の耐糖能異常

（FBS＜105mg/dl，75gOGTTの2時間値＜200mg/dl）でも75GTTの1時間値，2時間値，FBS値と直線的にこれら合併症が増加することが報告された．

③HAPO studyのサブ解析（2010）

HAPOスタディ[8]のサブ解析によって，母体血糖値とは独立して母体BMIが胎児の過剰発育（＞90％ tile），皮下脂肪（＞90％ tile），帝王切開率の増加，臍帯血C-peptide（＞90％ tile）やPEを増加させ，特に母体インスリン感受性を反映する空腹時C-peptideやBMIがPEのオッズ比を1.28と1.60と増加させるが，血糖値（空腹時，1時間，2時間値）のPE発症のオッズ比はそれぞれ1.08，1.19，1.21とそれほど高くなかったと報告している[9,10]．

すなわち，母体空腹時C-peptide，BMIを解析に加えて血糖とPEとの関連について検討したところ，C-peptideの増加はBMI，血糖で補正してもPEの独立した予知因子であり，BMIとC-peptideの増加とともにPEの発症は増加するが，血糖値はBMI，C-peptideで補正すると両者の関連が減少すること，さらに，BMIの増加に伴い早産が減少することも報告された（表3）[9,10]．ただし，この統計では，BMIはOGTTが施行された妊娠24～32週のものであって妊娠前BMI，妊娠中の体重増加は加味されていない．またGHや慢性高血圧症は除外されている．

④HAPO studyのサブ解析（2012）

その後のHAPO studyの報告では，新基準に基づく妊娠糖尿病（GDM）と妊娠24～32週における肥満（BMI＞33kg/m²）と妊娠予後，すなわち児体重増加（＞90％ tile），臍帯C-peptide，帝王切開率，PE，児脂肪率，肩甲難産について検討したところ，表4のごとく母体GDMと肥満はそれぞれ独立して妊娠予後と関連していることが明らかとなった[11]．

すなわち，肥満，非GDM妊婦では非肥満，GDM妊婦に比較してPEのオッズ比が3.91 vs 1.74と高くなる．肥満妊婦ではインスリン抵抗性が増加し，GDMを合併すると考えられるが，

表3 母体BMI，インスリン抵抗性と妊娠高血圧腎症（PE）[9, 10]

Relationship between maternal BMI and preeclampsia

BMI (kg/m^2)	N	#	%	Model I OR	95% CI	Model II OR	95% CI	Model III*OR	95% CI
<= 23.2	3,917	81	2.1	1.00		1.00		1.00	
23.2-26.7	7,136	205	2.9	1.33	(1.02-1.73)	1.34	(1.03-1.75)	1.23	(0.94-1.62)
26.8-30.5	5,684	273	4.8	2.06	(1.60-2.67)	2.13	(1.63-2.77)	1.75	(1.33-2.30)
30.6-33.6	2,378	195	8.2	3.47	(2.64-4.56)	3.60	(2.72-4.78)	2.61	(1.94-3.52)
33.7-68.3	1,552	188	12.1	5.17	(3.92-6.82)	5.38	(4.02-7.18)	3.52	(2.58-4.80)
38.4-44.0	539	126	23.4	10.00	(7.34-13.64)	10.17	(7.33-14.11)	5.94	(4.17-8.46)
> 44.0	158	48	30.4	14.11	(9.26-21.50)	14.50	(9.29-22.65)	8.35	(5.22-13.36)
Continuous**	21,364	1,116	5.2	1.82	(1.72-1.92)	1.83	(1.73-1.95)	1.60	(1.50-1.71)

Relationship between maternal fasting C-peptide and preeclampsia

fasting C-peptide (ug/L)	N	#	%	Model I OR	95% CI	Model II OR	95% CI	Model III* OR	95% CI
<= 1.2	4,546	79	1.7	1.00		1.00		1.00	
1.3-1.7	6,648	230	3.5	1.88	(1.45-2.45)	1.54	(1.18-2.01)	1.49	(1.14-1.95)
1.8-2.3	5,297	259	4.9	2.54	(1.93-3.30)	1.71	(1.31-2.24)	1.61	(1.22-2.12)
2.4-2.8	2,299	169	7.4	3.82	(2.89-5.65)	2.14	(1.59-2.88)	1.97	(1.45-2.67)
2.9-3.7	1,631	209	12.8	6.44	(4.89-8.48)	3.07	(2.28-4.149)	2.76	(2.02-3.78)
3.8-4.7	525	113	21.5	11.09	(8.51-16.06)	4.34	(3.05-6.19)	3.77	(2.59-5.49)
>= 4.8	195	33	16.9	9.39	(6.00-14.71)	3.66	(2.23-5.99)	3.08	(1.84-5.16)
Continuous*	21,141	1092	5.2	1.61**	(1.53,1.69)	1.32**	(1.25,1.40)	1.28**	(1.20,1.36)

表4 GDM，肥満と妊娠予後との関係[11]

	%	OR		%	OR
児体重増加			妊娠高血圧腎症		
GDM，肥満（−）	7.8	1.0	GDM，肥満（−）	3.5	1.0
GDMのみ	14.4	2.19	GDMのみ	5.9	1.74
肥満のみ	12.4	1.73	肥満のみ	13.3	3.91
両方	21.7	3.62	両方	20.1	5.98
臍帯C-peptide			児脂肪率		
GDM，肥満（−）	6.2	1.0	GDM，肥満（−）	8.0	1.0
GDMのみ	16.0	2.49	GDMのみ	14.2	1.98
肥満のみ	11.0	1.77	肥満のみ	12.6	1.65
両方	22.4	3.61	両方	24.1	3.69
帝王切開			肩甲難産		
GDM，肥満（−）	16.1	1.0	GDM，肥満（−）	1.2	1.0
GDMのみ	23.1	1.25	GDMのみ	1.5	1.14
肥満のみ	23.0	1.51	肥満のみ	1.4	1.03
両方	28.7	1.71	両方	2.8	1.84

肥満とGDMの両者を合併すると，さらにPE発症のオッズ比5.98と増加することから，肥満妊婦ではインスリン抵抗性の他にも炎症などの関与が考えられるとされている[11]．

そしてこれら軽症のGDMに対してインスリン治療が必要なものが8～20％存在し，これらに通常の血糖管理などの妊婦管理を行うことによって児体重増加やPEの発症を減少させることが可能とされている[12,13]．〈☞1章④B〉

⑤肥満との関係

従来から血糖の増加とともに早産が増加する[8]のに対し，血糖値と独立してBMIの増加とともに早産の減少[4]，帝王切開の増加[14]が報告されており，その機序は不明であるが，インスリン抵抗性や母体肥満を予防することによって母児合併症の減少も期待できる．

近年，肥満が増加しており，米国では体重増加や肥満が妊娠適齢期の60％を占めるとされ，妊娠前BMIの増加が5～7kg/m^{2}ごとにPEの頻度が倍増することも報告[15]されており，母体肥満はPE発症の強い因子と考えられる．

そして肥満がPEの発症リスクを3倍にすることが報告され，肥満のみならず正常範囲内でもBMIの増加とともにPE発症が増加し，その成因として脂肪が重要とされ，一酸化窒素合成酵素（NOS）の自然拮抗物質であるasymmetric dimethylarginine（ADMA）の増加が指摘されている[16]．PEにおけるADMAの増加の原因として胎盤での代謝酵素であるDDAH（dimethylarginine dimethylaminohydrolase）活性の低下，虚血，低酸素，炎症，インスリン抵抗性，腎クリアランスの低下が示唆されている．

脂肪からは主にレプチンとアディポネクチンが産生されるが，肥満妊婦はレプチン抵抗性であり，レプチンの増加とインスリン抵抗性が相関し，レプチンの増加は交感神経を刺激し高血圧を来たすとされる．しかしPE（特に早発型）におけるレプチン増加は，主に胎盤から産生されると考えられている．

一方，後にPE（特に遅発型）を発症するものでは妊娠9～21週におけるADMAが増加し[17]，第1三半期におけるアディポネクチン低下とHOMA-IRの増加を認めるとされている[18]．また肥満妊婦ではVEGFが増加するとされるが，妊娠中期PIGF（胎盤成長因子）は減少する．

一方，蛋白尿を伴わない妊娠高血圧（GH）との関係をみると，妊娠前BMIと軽度耐糖能異常（50gGCTにて135～199mg/dlかつFBS＜95mg/dl）における未治療群の妊娠予後との関係について検討した報告では，母体妊娠前BMIはOGTT値とは独立して妊娠高血圧の発症，児体重の増加，児脂肪率と正の関係のあることが報告されている．また，妊娠前BMI高値症例での食事療法，生活習慣の改善で妊娠高血圧を減少させる可能性も示唆されている[19]．

これらPEおよびGH発症例では将来の2型糖尿病，高血圧，心疾患などのメタボリック疾患の発症率が増加するとされているため，分娩後も長期にわたる栄養管理と予防対策が必要となる．

⑥自検例

6548名の妊婦を対象にした自験成績を紹介する．

BMI（15～20，20～25，25以上）別にみた妊娠経過に伴う血圧（MAP；mean arterial blood pressure）の変化はBMIの高いものほど妊娠初期から妊娠期間を通して高く（**図1**），PEの発症率も，26/1848名：1.4％，40/1748名：2.2％，18/295名：6.1％とBMI＞25で有意に高くなった．

一方，妊娠24～28週に50gGCTにてスクリーニングした75gOGTT正常群と，75gOGTTにて1ポイント以上の異常を認めたGDM群におけるPE発症率は88/4400（2％）と4/125（3.2％）となり有意差は認めなかった．

以上のことからPE発症には耐糖能異常よりもBMI，インスリン抵抗性の関与が強く，BMIの増加は妊娠初期から妊娠期間を通じて血圧上昇，さらにはPE発症に関与しているものと考えられる．

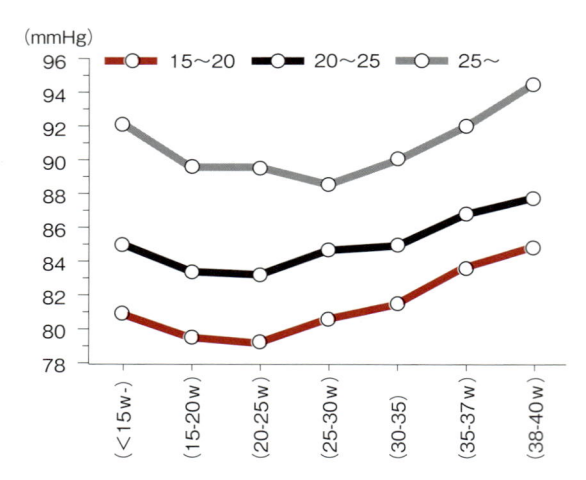

図1 BMI別 MAP (mean arterial blood pressure) 値の推移

文 献

1) Roberge S, et al: Early administration of low-dose aspirin for the prevention of severe and mild preeclampsia: a systemic review and meta-analysis. Am J Perinatol 29: 551-556, 2012.
2) Seely EW, et al: Insulin resistance and its potential role in pregnancy induced hypertension. J Clin Endocrinol Metab 88: 2393-2398, 2003.
3) Moran C, et al: Increased insulin levels independent of gestational overweight in women with preeclampsia. Arch Med Res 37: 749-54, 2006.
4) Cnattingius S, et al: Prepregnancy weight and the risk of adverse pregnancy outcomes. N Engl J Med 338: 147-52, 1998.
5) Joffe GM, et al: CPEP study group.The relationship between abnormal glucose tolerance and hypertensive disorders of pregnancy in healthy nulliparous women. Am J Obstet Gynecol 179: 1032-1037, 1998.
6) Schmidt MI, et al: Gestational diabetes mellitus diagnosed with a 2hr 75GTT and adverse pregnancy outcomes. Diabetes Care 24: 1151-1155, 2001.
7) Yogev Y, et al: The association between preeclampsia and the severity of gestational diabetes: the impact of glycemic control. Am J Obstet Gynecol 191: 1655-1660, 2004.
8) HAPO study Cooperative Research Group. Hyperglycemia and Adverse Pregnancy Outcomes. N Eng J Med 358: 1991-2002, 2008.
9) HAPO study Cooperative Research Group: Associations with maternal body mass index. BJOG 117: 575-584, 2010.
10) HAPO study Cooperative Research Group: Hyperglycemia and Adverse Pregnancy Outcomes study: preeclampsia. Am J Obstet Gynecol 202: 255. e1-7, 2010.
11) HAPO study Cooperative Research Group. Hyperglycemia and Adverse Pregnancy Outcomes. associations of GDM and obesity with pregnancy outcome. Diabetes Care 35: 780-786, 2012.
12) Crowther CA, et al: Australian Carbohydrate intolerance study in pregnant women (ACHOIS) trial group. effect of treatment of gestational diabetes mellitus on pregnancy outcome. N Eng J Med 352: 2477-2486, 2005.
13) Landon MB, et al: NICH and HDMFMU network. A muticentaer, randomized trial of treatment foe mild gestational diabetes. N Eng J Med 361: 1339-1348, 2009.
14) Chu SY et al: Maternal obesity and risk of cesarean delivery: a meta-analysis. Obes Rev 8: 385-94, 2007.
15) O Breien TE, et al: Maternal body mass index and the risk of preeclampsia: a systematic review. Epidemiology 14: 368-374, 2003.
16) Roberts JM, et al: The role of Obesity in preeclampsia. Pregnancy hypertension 1: 6-16, 2011.
17) Powers RW, et al: Elevated asymmetric dimethyl-arginine concentrations precede clinical preeclampsia but not pregnancies with small for gestational age. Am J Obstet Gynecol 198: 112. e1-7, 2008.
18) D'Anna R, et al: Adiponectin and insulin resistance in early and late —onset preeclampsia. BJOG 113: 1264-9, 2006.
19) Stuebe AM, et al: Maternal BMI, glucose tolerance, and adverse pregnancy outcome. AM J Obstet Gynecol 207: 62. e1-7, 2012.

2 基礎研究の進歩

1. 妊娠中のインスリン抵抗性亢進

　インスリン抵抗性とは，正常の血中インスリンレベルで体内の血糖値を制御できなくなった状態を指している．肥満によりもたらされるさまざまな生理活性物質がインスリンシグナリングを阻害し，更に炎症や酸化ストレスも関与し，インスリン抵抗性は2型糖尿病やメタボリックシンドロームの病態の中心的役割を果たしている．周産期領域でも肥満妊婦におけるインスリン抵抗性亢進が妊娠糖尿病（GDM）や妊娠高血圧症候群（PIH）など妊娠中の様々な病態に関与することが知られている．

　胎児は発育に必要なエネルギーの大部分をグルコースに依存しており，胎児にグルコースを優先的に供給するため，妊娠の進行に伴い母体の代謝動態が変化しインスリン抵抗性が亢進し筋肉，脂肪細胞での糖取り込みが低下する．母体側のグルコース低下によるエネルギー不足は脂質の分解促進による遊離脂肪酸やグリセロール増加で補っている．妊娠中のインスリン抵抗性亢進の機序は，不明な点が多いが，胎盤から産生されるエストロゲン，プロゲステロン，ヒト胎盤性ラクトーゲン，ヒト胎盤性成長ホルモン，コルチゾールなどのホルモンはインスリン作用に拮抗する方向に働くことが知られており，特に胎盤性ラクトーゲンは，筋肉への糖取り込みを抑制し，脂質分解を促進する[1]．

　正常妊娠でインスリン抵抗性が亢進することを初めて報告したCatalanoらのグループはグルコースクランプ法を用いて評価した[2]．この方法は最も信頼性が高いと考えられているが，検査は非常に煩雑で実地臨床上は困難であることから，インスリン抵抗性（感受性）を評価するため，空腹時の血糖とインスリン値を用いたHOMA-IR，QUICKIや75gOGTTでの血糖，インスリン値で計算するIS$_{OGTT}$などが用いられている．われわれが検討した結果では正常妊婦に対して検討したインスリン抵抗性指標の中ではIS$_{OGTT}$が最も鋭敏であった[3]．これらの指標を用いた検討では，非妊娠時と比較してインスリン感受性は50〜70%低下すると考えられている．

2. 肥満，インスリン抵抗性と周産期疾患

　近年の研究により脂肪組織は最大の内分泌器官として知られるようになり，脂肪細胞から分泌されるアディポサイトカインは様々な病態に関与していることが知られている．肥満による内臓脂肪の蓄積によりアディポネクチン，レプチンなどのアディポサイトカイン分泌異常によるインスリン抵抗性が惹起され，高脂血症，高血圧，糖尿病などのメタボリックシンドロームの病態形成の基盤が形成される．さらに妊娠中は，胎児・胎盤系から産生される様々なホルモンや成長因子が加わり病態を修飾していると考えられる（図1）[4]．

　周産期合併症のリスクは，妊娠中の体重増加の程度とは発症率に有意な関連はなかったが，妊娠前body mass index（BMI）のやせ群では低出生体重児の頻度が増加するのに対して，肥満群ではGDM，PIHや帝王切開の頻度が有意に上昇していた[5]．prospective studyでも，PIH発症率が本態性高血圧群に続いて肥満群で高いことから[6]，肥満はGDMやPIH発症のリスク因子と考えられる．

3. インスリン抵抗性とアディポサイトカイン

　インスリン抵抗性に深く関与しているアディポサイトカインの動態に関するわれわれの検討では，非妊婦及び正常妊娠経過では，アディポネクチン及びレプチンに有意な変化はなかった[7-9]．また正常妊娠の肥満妊婦では，インスリン抵抗性亢進を認め，アディポネクチンは低値，レプチンは高値とアディポサイトカイン分泌異常を示した[3,7,10]．更にインスリン抵抗性指数（HOMA-IR）はアディポネクチンと正の相関，レプチンと負の相関を示した[3,7]．非妊娠時から妊娠経過中にかけてのアディポサイトカインには大きな変動がなかったことから，正

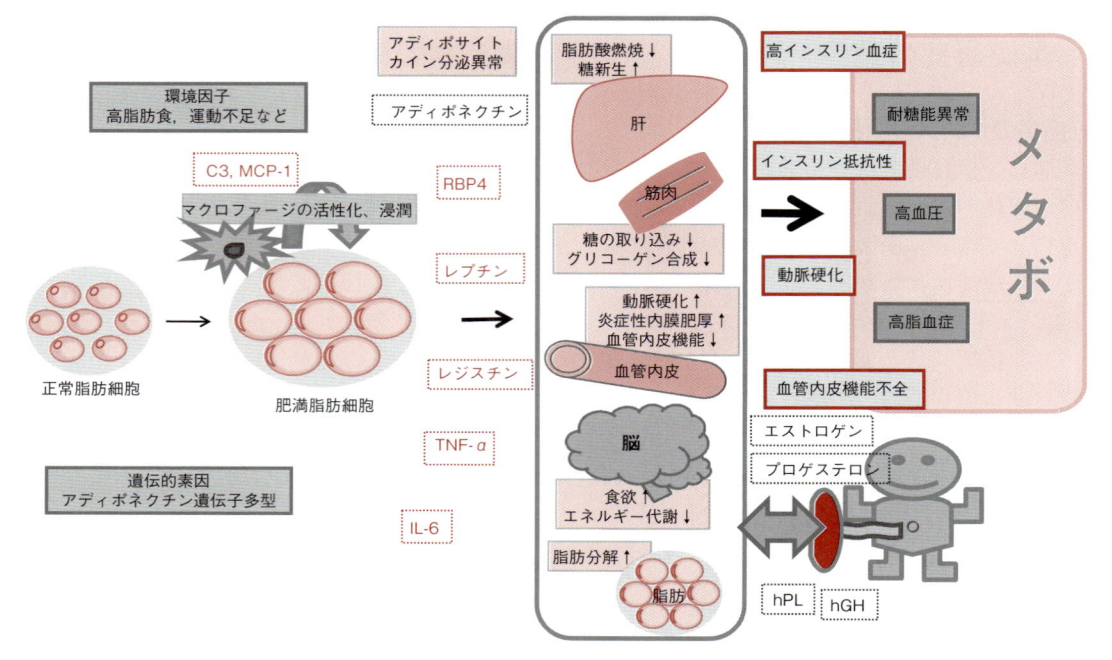

図1　メタボリックシンドロームにおけるアディポサイトカインの関与

常妊娠における生理的なインスリン抵抗性にアディポサイトカインの関与は少ないと考えられたが，正常妊娠肥満妊婦ではアディポサイトカイン分泌異常を認めインスリン抵抗性指標と相関を示し，アディポサイトカインは病的なインスリン抵抗性亢進に深く関与していると考えられる．

4．PIHにおけるインスリン抵抗性とアディポサイトカイン

PIHは全妊娠の5〜10％に発症し，周産期予後に関わる重要な病態である[11]．PIHの発症機序には，絨毛細胞の脱落膜，子宮筋層への侵入不全やらせん動脈の形成不全により胎盤局所の低酸素状態が惹起され，胎盤組織での様々な物質の産生異常をもたらし，特に血管新生因子産生の不均衡が母体血中の濃度に反映し全身の血管内皮に影響しPIH発症に深く関与している[12-15]．これまでにPIH発症に関与していると考えられている血管新生因子としては，vascular endothelial growth factor（VEGF），placenta growth factor（PlGF）とその拮抗因子でVEGFやPlGFと結合してその作用を抑制する可溶型受容体 soluble VEGF receptor（sFlt-1）や Transforming growth factor-βの作用を阻害する soluble endoglin などが知られている[12-15]．我々の検討した60例のPIH症例でも，年齢，BMI，経産回数，妊娠週数をマッチさせた対照群に比しPlGFの有意な減少とsFlt-1及びsEngの上昇を認め，血管新生因子との著しい不均衡を呈していた[14,15]．

次にPIHの病態へのアディポサイトカイン及びインスリン抵抗性の関与を検討するため，血清中のレプチンおよびアディポネクチンを測定した．PIH症例ではアディポネクチンとレプチン共に対照症例に比して有意に上昇していた[9,16]．PIHは，発症時期により重症度，胎児発育，胎盤所見など臨床的な相違があり，二つの異なる病態があるという報告があり，我々が検討した60例のPIH症例を早発型（19例）と遅発型（41例）に分け臨床症状を比較すると早発型で高血圧は重症であり胎児発育不全の頻度も高かった反面，BMIは遅発型で高く肥満妊婦が多い傾向を認めた．このため発症時期（早

発型，遅発型）で血管新生因子，アディポサイトカインの動態やインスリン抵抗性に相違があるのではないかと考え検討を行った．まず血管新生因子について検討したところ，遅発型特に肥満群では，胎盤由来の血管新生因子の不均衡が軽度で発症していた（図2）[17]．次にアディポサイトカインについて検討したところ，PIH症例では正常妊娠に比してアディポネクチンは遅発型で，レプチンは早発型及び遅発型の両群で有意に高かった[16,17]．体格別に非肥満及び肥満群で比較すると早発型では有意差はなかったが，遅発型肥満群で有意にアディポネクチンが低かった（図3）[16,17]．更にHOMA-IRの検討では，遅発型，特に肥満群でインスリン抵抗性が亢進していた（図4）[7]．遅発型PIH症例では発症前妊娠初期よりインスリン抵抗性の亢進を認めると報告されていることから，これが病態に深く関与していると考えられる[18]．

アディポネクチンが，PIH症例で上昇するのはなぜか，PIH発症肥満，非肥満妊婦で上昇に差があるのはなぜかという疑問に関して検討を行った．これまでに心保護作用を持つ心臓由来のホルモン brain natriuretic peptide（BNP）値は心疾患患者で上昇し，アディポネクチン値と正の相関を示すこと，PIH症例では，血清中のBNP値は上昇し心機能の悪化を反映しているといった報告[19,20]があることから，PIH症例におけるアディポネクチン上昇の機序にBNPが関与していないか検討を行った．PIH症例ではBNPが上昇し，アディポネクチンと正の相関を示し，PIH発症肥満，非肥満群それぞれでBNPと正の相関を示し，肥満群でBNPの上昇に比しアディポネクチンの上昇が少ない，即ち回帰直線の傾きに差を認めた．PIH症例におけ

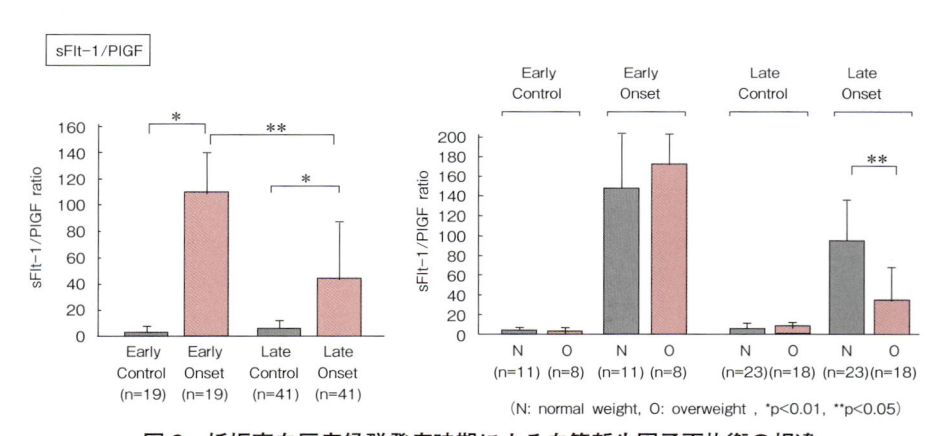

図2 妊娠高血圧症候群発症時期による血管新生因子不均衡の相違

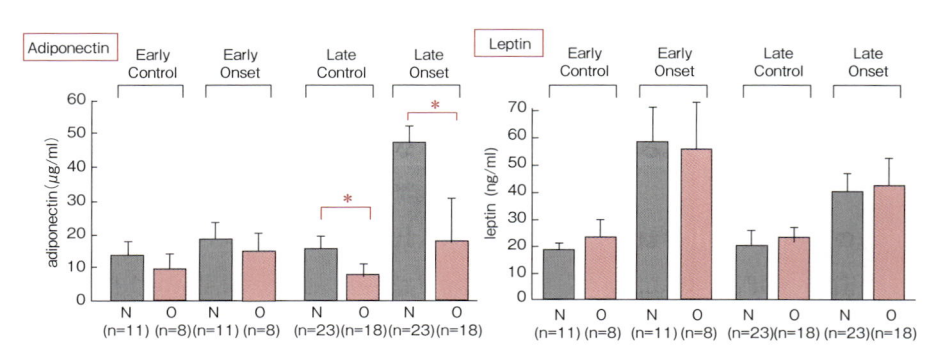

図3 妊娠高血圧症候群発症肥満，非肥満妊婦でのアディポサイトカインの相違

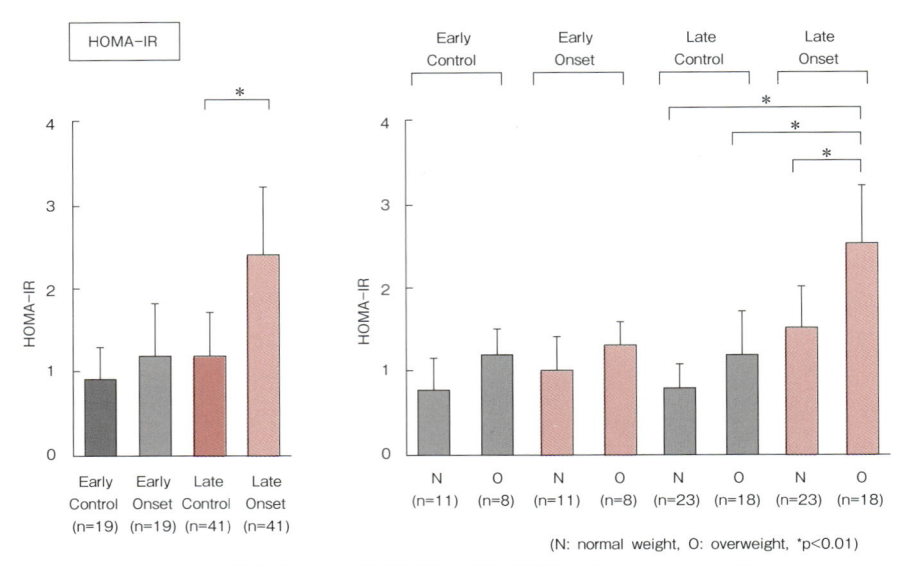

図4 正常妊娠および妊娠高血圧症候群のインスリン抵抗性

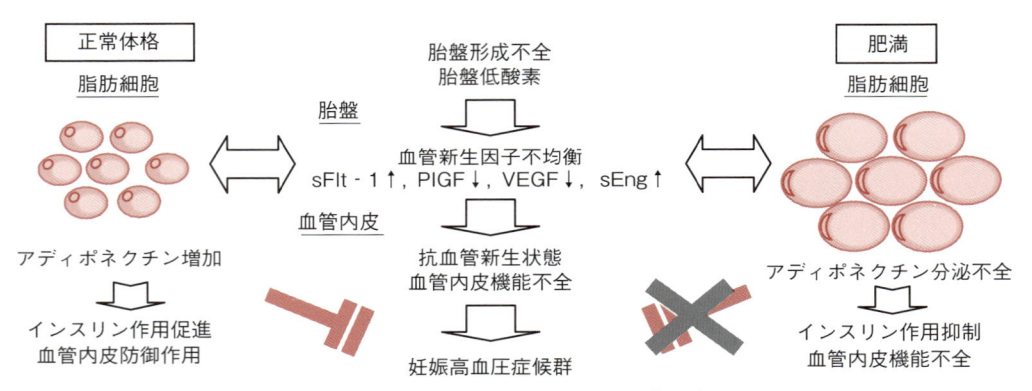

図5 肥満妊婦の妊娠高血圧症候群発症へのアディポネクチンの関与

るBNPは体格により差がないことから，このメカニズムを調べるためにヒト初代培養脂肪細胞を用いてBNPのアディポネクチン発現誘導効果を検討したところ，肥満女性由来の細胞で非肥満女性由来の細胞に比して誘導効果の減弱を認めた．肥満妊婦でのアディポネクチン分泌不全の一端を担っていると思われた[21]．

以上より，PIH晩発型，特に肥満群においてインスリン抵抗性は亢進しており，病態に深く関与していると考えられた．肥満妊婦において血中のアディポネクチン増加が相対的に少ないことから，インスリン抵抗性抑制作用や血管内皮防御作用が弱く，軽度の血管新生因子不均衡でPIH発症に至っていると考えられた（図5）．PIHは血管内皮障害が病態の本質であるが，早発型は胎盤由来因子が中心的な役割を果たしており，遅発型，特に肥満群ではインスリン抵抗性/メタボリックシンドローム的な背景が強いと思われた[17, 22]．

5．おわりに

妊娠中の生理的インスリン抵抗性亢進は胎児へのエネルギー供給の点からは合目的であるが，肥満などの母体の持っている様々な危険因子と重なるとGDMやPIHなど妊娠中の様々な病態に関与すると考えられる．肥満に伴うア

ディポサイトカイン分泌異常及びインスリン抵抗性亢進は，妊娠合併症の病態に深く関与していると思われ，妊娠前からの体重・栄養管理が重要と考えられる．

文献

1) Seely EW, et al: Insulin resistance and its potential role in pregnancy-induced hypertension. J Clin Endocrinol Metab 88: 2393-2398, 2003.
2) Catalano PM, et al: Longitudinal changes in insulin release and insulin resistance in nonobese pregnant women. Am J Obstet Gynecol 165: 1667-1672, 1991.
3) 洲脇尚子，他：妊娠時のインスリン抵抗性の評価．糖尿病と妊娠 6：676-679, 2006.
4) 増山 寿，他：アディポサイトカインとインスリン抵抗性．月刊糖尿病 3: 44-50, 2011.
5) Murakami M, et al: Prepregnancy body mass index as an important predictor of perinatal outcomes in Japanese. Arch Gynecol Obstet 271: 311-315, 2005.
6) Poston L, et al: Vitamins in Pre-eclampsia (VIP) Trial Consortium. Vitamin C and vitamin E in pregnant women at risk for pre-eclampsia (VIP trial): randomised placebo-controlled trial. Lancet 367: 1145-1154, 2006.
7) Masuyama H, et al: Retinol-binding protein 4 and insulin resistance in preeclampsia. Endocrine J 58: 47-53, 2011.
8) Nakatsukasa H, et al: Circulating Leptin and Angiogenic Factors in Preeclampsia Patients. Endocrine J 55: 565-573, 2008.
9) Suwaki N, et al: Hypo-adiponectinemia and circulating angiogenic factors in overweight patients complicated with preeclampsia. Am J Obstet Gynecol 195: 1687-1692, 2006.
10) 洲脇尚子，他：耐糖能異常や preeclampsia でのアディポサイトカインの動態と発症への関与．糖尿病と妊娠 8: 43-48, 2008.
11) Cunningham FG, et al: Hypertensive Disorders in Pregnancy. Williams Obstetrics. 21st ed, 568-573, McGraw-Hill, 2001.
12) Levine RJ, et al: Circulating angiogenic factors and the risk of preeclampsia. N Engl J Med 350: 672-683, 2004.
13) Hirokoshi K, et al: Increase of serum angiopoietin-2 during pregnancy is suppressed in women with preeclampsia. Am J Hypertens 18: 1181-1188, 2005.
14) Masuyama H, et al: Correlation between soluble endoglin, vascular endothelial growth factor receptor-1 and adipocytokines in preeclampsia. J Clin Endocrinol Metab 92: 2672-2679, 2007.
15) Masuyama H, et al: Circulating angiogenic factors in preeclampsia, gestational proteinuria, and preeclampsia superimposed on chronic glomerulonephritis. Am J Obstet Gynecol 194: 551-556, 2006.
16) Nakatsukasa H, et al: Circulating Leptin and Angiogenic Factors in Preeclampsia Patients. Endocrine J 55: 565-573, 2008.
17) Masuyama H, et al: Different profiles of circulating angiogenic factors and adipocytokines between early- and late-onset preeclampsia. BJOG 117: 314-320, 2010.
18) D'Anna R, et al: Adiponectin and insulin resistance in early- and late-onset preeclampsia. BJOG 113: 1264-1269, 2006.
19) Nakamura T, et al: Association of hyperadiponectinemia with severity of ventricular dysfunction in congestive heart failure. Circ J 70: 1557-1562, 2006.
20) Resnik JL, et al: Evaluation of B-type natriuretic peptide (BNP) levels in normal and preeclamptic women. Am J Obstet Gynecol 193: 450-454, 2005.
21) Masuyama H, et al: Potential interaction of brain natriuretic peptide with hyperadiponectinemia in preeclampsia. Am J Physiol Endocrinol Metab 302: E687-E693, 2012.
22) Steegers EA, et al: Pre-eclampsia. Lancet 376: 631-644, 2010.

B. 羊水過多，帝王切開

1. 羊水過多
① 羊水過多の定義

羊水量は妊娠週数によって大きく変動し，32週から34週で最大となる．しかし，2000ml（95%信頼区間）以上は稀であり羊水過多と定義される．日本産科婦人科学会[1]では「妊娠の時期を問わず羊水量が800mlを超える場合」としている．超音波断層法による診断では羊水ポケット，AFI（amniotic fluid index）を用いて行う．羊水ポケットは最大垂直深度が8cm以上[2]，AFIは25cm以上[3]を羊水過多と定義している．

② 発生頻度

羊水過多は正常妊婦の0.5～0.7%，妊娠糖尿病妊婦の2.0～2.1%に合併すると報告されている[4,5]が，Cousinsら[6]の論文の集計ではGDMで5.3%，White分類class B，Cで17.6%，Class D以上で18.6%と報告されている．一方，羊水過多の原因として，糖尿病が占める割合（表1）は14.7～26.3%と報告されている[2,7,8]．

③ 発生機序

羊水の産生は，妊娠初期は羊膜，絨毛膜，胎児皮膚からの滲出液が主体となっているが，妊娠17週頃より胎児尿が主体となる．胎児は妊娠10～12週にはすでに尿産生を開始しており，時間胎児尿生産率（hourly fetal urine production rate: HFUPR）は妊娠20週で5ml/時，妊娠30週で18ml/時，妊娠40週で51ml/時と妊娠の進行とともに増加する[9]．羊水量はこの胎児から産生される尿と肺胞液，胎児嚥下，卵膜を介する移動により規定されるが，糖代謝異常合併妊娠で羊水過多が起こる原因についてその詳細は不明である．

Smith & Lumbersら[10]はヒツジの実験で母体高血糖は胎盤を介して胎仔の血糖値を上昇させ，浸透圧利尿により胎仔尿生産量を増加させることを報告した．糖尿病合併妊娠ではHFUPRの増加を認めるとの報告[11]がある．一方，糖尿病合併妊娠でのHFUPRは正常範囲であり，羊水過多の原因は母体間の水分交換の不均衡によるものと結論し，胎児高血糖と胎児多尿との関連性に関して否定的な報告[12]もあり，見解は一致していない．Yasuhiら[13]は糖尿病合併妊娠におけるHFUPRの日内変動を検討し

表1　羊水過多の頻度と原因[10]

報告	Murray (1964)	Jacoby & Charles (1966)	Queenan & Gadow (1970)	Hill et al (1987)[8]	Mazor et al (1996)[9]
患者数	128,042	60,591	86,301	9,189	4,211
羊水過多	846	156	358	102	210
頻度	1/151	1/388	1/240	1/108	1/20
原因（胎児奇形）	21.8%	26.9%	20.0%	12.7%	32.3%
（糖尿病）	21.8%	26.3%	24.6%	14.7%	21.0%
（双胎）	6.0%	8.0%	8.4%	4.9%	
（Rh不適合）		2.6%	11.5%	1.0%	
・急性			1.5%		
・特発性	50.4%	36.2%	34%	66.7%	
（早期産）		25.6%		21.6%	5.0%

表2　正常群と糖尿病群とのHFUPRの比較[15]

	正常群	糖尿病群	Mann-Whitney test
症例数 （うちインスリン治療例）	14	17 (12)	
母体年齢	31.3 ± 4.6	32.4 ± 3.7	N.S
検査時週数	35.9 ± 2.6	36.0 ± 2.3	N.S
羊水インデックス（cm）	17.4 ± 4.2	22.6 ± 6.1	p<0.02
母体血糖値（mg/dl） 　空腹時 　朝食後2時間	 75.7 ± 5.1 100.2 ± 6.8	 83.8 ± 9.8 117.5 ± 23.8	 p < 0.01 p < 0.01
HFUPR（ml/時） 　空腹時 　朝食後2時間	 30.2 ± 11.7 41.5 ± 19.8	 42.2 ± 23.6 47.4 ± 21.6	 p < 0.03 N.S
分娩時妊娠週数	39.2 ± 1.7	39.0 ± 1.0	N.S
出生体重	2803 ± 257	3245 ± 493	p<0.01
Heavy-for-date	0	3（17.6％）	

ている．それによると糖尿病合併妊娠では正常妊娠と比較して，母体空腹時のHFUPRが有意に高値であった．糖尿病合併妊娠における羊水量の増加には母体空腹時の胎児尿生産量の亢進が関与している可能性を示唆した（表2）．

羊水の糖濃度との関連を示唆する報告もある．羊水の糖濃度が増加すると羊水浸透圧が高くなり羊水過多を引き起こす．Weissら[14]は糖尿病合併妊婦の羊水の糖濃度は正常妊娠と比較し42〜67％増加し，1型糖尿病合併妊婦では77〜106％増加すると報告している．一方，非糖尿病羊水過多合併妊婦の羊水の糖濃度は正常妊婦と変わらなかった．Spellacyら[15]も同様の報告をしており，糖尿病合併妊婦の羊水の糖濃度と臍帯静脈血糖値は母体の血糖値と関連しており，羊水の糖濃度は正常妊娠より高値であること示した．Dasheら[16]も糖尿病合併妊娠では羊水量と羊水の糖濃度には正の相関関係がある（図1）ことを示した．これらの報告は羊水過多と血糖管理の関連性を示すものと考えられる．

④羊水過多による産科合併症

羊水過多により引き起こされる産科合併症は

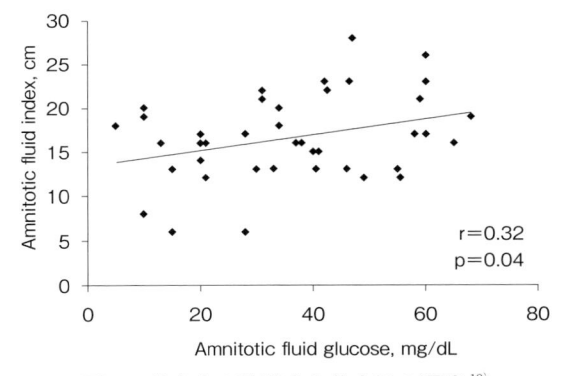

図1　羊水中の糖濃度と羊水量の関連[18]

早産，前期破水，胎位異常，微弱陣痛，臍帯脱出，常位胎盤早期剥離，分娩後の弛緩出血などがあげられる．一般的に羊水過多が重症であるほど周産期死亡率は高くなる．

Biggioら[17]は妊娠20週以上の羊水過多合併妊婦370人と羊水量正常の妊婦36,426人の周産期予後を比較検討している（表3）．羊水過多合併妊婦の周産期予後は正常妊婦と比較し有意に不良であるが，羊水過多合併妊婦のうち非糖尿病妊婦のほうが胎児形態異常が多く，糖尿病合併妊婦に比べ，有意に予後不良であった．

表3 羊水過多合併妊娠の周産期予後[19]

	Amnionic Fluid Index（AFI）			羊水過多群（n = 370）		
	羊水過多群 (n=370)	羊水量正常群 (n=36426)	p値	糖代謝異常群 (n=71)	糖代謝正常群 (n=299)	p値
〔周産期予後〕						
奇形	8.4%	0.3%	< 0.01	0	10.4%	.005
胎児発育遅延	3.8%	6.7%	0.3	0	4.7%	NS
異数倍数体	1/370	1/3643	.10	0/71	1/299	NS
死亡率	49/1000	14/1000	< 0.01	0/1000	60/1000	.03
〔母体予後〕						
帝王切開率	47%	16.4%	< 0.01	70%	42%	< 0.01
糖代謝異常合併率	19.5%	3.2%	< 0.01			

（NS：not significant）

帝王切開率は糖尿病合併羊水過多妊婦で有意に高くなっている．

⑤妊娠，分娩管理

前述のように，妊娠中の血糖コントロールは羊水量に影響を与える可能性がある[18]．Pedersen ら[19]は分娩前に短期間入院管理とし血糖コントロールを行った糖尿病合併妊婦と長期入院管理を行った妊婦とでは分娩時の羊水量に 500ml 以上の差を認めたと報告している．羊水過多を認めた場合は入院管理とし厳重な血糖管理を施行する必要があるかもしれない．

羊水過多そのものに対する治療としては血糖管理に加えて，早産予防のための安静入院，母体に呼吸困難など合併症を認めた場合は羊水除去，インドメサシン療法などがあげられる．分娩時の管理としては破水時の臍帯脱出，胎位異常に留意する．微弱陣痛の場合は分娩誘導を行う．分娩後は弛緩出血に注意する．

2．帝王切開

帝王切開率を正常妊婦と比較した報告[5,6,20-22]では正常妊婦の帝王切開率が 10.7 〜 18.9％であるのに対して糖尿病合併妊婦では 45.2％，妊娠糖尿病妊婦では 19.3 〜 30.9％と非常に高率であることが示されている．この理由として，糖代謝異常妊娠での母体合併症，特に妊娠高血圧症候群や巨大児などに伴う難産があげられる．

糖尿病性腎症など血管病変を伴う進行した糖尿病合併妊娠では高率に重症妊娠高血圧症候群，胎児胎盤機能不全，胎児発育不全を合併しやすいため産科的適応により人工早産となる可能性が高くなる．胎児適応では緊急帝王切開の場合が多いが，経腟分娩の場合でも早産のため頸管熟化が不十分であり，分娩誘導が成功せず帝王切開率がさらに上昇する傾向がある．血管病変のない糖尿病合併妊娠や妊娠糖尿病では巨大児の頻度が上昇し，帝王切開率が上昇する．

巨大児を理由とした選択的帝王切開の適応基準については，結論が出ていない．

Langer ら[23]は，耐糖能正常妊婦 74,000 人と耐糖能異常妊婦 1600 人の後方視的検討で，耐糖能正常妊婦に対する耐糖能異常妊婦の肩甲難産の相対的危険率は 5.9 であり，出生体重 4000g 未満で 2.6 倍，4000g 以上で 3.6 倍肩甲難産の頻度が高いと報告した．また出生体重 4250g をカットオフ値とすると帝王切開率を有意に増加させることなく糖尿病群の肩甲難産の約 80％を回避できると報告した．

この報告をもとに，Conway ら[24]は糖尿病合併妊娠で超音波による推定体重が 4250g 以

上の場合に選択的帝王切開，成長曲線の90th％以上であっても4250g未満である場合には陣痛誘導を行い，帝王切開率を有意に増加させることなく肩甲難産を減少させたと報告している．

米国産婦人科学会（The American College of Obstetricians and Gyne cologists; ACOG）のPractice Bulletin[25]では選択的帝王切開の適応基準を糖尿病合併妊婦では胎児推定体重4500g以上で検討してもよいとしている．

日本での基準は明確なものは存在しないが，耐糖能異常を合併している場合4000g以上で選択的帝王切開を検討するとの意見[26]がある．しかし推定体重で帝王切開の適応を考慮した場合，問題点がある．超音波断層法の推定体重の精度である．巨大児の場合，誤差比率は大きく，糖尿病合併妊娠では予測的中率は75〜85％にすぎない[27]．また巨大児と肩甲難産のリスクとの関連は明らかではあるが，巨大児すべてが肩甲難産になるわけでもない．

産婦人科診療ガイドライン[28]では巨大児の正確な診断は困難であることを十分に説明した上で，患者と相談して分娩方針を決定するとしている．また肩甲難産の危険因子として分娩の遷延，停止がある．巨大児が疑われる産婦が，特に分娩第2期で分娩遷延，停止となった場合は帝王切開を検討する必要がある．

文献

1) 日本産科婦人科学会編：産科婦人科用語解説集，金原出版，東京．
2) Hill LM, et al: Polyhydramnios: ultrasonically detected prevalence and neonatal outcome. Obstet Gynecol 69: 21,1987.
3) Moore TR, et al: The amniotic fluid index in normal human pregnancy. Am J Obstet Gynecol 162: 1168,1990.
4) Jacobson JD, et al: A population-based study of maternal and perinatal outcome in patients with gestational diabetes. Am J Obstet Gynecol 161: 981-986, 1989.
5) Goldman M, et al: Obstetric complications with GDM. Effects of maternal weight. Diabetes 40 (Suppl 2): 79-82, 1991.
6) Cousins L: Obstetric Complications. In Reece EA, Coustan DR ed, Diabetes mellitus in pregnancy, Churchill Livingstone, New York, 287-302, 1995.
7) Mazor M, et al: Polyhydramnios is an independent risk factor for perinatal mortality and intrapartum morbidity in preterm delivery. Eur J Obstet Gynecol Reprod Biol 70: 41-47, 1996.
8) 平松祐司：妊娠合併症．「妊娠と糖尿病」診療スタンダード．藤田富雄，他編．京都，金芳堂，p133-141, 2002.
9) Rabinowitz R, et al: Measurement of fetal urine production in normal pregnancy by real-time ultrasonography. Am J Obstet Gynecol 161: 1246, 1989.
10) Smith FG, et al: Effect of maternal hyperglycemia on fetal renal function in sheep. Am J Physiol 255: F11-4, 1988.
11) Kurjak A, et al: Ultrasonic assessment of fetal kidney function in normal and complicated pregnancies. Am J Obstet Gynecol 141: 266-70, 1981.
12) Wladimiroff JW, et al: Fetal urine production in a case of diabetes associated with polyhydraminios. Obstet Gynecol 46: 101-2, 1975.
13) Yasuhi I, et al: Hourly fetal urine production rate in the fasting and the postprandial state of normal and diabetic pregnant women. Obstet Gynecol 84: 64-8, 1994.
14) Weiss PA, et al: Amniotic fluid glucose values in normal and abnormal pregnancies. Obstet Gynecol 65: 333-9, 1985.
15) Spellacy WN, et al: Maternal, fetal and amniotic fluid levels of glucose, insulin and growth hormone. Obstet Gynecol 41: 323-31, 1973.
16) Dashe JS, et al: Correlation between amniotic fluid glucose concentration and amniotic fluid volume in pregnancy complicated by diabetes. Am J Obstet Gynecol 182: 901-4, 2000.
17) Biggio JR Jr, et al: Hydramnios prediction of adverse perinatal outcome. Obstet Gynecol 94: 773, 1999.
18) Vink JY, et al: Amniotic fluid index and birth weight: Is there a relationship in diabetics with poor glycemic control? Am J Obstet Gynecol 195: 848-50, 2006.
19) Pedersen J, et al: Hydramnios in diabetics: amount of amniotic fluid in relation to treatment. Acta Endocrinol 15: 333-41, 1954.
20) Hanson U, et al: Outcome of pregnancies complicated by type1 inslin-dependent diabetes in Sweden: acute pregnancy complications, neonatal mortality and morbidity. Am J Perinatol 10: 330-333, 1993.
21) Nordlander E, et al: Facters influencing neonatal mobidity in gestational dibetic pregnancy. Br J Obstet Gynecol 96: 671-678, 1989.
22) Suhonen L, et al: Hypertension and pre-eclampsia in women with gestational glucose intolerance. Acta Obstet Gynecol Scand 72: 269-272, 1993.

23) Langer O, et al: Shoulder dystosia: Should the fetus weighing greater than or equal 4000 grams be delivered by cesarean section? Am J Obstet Gynecol 165: 831-837, 1991.
24) Conway DL, et al: Elective delivery of Infants with macrosomia in diabetic women: reduced shoulder dystocia versus increased cesarean deliveries. Am J Obstet Gynecol 178: 922-925, 1998.
25) ACOG practice bulletin clinical management guidelines for obstetrician-gynecologists: shoulder dystocia. Number 40, November 2002. Obstet Gynecol 100: 1045-1050, 2002.
26) 高木耕一郎, 他：肥満妊婦と難産. 産科と婦人科 70: 865-869, 2003.
27) Berkus MD, et al: The large fetus. Clin Obstet Gynecol 42: 766-784, 1999.
28) 産婦人科診療ガイドライン, 産科編 2011, 日本産科婦人科学会.

C. 難産，肩甲難産

1. はじめに

　肩甲難産とは，頭位経腟分娩において児頭が娩出されたのち，児肩甲が自然にもしくは軽い牽引でも娩出されない状態をいう．客観的かつ明確な診断基準があるわけではなく，ほとんどの場合無意識に予防的体制で分娩進行に対応していると考えられる．そのため，頻度及び重症度について統計を取りにくいという側面がある．多くの場合は左右いずれかの肩甲は娩出され，もう一方が娩出困難となることが多い．経腟分娩の0.6〜1.4％に発生するとされ[1]，母体と胎児の双方に分娩傷害を引き起こす危険性のある疾患である．一度発生すれば，重篤な場合には児死亡にまで直結してしまう．予測不可能な状況なだけに，日頃から管理のシミュレーションを行っていることが，緊急時の対応を誤らせないことに繋がる．

　臨床的な危険因子として母体肥満，過期妊娠，肩甲難産・巨大児分娩既往，遷延分娩，機械分娩，促進分娩などが挙げられる．特に，肩甲難産の既往のある妊婦の発症率は一般妊婦の7倍になるとする報告[2]もあるため，詳細な既往妊娠分娩歴の把握が必要である．

　分娩前に肩甲難産を予知するための様々な評価法が試みられているが，一般的に予測は困難とされる[3,4]．このため，実際に肩甲難産が生じた際に迅速かつ的確な対応を要し，後述のようなシステマティックな対応で速やかな分娩を目指さなければならない（図1）．

2. 糖代謝異常と肩甲難産

　わが国における耐糖能異常合併妊婦からの巨大児頻度は7.1％とされ，コントロール群の約8倍である（旧定義による妊娠糖尿病および糖尿病合併妊婦）[5]．巨大児が肩甲難産の大きなリスクファクターとなることはよく知られているが，耐糖能異常合併妊娠では巨大児であるか

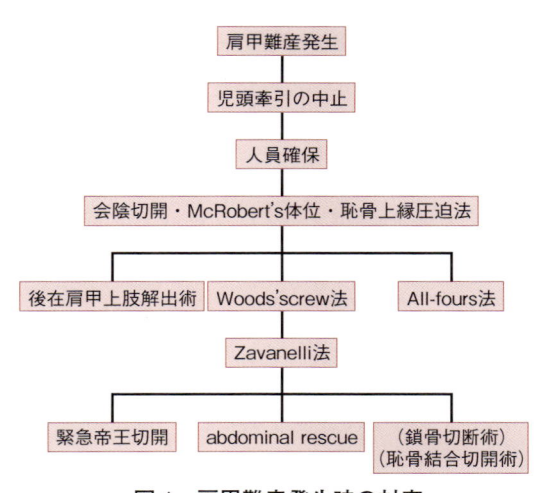

図1　肩甲難産発生時の対応

どうかに関わらず，肩甲難産を来しやすい[6]．2010年の本邦における妊娠糖尿病（GDM）の診断基準の変更によりGDMと診断される妊婦は約4倍に増加すると考えられるが，その多くは食事療法のみで対応可能と考えられる[7]．しかし，巨大児分娩がどの程度増えるかについては不明であり，新基準でGDMと診断された場合にも，肩甲難産の発生を念頭においた対応をすべきである．GDM妊婦において児の出生体重が4000g以上の症例では，非GDM妊婦の4000g未満の症例に比べて肩甲難産が16.4倍とする報告もあり[8]巨大児分娩が予測される妊娠糖尿病妊婦においては特に念頭に置かなければならない．

3. 新生児合併症

①低酸素症

　肩甲難産となった場合，4〜5分を超えても児の娩出がされない場合，低酸素症による児への障害が懸念される．児への障害は時間依存性にその重症度が上昇し，時に永続的な児へのダメージとなりうる．

②腕神経叢麻痺

　肩甲難産例の10％程度に生じる．腕神経叢麻痺は，上位型・下位型に分類されるが，最も頻度が高いタイプはC5-6を含んだErb-Duchene型である．分娩時の腕神経叢麻痺に

よる永続的な上肢運動障害は10%以下であるが，上肢解出には十分な注意が必要であり，無理な処置は避けるべきである．

③骨折

肩甲難産の15%程度に発生する．最も多い部位は鎖骨であり，上腕骨骨折は1%未満である．これら2つの骨折は簡単な固定術で治癒可能であり，長期的な合併症も残さない．

頸椎骨折・脱臼は極めて稀であるが，そのほとんどは無理な分娩時処置に関連し，児の生命に関わる重篤な合併症である．

4．母体合併症

産道裂傷が主たる母体合併症である．4度裂傷や会陰切開部の延長を主たる原因とした出血量の増加や，肛門括約筋の断裂による産褥排便障害などを生じる可能性がある．

5．肩甲難産発生時の管理

肩甲難産が発生した場合に，無理な児頭の牽引や用手回旋は効果がないばかりではなく，児への障害を引き起こす可能性が高く，禁忌である．クリステレル圧出法は子宮底部から恥骨方向への娩出力を増すので，後述の恥骨上縁圧迫とは全く異なることを理解しておくことが肝要である．クリステレル圧出法は一般的に禁忌とされ，新生児外傷の頻度を増やすとの報告がある．また，児頭を下方に強く圧迫することは腕神経叢麻痺の主たる原因であり，行ってはならない．肩甲難産と診断した際に最も肝要なことは，まず処置にあたる人員を確保し，後述の処置を行い易い環境を作ることである．

6．Primary maneuvers

肩甲難産発生時には，最初にprimary maneuversを試みる．

①会陰切開

児の予後，特に腕神経叢麻痺予防のためのルーチンの会陰切開は無効であるとする報告[9]や，3・4度の会陰裂傷を増加させるとする報告[9,10]があるが，後在肩甲を操作する際には，会陰切開を併用したほうがより手技を容易にさせるかもしれない．

②McRobert's体位（図2）

分娩介助者以外の2名が，母体の両下腿と膝背部を把持し，膝部を母体の頭側に引き付ける．可能であれば妊婦自身に同様の姿勢をとってもらうことも有用である．この体位により仙骨岬が平坦化し，後在肩甲が下降しやすくなる．分娩介助者は，児頭を軽く牽引し後続児肩甲部の解出を試みる．

③恥骨上縁圧迫法（図3）

助手が恥骨上部を用手的に圧迫し，前在肩甲を恥骨上縁より解除する方法である．Mc

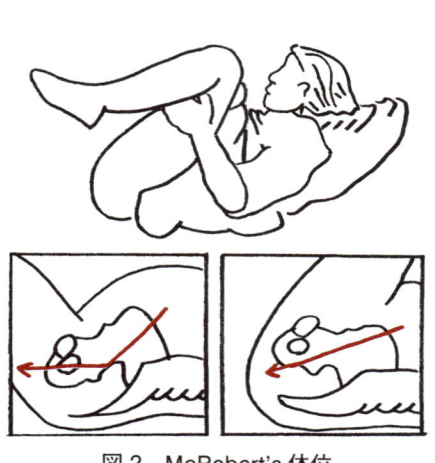

図2　McRobert's体位

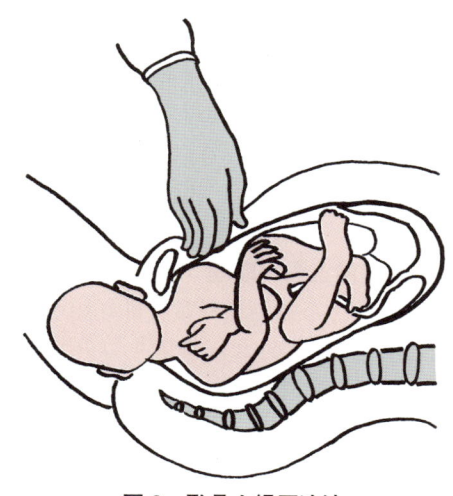

図3　恥骨上縁圧迫法

Robert's 体位と併用することで肩甲難産の約半数が娩出可能とされる[11]．コンピュータシミュレーションモデルでは，載石位のみの分娩と比較して恥骨上縁圧迫法を用いることで，腕神経叢への過度の伸展作用が軽減されることが示されている[12]．

7．Secondary maneuvers

上記①〜③を試みても児娩出に至らない場合には，Secondary maneuvers に移行し児娩出を図る．

①後在肩甲上肢解出術（図4）

非常に強固な肩甲難産で児の頭頸部が腟内に引き込まれるような状態（turtle sign）でない限り，児の後在肩甲は仙骨岬角よりも下降しているはずである．後在肩甲上肢解出術は，後在上肢肘部を下方に圧迫し，前腕の屈曲を促す．この手技により前腕を把持可能とし，前腕を児の顔を撫でるようにして娩出する．後在上肢が娩出されれば，理論的に肩部の横径は小さくなり，前在上肢の娩出も容易となる．

②Woods' screw 法（図5）

用手的に児を回旋し肩部の娩出を促す方法である．産道は曲がった円柱形を胎児が通過するので，ネジを回すかのごとく回旋させることに意義がある．第1頭位の場合には，まず後在肩甲（児の左肩）の前方に左手指を置き，術者からみて反時計方向に回旋させる．これにより後在肩甲が前方に移動する過程で，自然に恥骨結合を乗り越え娩出される．1回の手技で娩出されない場合には，新たに後在となった肩甲に対し同様の手技を行う．この際に児頭を用手的に回旋させることは危険であり，あくまで肩甲部の回旋に従って自然に回旋されるべきである．

③All-fours 法

いわゆる四つん這い法である．母体がこの体位をとることで，重力によって後在肩甲が下降することを促す[13]．有効な症例では軽い牽引で後在肩甲の娩出が可能であるが，肩甲難産が発生した際，可及的にこの体位を母体にとらせることは困難かもしれない．巨大児が疑われる場合や，肩甲難産既往がある妊婦に対しては，予めこの体位をとる可能性があることを伝えておいた方がよい．

④Zavanelli 法（図6）

緊急帝王切開による分娩を行うために，児頭を腟内に戻す方法である．児頭を屈位とし，児頭娩出までの逆の向きに回旋させて腟内に戻す．この手技が必要となる症例は極めて稀である．turtle sign を呈するような強固な両側肩甲

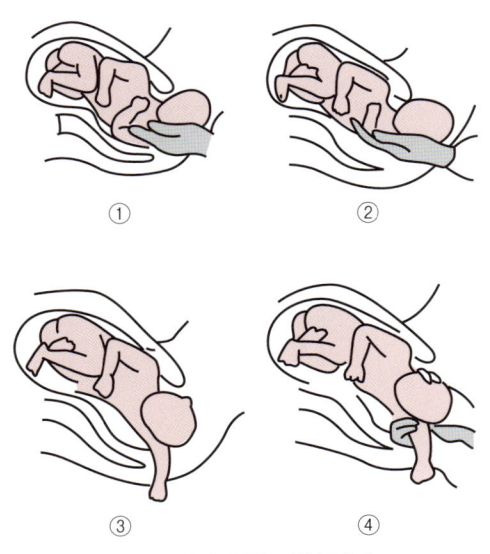

図4 後在肩甲上肢解出術

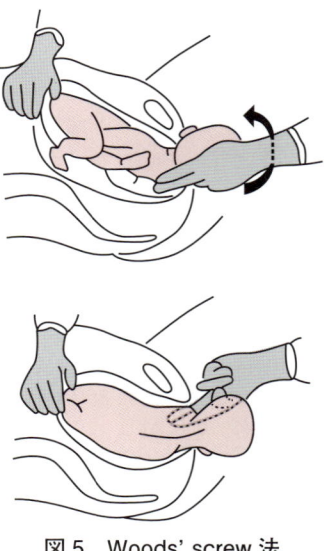

図5 Woods' screw 法

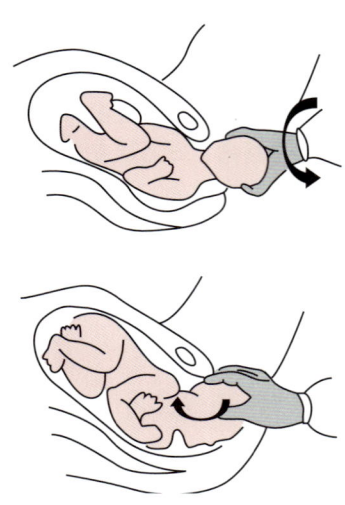

図6　Zavanelli法

　難産の場合には比較的容易に児頭を腟内に戻すことは可能であるが，そうでない場合には，ニトログリセリンなどを用いた緊急子宮弛緩，いわゆるrapid tocolysisが必要となることが多い．児頭を戻したのち速やかに胎児心拍モニタリングを行い，緊急帝王切開に移行する．高い成功率（91％）が認められるとする[14]が，合併症として，子宮破裂（5％），母体輸血（10％）などが報告されている[14,15]．本邦では多くの産科医は，この手技が必要となる症例に対面することはないと考えられるが，肩甲難産に対する最終手段として覚えておかなければならない．

⑤ その他
　児頭がZavanelli法にても腟内に戻せない状態での帝王切開（abdominal rescue），恥骨結合切開術（本邦では一般的ではない），鎖骨切断術（通常は児死亡が確認されている場合に選択される）など．

文献

1) American College of Obstetricians and Gynecologists: Clinical management guidelines for obstetrician-gynecologists. ACOG Practice Bulletin No. 40. Obstet Gynecol 100: 1045-1050, 2002.
2) Ouzounian JG, et al: Recurrent Shoulder Dystocia: Analysis of Incidence and Risk Factors. Am J Perinatol 29: 515-518, 2012.
3) Mazouni C, et al: Maternal and anthropomorphic risk factors for shoulder dystocia. Acta Obstet Gynecol Scand 85: 567-570, 2006.
4) Rouse DJ, et al: Prophylactic cesarean delivery for fetal macrosomia diagnosed by means of ultra sonography-A Faustian bargain? Am J Obstet Gynecol 181: 332-338, 1999.
5) 日下秀人, 他：糖代謝異常妊娠と正常妊娠における周産期事象の検討．糖代謝異常妊娠における中毒症発症の有無による比較も含めて．日本妊娠高血圧学会雑誌 12: 147-148, 2004.
6) McFarland MB, et al: Anthropometric differences in macrosomic infants of diabetic and nondiabetic mothers. J Matern Fetal Med 7: 292-295, 1998.
7) Minakami H, et al: Guidelines for obstetrical practice in Japan: Japan Society of Obstetrics and Gynecology (JSOG) and Japan Association of Obstetricians and Gynecologists (JAOG) 2011 edition. J Obstet Gynaecol Res 37: 1174-1197, 2011.
8) Esakoff TF, et al: The association between birthweight 4000 g or greater and perinatal outcomes in patients with and without gestational diabetes mellitus. Am J Obstet Gynecol 200: 672. e1-e4, 2009.
9) Amy E, et al: Is an episiotomy necessary with a shoulder dystocia? American Journal of Obstetrics and Gynecology 205: 217. e1-e3, 2011.
10) Gurewitsch ED, et al: Episiotomy versus fetal manipulation in managing severe shoulder dystocia: a comparison of outcomes. Am J Obstet Gynecol 191: 911-916, 2004.
11) Gherman RB, et al: The McRoberts' maneuver for the alleviation of shoulder dystocia: how successful is it? Am J Obstet Gynecol 176: 656-661, 1997.
12) Grimm MJ, et al: Effect of clinician-applied maneuvers on brachial plexus stretch during a shoulder dystocia event: investigation using a computer simulation model. Am J Obstet Gynecol 203: 339. e1-e5, 2010.
13) Bruner JP, et al: All-fours maneuver for reducing shoulder dystocia during labor. J Reprod Med 43: 439-443, 1998.
14) Sanberg EC: The Zavanelli maneuver: 12 years of recorded experience. Obstet Gynecol 93: 312-317, 1999.
15) Vaithilingam N, et al: Cephalic replacement for shoulder dystocia: three cases. BJOG 112: 674-675, 2005.

D. 糖尿病性ケトアシドーシス（DKA）

1. 糖尿病性ケトアシドーシス（DKA; diabetic ketoacidosis）

① ケトン体と糖尿病性ケトアシドーシス

　ケトン体はアセト酢酸，3-ヒドロキシ酪酸，アセトンの総称であり，これらは主に肝臓で作られる．中性脂肪はグリセロールと遊離脂肪酸に分解され，遊離脂肪酸は肝臓に取り込まれアシル CoA となり，ミトコンドリアに移行した後，β-酸化を受けアセチル CoA となる．アセチル CoA は HMG CoA を経てアセト酢酸に代謝される．アセト酢酸から非酵素的にアセトンが，NADH 存在下に 3-ヒドロキシ酪酸が生成される．アセトンは揮発性物質のため呼気より排出されアセトン臭を呈し，一部は尿に排泄される．アセト酢酸，3-ヒドロキシ酪酸は尿に排泄されるか血流を経て骨格筋，心筋などに取り込まれアセチル CoA となり，TCA サイクルで代謝される．

　通常状態ではグルコースをピルビン酸やオキサロ酢酸に解糖し，TCA サイクルを利用しエネルギーを得るが，絶食時や糖代謝異常状態では，ケトン体代謝によるエネルギー産生が優位になる．インスリン作用の低下，インスリン拮抗ホルモンの上昇は，中性脂肪の分解を亢進すると同時にケトン体産生の律速酵素を阻害する作用をもつ malonyl CoA の減少を引き起こし，ケトン体産生を促進する．ケトン体の産生が過剰となり血液の緩衝作用を凌駕した結果生じるアシドーシスと脱水が糖尿病性ケトアシドーシス（DKA; diabetic ketoacidosis）の本態である（図1）．

　DKA では，pH は血糖値と必ずしも相関せず，血糖値がそれほど高くない例も存在する．インスリン欠乏は Na-K ATPase 活性低下を起こし，カリウム欠乏を起こす．また，DKA ではナトリウムやリンの欠乏もある．DKA は1型糖尿病発症時の他，1型糖尿病患者がインスリン注射を中断した場合や重篤な全身性疾患の罹患を契機に発症することがほとんどであるが，2型糖尿病においても清涼飲料水多飲の際など

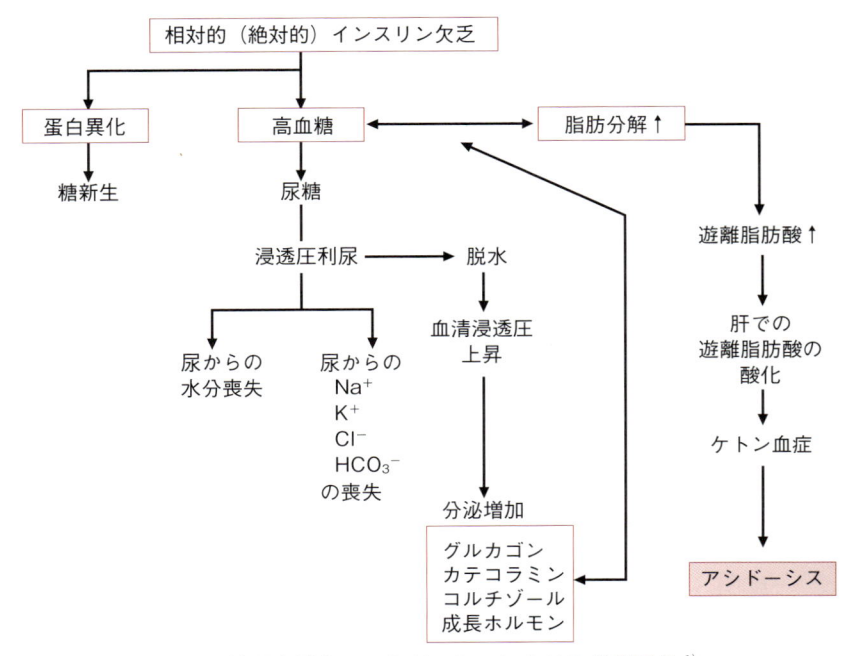

図1　糖尿病性ケトアシドーシスにおける代謝異常[1]

に起こすことがある（ソフトドリンクケトアシドーシス）．

②診断

症状／徴候として，意識障害，呼吸異常，消化器症状，脱水などがあり，呼気のアセトン臭，クスマウル大呼吸が特徴的である．検査結果では，尿中，血中のケトン体が高値となる．β-酸化が起こっている肝臓内のミトコンドリアではNADH濃度が上昇しているため，ケトアシドーシスでは3-ヒドロキシ酪酸がケトン体の主体となる．しかし，DKAにおけるケトン体の主成分である3-ヒドロキシ酪酸は，尿ケトンの測定に用いられているニトロプルシッド法（ケトスティックスなど）に反応しないため，尿ケトン陰性であるからといってケトーシスの存在を否定することはできないことに注意が必要である．DKAでは血中総ケトン体は3mmol/l以上，3-ヒドロキシ酪酸/アセト酢酸は3以上となる（表1）．

血清ナトリウムとクロールはほぼ正常から軽度低値で，カリウムは軽度高値を認めることが多い．血液ガス検査では重炭酸イオンとPCO_2，pHは低下を認める．

DKAの診断のみならず，DKAの誘因となる基礎疾患の診断も重要である．循環虚脱状態であるため発熱などの症状に乏しく，DKAにおいては白血球数も増加していることが多く，感染症を見逃すことがある．

2. 妊娠と糖尿病性ケトアシドーシス

妊娠中の糖尿病性ケトアシドーシスでは，母体にアシドーシスと高血糖・血管内脱水が生じている状態であり，胎児胎盤循環不全により胎児機能不全も生じ得る．

1991年から2001年にかけ，2025人の糖尿病合併妊婦を後ろ向きに調査した研究では，DKAを発症した患者は11人（1.2％）であり，少数ながら妊娠糖尿病でもDKAを発症すると報告されている[2]．

妊娠中は，胎盤ホルモンやコルチゾールの増加とアディポサイトカインの異常により，インスリン抵抗性が亢進する．このため，特に食後は高血糖になりやすく，その結果さらに糖利用が低下しケトーシスに至りやすい．一方空腹時は，胎児の糖消費のため低血糖傾向にあり，食事間隔が空くと，基質である糖の不足が原因となったケトーシスになりやすい．また，妊娠中は分時肺胞換気量が増加し呼吸性アルカローシスの状態になっており，尿からの重炭酸イオンの排泄が増加しているため，ケトン体などの酸性物質が増加した際の緩衝能力が低下しているとされている．

その他にも，妊娠中は嘔気や嘔吐，ストレス，切迫早産に対するβ_2刺激薬の投与などケトーシスを来しやすい要素を多く含んでいる．表2に妊娠中にDKAを発症する誘因を示す[3]．

妊娠中のDKAの最も深刻な合併症は，母体死亡及び子宮内胎児死亡（IUFD; intrauterine fetal death）である．近年は妊娠中の厳重な管理によって胎児死亡率は低下してきているとされている．それでもなお，母体死亡は4〜15％，IUFDは9〜35％に上るとされており[3]，母児ともに迅速的治療を要する．

IUFDの原因として，母体のケトアシドーシスや脱水による子宮血流の減少が胎児の低酸素を招くこと[4]，胎児の高血糖状態に伴う高イン

表1　糖尿病性ケトアシドーシスの診断

症状
口渇・多飲，多尿，消化器症状（嘔吐，腹痛），筋力低下，知覚異常，意識障害，脱水症状，呼吸異常（呼気のアセトン臭，クスマウル大呼吸）

検査所見	
高血糖	一般的には300mg/dl以上 妊娠時は150〜300mg/dlでも発症する
ケトン尿または高ケトン血症	尿ケトン陽性 血中総ケトン体：3mmol/l以上 3-ヒドロキシ酪酸/アセト酢酸：3以上
代謝性アシドーシス	一般的にはpH7.3未満（7.35以下とされる場合もある）
重炭酸イオン濃度	15mEq/l未満，anion gap上昇

表2 糖尿病合併妊娠における糖尿病性ケトアシドーシスの誘因[3]

- インスリン抵抗因子の産生（コルチゾール，hPLなど）
- 飢餓（胎児によるエネルギー消費）
- 嘔吐
- 感染（特に尿路感染）
- コンプライアンス不良
- 持続皮下インスリン注入療法（CSII）におけるインスリンポンプの不調
- β_2刺激薬（子宮収縮抑制剤）
- 管理不十分

スリン血症が胎児自身における酸化を亢進させ，酸素需要の増大を招くこと[5]などが考えられている．また，相対的にインスリンが低下している母体の高血糖状態と異なり，胎児は高インスリン血症の状態にあるため，低カリウム血症を来たしやすく，その結果心停止に至ったという報告もある[6]．胎児の予後は母体の重症度に依存すると考えられており，母体の血糖値がより高い方がアシドーシスの程度がより強い，DKA発症からの罹患時間の長い（DKAの診断が遅れるなど）ことが，IUFDのリスク因子と考えられている．その機序として，DKAの程度に依存して母体血中カテコラミン濃度が上昇すること，アシドーシス，脱水によって子宮循環血流が低下して，胎児の低酸素症を起こすためと考えられている[7]．DKA発症時には，頻回の胎児心拍モニターなどで胎児のwell-beingを評価することが必要となる．胎児の全身状態が悪化した場合，胎児の娩出時期を決定しなければならない．分娩や手術（帝王切開）はさらなる侵襲を伴うので，最悪の場合，母体死亡の可能性もある．したがって，母体の状態が安定した後，具体的には高度脱水やアシドーシスの改善を図ったのちに娩出させることが望ましいとされている．しかし，母体の状態の改善に伴い，胎児の状態も改善することが多いとされているため，分娩時期の決定にはこれらの要素を勘案する必要がある．

3. 糖尿病性ケトアシドーシスの治療

DKAの一般的な治療手順を**表3**に示す．
治療の中心は輸液とインスリン投与による脱水，高浸透圧及びアシドーシスの補正である．水分欠乏量は体重の5〜10%程度となるため，最初の2〜3時間で生理食塩水2〜3Lを補う．

表3 糖尿病性ケトアシドーシスの治療手順[8]

	初期（0〜4時間）	4〜8時間	8時間〜24時間
検査項目	1時間毎： 　血糖，K，pH，バイタルサイン 2時間毎〜適宜： 　ケトン体，Na，Cl，BUN，Cr	2時間毎： 　血糖，K，バイタルサイン 2時間毎〜適宜： 　ケトン体，Na，Cl，BUN，Cr，pH	2時間毎〜適宜： 　血糖，K，バイタルサイン 8時間毎〜適宜： 　ケトン体，Na，Cl，BUN，Cr，pH
補液速度	500〜1000ml/hr	250ml/hr	100〜200ml/hr
補液の種類	生理食塩水 生理食塩水でNa ≦ 155mEq/lとならないときは1/2生食	生理食塩水 血糖 < 300mg/dlとなれば5%ブドウ糖を含んだ輸液	3〜5%ブドウ糖を含んだ輸液
インスリン	（速効型インスリン0.2単位/体重kgを静注） 5〜10単位/hrをポンプで静脈内持続注入	減量して継続	減量して継続 経口摂取可能となれば皮下注射
カリウム補充	5mEq/l以下で10mEq/hr	3.5mEq/l以下で20mEq/hr	適宜
リン補充		2mg/dl以下で検討	
重炭酸補充	pH < 7.0で検討		

血清ナトリウム濃度が155mEq/l以上の時は1/2食塩水を投与し，血清ナトリウム濃度が低下すれば生理食塩水に戻す．

ケトン体合成の抑制のためにはインスリンの持続投与が必要であり，5〜10単位/時間程度をポンプにて持続静注する．急激な浸透圧低下は母体の脳浮腫を来す恐れがあるため血糖低下速度は1時間当たり100mg/dlを超えないようにインスリンを調整する．意識レベル低下が増悪すれば脳浮腫も疑い，頭部CTなどの検査を行う．血糖値が250〜300mg/dl程度になれば，輸液にブドウ糖を加える．

インスリン投与によりカリウム，リンは細胞内に移行するため血清カリウム値が5mEq/l未満となった頃より10mEq/時間程度のカリウムの補充を開始する．血清カリウムが3.5mEq/l未満となれば，20mEq/時間とする．リンの不足は赤血球中の2,3DPG（2,3-diphosphoglycerate）濃度の回復を遅延させるため血清リン濃度が2mg/dl以下となれば補充を開始する．重炭酸投与によるアシドーシスの補正については，pHが7未満程度の著しいアシドーシスの場合にのみ行う．その理由は，ケトアシドーシスでは解糖系の抑制のため赤血球中2,3DPGの濃度が低下しており，ヘモグロビンと酸素の解離が抑制されている．このような状態で急激にpHを補正すると酸素解離曲線が左方移動し組織の酸素供給が障害される．また，重炭酸投与により生じるHCO_3^-とCO_2では血液脳関門の通過性に差があり，かえって中枢神経系のアシドーシスを悪化させることがある（paradoxical acidosis）[8]．

4．劇症1型糖尿病
①劇症1型糖尿病とは

2000年に1型糖尿病の新しい亜型の1つである劇症1型糖尿病の概念が提唱された[9]．1型糖尿病の約90％は膵β細胞に対する細胞性免疫を基盤として発症する自己免疫性1型糖尿病（1A型糖尿病）であるが，劇症1型糖尿病は発症時に自己免疫の関与を証明できない特発性1型糖尿病（1B型糖尿病）に含まれる．本疾患は，糖尿病症状発現後の経過が急速で，超急性のケトアシドーシスで発症するため，初診時の随時血糖値が高値であるのに比し，HbA1c値は比較的低値を示し，発症時よりインスリン分泌が枯渇しているのが特徴である．また，妊娠との関連が指摘されており，診断基準の参考所見の1つにもあげられている．発症時，感冒様症状が1週間ほど前に先行することが比較的多いとされている．

劇症1型糖尿病の臨床的特徴として，①ケトアシドーシスを伴って急激に発症し診断までの有症状期間が短い（平均4±2日）．②膵β細胞関連自己抗体が陰性である．③血中膵外分泌酵素が上昇することを挙げている．スクリーニング基準を表4-A，診断基準を表4-Bに示す[10]．また，日本糖尿病学会劇症型糖尿病調査委員会による40施設801例の本邦1型糖尿病患者の解析では，上記特徴の他，劇症1型糖尿病は全て13歳以上の発症であり，地域特異性がないこと，妊娠に伴って発症する1型糖尿病は75％が劇症1型糖尿病であること，妊娠可能年齢で発症した女性劇症1型糖尿病の26.5％が妊娠に関連して発症していた（図2）[11]．一方，同じ年齢で発症した急性発症1型糖尿病では妊娠に関連した発症は1.2％であった．

②妊娠と劇症1型糖尿病

上述のように妊娠中に発症する1型糖尿病の多くは劇症1型糖尿病であるが，劇症1型糖尿病は，妊娠中に発症すると急激な進行のため診断，胎児の救命に苦慮する例が少なくない．妊娠に関連して発症した日本人劇症1型糖尿病22症例の報告では[12]，妊娠中の発症は18例であり，そのうち13人（72％）が妊娠後期の発症であった．また，残り4例は分娩後2週間以内に発症した．妊娠中に発症した18症例のうち，12症例（67％）がIUFDを来しており，これは1型糖尿病合併妊婦がDKAを発症した場合の胎児死亡率9〜35％と比較しても極めて不良である．IUFDを契機に発見された症例もある．胎児死亡例と生存例の比較では，死亡

表4-A　劇症1型糖尿病スクリーニング基準（2004）[10]

1. 糖尿病症状発現後1週間前後以内でケトーシスあるいはケトアシドーシスに陥る．
2. 初診時の（随時）血糖値が288mg/dl（16.0mmol/l）以上である．

表4-B　劇症1型糖尿病診断基準（2012）[10]

下記1〜3のすべての項目を満たすものを劇症1型糖尿病と診断する

1. 糖尿病症状発現後1週間前後以内でケトーシスあるいはケトアシドーシスに陥る（初診時尿ケトン体陽性，血中ケトン体上昇のいずれかを認める）．
2. 初診時の（随時）血糖値が288mg/dl（16.0mmol/l）以上であり，かつHbA1c値＜8.7%（NGSP）である*．
3. 発症時の尿中Cペプチド＜10μg/day，または，空腹時血清Cペプチド＜0.3ng/ml かつグルカゴン負荷後（または食後2時間）血清Cペプチド＜0.5ng/mlである．

*：劇症1型糖尿病発症前に耐糖能異常が存在した場合には必ずしもこの数字は該当しない．

参考所見

A) 原則としてGAD抗体などの膵島関連自己抗体は陰性である．
B) ケトーシスと診断されるまで原則として1週間以内であるが，1〜2週間の症例も存在する．
C) 約98%の症例で発症時に何らかの血中膵外分泌酵素（アミラーゼ，リパーゼ，エラスターゼ1など）が上昇している．
D) 約70%の症例で上気道炎症状（発熱，咽頭痛など），消化器症状（上腹部痛，悪心，嘔吐など）を認める．
E) 妊娠に関連して発症することがある．
F) HLA DRB1*04: 05-DQB1*04: 01 との関連が明らかにされている．

〔妊娠関連発症1型糖尿病〕
急性型 25.0%
劇症型 75.0%

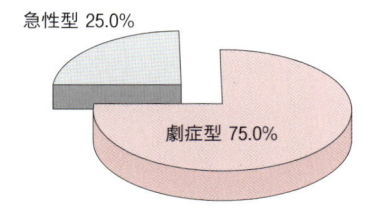

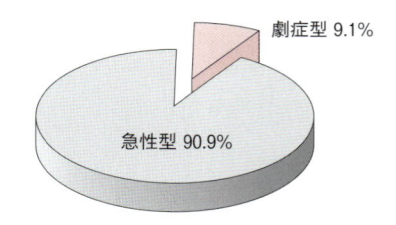

〔妊娠非関連発症1型糖尿病〕
劇症型 9.1%
急性型 90.9%

図2-A　妊娠関連発症および非妊娠関連発症1型糖尿病患者の病型と妊娠の関連[11]

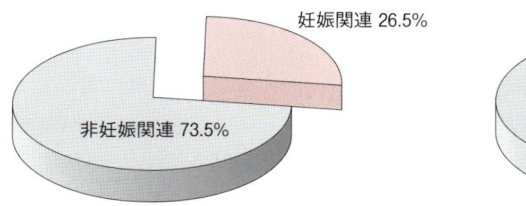

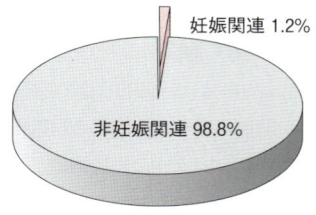

〔劇症1型糖尿病〕
妊娠関連 26.5%
非妊娠関連 73.5%

〔急性1型糖尿病〕
妊娠関連 1.2%
非妊娠関連 98.8%

図2-B　妊娠可能年齢で発症した女性1型糖尿病患者の病型と妊娠の関連[11]

例では生存例に比し糖尿病発症から治療開始までの期間が長く（4.2 ± 3.1 日 V.S. 1.8 ± 1.2 日），動脈血 pH が低い（7.14 ± 0.10 V.S. 7.00 ± 0.08）という特徴があった．動脈血 pH は DKA の重症度を示しており，治療開始が遅れ重症化したDKA ほど IUFD に至りやすいと考えられる．

③劇症 1 型糖尿病の予測因子としての HLA

劇症 1 型糖尿病は，肥満や家族歴といった糖尿病の危険因子を持たず，妊婦健診でもまったく異常を指摘されていなかった妊婦に急激に発症し，また発症機序も解明されていないため，予測が困難である．現在考えられている劇症 1 型糖尿病の予測因子を強いてあげれば Class Ⅱ HLA があげられる．非妊娠関連発症劇症 1 型糖尿病と関連を示すクラス Ⅱ HLA は HLA-DRB1＊0405-DQB1＊0401 であるのに対し妊娠に関連した劇症 1 型糖尿病では HLA-DRBI＊0901-DQB1＊0303 の頻度が高いとされている[13]．

前駆症状からケトアシドーシス発症までは短期間であるが，出来るだけ発症早期の IUFD に至る前に発見し，加療することが必要である．そのためには，嘔気，嘔吐，腹痛，口渇，多飲，多尿といった高血糖やケトアシドーシスの症状を認めた場合は本症を念頭において，比較的簡単にできる尿糖，尿ケトンの検査と血糖値測定，血中アミラーゼ測定を迅速に行う必要があると思われる．また，妊婦が上気道炎を発症した後に尿糖や尿ケトンを認めた場合血糖値やHbA1c も確認しておく必要がある．内分泌・代謝内科専門医だけでなく，すべての産婦人科臨床医がこの疾患を認識しておく必要があると考えられる．

文　献

1) Hagay ZJ, et al: Diabetic ketoacidosis in pregnancy: ethiology, pathophysiology, and management. Clin Obstet Gynecol 37: 39-49, 1994.
2) Schneider MB, et al: Pregnancy complicated by diabetic ketoacidosis. Diabetes Care 26: 958-959, 2003.
3) Kamalakannan D, et al: Diabetic ketoacidosis in pregnancy. Postgrad Med J 79: 454-457, 2003.
4) Miodovnik M, et al: Effects of hyperketonemia on hyperglycemic pregnant ewes and their fetuses. Am J Obstet Gynecol 154: 394-401, 1986.
5) Philipps AF, et al: Consequences of perturbations of fetal fuels in ovine pregnancy. Diabetes 34: 32-35, 1985.
6) Hagay ZJ, et al: Reversal of fetal distress following intensive treatment of maternal diabetic ketoacidosis. Am J Perinatol 11: 430-432, 1994.
7) Chauhan SP, et al: Management of diabetic ketoacidosis in the obsteoric patient. Obstet Gynecol Clin North Am 22: 143-155, 1995.
8) 糖尿病専門医研修ガイドブック，改訂 4 版，診断と治療社．
9) Imagawa A, et al: A novel subtype of type 1 diabetes mellitus characterized by a rapid onset and an absence of diabetes-related antibodies. N Engl J Med 342: 301-307, 2000.
10) 今川彰久，他：1 型糖尿病調査研究委員会報告―劇症 1 型糖尿病の新しい診断規準（2012）．糖尿病 55: 815-820, 2012
11) 川﨑英二，他：妊娠関連発症 1 型糖尿病に関する全国調査．糖尿病と妊娠 6: 104-107, 2006.
12) 清水一紀，他：妊娠関連発症劇症 1 型糖尿病の臨床的特徴とクラス Ⅱ HLA．糖尿病と妊娠 5: 31-36, 2005.
13) Shimizu I, et al: Clinical and immunogenetic characteristics of fulminant type 1 diabetes associated with pregnancy. J Clin Endocrinol Metab 91: 471-476, 2006.

E. 腎症

1. はじめに
　糖尿病腎症を合併した妊娠は母児ともにハイリスクである．妊娠時，腎臓では種々の生理的変化が起きる．このため腎症を合併した妊婦では蛋白尿の増加や，血圧の上昇のために早産となる場合が多い．児も出生体重が低く，呼吸障害など多くの新生児合併症を伴う．わが国における妊娠の許可条件は，現時点では腎症第2期までになっている．しかし医療の進歩により腎症第3期で妊娠した糖尿病合併妊婦も生児を得たという症例も報告されている．母体および児の一生を考えた場合には種々の問題が残っているが，今後更なる医療の進歩とともに解決されることが期待される．

2. 糖尿病腎症の定義
　糖尿病腎症は，神経障害，網膜症とともに細小血管障害である三大合併症の一つである．蛋白尿を主徴とし，「微量アルブミン尿」が認められた場合に糖尿病腎症と診断する．

　2002年米国で慢性腎臓病（chronic kidney disease; CKD）の概念が提唱された．わが国でも2012年日本腎臓学会から「CKD診療ガイド2012」が発行された．CKDは「腎臓の障害（蛋白尿など），もしくはGFR（糸球体濾過量）60ml/分/1.73m² 未満の腎機能低下が3ヶ月以上持続するもの」と定義された（**表1**)[1]．診断は「0.15g/gCr以上の蛋白尿とGFR＜60ml/分/1.73m² 未満の場合に行う．糖尿病の場合，蛋白尿は尿アルブミンで，GFRは日本人のGFR換算式を用いて推算GFR（eGFR）で評価する．eGFRは妊娠中には不正確と考えられており用いない．

3. 腎症の分類
① **糖尿病腎症病期分類**
　現在，日本糖尿病学会，日本腎臓学会ともに糖尿病腎症病期分類を用いており，尿蛋白（アルブミン）とGFR（Ccrクレアチニンクリアランス）で分類されている（**表2**)[2]．

② **CKDのステージ分類，重症度分類**
　CKDのステージ分類はGFRをestimated glomerular filtration rate（eGFR）であらわして病期をステージ1～5に分類したものである．

　その後，蛋白尿（アルブミン尿）を加えたCKD重症度分類が発表された（**表3**)[1]．CKDの重症度は原因（Cause: C），腎機能（GFR: G），蛋白尿（アルブミン尿：A）によるCGA分類で評価する．ステージ分類と異なり，G3はG3aとG3bに区分され，さらに原疾患を糖尿病とそれ以外に分けた．尿蛋白は糖尿病では尿アルブミン定量（mg/日）または尿アルブミン/クレアチニン比（ACR）で分類し，A1：正常アルブミン尿（30mg/gCr未満），A2：微量アルブミン尿（30～299mg/gCr），A3：顕性アルブミン尿（300mg/gCr以上）に分けられている．糖尿病の場合には「糖尿病 G2A3」のように記載する．

表1　CKDの定義[1]

①尿異常，画像診断，血液，病理で腎障害の存在が明らか．特に0.15g/gCr以上の蛋白尿（30mg/gCr以上のアルブミン尿）の存在が重要．
② GFR＜60ml/分/1.73m²
①，②のいずれか，または両方が3ヵ月以上持続する．

表2　糖尿病腎症病期分類[2]

病期	検査値 尿蛋白	GFR
第1期（腎症前期）	陰性	正常～高値
第2期（早期腎症期）	微量アルブミン尿	正常～高値
第3期A（顕性腎症前期）	1g/日未満	60ml/分以上
第3期B（顕性腎症後期）	1g/日以上	60ml/分未満
第4期（腎不全期）	尿蛋白	高窒素血症
第5期（透析療法期）	透析療養中	

表3 CKDの重症度分類[1]

原疾患	蛋白尿区分		A1	A2	A3
糖尿病	尿アルブミン定量（mg/日） 尿アルブミン/Cr比（mg/gCr）		正常 30未満	微量アルブミン尿 30〜299	顕性アルブミン尿 300以上
高血圧 腎炎 多発性嚢胞腎 移植腎 不明 その他	尿蛋白定量（g/日） 尿蛋白/Cr比（g/gCr）		正常 0.15未満	軽度蛋白尿 0.15〜0.49	高度蛋白尿 0.50以上
GFR区分 (ml/分/1.73m^2)	G1	正常または高値	≧90		
	G2	正常または軽度低下	60〜89		
	G3a	軽度〜中等度低下	45〜59		
	G3b	中等度〜高度低下	30〜44		
	G4	高度低下	15〜29		
	G5	末期腎不全（ESKD）	<15		

重症度は原疾患・GFR区分・蛋白尿区分を合わせたステージにより評価する．CKDの重症度は死亡，末期腎不全，心血管死亡発症のリスクを薄灰色　のステージを基準に灰色　，薄赤　，赤　の順にステージが上昇するほどリスクは上昇する．
(KDIGO CKD guideline 2012を日本人用に改変)

4. 妊娠前の糖尿病腎症病期分類別にみた妊娠時の経過

①腎症第1期：腎症前期

正常アルブミン尿の症例において妊娠中にアルブミン尿が出現する頻度は，糖尿病のない妊婦と比較して高率であることが報告されている．当センターの報告でも1型14.6%，2型8.0%で妊娠中にアルブミン尿の出現が認められた（表4）[3]．しかし，このような症例では，分娩後にアルブミン尿は正常化する．

②腎症第2期：早期腎症期

妊娠前に微量アルブミン尿をすでに合併している妊娠では，妊娠中にアルブミン尿は増加し，20〜30%では3g/日以上となるが，分娩後には妊娠前のレベルまで改善することが報告されている．当センターの報告でも，1型糖尿病合併妊婦では妊娠末期には1g前後〜3g/日まで増加し，分娩後には妊娠前のレベルに改善した．2型糖尿病合併妊婦では約半数が妊娠末期には0.9〜2g台/日まで増加し，分娩後には妊娠前のレベルに改善した（図1）[3]．

③腎症第3期：顕性腎症前期，顕性腎症後期

第3期A（顕性腎症前期）は蛋白尿1g/日未満，GFR 60ml/分以上であるが，妊娠中蛋白尿は増加し，腎機能の生理的増加も認められない．当センターの症例でも1型糖尿病，2型糖尿病ともに蛋白尿は妊娠中増加したが，Ccrは分娩前に60ml/分未満になることはなく，クレアチニンも妊娠末期で1mg/dl前後であった（表5）[4]．

第3期B（顕性腎症後期）は蛋白尿1g/日以上，GFR 60ml/分未満である．腎機能が低下している症例では蛋白尿はより増加し，ネフローゼレベルまで増加し，腎機能は低下する．当センターの症例でも，1型糖尿病合併妊婦では蛋白尿は5g/日以上まで増加した．GFRは60ml/分未満の症例は1例にすぎなかった．妊娠前の蛋白尿が2g/日以上の症例ではGFRは妊娠前70ml/分以上であったが，分娩前には60ml/分以下に低下していた．2型糖尿病合併妊婦では，妊娠判明時の蛋白尿は5g/日以上であったが，GFRは約120ml/分に保たれていた症例であり，分娩前も約90ml/分と良好であった[3]．

1. 母体合併症　113

腎症第3期では，尿蛋白の増加や血圧上昇のために早期での分娩となったが，1型の第3期Bでは蛋白尿の増加が多く，胸水貯留も認められたため24〜30週の分娩となり，新生児合併

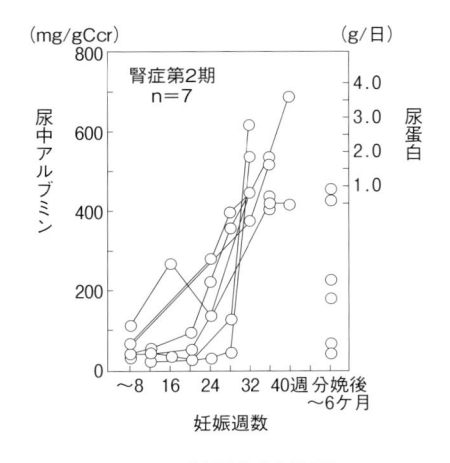

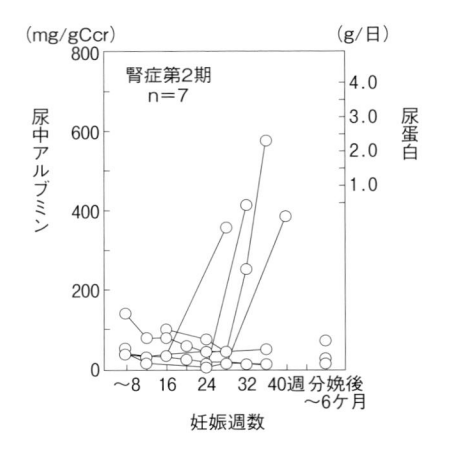

A．1型糖尿病合併妊婦　　　　　　　　　　B．2型糖尿病合併妊婦

図1　妊娠前に腎症第2期であった症例における尿中アルブミン・尿蛋白の経過[3]

表4-1　1型糖尿病合併妊婦の臨床像[3]

		腎症なし n=146	妊娠中微量アルブミン尿出現 n=25	腎症第2期 n=7	腎症第3期 n=5
分娩時年齢		30.1 ± 3.8	30.3 ± 5.4	31.3 ± 2.6	31.8 ± 4.1
糖尿病発症年齢（歳）		17.6 ± 8.1	16.1 ± 8.9	16.3 ± 7.3	15.4 ± 4.4
糖尿病罹病期間（年）		12.5 ± 7.3	14.2 ± 6.2	15.0 ± 6.2	16.4 ± 3.8
肥満（妊娠前BMI≧25）		12 (8.2%)	1 (4.0%)	1 (14.3%)	0 (0%)
網膜症	なし	105 (71.9%)	9 (36.0%)	2 (28.6%)	0 (0%)
	良性	39 (26.7%)	11 (44.0%)	2 (28.6%)	4 (80.0%)
	悪性	2 (1.4%)	5 (20.0%)	3 (42.8%)	1 (20.0%)
妊娠中毒症（高血圧）		3 (2.1%)	7 (28.8%)	5 (71.4%)	4 (80.0%)
分娩週数（週）		38.7 ± 1.2	37.1 ± 3.4	36.5 ± 3.1	30.4 ± 4.7
早産		9 (6.2%)	7 (28.8%)	3 (42.9%)	5 (100%)
帝王切開		56 (38.4%)	17 (68.0%)	4 (57.1%)	5 (100%)

表4-2　2型糖尿病合併妊婦の臨床像[3]

		腎症なし n=114	妊娠中微量アルブミン尿出現 n=10	腎症第2期 n=7	腎症第3期 n=2
分娩時年齢		32.5 ± 4.4	32.3 ± 6.0	34.3 ± 4.7	34, 30
糖尿病発症年齢（歳）		25.6 ± 7.5	25.8 ± 8.8	24.4 ± 9.4	19, 29
糖尿病罹病期間（年）		6.9 ± 5.2	6.5 ± 6.4	9.9 ± 9.1	15, 1
肥満（妊娠前BMI≧25）		47 (40.9%)	4 (40.0%)	3 (42.9%)	2 (100%)
網膜症	なし	92 (80.7%)	6 (60.0%)	2 (28.6%)	0 (0%)
	良性	19 (16.7%)	2 (20.0%)	2 (28.6%)	0 (0%)
	悪性	3 (2.7%)	2 (20.0%)	3 (42.8%)	2 (100%)
妊娠中毒症（高血圧）		4 (3.5%)	1 (10.0%)	4 (57.1%)	1 (50.0%)
分娩週数（週）		38.5 ± 2.2	37.4 ± 3.8	36.6 ± 3.9	34, 36
早産		13 (11.4%)	3 (30.0%)	2 (28.6%)	2 (100%)
帝王切開		37 (32.5%)	4 (40.0%)	5 (71.4%)	2 (100%)

症も重度であった[3].

わが国の糖尿病腎症病期分類と類似した観点から,妊娠中および分娩後の腎機能についてまとめた報告を**表6**に示した[5].

5. CKDの分類別にみた妊娠時の経過

妊娠前のCKDステージ分類別に腎機能および母体・児の周産期結果を検討した結果がPiccoliらにより報告された.CKDの原因として,糖尿病はstage1に2例,stage2に2例,stage3に3例が含まれている.CKDのステージ分類は蛋白尿を加えていないため,各ステージに蛋白尿≦0.3g/24時間,蛋白尿＞0.3g～≦1g/24時間,蛋白尿＞1g/24時間が分けて記載してあり,蛋白尿はステージが上がるごとに頻度および程度が高くなっていた.周産期結果はステージ1でも早産率が高く,ステージ3では特に90％と高率であった.出生体重もステージ3では平均2050gであり,SGA（small for gestational age）の頻度も27.3％と高率であった.周産期結果は蛋白尿と高血圧が関係していた[6].

CKD重症度分類は,死亡,末期腎不全,心血管死亡発症のリスクを色分けして示している.妊娠時の重症度の内容は異なるが,この重

表5 妊娠前または妊娠初期に腎症第3期A,第3期Bであった1型および2型糖尿病女性における蛋白尿およびGFR[4]

		蛋白尿			GFR		
		妊娠前または初診時	分娩前	分娩後	妊娠前または初診時	分娩前	分娩後
1型	第3期A	580mg/gCr	2.4g/日	(5.0年) 258mg/gCr	124.6ml/分	75.9ml/分	(5.0年) 112.5
		658mg/gCr	4.0g/日	(6.1年) 196.8mg/gCr	74.2ml/分	63.9ml/分	(6.1年) 93.7
	第3期B	0.9g/日	6.2g/日	(4.1年) 2+	56.8ml/分	52.3ml/分	(4.1年) 45.1
		2.9g/日	5.4g/日	(3.8年) 665.3mg/gCr	78.2ml/分	35.6ml/分	(3.8年) 26.4
		3.7g/日	7.6g/日	(3.2年) 3+	83.5ml/分	56.0ml/分	(3.2年) 34.8
2型	第3期A	0.8g/日	5.2g/日	(3.1年) 14.1g/日	160.3ml/分	153.5ml/分	(3.1年) 95.6
	第3期B	5.2g/日	2.0g/日	(4.0年) 93.2mg/gCr	119.5ml/分	90.8ml/分	(4.0年) 32.3

GFR $\begin{cases}$妊娠中:24時間クレアチニンクリアランス（ml/min）\\分娩後:eGFR（ml/min/1.73m^2）$\end{cases}$

表6 健常妊婦,糖尿病合併妊婦,妊娠糖尿病における腎機能[5]

	健常妊婦	糖尿病				妊娠糖尿病
		正常アルブミン尿 GFR低下なし	微量アルブミン尿 GFR低下なし	顕性蛋白尿 GFR低下なし	顕性蛋白尿 GFR低下	
蛋白尿	20週以降増加 300mg/日までは正常	増加	ネフローゼ域まで増加する可能性	ネフローゼ域まで増加		20週以降増加 300mg/日まで
GFR	約50％増加	増加		変動		増加
Preeclampsia（子癇前症）	2～5％	15～20％				7～10％
分娩後蛋白尿	—	—	通常,妊娠前の状態に戻る			微量アルブミン尿のリスク増大
分娩後腎機能	子癇前症を合併していた場合にはESRDへの進展	正常	おそらく妊娠前の程度	悪化または低下が促進		正常

6. 透析中および腎移植後の妊娠
①透析中の妊娠
　糖尿病合併妊娠で透析中の妊娠は禁忌であり，報告も多くはない．当病院母子センターからの25例の報告では，平均分娩週数31.6 ± 5.6週，平均出生体重1486 ± 742gであり，生児獲得率は79%であった．32週以後の分娩では予後が良好になると報告されている．このうち糖尿病合併妊婦は4例であったが，CAPDの1例は17週で流産，血液透析の3例は22週，28週，31週の分娩であり，出生体重も293g，1019g，1202gと小さく，うち1例は死産と周産期予後は不良であった[7]．

②腎移植後の妊娠
　透析療法の解決法として腎移植がある．Bramhamらは101例の腎移植後妊娠と妊娠結果について対照と比較して報告している．糖尿病腎症が原因で腎移植を受けた例は6例（7%），生児獲得率91%，妊娠第1および第2三半期の妊娠中断9%，周産期死亡1%，子癇前症24%，平均分娩週数36週，37週未満の分娩52%，SGA24%，急性拒絶反応2%であり，悪い周産期結果の予知因子は2回以上の腎移植，妊娠第1三半期のクレアチニン > 125 μ mol/L，第2および第3三半期の拡張期血圧 > 90mmHgであったと述べている[8]．当病院では2005年に糖尿病腎症による腎移植後の妊娠・分娩を経験した．妊娠38週で2554gの女児を経腟分娩で出産し，児に新生児合併症も認められなかった[9]．その後2例の腎移植後の妊娠を経験しているが，妊娠前のクレアチニンが1.9mg/dlであった1例は20週でIUFD，1例は39週で2984gの女児を帝王切開で分娩し，新生児合併症も認められなかった．
　当病院における腎移植後の妊娠許可条件は，①移植後1年以上経過しており，免疫抑制剤が維持量となっている，②拒絶反応がない，③尿蛋白がない，④血清クレアチニン値2mg/dl以下，⑤高血圧：降圧薬でコントロールが可能な場合である．
　腎移植後の妊娠は腎症第4期，第5期の挙児希望の女性にとって一つの選択肢として検討してよいと考えられる．

7. 腎症合併妊娠後の長期予後
　妊娠が母体腎症の長期予後に及ぼす影響に関しては，軽度の腎症は妊娠により悪化しないと報告されている．Rossingらは，腎症発症後（クレアチニン0.89mg/dl）に妊娠した26例を，妊娠しなかった67例の糖尿病女性と比較し，クレアチニンが基準値内であれば腎症の自然経過に影響を及ぼさないと報告している[10]．一方，進行した腎症は悪化する．当センターの腎症第3期蛋白尿およびGFRの結果を表5に示したが，妊娠前に腎症第3期Bの1型糖尿病合併妊婦3例ではeGFRは分娩後さらに低下しており，分娩後の予後もよくなかった[4]．

8. 妊娠前のカウンセリング
　腎症を合併した糖尿病女性が妊娠を希望する場合には，母体および児に及ぼす影響を，本人およびパートナーや家族に十分説明することが重要である．

文　献
1) 日本腎臓病学会編：CKD診療ガイド2012, CKDの定義, 診断, 重症度分類, p1～4, 東京医学社, 2012.
2) 日本糖尿病学会編：糖尿病診療ガイド2012-2013, 糖尿病腎症, p76-80, 文光堂, 2012.
3) 佐中眞由実, 他：糖尿病腎症に関する妊娠許容条件の検討. 糖尿病と妊娠 6: 127-135, 2006.
4) 佐中眞由実：糖尿病性腎症の妊娠許可基準. 腎と透析 69: 673-677, 2010.
5) Powe CE, et al: Diabetes and the kidney in pregnancy. Seminas in Nephrology 31: 59-69, 2011.
6) Piccoli GB, et al: Pregnancy and chronic kidney disease: A challenge in all CKD stages. Clin Am Soc Nephrol 5: 844-855, 2010.
7) 三谷 穣, 他：糖尿病腎症で透析中および腎移植後妊婦の取り扱い. 腎と透析 69: 682-686, 2010.

〈☞続きはp.117〉

F. 低血糖

1. はじめに
妊娠時の血糖コントロールは母児の合併症を防ぐために健常妊婦の血糖値に近づけることを目標に厳格に行う．しかし厳格な血糖コントロールを目標に治療を行う場合には低血糖のリスクは増加する[1]．低血糖を起こさない工夫をすることは，血糖コントロールおよび体重コントロールのためにも重要である．

2. 低血糖の定義
①生化学的低血糖：血糖値 70mg/dl 以下．
②軽度低血糖：低血糖症状があり，自分で対応が可能．
③重症低血糖：他人の助けが必要であり，グルカゴンの筋肉注射やブドウ糖の静脈注射が必要．

3. 低血糖の症状
血糖値のレベルにより症状は異なる．
①交感神経症状：血糖値が 55mg/dl 以下になったときにアドレナリン分泌により出現．発汗，振戦，動悸，悪心，不安感，熱感，空腹感など[2]．
②中枢神経症状：血糖値が 50mg/dl 以下になったときに出現．グルコース欠乏症状として眠気，脱力，めまい，疲労感，集中力低下，霧視，見当識低下，精神症状として不安感，抑うつ，攻撃的変化，不機嫌，周囲との不調和など[2]．
③大脳機能低下：血糖値が 30mg/dl 以下になると出現．痙攣，意識消失，一過性片麻痺，昏睡など[2]．

しかし妊娠中は低血糖に気づかないことが多い．糖尿病罹病期間が長い場合，自律神経障害のため交感神経症状が出にくい．また，低血糖症状が欠如している場合には，より低い血糖値で交感神経症状が出現している．さらに頻回に繰り返し起きる低血糖により低血糖症状が欠如することも報告されている．糖尿病合併妊娠では，よりよい血糖コントロール達成のために，常に低い血糖値であることが，無自覚低血糖が起きやすい主な原因と考えられる．

4. 低血糖の頻度
妊娠時期により低血糖の頻度は異なる．1型糖尿病合併妊婦では妊娠初期に低血糖になりやすい．Nielsen らの報告では 1 型糖尿病妊婦 108 例中 45％に重症低血糖が認められ，妊娠第 1 三半期 5.3 events/patient-year，妊娠第 2 三半期 2.4，妊娠第 3 三半期 0.5 であった．図1 に妊娠週毎の重症低血糖の回数を示したが，80％が妊娠早期に認められ，血糖コントロールのより改善している妊娠後半には少なかったという．軽症低血糖も妊娠前には 3.4 events/patient-week であったが，8 週 5.5，14 週 5.1 と増加し，21 週 4.2，27 週 3.8，32 週 3.8 と減少し，重症低血糖の有無で軽症低血糖の頻度に差はなかったという[3]．

5. 低血糖の原因，リスク因子
妊娠時に低血糖が起きやすい理由としては，妊娠時のグルカゴン反応やノルアドレナリン分泌の低下，厳格な血糖コントロール，妊娠初期のインスリン感受性の増強，妊娠初期の嘔気や嘔吐の関与が指摘されている．

Nielsen らの報告では重症低血糖の原因は①不明 56％，②追加インスリンの打ちすぎ 14％，③炭水化物摂取量不足 13％，④食事時間の遅れ 10％，⑤嘔吐 2％，⑥運動 2％，⑦頻

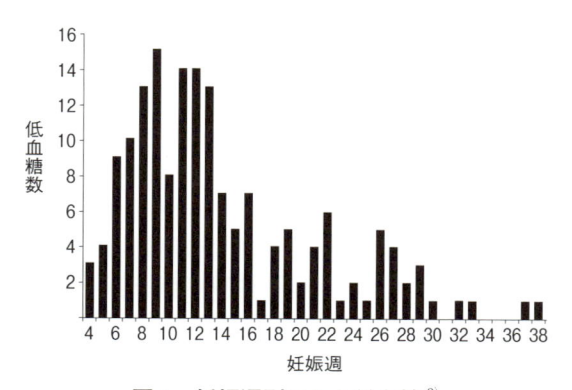

図1 妊娠週別にみた低血糖[3]

回の低血糖後3％と述べられている[3]．

重症低血糖のリスク因子は，①妊娠前の重症低血糖の既往（odds ratio 3.3），②低血糖認識力の低下または認識不能（odds ratio 3.2）であり，両者が存在する場合には特にリスクは高くなると報告されている．さらに糖尿病罹病期間が長いこと，妊娠初期のHbA1cが低いこと，血糖変動が大きいこと，食間のインスリン追加過剰があげられている[3]．

6．低血糖の胎児への影響

動物実験では器官形成期の低血糖は奇形の一因であることが報告されている[4]．しかし，人では低血糖は奇形の原因とならないことが臨床的に証明されている[5]．

母体の低血糖時の胎児の心拍数が増加するという報告がある一方[6]，逆に心拍数や胎動の低下の報告もある[7]．

児の長期予後に関しては，妊娠中に重症低血糖になった母体から出生した児において，2～5歳時の知能や成人した子供の認知能力に差がなかったという[8]．

7．治療および予防

軽度の低血糖は20～25gのグルコース投与で改善する．重症低血糖は，グルコースの経口投与で改善しない場合には，パートナーや家族によるグルカゴンの筋注が必要となる．妊娠初期に重症低血糖が起きやすいという知識とともにグルカゴン注射の方法を指導する．グルコースの経口摂取やグルカゴン注射で改善しなかった場合にはグルコースの経静脈的投与が必要となる．

重症低血糖のリスクのある妊婦を妊娠早期に把握し，妊娠初期の低血糖を回避するべく，食事内容や量とインスリン必要量の自己調節，妊娠初期に重症低血糖が起きやすいこと，血糖コントロールが良好な妊婦には妊娠初期にインスリン需要量が減少する可能性があること，頻回の血糖自己測定の重要性について教育する．

文　献

1) The Diabetes Control and Complications Trial Research Groups. Hypoglycemia in the diabetes control and complications trial. Diabetes 46: 271-286, 1997.
2) 糖尿病学会編：科学的根拠に基づく糖尿病診療ガイドライン2010．糖尿病における急性代謝失調，低血糖，p235-237, 2010.
3) Nielsen LR, et al: Hypoglycemia in pregnant women with type 1 diabetes: predictors and role of metabolic control. Diabetes Care 31: 9-14, 2008.
4) Buchanan TA, et al: Embryotoxic effects of brief maternal insulin-hypoglycemia during organogenesis in the rat. J Clin Invest 78: 643-649, 1986.
5) Kimmerle R, et al: Severe hypoglycemia incidence and predisposing factors in 85 pregnancies of type I diabetic women. Diabetes Care 15: 1034-1037, 1992.
6) Confino E, et al: Fetal heart rate in maternal hypoglycemic coma. Int J Gynaecol Obstet 23: 59-60, 1985.
7) Langer O, et al: Persistent fetal bradycardia during maternal hypoglycemia. Am J Obstet Gynecol 149: 688-690, 1984.
8) Rizzo T, et al: Correlations between antepartum maternal metabolism and child intelligence. N Engl J Med 325: 911-916, 1991.

（p.115 文献の続き）

8) Bramham K, et al: Pregnancy in renal transplant recipients: A UK National cohort study. Clin J Am Soc Nephrol 8: 290-298, 2013.
9) 佐中眞由実，他：糖尿病腎症に対する腎移植後の妊娠．糖尿病と妊娠 8: 149-154, 2008.
10) Rossing K, et al: Pregnancy and progression of diabetic nephropathy. Diabetologia 45: 36-41, 2002.

2 胎児合併症

A. 先天異常

1. はじめに

　糖尿病母体から出生した児は，一般的に糖尿病母体児（infants of diabetic mothers，以下IDM）といわれる．血糖コントロール不良な糖尿病母体のIDMに先天異常が多いことや，妊娠する前から血糖の管理を行うと先天異常頻度を減少させることができたことも多く報告されてきた．しかし，IDMの先天異常頻度を完全に減らすことはできていないのが現状であり，この問題を前提として，大阪府立母子保健総合医療センター（以下，当センター）では，糖代謝異常妊婦と先天異常の研究を行ってきた．
　本稿では，欧米および当センターでの報告を基に，IDMの先天異常の種類や頻度などの実態と，それらをいかにして防ぐかについて解説する．

2. 先天異常発生の機序

　最も奇形が生じやすい妊娠期間は臨界期といわれるが，人間における臨界期は妊娠第3～10週で，この間にほぼ主要器官が形成されている（神経管：妊娠第3～4週，心臓：妊娠第3～8週，四肢：妊娠第4～8週）．この時期に催奇形因子が作用すると先天異常が生じる．
　血糖コントロール不良母体から生まれる児に先天異常が多いことは明白であり，このことより，糖尿病母体で増加する物質（ブドウ糖，ケトン体，アミノ酸，これらの中間代謝物質やソマトメジン・インヒビターなどの血清因子）が催奇形因子と考えられている．実際に，embryo culture system（胎芽培養システム）によって，これらの物質の催奇形作用が確かめられている．この中で最も影響があると考えられているブドウ糖を培養液に添加してembryoを培養すると濃度依存性に先天異常の発生頻度が増加しており，さらにケトン体を同時に添加すると，より起こりやすいことより[1]，糖尿病母体に増加する種々の物質が相互に作用して奇形を起こさせると推定されている．
　IDMにおける先天異常発生の病因，発生機序の詳細は明らかではないが，古くから研究が重ねられてきており，フリーラジカルの産生増大，フリーラジカルの捕捉システムの低下，ミオイノシトールの低下，プロスタグランジンの合成低下などが関与していると考えられている[2]．
　最近ではcarboxymethyl lysine，vascular endothelial growth factor（VEGF）など[3]や，酸化ストレスによるJNK1/2活性化[4]などの関与も指摘されている．

3. IDMの先天異常の種類

　IDMに合併する先天異常に特徴的とされるのが，尾部形成不全症（caudal regression syndrome）と左側結腸低形成（small left colon）であるが，これらは非常に稀である[5]．心疾患は多く，通常の3～18倍の頻度とされるが，中枢神経系，消化器系，腎・尿路系，骨格系，その他（口唇口蓋裂，耳の異常など）にもみられ，その頻度も施設により異なっており，種々の器官系での先天異常が起こりうるといえる[6]．
　1982年から2008年の27年間に当センターで分娩した40,947名のうち732名（1.8％）の糖代謝異常妊婦を対象とした報告でも同様の結果であったが，心血管系（動脈管開存症，心室中隔欠損症，心房中隔欠損症など）の頻度が高

表1　糖代謝異常の母体から生まれた先天異常

1. 中枢神経系
    全前脳胞症
    無脳症
    脳瘤・脊髄髄膜瘤
    水頭症
    二分脊椎
2. 心血管系
    大血管転位
    両大血管右室起始症
    心室中隔欠損・心房中隔欠損
    大動脈狭窄
    動脈管開存症
    三尖弁形成異常
3. 腎・尿路系
    腎無形成
    嚢胞腎
    重複尿管
    尿道下裂
4. 骨格系
    尾部形成不全症
    (caudal regression syndrome)
    多指症・合指症
    脊椎・肋骨癒合
    小顎症
    四肢短縮
5. 消化器系
    十二指腸閉鎖
    小腸閉鎖
    鎖肛
    左側結腸低形成（small left colon）
    内臓逆位
    横隔膜ヘルニア
6. その他
    副耳・耳介の異常
    口唇口蓋裂
    単一臍動脈　など

く，次に口唇口蓋裂，副耳・耳介異常であった．その他に中枢神経系，消化器系，骨格系の異常も数例あり，多彩な先天異常がみられた[7]．IDMに合併する主な先天異常の種類について，これまでに報告されたものと当センターでみられたものをまとめて**表1**に示す[6-8]．

4. IDMの先天異常の発生頻度

妊娠初期の血糖コントロールが不良であるとIDMの先天異常が増加することはこれまでに多くの施設から報告されている．施設および器官系により先天異常が起こる相対危険率は 2.0〜20.7 倍と異なるが全て 2 倍以上であった[6]．多くは 1 型糖尿病女性についてだが，2 型糖尿病や GDM であっても，妊娠初期の血糖値が高ければ先天異常の発生率は上昇することも報告されており[9,10]，FPG < 120mg/dl で先天異常 2.1%，120〜200 で 5.9% だったが，>200 で 12.9% にまで上昇していた[9]．

当センターで分娩した 732 名の糖代謝異常妊婦を対象とした報告では，先天異常の頻度は，1 型糖尿病群では 99 例中 5 例（5.1%），2 型糖尿病群では 292 例中 13 例（4.5%），75gOGTT で 2 点異常のうち DM 型を示さない群（新定義の GDM に相当）では 253 例中 10 例（4.0%），DM 型を示す群（新定義の Overt DM に相当）は 88 例中 17 例（19.3%）と著しい高頻度を示した（p 値 < 0.01）（**図1**）[7]．

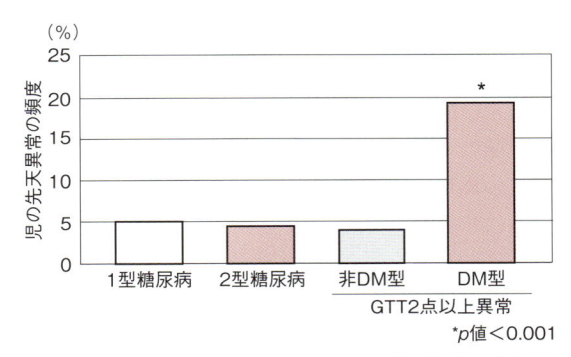

図1　IDMの先天異常の発生頻度（糖代謝異常妊婦のタイプ別）（母子センター，1982〜2008年）[7]

5. 妊娠前管理の重要性

IDM の先天異常は，受胎後 7 週（最終月経から計算した妊娠週数では第 9 週）までの血糖コントロール状態が影響し，妊娠に気づく第 4〜8 週以降から管理を始めても遅いといわれている[5]．妊娠前管理により妊娠初期の HbA1c が 2.1% 低下し，先天異常発生率が 7.4 倍低下（妊

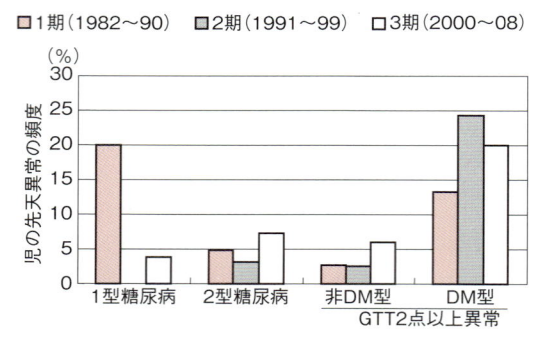

図2　IDMの先天異常の発生頻度：1〜3期の年代別
（母子センター，1982〜2008）[7]

妊前管理あり 2/143 vs 妊娠前管理なし 10/96）したことなどが報告されている[11]．他の種々の報告をまとめたレビューでは，妊娠前管理を行った群では平均 2.5%（0〜4.9%）で，妊娠前管理が行われなかった群の平均 7.8%（1.4〜12.0%）に比し一般人口の先天異常発生率とほぼ同じか，より低い値にまで減らすことができた[6]．したがって，糖代謝異常合併妊婦では妊娠初期の血糖コントロールが不良であれば先天異常の頻度が高くなり，妊娠前管理をして良い状態にすれば先天異常を防ぐことが可能と考えられる．

当センターの1982年から2008年の27年間を1982〜1990年（以下1期とする），1991〜1999年（以下2期とする），2000〜2008年（以下3期とする）に分類し，各群間での先天異常の頻度を検討した．1期から3期のいずれの期間も，75gOGTTで2点異常のうちDM型を示す群（新定義のOvert DM）は明らかに高頻度であった．また1型糖尿病は1期で高頻度であったが，その後，著減していた（**図2**）[7]．

以上より，1980年代に妊娠前管理の重要性が数多く報告されたことを受け，1型糖尿病女性の多くは妊娠前管理をするようになったのに対し，新定義のOvert DMに相当する群では，妊娠前は高血糖であることに気づいていないため，2期・3期も妊娠前管理できないままであったと思われる．このような例を妊娠前に発見することが大切であると考えられる．

①IDMの先天異常発生頻度と母体のHbA1c

血糖コントロール指標であるHbA1cを用い，先天異常の発生頻度との関連を検討した場合，HbA1cが平均＋8SD（HbA1c10.1%にあたる）以上で有意に流産や先天異常発生頻度が上昇していた[12]．上記を含む種々の報告をまとめたレビューでは，先天異常発生率は血糖コントロール良好例（＋4〜7SD未満）では平均 2.2%（0.7〜4.4%）であるのに対し，不良例（＋8〜12SD以上）では平均 26.6%（16.1〜100%）と高頻度であった（**表2**）[6]．

表2　母体グリコヘモグロビン値と先天異常（大奇形）児の発生率[6]

症例数	グリコヘモグロビン値の上昇度（正常妊婦の平均を何SD上回るか）			（大奇形数／新生児数[%]）	報告
	Moderate	High	Highest		
106	＜7（2/48 [4.2]）	7-9.8（8/35 [22.9]）	≧10（5/23 [21.7]）		Millerら，1981
142	＜6（2/63 [3.2]）	6-9.8（5/62 [8.1]）	≧10（4/17 [23.5]）		Ylinenら，1984
127	＜6（2/58 [3.4]）	6-9.9（5/44 [11.4]）	≧10（6/25 [24.0]）		Reidら，1984
61	＜5.8（2/45 [4.4]）	5.8-9.4（4/13 [30.8]）	≧9.5（3/3 [100.0]）		Keyら，1987
250	＜6（3/99 [3.0]）	6-12（6/123 [4.9]）	≧12（11/28 [39.3]）		Greeneら，1989
491	＜6（3/429 [0.7]）	6-7.9（2/31 [6.5]）	≧8（5/31 [16.1]）		Hansonら，1990
228	＜4（4/95 [4.2]）	4-9.9（7/121 [5.8]）	≧10（3/12 [25.0]）		Rosennら，1994
1,405	(18/837 [2.2])	(37/429 [8.6])	(37/139 [26.6])		

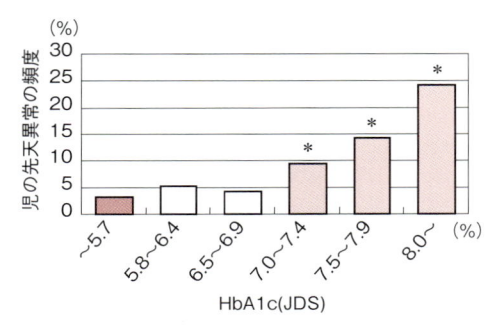

図3 妊娠初期の HbA1c 別の IDM の先天異常の頻度
（母子センター，1995〜2008年）[7]

米国糖尿病学会[13]で，正常上限＋1％内のHbA1cでの先天異常および自然流産の頻度は正常妊婦に比較してほとんど差がなく，これより低い値では先天異常の頻度もさらに低くなっていたため，正常上限＋1％を超えない範囲としている．その後の報告で非 DM を 1.0 とした先天異常の相対リスクは妊娠初期 HbA1c＜5.6％で 1.6（95％ CI：0.3-9.5）であるのに対し，HbA1c ≧ 9.4 では 4.8（95％ CI：1.6-13.9）であった．また，HbA1c 5.6〜6.8％という比較的良好な場合でも 3.0（95％ CI：1.2-7.5）と，先天異常の相対リスクは高くなっていたことより，できるだけ正常に近づけることが目標であると考えられる[14]．

当センターでも，妊娠初期の HbA1c（JDS 値）別での先天異常の頻度を検討した結果，HbA1c 7.0％以上，すなわち HbA1c 7.0〜7.4％は 21 例中 2 例（9.5％），HbA1c 7.5〜7.9％は 14 例中 2 例（14.3％）であり，7.0％未満，すなわち HbA1c 5.8％未満が 120 例中 4 例（3.3％），HbA1c 5.8〜6.4％が 38 例中 2 例（5.3％），HbA1c 6.5〜6.9％が 24 例中 1 例（4.2％）に比べ先天異常の頻度は高くなり，さらに HbA1c 8.0％以上では 24.1％と HbA1c 7.0％未満に比べると高頻度であった（図3）[7]．

以上の結果も踏まえると，妊娠前管理基準の理想は HbA1c（JDS 値）＜5.8％［（NGSP 値）＜6.2％］，許容範囲としては HbA1c（JDS 値）＜7.0［（NGSP 値）＜7.4％］が適当と考えられる．

6．妊娠前に糖尿病を発見するために

先に述べたように，最近では妊娠前管理の重要性が指摘され，広く知られている．しかしながら特に 2 型糖尿病が多い日本においては，糖尿病であることに気づかないまま妊娠する例が多いため，IDM の先天異常頻度を完全に抑制できないと思われる．これらを減らすには，以下を実行することが必要であろう．

既往に妊娠糖尿病と診断されたことがある例では，①分娩後糖尿病型を示した症例は勿論のこと，境界型や正常型を示したとしてもフォローアップし，次の妊娠前に正常耐糖能を保っているか確認する．②以前の妊娠で正常耐糖能を示していても，糖尿病発症の危険因子を有する女性には，次の妊娠前に検査するように勧める．

また，初めての妊娠でも，①小児科や内科医に，他の病気で受診した女性で，特に糖尿病の危険因子を有する場合，妊娠前に血糖を調べるように勧める．②学校や職場での健診で尿糖以外にも血糖や HbA1c を調べる．③「未発見，未治療の糖尿病のまま妊娠すると先天異常の出現頻度が高い」「妊娠前に糖尿病を発見し妊娠前管理を行うことが大切である」という情報提供を広く行う．

そして，このような知識をもった妊娠可能年齢の女性（特に危険因子を持っている人）が自主的に，妊娠前に受診するようになれば，多くの先天異常を未然に防ぐことができる可能性がある．

7．おわりに

先天異常発生を少しでも減少させるためには，妊娠判明後から血糖管理を開始するだけでは不十分であり，糖代謝異常女性の妊娠前管理は大変重要である．しかし，妊娠前から血糖コントロールを遂行できた 1 型および 2 型糖尿病や，妊娠中期以降の発症が多い GDM と比べ，

胎児の器官形成期中に既に高血糖状態だったと思われる Overt DM では，明らかに先天異常率が高くなっており，Overt DM の妊娠前発見は何より重要である．妊娠を希望する場合はもちろんのこと，妊娠可能年齢になれば，血糖測定を行い妊娠前に発見すること，そのための一般女性への教育が重要であると考える．

文　献

1) Freinkel N, et al: The 1986 McCollum lecture. Fuel-mediated teratogenesis during early organogenesis: the effects of increased concentrations of glucose, ketones, or somatomedin inhibitor during rat embryo culture. Am L Clin Nutr 44: 986-995, 1986.
2) 赤澤昭一：胎児奇形発生の機序．「妊娠と糖尿病」診療スタンダード，藤田富雄，豊田長康編，pp48-54，金芳堂，2002.
3) Roest PA, et al: Specific local cardiovascular changes of Nepsilon- (carboxymethyl) lysine, vascular endothelial growth factor, and Smad2 in the developing embryos coincide with maternal diabetes-induced congenital heart defects. Diabetes 58: 1222-1228, 2009.
4) Li X, et al: Oxidative stress-induced JNK1/2 activation triggers proapoptotic signaling and apoptosis that leads to diabetic embryopathy. Diabetes 61: 2084-2092, 2012.
5) Mills JL, et al: Malformations in infants of diabetic mothers occur before the seventh gestational week: Implications for treatment. Diabetes 28: 292-293, 1979.
6) Kitzmiller JL, et al: Preconception care of diabetes, congenital malformations, and spontaneous abortions. Diabetes Care 19: 514-541, 1996.
7) 末原節代，他：当センターにおける糖代謝異常妊婦の頻度と先天異常に関する検討．糖尿病と妊娠 10：104-108, 2010.
8) 川上　義：糖尿病妊娠と胎児奇形．周産期医学 33：578-82, 2003.
9) Schaefer-Graf UM, et al: Patterns of congenital anomalies and relationship to initial maternal fasting glucose levels in pregnancies complicated by type 2 and gestational diabetes. Am J Obstet Gynecol 182: 313-320, 2000.
10) Balsells M, et al: Major congenital malformations in women with gestational diabetes mellitus: a systematic review and meta-analysis. Diabetes Metab Res Rev 28: 252-257, 2012.
11) Steel JM, et al: Can prepregnancy care of diabetic women reduce the risk of abnormal babies? BMJ 301: 1070-1074, 1990.
12) Hanson U, et al: Relationship between haemoglobin A1C in early Type 1 (insulin- dependent) diabetic pregnancy and the occurrence of spontaneous abortion and fetal malformation in Sweden. Diabetologia 33: 100-104, 1990.
13) American Diabetes Association: Preconception care of women with diabetes. Diabetes Care Suppl 1: S82-84, 2002.
14) Suhonen L, et al: Glycaemic control during early pregnancy and fetal malformations in women with type I diabetes mellitus. Diabetologia 43: 79-82, 2000.

B. 胎児発育

1 発育異常

1. はじめに

　糖尿病合併妊娠では胎児発育異常が合併する．とりわけ巨大児（macrosomia）の発症は，糖尿病合併妊娠特有の胎児発育異常である．糖尿病性巨大児は，単に「巨大である」ということではなく，その病態は胎児機能不全，胎児死亡，肩甲難産，新生児低血糖，呼吸窮迫症候群，黄疸など糖尿病性胎児病（diabetic fetopathy）として様々な症候を呈する．糖尿病合併妊娠では，糖尿病性腎症などの糖尿病性血管病変を有する場合には，胎児発育不全（fetal growth restriction; FGR）も発症する．あるいは糖尿病に関連した先天奇形もFGRの原因となりうる．FGRは重症妊娠高血圧腎症や胎盤機能不全，あるいは先天奇形を背景として発症する発育異常であり，糖尿病合併妊娠に特徴的な胎児発育異常はやはり巨大児であろう．ここでは巨大児の発症にスポットを当て，その病態について概説する．

2. 母体背景と胎児発育

　胎児は，妊娠第3三半期に全体の2/3以上発育する[1]．胎児発育には多くの因子が関連している．例えば，社会経済的な背景の違いは，胎児発育に影響する．世界保健機構は[2]，1960年代初めのインドにおいて，社会経済的な地位が低い女性の児は，高い女性の児に比べて小さいことを報告している．また，同様に最近の英国おける社会背景と新生児の健康に関するシステマティックレビューにおいても，社会経済的レベルが低い地域では，高い地域に比べ低出生体重児が多いことが報告されている[3]．また，標高の高い地域では，海抜の低い地域の児に比べ児の出生体重が小さい[4]．さらに人種差も児の発育に影響する[5]．

　社会経済的背景や環境因子は胎児に影響するが，より関連が大きいと考えられているのは母体背景因子である．例えば母体の妊娠前の身長や体重は，児の出生体重と相関がある[6]．この相関は，未経産婦では経産婦に比べ顕著であり，さらに妊娠中の体重増加は，児の出生体重と有意な相関がある[7]．母体の経産回数も胎児の発育に影響し，1回の経産回数の増加は約100gの児の出生体重の増加と関連し，その増加傾向は5経産以降は平衡状態になることが報告されている[8]．母体の妊娠中の栄養状態が胎児発育に影響を及ぼすことが多くの動物実験において示されているが，人における研究としてはオランダの1944～1945年の飢饉時の疫学研究が有名である[9]．

　妊娠後期に飢饉に直面した妊婦では児の体重が軽く，痩せている．一方，妊娠後期に十分な食料摂取が可能となった妊婦では，飢饉の前後に妊娠出産した女性同様に大きな児を分娩した．つまり妊娠中に胎児発育のcatch-upが起こることが示唆される．

　母親の体格に比べ父親の体格は胎児の発育への影響は比較的小さいとされる[5]．デンマークの人口登録を用いた研究では，父親の出生体重，成人後の身長，体重が児の出生体重の3%を説明できたのに対し，母親の出生体重，成人後の身長，体重が児の出生体重の9%を説明できた[10]．遺伝因子疾患による巨大児の症候群としては，Beckwith-Wiedmann症候群[11]やSimpson-Golabi-Behmel症候群[12]などが知られている．いずれも，巨大児，巨舌，臍ヘルニアなどが特徴的でBeckwith-Wiedmann症候群は常染色体劣性遺伝で11番染色体のp15領域の異常が指摘されている[13]．一方Simpson-Golabi-Behmel症候群は，X染色体劣性遺伝であり，上記特徴以外に眼間隔離，腹直筋離開，内臓肥大などを特徴とする[12]．

3. 耐糖能異常と胎児発育

　母体の耐糖能異常は胎児の過剰発育を引き起こす．この機序についてはJorgen Pedersen[14]

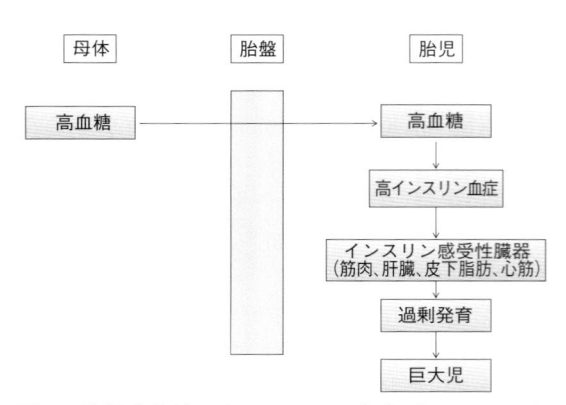

図1 胎児高血糖－高インスリン血症（Pedersen 仮説）[14]

が提唱した，高血糖-高インスリン血症仮説が有名である．つまり，母体の高血糖による過剰のグルコースは胎盤を通過して胎児の高血糖を惹起し，胎児膵臓β細胞の過形成によりインスリンの過剰分泌が起こり，その結果として胎児が過剰発育となるという仮説である（図1）．また，母体の過剰な脂質やアミノ酸も胎児の過剰発育をさらに促進させると考えられている[15]．

この胎児の高血糖-高インスリン血症状態の持続は，胎児のインスリン感受性臓器（肝臓，筋肉，心筋，皮下脂肪）の発育を促進する．一方，胎児の脳や骨格はインスリン非感受性臓器であるため頭部発育は正常範囲に保たれる．つまり，非糖尿病性の巨大児では頭部と体幹の発育が同様に起こり対称性の発育を示すのに対し，糖尿病性の巨大児では頭部に対して体幹が大きい非対称性の過剰発育を呈する．

9ヵ国，25,000 妊婦の前向き非介入観察研究〔hyperglycemia and adverse pregnancy outcomes（HAPO）study〕[16] は糖尿病より軽度の耐糖能異常が周産期の予後不良と関連するのかを目的とした研究である．この研究では比較的軽症レベルの母体の高血糖値でも，巨大児および臍帯血中の高Cペプチド血症と有意な相関を認め，Pedersen 仮説を支持する結果であった．

Catalano ら[17] は，耐糖能正常妊婦と GDM 妊婦から出生した児の体重，脂肪以外の体重，脂肪量，体脂肪率，皮下脂肪厚を比較検討し，出生体重と脂肪以外の体重は，両群に差を認めないにも関わらず，脂肪量，体脂肪率および皮下脂肪厚が GDM 群で有意に高値であることを報告している．このことは過剰発育児のみならず，出生体重では appropriate-for-gestational age に分類される正常発育胎児でも同様で，GDM 群は耐糖能正常群に比べて，体脂肪量，体脂肪率，および皮下脂肪のいずれも高値であった．つまり，出生体重が同じであっても，GDM 母体から生まれた児の発育は耐糖能正常妊娠の児と異なり，過剰の脂肪蓄積がその特徴である．

4．母体の肥満と児の発育

母体の肥満が児の発育に影響することは明らかである[18, 19]．Sewell ら[18] は，耐糖能正常の76名の肥満妊婦および144名のやせまたは正常体重の妊婦の児における児の体組成について比較検討している．分娩週数，母体の年齢，経産回数，喫煙の有無，母体の既往歴および妊娠中の合併症について両群に差を認めなかったが，やせまたは正常体重の妊婦からは 4,000g 以上の巨大児を5％しか認めなかったのに対し，肥満群では14％が巨大児であった．さらに，児の平均出生体重や脂肪以外の重量は両群間で有意差を認めなかったのに対し，体脂肪量，体脂肪率および皮下脂肪厚のいずれも肥満群が有意に高値であった．この肥満妊婦における胎児の発育パターンは，先に述べた耐糖能異常妊婦と類似している．

Langer ら[19] は，GDM 妊婦における妊娠前の体重と Large-for-gestational age（LGA）児および巨大児（≧ 4,000g）との関連について検討した．食事療法のみで血糖コントロール良好である過体重〔非妊時 Body mass index（BMI）25～29.9〕または肥満（BMI ≧ 30）の GDM 妊婦は，同様に食事療法のみで血糖コントロール良好である正常体重（非妊時 BMI18.5～24.9）の GDM 妊婦に比べそれぞれ2.1倍および1.7倍のLGA児のリスクがあり，さらに巨

大児を出産するリスクは，それぞれ1.5倍および2倍であることを示した．また食事療法のみで血糖コントロール不良であった肥満GDM妊婦では，LGA児および巨大児を出産するリスクはいずれも約3倍に増加した．肥満があると巨大児のリスクが増加し，血糖コントロールが不良であるとさらに巨大児のリスクが増加することがわかる．興味深いことにインスリン療法によってコントロール良好であった過体重または肥満の妊婦では，巨大児のリスクは増加しなかった．インスリンが，血糖のみならず脂質代謝にも影響したのではないかと推測される．

妊娠後期には母体のインスリンによる脂肪分解作用が減少していることが知られている[20, 21]．妊娠第3三半期には肥満妊婦ではやせ妊婦に比べトリグリセリドおよびVLDLが高く，HDLが低い．同様にGDM妊婦では耐糖能正常妊婦に比べトリグリセリドが高い[22]．つまり妊娠中のインスリン抵抗性の増大は，筋肉などにおける糖の取り込みを抑制するだけでなく，インスリンによる母体の脂肪分解抑制を低下させることで，トリグリセリドが増加していると考えられる．妊娠中の脂質代謝とインスリン抵抗性に関する正常血糖グルコースクランプ法を用いた報告では[23]，GDM妊婦では正常耐糖能妊婦に比べてインスリンの注入によるFFAの減少がみられなかった．これは，おそらく胎盤を通過して児に供給するFFAを増加させるための適応であり，GDMの胎児における脂肪蓄積にも関与するメカニズムと考えられる[23]．

胎児の脂肪細胞における主な脂質であるトリグリセリドは，母体のトリグリセリド，FFAおよびグルコースから合成される[24, 25]（**図2**）．妊娠中の母体の脂質と児の発育についていくつか報告がある．Kitajimaら[26]は妊娠24〜32週の母体の空腹時トリグリセリド値は，母体の肥満や血糖値とは独立して児の出生体重と正の相関があることを報告した．同様に妊娠末期のトリグリセリド値および非妊時BMIがいずれも出生体重と相関があるとの報告もある[22]．

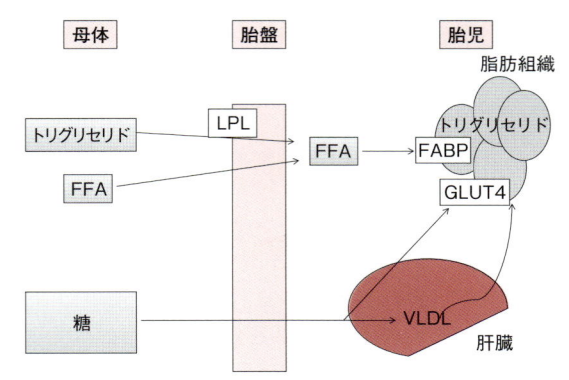

図2 胎児における脂質合成[25]
FFA：遊離脂肪酸，VLDL；verylow density lipoproteins, LPL; lipoprotein lipase, FABP; fatty acid-binding protein, GLUT; glucose transporter

肥満や糖尿病母体で過剰に産生されたFFAやトリグリセリドが，胎児に移行し胎児に過剰の脂肪蓄積が起こり，非対称性の巨大児の発症の要因となっている可能性が示唆されている[25]．

5. インスリン抵抗性と胎児発育

妊娠中には母体の生理的なインスリン抵抗性の増大が起こる[27, 28]．この妊娠中の生理的なインスリン抵抗性の増大に関与する因子として，古典的にはヒト胎盤性ラクトゲン（hPL）の関与が示唆されたが，いまだそのメカニズムは不明である．妊娠中に増加するエストロゲン，プロゲステロン，プロラクチン，TNF-α，レプチンなどの多因子の総合的な関与が示唆されているが[29]，分娩終了とともに急速にインスリン感受性が回復することなどから胎盤性ホルモンあるいは胎盤由来物質の関与は明らかであると考えられている．

妊娠中の生理的なインスリン抵抗性の増大は，胎児発育において重要である．妊娠中の母体は，空腹時には低血糖-ケトン体産性亢進，食後は高血糖-高インスリン血症が特徴的である．この変化は胎児へのグルコース供給のための合目的な変化である．母体の生理的なインスリン抵抗性の増大は，妊娠中期以降に顕著となり，胎児へのエネルギー供給を確保し胎児発育を保証する．一方，インスリン抵抗性の過剰な

亢進を示すGDMや肥満妊婦においては，過剰なグルコース供給が胎児の高インスリン血症を引き起こし，さらに過剰な脂質の供給は胎児の脂肪蓄積を増加させていることが，非対称性の胎児過剰発育を起こしていると推測される．胎児の高血糖－高インスリン血症を巨大児発症の主なメカニズムとしたPedersen仮説をさらに発展させ，母体の高脂血症に起因する胎児の高脂血症が，もう1つの巨大児発症の重要なメカニズムとなっているという仮説が展開されつつある[25]．今日の世界的な肥満と糖尿病のパンデミックを背景に，この新たな仮説はその重要性を増している．

6. インスリン，IGF，およびIGFBPと胎児発育

インスリン，IGF（insulin like growth factor），およびIGFBP（IGF binding protein）は，胎児発育に関与する重要な因子である．

インスリンは，グルコースなどの栄養源の取り込みと利用を促進し，インスリン感受性組織における細胞肥大を起こす．さらにインスリンは直接的な細胞分裂作用を有し，胎児発育因子であるIGFやIGFBPの産生に関与する[30]．高インスリン血症の胎児では，肝臓，心臓，副腎の肥大および皮下脂肪の増加と軽度の骨格筋の肥大が起こることが知られている[31]．また，IGFも胎児組織や臓器の増殖および分化に関与している．

IGFにはIGF-ⅠとIGF-Ⅱの2つのポリペプチドがある．児の肝臓が胎児期および出生後のIGFの主な産生臓器であり[32]，胎児期に多く存在するのはIGF-Ⅱである．IGFの受容体にはIGF-Ⅰ受容体とマンノース6リン酸（M6P）/IGF-Ⅱ受容体があることが知られている[30]．IGF-Ⅰ受容体は，組織の至るところに発現し，IGF-ⅡよりIGF-Ⅰと強く結合する．MP6/IGF-Ⅱ受容体はIGF-Ⅱと高親和性を示すが，IGF-ⅠやIGF-Ⅱの作用のほとんどはIGF-Ⅰ受容体を介して発現すると考えられている[30]．IGFは単独では存在せず大部分はIGFBPと結合して存在している．6つの異なるIGFBPが同定されているが[33]，IGFの作用を抑制または促進する．IGFを介した胎児発育への影響についてはトランスジェニックマウスを用いた実験により明らかにされている[34-37]．

ヒトにおいては子宮内胎児発育不全の新生児において，IGF-Ⅰの濃度が，対象群より低く，IGF-Ⅱは変化なかった[38]．一方，巨大児ではIGF-ⅠもIGF-Ⅱも上昇していた[39,40]．胎児発育不全の児ではIGFBP-1が上昇していた[41]．ラットを用いた実験において子宮動脈の結紮や飢餓により胎児発育制限児を作製したところ，胎児組織内のIGF-1mRNAや血中IGF-Ⅰは減少し，肝臓のIGFBP-1やIGFBP-2は増加していた[42,43]．膵臓を摘出した羊の胎仔では，正常血糖に保つようにしてもIGF-1が有意に減少し，発育不全を認めた[44]．さらにインスリンを補充することにより膵臓を摘出した胎仔では，生食を投与していた群より胎仔の有意な体重増加を認めた[44]．

これらの研究はインスリンがIGF合成や妊娠第3三半期の胎児発育に必要であることを示している．さらにインスリンは，羊やラットの胎仔の肝臓におけるIGFBP-1 mRNAの発現を減少させる[30]．一方，ラットを用いた実験において子宮動脈を結紮や飢餓により胎児発育不全児で比較的低インスリン血症の状態ではIGFBP-1が増加していたことから，インスリンがIGFやIGFBPの発現をコントロールしていることが示唆されている[30]．GDMや糖尿病合併妊娠では母体の高血糖によって，胎児側にも高血糖，高インスリン血症が引き起こされるが，胎児の高インスリン血症はIGFを増加させ，IGFBPを減少させることにより胎児の過剰発育に影響を及ぼしていると考えられる[30]．

7. おわりに

耐糖能異常や肥満妊婦における胎児の過剰な発育については，母体の高血糖や脂質代謝異常が妊娠中のインスリン抵抗性と関連して，胎児への過剰な血糖や脂質の供給が行われる結果，

胎児において過剰な脂肪合成や高インスリン血症が起こり，この高インスリン血症とIGF系の亢進などが関与して非対称性の過剰な胎児発育が起こるものと考えられる．

文献

1) Hytten FD: Weigt gain in pregnancy. In Hytten FE, Chamberlain G, eds. Clinical Physiology in Obstetrics, p173-203, Oxford, Blackwell Scientific Publications, 1991.
2) Laurence W, et al: Nutrition in pregnancy and lactation. Report of a WHO Expert Committee. WHO Expert Committee on Nutrition. Pregnancy and Lactation 302: 1-54, 1965.
3) Weightman AL, et al: Social inequality and infant health in the UK: systematic review and meta-analyses. BMJ Open. 2012; 2: e000964. doi: 10.1136/bmjopen-2012-000964.
4) Ounsteid M, et al: On Fetal Growth Rate:Its Variations and Their Consequences. Clinics in Developmental Medicine, No46. Lavenham, Suffolk, UK, Lavenham Press, 1973.
5) Catalano PM: Fetal growth in normal and diabetic pregnancies. (Hod M: Textbook of Dabetes and Pregnancy, 2nd ed), p79-85, Informa Healthcare, 2008.
6) Love EJ, et al: Factor influencing the birth weight in normal pregnancy. Am J Obstet Gynecol 91: 342-349, 1965.
7) Humphreys RC: An analysis of the maternal and foetal weight factor in normal pregnancy. J Obstet Gynecol Br Emp 61: 764-771, 1954.
8) Thompson AM, et al: The assessment of fetal growth. J Obstet Gynecol 5: 903-916, 1968.
9) Ravelli ACJ: Prenatal exposure to the Dutch famine and glucose tolerance and obesity at age 50. Thesis, University of Amsterdam, p51-62, 1999.
10) Klebanoff MA, et al: Father's effect on infant birth weight. Am J Obstet Gynecol 178: 122-126, 1998.
11) Filippi G, et al: The Beckwith-Wiedmann syndrome. Medicine (Baltimore) 49: 279-298, 1970.
12) Yamashita H, et al: A case of nondiabetic macrosomia with Simpson-Golabi-Behmel syndrome: antenatal sonographic findings. Fetal Diagn Ther 10: 134-138, 1995.
13) Millington GW: Genomic imprinting and dermatological disease. Clin Exp Dermatol 31: 681-688, 2006.
14) Pedersen J: Weight and length at birth of infants of diabetic mothers. Acta Endocrinol (Copenh) 16: 330-342, 1954.
15) Freinkel N: Banting Lecture 1980. Of pregnancy and progeny. Diabetes 29: 1023-1035, 1980.
16) The HAPO study Cooperative Research Group. Hyperglycemia and Adverse Pregnancy Outcome (HAPO) Study. N Eng J Med 358: 1191-2002, 2008.
17) Catalano PM, et al: Increased fetal adiposity: a very sensitive marker of abnormal in utero development. Am J Obstet Gynecol 189: 1698-1704, 2003.
18) Sewell MF, et al: Increased neonatal fat mass, not lean body mass, is associated with maternal obesity. Am J Obstet Gynecol 195: 1100-1103, 2006.
19) Langer O, et al:Overweight and obese in gestational diabetes: the impact on pregnancy outcome. Am J Obstet Gynecol 192: 1768-1776, 2005.
20) Sattar N, et al: Association of indices of adiposity with atherogenic lipoprotein subfractions. Int J Obes 22: 432-439, 1998.
21) Ramsay JE, et al: Maternal obesity is associated with gysregulation of metabolic vascular, and inflammatory pathways. J Clin Endocrinol Metab 87: 4231-4237, 2002.
22) Di Cianni G, et al: Maternal triglyceride levels and newborn weight in pregnant woman with normal glucose tolerance. Diabet Med 22: 21-25, 2005.
23) Catalano PM, et al: Downregulated IRS-1 and PPAR gamma in obese women with gestational diabetes: relationship to free fatty acids during pregnancy. Am J Physiol Endocr Metab 282: E522-533, 2002.
24) Knopp RH, et al: Relationships of infant birth size to maternal lipoproteins, apoproteins, fuels, holmones, clinical chemistries, and body weight at 36 weeks gestation. Diabetes 34: 71-77, 1985.
25) Catalano PM,et al: It is time to revisit the Pedersen hypothesis in the face of the obesity epidemic? Am J Obstet Gynecol 6: 479-487, 2011.
26) Kitajima M, et al: Maternal serum triglyceride at 24-32 weeks' gestation and newborn weight in nondiabetic women with positive diabetic screen. Obstet Gynecol 97: 776-780, 2001.
27) Ryan EA, et al:Insulin action during pregnancy. Studies with the euglycemic clamp technique. Diabetes 34: 380-389, 1985.
28) Catalano PM, et al: Longitudinal changes in insulin release and insulin resistance in nonobese pregnant women. Am J Obstet Gynecol 165: 1667-72, 1991.
29) Yamashita H, et al: Physiologic and molecular alterations in carbohydrate metabolism during pregnancy and gestational diabetes mellitus. Clin Obstet Gynecol 43: 87-98, 2000.
30) Hill DJ: Regulation of fetal growth. (Hod M: Textbook of Dabetes and Pregnancy), p222-239, Martin Dunitz, 2003.
31) Susa JB, et al: Chronic hyperinsulinemia in the fetal rhesus monkey. Effects of physiologic hyper-insulinemia on fetal growth and composition. Diabetes

33: 656-660, 1984.
32) Hill DJ:Insulin-like growth factors and receptors. (Crighton J, ed: Encyclopedia of Molecular Medicine), p1768-1771, John Wiley and Son, New York, 2001.
33) Shimasaki S, et al: Identification and molecular characterization of insulin-like growth factor biding proteins (IGFBP-1, -2, -3, -5 and-6). Prog Growth Factor Res 3: 243-266, 1992.
34) Liu JP, et al: Mice carrying null mutations of the genes encoding insulin-like growth factor I (Igf-1) and type 1 IGF receptor (Igf1r). Cell 75: 59-72, 1993.
35) DeChiara TM, et al: A growth-deficiency phenotype in heterozygous mice carrying an insulin-like growth factor II gene disrupted by targeting. Nature 345: 78-80, 1990.
36) Baker J, et al: Role of insulin-like growth factors in embryonic and postnatal growth. Cell 75: 73-82, 1993.
37) Butler AA: Minireview: tissue-specific versus generalized gene targeting of the igf1 and igf1r genes and their roles in insulin-like growth factor physiology. Endocrinology 142: 1685-1688, 2001.
38) Lassarre C, et al: Serum insulin-like growth factors and insulin-like growth factor binding proteins in the human fetus. Relationships with growth in normal subjects and in subjects with intrauterine growth retardation. Pediatr Res 29: 219-225, 1991.
39) Delmis J, et al: Glucose, insulin, HGH and IGF-I levels in maternal serum, amniotic fluid and umbilical venous serum: a comparison between late normal pregnancy and pregnancies complicated with diabetes and fetal growth retardation. J Perinat Med 1: 47-56, 1992.
40) Yan-Jun L,et al: Insulin-like growth factors (IGFs) and IGF-binding proteins (IGFBP-1, -2 and -3) in diabetic pregnancy: relationship to macrosomia. Endocr J 43: 221-231, 1996.
41) Wang HS, et al: The concentration of insulin-like growth factor-I and insulin-like growth factor-binding protein-1 in human umbilical cord serum at delivery: relation to fetal weight. J Endocrinol 129: 459-464, 1991.
42) Price WA,et al: Changes in IGF-I and -II, IGF binding protein, and IGF receptor transcript abundance after uterine artery ligation. Pediatr Res 32: 291-295, 1992.
43) Straus DS,et al: Expression of the genes for insulin-like growth factor-I (IGF-I), IGF-II, and IGF-binding proteins-1 and -2 in fetal rat under conditions of intrauterine growth retardation caused by maternal fasting. Endocrinology 128: 518-525, 1991.
44) Fowden AL:The role of insulin in prenatal growth. J Dev Physiol 12: 173-182, 1989.

2 巨大児

1. 巨大児の定義と頻度

　日本産科婦人科学会は「奇形などの肉眼的異常がなく，出生体重が4000g以上」を巨大児と定義している[1]．わが国における近年の巨大児分娩の割合は全分娩の約0.8％である[2]．
　大阪府立母子保健総合医療センターでの1981～2010年の45272分娩の解析（以下［当院研究］とする）では，出生体重が4000g以上であった巨大児は412例と全分娩の0.9％であった．ハイリスク妊婦の多い総合周産期センターでの巨大児出生割合が，日本の巨大児出生割合とほぼ同じということは，多くの巨大児は出生前に予測することが難しく，いわゆるローリスク妊婦からも多く出生していることを示している．
　なお，出生体重には人種差が大きく，出生体重が4000g以上の割合は米国では全分娩の7.6％であり，白人に限るとその頻度は9.1％にも上る[3]．また北欧ではその頻度は20％に及ぶ[4]．このため諸外国では4500g以上をfetal macrosmiaとしている場合もある．

2. 巨大児のリスクファクター

　巨大児の危険因子として，母体要因（家系的素因も含む）と胎児要因がある．母体糖代謝異常・肥満・巨大児分娩既往・過期産・片親もしくは両親の体格が大きい等があれば巨大児の危険性が上昇する[5]．またBeckwith-Wiedemann症候群等の一部の胎児異常においても巨大児が発生する．

①母体糖代謝異常

　母体糖代謝異常は巨大児発生の大きな因子であるが，巨大児全体において母体糖代謝異常が関与する割合はそれほど高くない．［当院研究］での母体糖代謝異常（旧定義による糖尿病合併妊娠・妊娠糖尿病）の占める割合は12.4％であった[6]（表1）．これはわが国での平松らの報告[7]とほぼ同様である．

表1 大阪府立母子保健総合医療センターでの巨大児分娩［当院研究］の背景

	N = 412
年齢（歳）	30.6 ± 4.5
初産婦（%）	147/412（35.7）
巨大児分娩歴（%）	56/265（21.1）
妊娠前 BMI（kg/m²）	23.4 ± 4.7
分娩時 BMI（kg/m²）	27.7 ± 4.5
妊娠中の体重増加（kg）	11.1 ± 5.8
糖代謝異常（%）	51/412（12.4）

mean ± SD or n（%）, as appropriate
BMI; body mass index
＊糖代謝異常（糖尿病合併妊娠・妊娠糖尿病）：旧基準[9]に従って分類．

一方，糖代謝異常妊婦のうち巨大児を分娩する妊婦の割合は，日本産科婦人科学会周産期登録データベースでは7.1%（対照：0.9%）である[8]．このことより，母体糖代謝異常は巨大児発生の重要な原因の1つではあるが，巨大児発生には多数の因子が関与しており，巨大児の多くは非糖代謝異常妊婦からも発生することを認識する必要がある．なお，これらの報告における糖代謝異常の診断は旧定義（1999年の糖尿病分類と診断基準に関する委員会報告）[9]によるものであり，新基準導入により巨大児に占める糖代謝異常妊婦の頻度は増加すると予想される．

母体の血糖コントロールと児体重との関係の報告では，妊娠32週までの血糖コントロールが良好群と不良群では，HFDの割合は良好群で11%，不良群で44%であったと報告されている[10]．また軽症GDMに関してもRCT（ACHOIS STUDY）で，積極的に血糖コントロールをする群（介入群）とroutine care群を比較した場合，巨大児の割合は介入群で9.7%，routine care群で21.0%であり，介入群で有意に巨大児が少なかったと報告されている[11]．また，Landonらも軽症GDMに対して治療を行うことで児体重・巨大児の割合・HFD率・帝切率・肩甲難産等が減少すると報告している[12]．現在わが国でもGDM 1点異常における周産期予後の研究が進行中である．

このように母体糖代謝異常は巨大児の原因になるが，妊娠中の血糖管理により巨大児を減少させることができる可能性がある点でも重要である．

②巨大児分娩歴

巨大児分娩既往がある妊婦が，巨大児を反復して分娩する危険性は高い．［当院研究］では，巨大児を分娩した経産婦の21.1%に巨大児分娩の既往があった（表1）．大口らは，巨大児分娩既往がある場合，次回妊娠で巨大児分娩を反復するリスクは，巨大児分娩既往のない場合に比較して15倍と報告している[13]．耐糖能異常が否定されたとしても，巨大児分娩反復の危険性は高いので注意が必要である．

③肥満・妊娠中の体重増加

肥満女性は巨大児を出産するリスクが高い．オランダでの耐糖能正常妊婦2459人の研究では，巨大児のORは妊娠前のBMIが18.5〜24.9の場合に比べ，BMI: 25〜29.9で1.4，BMI: 30以上で2.2であったと報告されている[14]．

また，妊娠中の体重増加量と出生体重との関係では，妊娠中の体重増加が多いほど，出生体重は増加する．しかしこの相関は妊娠前の肥満が強いほど弱くなるという[15]．日本肥満学会ガイドライン（2006）には，肥満妊婦においては妊娠中の体重増加よりも，妊娠前の肥満度の方が出生体重に与える影響が大きく，妊娠中の体重増加をおさえても巨大児の発症を防ぐことは難しいとされている[16]．

3. 巨大児分娩の合併症

巨大児分娩では，児は肩甲難産，分娩外傷（鎖骨骨折，腕神経叢損傷等），胎児機能不全等の危険が高い．また母体は帝王切開率・分娩時出血量・産道裂傷が増加し母児ともにハイリスク分娩となる．さらに母体に耐糖能異常を認める場合にはその危険性はさらに増加する．

①児の合併症

肩甲難産は巨大児と関連した最も重篤な合併症である．母体耐糖能異常がある場合には，高

インスリン血症により児の頭部と肩甲・躯幹のアンバランスを生じるため，その肩甲難産の発生率が増加する[17]．

［当院研究］では経腟分娩となった巨大児分娩307例で肩甲難産が33例（10.7％）に発生した．また糖代謝異常群での発生率は48.1％に上り，非糖代謝異常群の7.1％に比べ有意に高い頻度で発生していた．また，アプガースコア5分値7点未満の割合やNICU入院率も糖代謝異常群の方が高かった（表2）．Esakoffらは巨大児分娩（4000g以上）において耐糖能異常がない妊婦の6％，GDM妊婦の10.5％に肩甲難産が発生したと報告している．また児の体重が4000g以上の場合，それ以下の場合に比べて肩甲難産発生のオッズ比は，耐糖能異常がない妊婦で9.62倍，GDMの場合は16.45倍に上ると報告している（表3）[18]．

なお，肩甲難産や新生児外傷（鎖骨骨折や腕神経叢損傷）は巨大児が予測される場合により注意が必要であるが，肩甲難産や新生児外傷は非巨大児から発生している点も再認識する必要がある．巨大児同様に肩甲難産も反復しやすいこと，糖代謝異常がある場合はさらにその危険性が高まることを踏まえて分娩管理にあたる必要がある．

❷母体合併症

巨大児分娩においては帝王切開率・吸引・鉗子分娩の割合，産道裂傷（Ⅲ度以上の会陰裂傷）や分娩時出血量や輸血量が増加する[19-21]．

Norwayの304,968分娩の検討では，出生体重が5000g以上（全出生数の0.5％）の場合には，出生体重が2500〜3999g（全出生数の76％）の場合に比較して，Ⅲ度以上の会陰裂傷のオッズ比が4.2倍，1500ml以上の分娩時出血もし

表2 ［当院研究］における糖代謝異常の有無別の分娩時新生児合併症の割合

	非DM（361）	DM（51）	p値
出生体重（g）	4175 ± 175	4331 ± 252	< 0.01
肩甲難産（経腟分娩）（％）	20/280（7.1）	13/27（48.1）	< 0.01
分娩外傷（経腟分娩）（％）	12/280（4.3）	5/27（18.5）	< 0.01
AP（1分値）< 7（％）	31/361（8.6）	7/51（13.7）	0.23
AP（5分値）< 7（％）	6/361（2.2）	3/51（5.9）	0.05
NICU入院率（％）	12/361（3.3）	5/51（9.8）	0.029

mean ± SD or n（％），as appropriate　　AP; Apgar Score
非DM群：糖代謝異常（1型・2型糖尿病・妊娠糖尿病）妊婦
DM群：糖代謝異常を認めない妊婦
肩甲難産：診療録・分娩記録より肩甲難産の記載がある症例
分娩外傷：定義は診療録・分娩記録より新生児鎖骨骨折・神経損傷等を認める症例

表3 出生体重が4000g以上の場合の新生児合併症発症のオッズ比
（糖代謝異常の有無で区別，出生体重4000g未満と比較）[18改変]

新生児 outcome	非GDM+4000g以上 aOR（95％ CI）[a]	GDM + 4000g以上 OR（95％ CI）[b]
高ビリルビン血症	0.90（0.74-1.09）	1.60（0.93-2.74）
低血糖	2.04（1.42-2.92）	2.60（1.05-6.45）
RDS	1.54（1.02-2.33）	3.10（1.11-8.65）
肩甲難産	9.62（7.38-12.54）	16.45（6.71-40.33）
腕神経叢損傷	6.65（2.90-15.27）	41.89（4.05-433.64）

aOR; adjusted odds ratio　　CI; confidence interval
a：非GDM妊婦で出生体重が4000g未満の症例と比較
b：GDM妊婦で出生体重が4000g未満の症例と比較

くは輸血を必要とするオッズ比が5.4倍であった[19]．Norwayと日本では先述のように体格が違うため単純には比較できないが，わが国での4000g以上の出生率が1%弱ということを考慮すると，やはり巨大児分娩においては母体合併症発症の危険性は高い．

4．巨大児の予測

上記のように巨大児分娩には母児ともに大きな危険性を伴うが，これを予測することは非常に困難である．Hiramatsuらによると，出生体重が3800g以上の167例で，推定体重が出生体重より重かったのは10例のみであったと報告している[22]．また14件の文献レビューによると超音波胎児計測による巨大児検出の感度は12〜75%，陽性的中率は17〜79%にすぎない[23,24]．このため，巨大児を予測するために様々な超音波計測法（腹囲測定等）が提案されているが，現在のところ通常施行している一般的な推定体重測定法以外に確立された方法はない．

重要なことは巨大児の正確な診断は困難であること，これに伴い肩甲難産等の異常分娩を予測することはさらに困難であるということを認識することである．

5．分娩様式

このように巨大児分娩には危険性が伴うが，一方で巨大児の予測は難しい．また巨大児のすべてに肩甲難産などの合併症が起こるわけではなく，さらには半数以上の肩甲難産や鎖骨骨折・腕神経損傷等は非巨大児から発生している．このことから，巨大児が疑われる場合にどのような妊娠分娩管理を行うかに関しては一定の見解はない．

①分娩誘発

現在のところ巨大児が予測された場合に母児の合併症回避のために分娩誘発を行うことの効果には否定的な文献が多い．Gonenらは推定体重が4000〜4500gの場合に誘発群と待機群に分類したところ，両群に帝王切開率や新生児罹患率に差はなかったという[25]．またSanchez-Ramosは10件のnon-randomised studyのレビューで誘発群の帝王切開率が16.6%で，待機群の8.4%に比べて有意に高かったと報告している[26]．

なお対象をGDM妊婦に限定した場合には，WitkopらがRCT1件・観察研究4件のレビューで，妊娠38週での誘発群の方が待機群に比べて巨大児が減少し，一部では肩甲難産の減少効果も認めたと報告している[27]．

わが国の産婦人科ガイドライン2011[28]には，分娩誘発の適応の1つに，「巨大児が予測される場合」と記載されている．現段階では，巨大児が疑われる場合に症例により分娩誘発を行うことは正当化されるであろう．

②選択的帝王切開

巨大児が予測される場合の選択的帝王切開に関しても結論は出ていない．Conwayらは巨大児を疑った症例に選択的帝王切開を行った場合，肩甲難産は有意に減少したと報告している[29]．しかし，選択的帝王切開で新生児外傷が確実に予防できるとは限らず，また帝王切開率は確実に増加する．米国産婦人科学会（ACOG）では糖代謝異常妊婦で推定体重4500g以上，非糖代謝異常妊婦の場合は推定体重5000gで選択的帝王切開を考慮することとなっている（Level C）[30]．もちろん日本人でこの基準を当てはめることはできない．わが国のガイドラインでは巨大児が予測される場合は，患者と相談して分娩様式を決定することとなっている[28]．具体的には推定体重が耐糖能異常妊婦で4000g以上，それ以外は4500g以上で帝王切開を考慮するという意見が多い[31-33]が，最終的には個別に検討して決定するしかないのが現状である．

文献

1) 日本産科婦人科学会：産科婦人科用語集・用語解説集改訂第2版，東京，金原出版，2008．
2) 母子保健事業団：母子保健の主なる統計（平成23年度刊行），東京，2012．
3) Martin JA, et al: Births: final data for 2009. Natl Vital Stat Rep 60: 1-70, 2011.

4) Henriksen T: The macrosomic fetus: a challenge in current obstetrics. Acta Obstet Gynecol Scand 87: 134-145, 2008.
5) Fetal Growth Disorders-Macrosomia. In: Cunningham G, et al eds. Williams obstetrics. 23rd ed, New York, McGraw-Hill, p. 853-855, 2010.
6) 中山聡一朗, 他：当センターにおける巨大児症例の妊娠・新生児転帰に関する検討. 糖尿病と妊娠 11: 80-84, 2011.
7) 平松祐司, 他：糖代謝異常妊婦と胎児発育異常. 産科と婦人科 75: 953-957, 2008.
8) 日下秀人, 他：糖代謝異常妊娠と正常妊娠における周産期事象の検討. 糖代謝異常妊娠における中毒症発症の有無による比較も含めて. 日本妊娠高血圧学会雑誌 12: 147-148, 2004.
9) 糖尿病診断基準検討委員会：糖尿病の分類と診断基準に関する委員会報告. 糖尿病 42: 385-404, 1999.
10) Lin CC, et al: Good diabetic control early in pregnancy and favorable fetal outcome. Obstet Gynecol 67: 51-56, 1986.
11) Crowther CA, et al: Effect of treatment of gestational diabetes mellitus on pregnancy outcomes. N Engl J Med 352: 2477-2486, 2005.
12) Landon MB, et al: A multicenter, randomized trial of treatment for mild gestational diabetes. N Engl J Med 361: 1339-1348, 2009.
13) 大口昭英, 他：前回巨大児分娩歴あるいは巨大児分娩家系と巨大児妊娠の関連はあるか？ 周産期医学 34: s24-s25, 2004.
14) Jensen DM, et al: Pregnancy outcome and prepregnancy body mass index in 2459 glucose-tolerant Danish women. Am J Obstet Gynecol 189: 239-244, 2003.
15) Johnson JW, et al: Excessive maternal weight and pregnancy outcome. Am J Obstet Gynecol 167: 353-370; discussion 370-352, 1992.
16) 日本肥満学会：肥満症治療ガイドライン, 東京, 協和企画, 125-126, 2007.
17) Ecker JL, et al: Birth weight as a predictor of brachial plexus injury. Obstet Gynecol 89: 643-647, 1997.
18) Esakoff TF, et al: The association between birthweight 4000 g or greater and perinatal outcomes in patients with and without gestational diabetes mellitus. Am J Obstet Gynecol 200: 672, e671-e674, 2009.
19) Bjorstad AR, et al: Macrosomia: mode of delivery and pregnancy outcome. Acta Obstet Gynecol Scand 89: 664-669, 2010.
20) Handa VL, et al: Obstetric anal sphincter lacerations. Obstet Gynecol 98: 225-230, 2001.
21) Gregory KD, et al: Maternal and infant complications in high and normal weight infants by method of delivery. Obstet Gynecol 92: 507-513, 1998.
22) Hiramatsu Y, et al: Heavy-for-date infants: their backgrounds and relationship with gestational diabetes. J Obstet Gynaecol Res 26: 193-198, 2000.
23) Chauhan SP, et al: Suspicion and treatment of the macrosomic fetus: a review. Am J Obstet Gynecol 193: 332-346, 2005.
24) 石川浩史：巨大児の分娩とその取り扱い方. 産婦人科治療 96: 755-761, 2008.
25) Gonen O, et al: Induction of labor versus expectant management in macrosomia: a randomized study. Obstet Gynecol 89: 913-917, 1997.
26) Sanchez-Ramos L, et al: Expectant management versus labor induction for suspected fetal macrosomia: a systematic review. Obstet Gynecol 100: 997-1002, 2002.
27) Witkop CT, et al: Active compared with expectant delivery management in women with gestational diabetes: a systematic review. Obstet Gynecol 113: 206-217, 2009.
28) 日本産科婦人科学会・日本産婦人科医会：産婦人科診療ガイドライン 2011. 東京, 日本産科婦人科学会事務局, 2011.
29) Conway DL, et al: Elective delivery of infants with macrosomia in diabetic women: reduced shoulder dystocia versus increased cesarean deliveries. Am J Obstet Gynecol 178: 922-925, 1998.
30) ACOG practice bulletin clinical management guidelines for obstetrician-gynecologists. Obstet Gynecol 100: 1045-1050, 2002.
31) 安日一郎：分娩のタイミングと分娩様式. 藤田富雄, 豊田長康編：「妊娠と糖尿病」診療スタンダード, 金芳堂, 153-161, 2002.
32) 日本母性保護産婦人科医会：巨大児と肩甲難産. 研修ノート 55：17, 1996.
33) 前田和寿, 他：【どんな異常も見逃さない！産科急変のシグナルとベスト対応】分娩期 肩甲難産. ペリネイタルケア新春増刊 81-87, 2011.

3 新生児合併症とその管理

1. はじめに

糖尿病母体から出生した児は，一般的に infants of diabetic mothers（以下 IDM），糖尿病母体児などと称され，複数の合併症を高頻度に発症するハイリスク児であることが知られている[1-8]．妊娠前から既に糖尿病と診断されている pregestational diabetes mellitus と妊娠によって耐糖能異常が起こる糖尿病 gestaional diabetes mellitus（以下 GDM）のいずれの母体から出生した児もこの IDM に含められ，一様に注意深い新生児管理を要求される．

糖尿病母体には羊水過多，子癇前症，腎盂腎炎，早産，慢性高血圧症などが認められ，また，先天異常のリスクを増加させる．また胎児死亡率は全妊娠期間を通して高く，特に 32 週以降では顕著に高い．IDM においては概して出生体重は大きくなり，そのために起こる分娩外傷の発症率が増加する．また，低血糖，多血症，高ビリルビン血症，低カルシウム血症，新生児呼吸窮迫症候群，心筋肥大などが認められることが多く，時に永続的な後遺症につながる．

IDM の新生児合併症の頻度について 2003～2009 年の全国調査結果[9]を表1に示す．また近年，IDM において将来のメタボリックシンドロームや糖尿病発症のリスク増加や発達予後への悪影響などの長期的合併症が報告されてきており，母体糖尿病は世代をまたぐ負の連鎖を形成するとも考えられてきている．

IDM の種々の病態を予防するためには，母体の適切な血糖コントロールが重要である．多くの研究では血糖コントロールが良ければ，合併症のリスクが下がるとされている[10-12]．そのためには適切なスクリーニングが必要であり，また産科及び小児科が常時対応できる施設での管理が必要である．出生した児の管理では，低血糖が最も重要な合併症であり，血糖測定と管理を厳密に行うことに尽きる．頻回に血糖を測定し，必要に応じて経腸栄養やブドウ糖輸液開始をためらわず，低血糖を未然に防ぐ管理が必要とされる．その他，新生児合併症は多彩であるが，その多くはある程度予測可能であり，出生前よりその対策を準備し，診察，検査及びモ

表1 全国調査による新生児合併症の頻度[9] （%）

	1型糖尿病 (N = 371)	2型糖尿病 (N = 581)	妊娠糖尿病 (N = 1776)
HFD	20.8	22.9	21.5
巨大児	4.6	5.0	2.6
肩甲難産	1.2	2.3	1.2
先天奇形	5.2	4.6	5.4
呼吸障害	10.3	11.8	11.0
低血糖	13.8	15.2	13.0
黄疸	16.5	17.1	14.6

HFD: heavy for dates

ニタリングを適切に行うことが重要である．しかし，頻回の採血や過剰な検査は，児に不必要な苦痛を与えるほか，低血糖を防ぐための不必要なミルク補充や母子分離は母乳育児を阻むこともある．新生児医療の現場では，そのジレンマを抱えながら，その施設の状況に応じて，より良い方式を歴史とともに積み重ねてきた．IDM の新生児期管理においては，それぞれの施設に適したより良い管理を続けることが望ましいが，当施設の方式もその一例として紹介，概説する．

一方，わが国においても食事の欧米化や運動不足といったライフスタイルの変化などによって糖尿病患者は徐々に増えてきている．また，International Association of Diabetes and Pregnancy Study Groups（IADPSG）による Recommendations on the Diagnosis and Classification of Hyperglycemia in Pregnancy[13]を受けて，2010 年 6 月に日本産科婦人科学会，日本糖尿病学会，日本糖尿病・妊娠学会は GDM の診断基準を変更した．増本らは妊娠糖尿病のスクリーニングに関する多施設共同研究（JAGS trial）での登録症例を検討した結果，新しい GDM 診断基準を採用した場合には GDM の頻度は 2.1％から 8.5％と 4 倍に増加したと報告している[14]．糖尿病の管理法が確立するに従い，安全な妊娠，分娩，児の管理が可能となってきている一方で，この 4 倍に増加する GDM にどのように対応するかも現場の重要な問題になってきている．すなわち，極度な患者の集中は，受け入れ医療機関側の体制整備の必要性も出てくるため，出生児の合併症リスクを的確に判断し，限りある医療資源を有効活用する枠組みを模索する必要があろうかと考えられる．

2．IDM の主な病態生理（図 1）

IDM の病態生理では Pedersen 仮説がよく知られている[15]．すなわち，ブドウ糖は促進拡散を介して胎盤を通過するが，インスリンは胎盤を通過しない．在胎 20 週以前では，胎児の膵島細胞からのインスリン分泌は不十分であり，高血糖となる．受胎前後〜器官形成期の高血糖は先天異常を促すと考えられる．在胎 20 週以降になると胎児の膵島細胞は血糖値を生理的に適切なレベルに調節する役割を担うようになり，母体から過剰に供給された糖は，胎児の膵 β 細胞を刺激し，高インスリン血症を引き起こす[6]．IDM の合併症のほとんどは，この胎児の高血糖及び高インスリン血症が原因となっていると考えられる．

胎児の高血糖と高インスリン血症が肝臓における糖の取り込みとグリコーゲン合成を上昇させるため，脂質合成と蛋白合成が促進され，児の内臓は腫大し，体脂肪に富むが，頭囲はさほど大きくならず，頭に比べ躯幹が大きい巨大児となる．また，HbA1c は酸素との親和性が強く，胎盤への酸素供給を減少させる一方で，高血糖と高インスリン血症が胎児の代謝を亢進させるため，胎児は相対的低酸素状態およびアシドーシスが惹起される．その結果，胎児死亡率が増加するほか，エリスロポエチンの産生が亢進し，多血症がもたらされる．また，出生時の高インスリン血症状態は出生後もしばらく持続するが，胎盤剥離とともに突然ブドウ糖の供給が途絶することによって，児は低血糖症に陥る．さらに高インスリン血症のため，エネルギー源として脂肪酸が利用されにくく，ブドウ糖が肝臓から放出されにくい状態になっている．また，カテコラミンやグルカゴンによる血糖上昇機構がうまく働いていないために，低血糖はさらに進行，遷延することがある．胎児の高インスリン血症がⅡ型肺胞上皮細胞のステロイドリセプターに作用して，肺サーファクタントの生合成が阻害されるために，不相応な週数で新生児呼吸窮迫症候群を発症することもある．

3．IDM の主な臨床症状，合併症
①先天異常

妊娠早期（特に排卵後 4〜7 週の本人の自覚のない時期）の高血糖による合併症であり，その頻度は 6〜10％にものぼる．母体の HbA1c が 7％未満では 1.1％で対照と変わらないが，7％

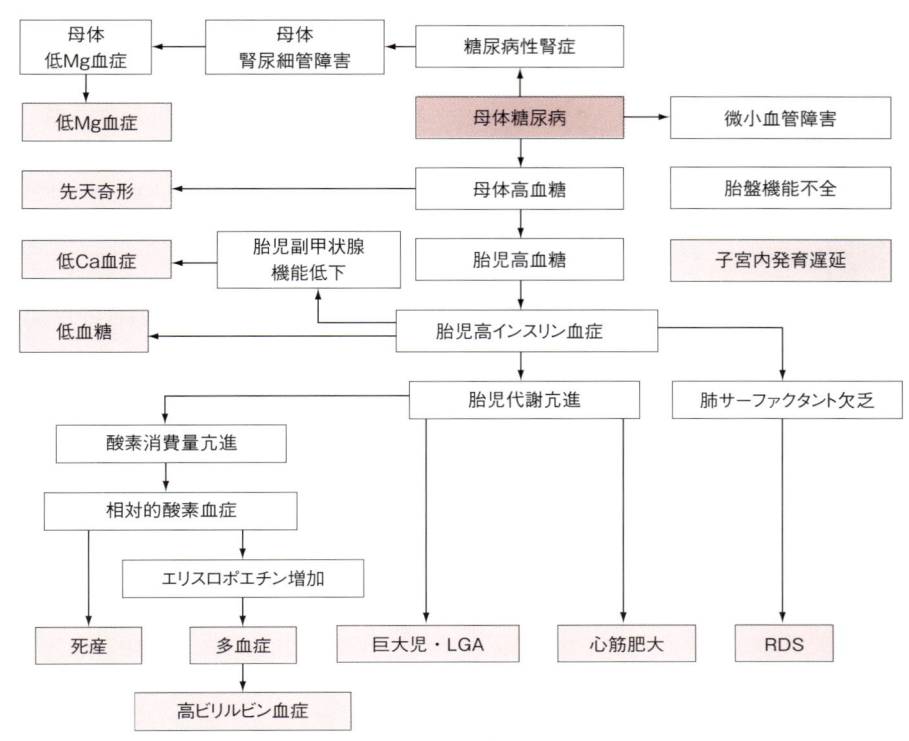

図1 母体の糖尿病が胎児や新生児に及ぼす影響（文献7を改変）

以上であればその出現頻度は16.7%にものぼる[16]。表2, 3にIDMに合併する主な先天異常を示す[17,18]。特に頻度の高い異常は、心室中隔欠損症や大血管転位症などの心疾患であり、対照の2.9〜18倍の頻度とされる。二分脊椎、腎泌尿器系異常なども比較的多い奇形とされる。IDMに特徴的とされるのが、尾部形成不全症と左側結腸低形成であるが、これらは非常に稀である。

❷巨大児（macrosomia）, 子宮内発育遅延

コントロール不良であった糖尿病母体からの出生児はいくつかの特徴を兼ね備えており、巨大児、macrosomia、トマトベビーなどと称される。巨大児は、出生体重が4000g以上か、在胎週数の90% tile以上と定義され、IDMの15〜45%を占めると報告されている。過剰なインスリンの同化作用によって、体脂肪に富み、内臓は大きいが、頭はさほど大きくない体型を呈し、概して出生体重は重く、heavy for gestational age児となることが多い。顔貌は丸々としており、後述する多血も合わさってトマトベビーと称される。躯幹が大きいため、肩甲難産となり、頭蓋内出血、新生児仮死や分娩時外傷のリスクが高くなる。時に脳性麻痺や上腕神経叢麻痺（Erb麻痺）などといった重篤な後遺症を残す。

一方、IDMでは胎児発育遅延（fetal growth retardation; FGR）となる場合もある。原因としては奇形によるものと子宮内環境によるもの

表2 IDMに合併する主な奇形[17]

中枢神経系	無脳症, 前全脳胞症, 脳瘤・脊髄髄膜瘤など
心血管系	大血管転位症, 両大血管右室起始症, 心室中隔欠損症など
消化器系	内臓逆位, 左側大腸低形成, 鎖肛など
腎・泌尿器系	嚢胞腎, 重複尿管, 尿道下裂など
骨格系	尾部形成不全症候群, 多・合指趾症, 口唇・口蓋裂など

表4　糖尿病母体から生まれた先天異常児の頻度の研究[18]

症例数		相対危険率／オッズ比（NS）					報　告
糖尿病群	対照群	中枢神経系	心血管系	消化器系	腎・泌尿器系	骨格系	
3565	350,010	4.6	5.6	3.2	4.7	20.7	Kucera（1971）
2592	2,592	3.3	6.1	4.3	2.3	15.0	Neave（1984）
312	914	3.1	(2.0)	3.7	3.2	2.0	McCarterら（1987）
28	3,029	15.5	18.0	—	—	—	Becerraら（1990）
214	110,592	3.5	4.4	(1.5)	(1.0)	3.2	Bowerら（1992）
76	18,683	2.9	2.8	(2.6)	3.8	5.2	Martines-Frias（1994）

が考えられる．子宮内環境による FGR は，母体糖尿病が重症であると頻度が高く，微小血管障害等による胎盤機能不全が主たる原因と考えられている．長期間にわたる子宮内での低酸素状態のため，胎内死亡のリスクが高く，出生後の児にも，低血糖や多血症の程度が強い可能性がある．

③呼吸障害

一般的に，IDM では呼吸窮迫症候群（respiratory distress syndrome；RDS）を発症する頻度が通常の4～6倍と高い．IDM の場合には，一般の新生児と比較して，肺成熟が1～2週間遅延するとされている[8]．そのため，満期に近い週数でも RDS を発症することがある．また，RDS がなくとも，重症の新生児一過性多呼吸や無呼吸発作の合併頻度が高い．後述する多血症や心不全による呼吸障害も出現する可能性が高く，IDM に呼吸障害合併の際は，注意深く鑑別を進める必要がある．肺成熟の観点からは，IDM の計画分娩は38週以降にするのが望ましいとされる[8]．

④低血糖症

IDM の分娩時急性期管理で最も重要なものは血糖管理である．出生後の血糖値の推移では，母親の血糖値が120mg/dl 以上の高血糖状態では生後2時間，正常の糖レベルでは生後1時間で最低値となりやすいとされている[19]．軽度の低血糖は無症状であることが多く，臨床所見，症状からの判断は難しく，頻回の血糖測定が必要となる．軽度の低血糖は不活発，哺乳力低下，異常な啼泣などを引き起こすが，重度の低血糖は痙攣，傾眠，チアノーゼ，無呼吸発作などを起こすほか，神経学的後遺症に直結する．無症候性低血糖においても中枢神経障害を引き起こす可能性もあり，これらを未然に防ぐ慎重な管理が要求される．低血糖症は妊娠前からの糖尿病合併母体の出生児ではおよそ25～50％に，妊娠糖尿病の出生児ではおよそ15～25％に発症するとされるが，母体の血糖コントロールが厳重になされている現在では，その発症率は低下している．

⑤多血症，過粘稠症候群

ヘマトクリット（Hct）が65％を超えると，急速に血液の粘稠度が増加し，毛細血管での血流が低下することが知られており，一般的に Hct65％以上を多血症としている．前述の通り，相対的低酸素のために IDM では多血症となり，呼吸窮迫，うっ血性心不全，壊死性腸炎，チアノーゼ，中枢神経症状（痙攣，易刺激性，傾眠，頭蓋内出血など），低血糖，低カルシウム血症，高ビリルビン血症，血小板減少症，血栓症などを引き起こす可能性がある．血栓症はまれではあるが，IDM に腎静脈血栓症を合併することはよく知られており，側腹部の腫大，血尿，血小板減少症を伴う場合には疑う必要がある．

⑥低カルシウム血症，低マグネシウム血症

IDM では低カルシウム血症及び低マグネシウム血症を起こすことが多いとされ，特に生後

72時間以内に起きやすい．胎児は胎盤から豊富なカルシウムを受けており，副甲状腺ホルモンが抑制された状態にあるが，出生後供給の急激な低下に伴い，児は低カルシウムに傾く．カルシウム代謝を調節する副甲状腺ホルモンのシステムは生後72時間頃より活発になるが，IDMではその反応が遅れるためとされる．また，低血糖によって上昇したコルチゾールの腸管でのビタミンD拮抗作用と，組織の異化で生じた高リン血症や後述の低マグネシウム血症も低カルシウム血症に関与していると推測されている．母体に糖尿病性腎症が存在する場合，尿細管でのマグネシウム再吸収が障害され，母体が低マグネシウム血症に陥ることがある．その結果，胎児の低マグネシウム血症が引き起こされると考えられている．

低カルシウム血症及び低マグネシウム血症の症状は無症候性のものから，易刺激性，筋緊張亢進，痙攣，無呼吸，徐脈，発汗など臨床症状を呈するものまで様々である．

⑦心筋肥大：非対称性中隔肥厚（asymmetrical septal hypertrophy），心不全

IDMでは，特徴的な心筋肥大が発症し，心不全を来すことがある．その頻度は報告によって差があるものの10〜30％とされる[20]．高インスリンに伴い，グリコーゲンの胎児心筋細胞への蓄積や，胎盤血管床の糖尿病性変化による心臓の後負荷の増大などによって心筋肥厚がみられ，ときに左室流出路狭窄を呈すると考えられているが，詳細な機序は未だ不明である．一般に，心臓超音波（心エコー）検査で，右室前壁，または左室後壁厚が5mm以上，心室中隔厚が6mm以上を心筋肥大とする．心室中隔厚と左室後壁厚の比が1.3以上の場合に非対称性中隔肥厚と診断される[21]．IDMの心筋肥厚は一過性で多くは数週間〜6ヵ月で自然軽快する．

また，IDMでは心筋肥大以外にも心不全を呈することがある．心エコー検査では，過拡張及び低収縮を認め，低血糖や低カルシウム，多血症への治療や利尿薬，ジゴシンなどの治療で急速に改善することも多いとされる．

⑧高ビリルビン血症

IDMでは高ビリルビン血症を合併する率が高いとされる．前述の多血症に基づく産生増加が主な原因とされるが，肝機能の未熟さによる排泄低下やmacrosomiaによる分娩外傷のための頭血腫や皮下出血などの閉鎖性出血による産生増加も原因と考えられる．低血糖が合併すると血液脳関門の透過性が亢進し，核黄疸の危険性が高まるといわれているため，注意が必要である．

4. IDMの新生児管理

①血糖管理

出生後の低血糖を未然に防ぐためには，少なくとも出生後5〜6時間までは頻回に血糖測定を行っていく必要がある．血糖は生後1〜2時間に最低値をとりやすいために特に，出生後早期の血糖は慎重に評価する．新生児低血糖の診断基準に関しては，定まった値はないが，概ね全血の血糖値が40mg/dl以下（血漿では45mg/dl）で治療を開始し，50mg/dl以上を維持することを目標としていることが多い[22]．

しかし，どの程度の低血糖がどの程度持続すれば脳障害が発生するのか，在胎週数によって脳障害の閾値が異なるのかに関しては，不明な点が多く，血糖の下限値を決めるのは困難という意見も多い．また，新生児早期の脳細胞へのエネルギー源としてはケトン体が使われるために血糖値の絶対値のみで判断することは難しいが，IDMでは児の高インスリン血症を伴うために，ケトン体が脳細胞でのエネルギー源として使われにくいため，より低い基準で血糖値に介入する必要がある．低血糖はその神経学的後遺症の重篤さゆえに，極限の値を許容するべきではなく，可能な限り正常範囲を保つよう心がける必要がある．

当院では歴史とともにIDMの血糖管理も変遷させているが，現在は図2のような血糖管理を行っている．すなわち，糖尿病の分類（1型DM，2型DM，GDM）やインスリン使用の有無によらず，HbA1c ≧ 5.4％，グリコアルブミ

ン (GA) ≧ 15.8%, heavy for date 児, IUGR 児, 妊娠中期以降の未治療期間が長かった症例を High risk 群, それ以外を Low risk 群として, 出生前にリスク分類している. GA は HbA1c よりも新生児低血糖, 多血症, 呼吸障害, LFD と相関するという報告[23]を基に, HbA1c と GA の結果が乖離する場合は GA の結果を優先している.

Low risk 群では, 最低限, 出生時 (臍帯動脈血) 及び 2 時間に, 必要があれば 5 時間に血糖を測定し, 症状や血糖値の変化に応じて適宜追加検査を行っている. High risk 群では出生後すぐに 10％ブドウ糖で輸液を開始し, 出生時 (臍帯動脈血), 生後 2 時間, 5 時間に, 症例によっては出生後 1 時間毎に血糖測定を行っている. 血糖値 45mg/dl 以下を異常とし, より頻回な検査を追加するか, 経腸栄養を開始するか, 輸液を開始・増量するかのいずれかを選択している.

輸液を行う際は 10％ブドウ糖液でブドウ糖輸注速度 (glucose infusion rate; GIR) 4～6mg/kg/min で維持投与を開始, 程度に応じて 200mg/kg 程度のボーラス投与を行っている. しかし, 高インスリン血症が疑われる際は, いたずらにボーラス投与を行うと, 急激な血糖の上昇がインスリン分泌を誘導し, 反応性の低血糖を惹起する可能性もあるため注意を要する.

血糖値が十分に上昇していない場合には 2～4mg/kg/min ずつ増量し, GIR が 10mg/kg/min を超える場合には中心静脈栄養からのより濃度の高いブドウ糖輸液を開始している. 輸液増量してもコントロールが不良である際には, 副腎皮質ステロイド, グルカゴン, ジアゾキサイドなどの投与を考慮すると同時に基礎疾患の検索を開始している. また, 副腎皮質ステロイドやグルカゴンの投与に際しては前述と同様に反応性低血糖に注意している. 血糖値が 60mg/dl 以上で 8～12 時間安定化していることが確認されれば, 徐々に輸液を 1～2mg/kg/min ずつ減量し, 中止している. 血糖のコントロールが不良である場合には NICU に入院としているが, 基本的には母児同室での管理を原則とし, 母乳育児を推進している.

❷電解質管理, 多血症, 高ビリルビン血症の管理

出生後より, 児の血清カルシウム値, 血清マグネシウム値を検査する. 一般的に低 Ca 血症は血清総 Ca が 7.0mg/dl 未満, 低 Mg 血症は 1.8mg/dl 未満とされている. 症状が出現する前に, 必要に応じてカルシウム製剤, マグネシウム製剤の投与を行う. カルシウム製剤は血管外に漏出し, 皮下壊死を引き起こすために, 末梢から漏れないように注意しながらの投与か, 中心静脈カテーテルからの投与を行う. 投与す

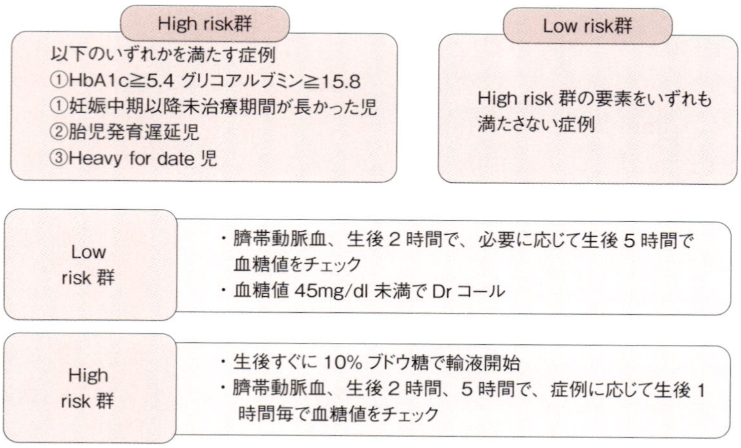

図2 大阪府立母子保健総合医療センターにおける IDM の血糖管理指針 (2012 年～)

る際は不整脈と徐脈に注意する必要がある．両者を合併する際は，マグネシウムを上昇させないと，低Caの補正に難渋する場合があるために，注意を要する．

また，多血の症状がないか注意深く観察し，Hct値の評価を行う．Hct値≧70％であるか，Hct値60％台でも多血症の症状があれば，瀉血か生理食塩水による部分交換輸血を行う．IDMではビリルビン値の変化にも注意し，治療基準より上の値が出現すれば，光線療法を行う．特に低血糖や新生児仮死，呼吸障害があれば基準を下げて治療導入に踏み切る必要がある．

③呼吸管理

出生児の在胎週数に不相応な呼吸障害出現の可能性を想定し，出生後の児の呼吸状態を注意深く観察する．診察所見，状態に応じてパルスオキシメーターによるモニタリング，胸部レントゲン検査，マイクロバブルテストなどを行い，必要あれば，酸素投与やDPAP管理，人工換気，肺胞サーファクタント投与などを行っていく．また，無呼吸発作出現の可能性も念頭に入れ，注意深い経過観察を要する．

④循環管理

心臓超音波検査を行い，心室中隔の肥厚の有無，心奇形の有無を検索し，心収縮能を評価する．心室中隔の肥厚が認められれば，左室流出路狭窄の有無を確認する．心不全兆候が軽度のものは経過観察のみで軽快する．心不全兆候が認められる場合には，まず低血糖，低カルシウム血症や多血症の補正を行う．呼吸障害を合併する場合には，上記のような呼吸のサポートを行う．これらの治療を行った上で，依然心不全兆候の改善がないものには，利尿剤や鎮静などの心不全治療を行う．左室流出路狭窄を伴う場合にはプロプラノロールが有効であり，心収縮を高めるジギタリスやイソプロテレノールなどの薬剤や極端な水分制限は禁忌である[24]．

5．おわりに

糖代謝を適切に保つことは人間の生命維持や発達・発育にとって最も重要なものの一つである．特にめざましい変化をとげる胎生期には糖代謝異常の影響が強く現れ，新生児期の様々な合併症のリスクを高める．さらにこれが出生後長期に及ぶことも念頭に置きながら厳重な管理を行わなければならない．

文　献

1) 正木　宏，他：糖尿病から生まれた新生児．Nelson Textbook of pediatrics, 17th ed, エルゼビアジャパン, p 628-629, 2005.
2) Ramos GA: Endocrine disorders in pregnancy. Avery's diseases of the newborn 9th ed, Elsevier, p75-87, 2011.
3) Barnes-Powell LL：Infants of diabetic mothers: the effects of hyperglycemia on the fetus and neonate. Neonatal Netw 26: 283-90, 2007.
4) Cordero L, et al: Infant of the diabetic mother. Clin Perinatol 20: 635-48, 1993.
5) Nold JL, et al: Infants of diabetic mothers. Pediatr Clin North Am 51: 619-37, 2004.
6) 平野慎也，他：基礎疾患をもった妊婦からの胎児・新生児の管理―糖尿病―．小児科 47：1695-1701, 2006.
7) 内山　温：糖尿病母体児（Infants of Diabetic Mother：IDM）．Fetal & Neonatal Medicine 3: 30-33, 2011.
8) 鮫島　浩：妊娠糖尿病における児の合併症とその他の対策．日本臨床 66: 615-9, 2008.
9) 杉山　隆：糖代謝異常妊娠全国調査（日本糖尿病・妊娠学会）2003-2009年（投稿準備中）．
10) Crowther CA, et al: Effects of treatment of gestational diabetes mellitus on pregnancy outcomes. N Engl J Med 352: 2477-86, 2005.
11) Rizzo TA, et al: Perinatal complications and cognitive development in 2- to 5-year-old children of diabetic mothers. Am J Obstet Gynecol 171: 706-13, 1994.
12) Ornoy A: Growth and neurodevelopmental outcome of children born to mothers with pregestational and gestational diabetes. Pediatr Endocrinol Rev 3: 104-13, 2005.
13) IADPSG Consensus Panel: International Association of Diabetes and Pregnancy Study Groups（IADPSG）recommendations on the diagnosis and classification of hyperglycemia in pregnancy. Diabetes Care 33: 676-82, 2010.
14) 増本由美：新しい妊娠糖尿病診断基準採用による妊娠糖尿病の頻度と周産期予後への影響．糖尿病と妊娠 10：88-91, 2010.
15) Weiss PAM: Diabetesin in pregnancy. Diabetes and Pregnancy. John Willy & Sons, p 221-40, 1996.
16) 和栗雅子：妊娠糖尿病と先天奇形，「妊娠と糖尿病」

診療スタンダード，藤田富雄，豊田長康編，金芳堂，p 253-259, 2002.
17) 川上 義：糖尿病妊娠と胎児奇形．周産期医学 33: 578-82, 2003.
18) Kitzmiller JL, et al: Pre-conception care of diabetes, congenital malformations, and spontaneous abortions. Diabetes Care 19: 514-41, 1996.
19) Farquhar JW: Hypoglycaemia in newborn infants of normal and diabetic mothers. S Afr Med J 42: 237-45, 1968.
20) Pides R: Infants of diabetic mothers. N Engl J Med 289: 902-4, 1973.
21) Howard PG, et al: Characterization of the cardiomyopathy in infants of diabetic mothers. Circulation 61: 441-50, 1980.
22) 森岡一朗，他：新生児低血糖の概念と定義．周産期学 33: 586-8, 2003.
23) 清水一紀，他：糖尿病合併妊婦および妊娠糖尿病におけるグリコアルブミンと母児合併症に関する調査．糖尿病と妊娠 10: 27-31, 2010.
24) 石井徹子，他：糖尿病母体児と肥大性心筋症．周産期医学 33: 571-3, 2003.

4 糖尿病母体児の将来リスク

1. はじめに

　妊娠中，胎児が高血糖にさらされると，小児期以降に発達の遅れや代謝異常をきたすリスクが高くなることが長期にわたる追跡調査で明らかになっている．本稿では，子宮内で高血糖にさらされた児における将来の糖代謝異常，肥満およびメタボリックシンドロームの発症リスクについて概説したい．

2. 糖代謝異常

　1型糖尿病の多くは自己免疫が関与して発症するが，一部には遺伝的要因も関係する．生涯60歳までに1型糖尿病になるリスクは，片方が1型糖尿病である一卵性双生児の場合，65%と報告されている[1]．ちなみに，家族歴がない場合は0.3～0.4%，1型糖尿病の母親の児は2%，1型糖尿病の兄弟は6%の発症とされている．
　一方，2型糖尿病は遺伝的要因と生活習慣が絡みあって発症する生活習慣病で，わが国では糖尿病全体の約9割を占める．患者の一親等親族における生涯発症リスクは，年齢と体重を一致させた家族歴のない対照群より5～10倍高い．生活習慣も発症に大いに関係するが，胎児期に高血糖にさらされると，さらに発症リスクは高まる．最も高率に妊娠糖尿病を発症する種族であるピマインディアンにおいて，妊娠糖尿病女性の児は，20～24歳時に45%が2型糖尿病を呈する[2]．妊娠時は異常がなく出産後に糖尿病が発症した女性の児や健常女性の児における2型糖尿病発症率はそれぞれ8.6%，1.4%であった．糖尿病の父親，両親の糖尿病発症年齢，児の体格指数（BMI）を考慮しても，このリスクの上昇は変わらないことから，糖尿病の進展には遺伝的素因や生活環境に加え，子宮内環境が関与していることを示唆する．追跡調査で

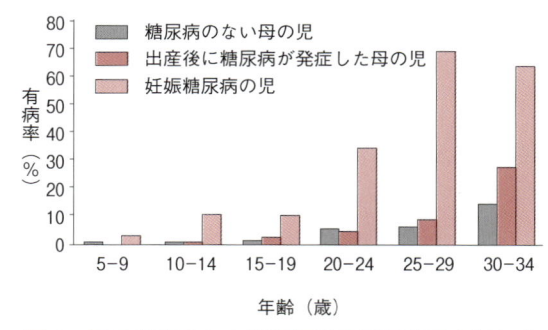

図1　母の妊娠中および妊娠後の糖尿病の有無による児の年齢ごとの2型糖尿病有病率[3]

は[3]，妊娠糖尿病の児の2/3以上が34歳までに2型糖尿病を発症した（図1）．
　一般の米国人を対象とした研究では，思春期以降に耐糖能障害が出現しやすくなるようである．妊娠前からの糖尿病および妊娠糖尿病の母親の児における耐糖能障害の出現頻度は，5歳未満は1.2%，5～9歳は5.4%と低いが，10～16歳になると19.3%と高くなると報告されている[4]．耐糖能障害には児の肥満と胎児期高インスリン血症（羊水中インスリン濃度）がそれぞれ独立して関連しており，特に，羊水中インスリン濃度が深く関わっていた．

3. 肥満と糖代謝

　子宮内で高血糖にさらされると，胎児に高インスリン血症が起こり，脂肪組織と膵臓のβ細胞が発達する結果，BMI増加と糖代謝不全が起こる．この影響は，糖尿病合併妊娠と妊娠糖尿病の両方の児でみられる．
　母か父が1型糖尿病で，本人は糖尿病でない成人を対象とした研究で，糖尿病の母を持つ群は糖尿病の父を持つ群に比べ，耐糖能が低下し，インスリン分泌反応が欠如する傾向が強かった[5]．また，75g経口糖負荷試験における早期

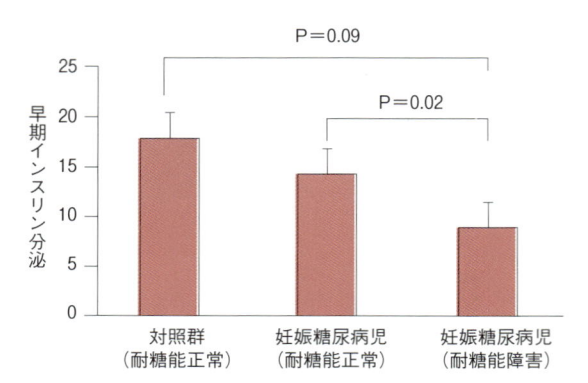

図2 75g経口ブドウ糖負荷試験による早期インスリン分泌（平均値＋SE）[5]

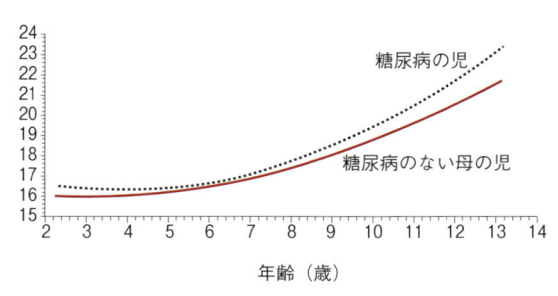

図3 27ヵ月から13歳までのBMI増加曲線（性，人種／民族で補正）[9]

インスリン分泌が糖尿病母群で低下しており，特に，耐糖能低下群で有意であった（図2）[5]．膵性ポリペプチドの血漿濃度は糖尿病母群の耐糖能低下例で低く，膵臓に作用する副交感神経機能低下が機序である可能性が示唆されている[5]．

前向き観察研究では，妊娠糖尿病の母から生まれた在胎週数に比べ出生体重が大きい（large for gestational age; LGA）児は，適正な出生体重（appropriate for gestational age; AGA）の児や非糖尿病の母から生まれた児（LGAおよびAGAを含む）よりもBMI，腹囲および皮下脂肪厚が大きかった[6]．

また，必ずしも妊娠糖尿病がなくても，母体の血糖値が高めであると，児に影響するようである．妊娠28週で母体の血糖値が130mg/dl以上の場合，100mg/dl以下の母親に比べ，児が過体重／肥満になるリスクは約2倍高く，母の妊娠中のBMIとは無関係であったと報告されている[7]．

肥満の出現時期は，児の年齢に関係する．ピマインディアンの成績では，糖尿病の母親と非糖尿病の母親のそれぞれの児は，1.5歳では体重差がないが[8]，妊娠糖尿病の母親の児は7歳までに身長が同じでも体重はより増加した．

糖尿病の母（妊娠糖尿病，1型糖尿病）の児と，糖尿病のない母の児を対象に，出生から13歳までの体重増加曲線を検討した報告では，生後26カ月までは両群に差はなかったが，糖尿病の母の児は27カ月から13歳に有意に体重が増加し，特に10～13歳で著しかった（図3）[9]．他の身体計測値，社会経済状態，妊娠前の母のBMIなどで補正しても，この関係は変わらなかった．小児期に肥満が増加すると，そのまま成人にキャリーオーバーし，長期にわたる肥満の増加にも結び付く．

4．メタボリックシンドローム

妊娠糖尿病あるいは1型糖尿病の母から生まれた白人成人女性（18～27歳）は，耐糖能異常の割合が一般集団より多く（それぞれ21％，11％，4％），メタボリックシンドロームも妊娠糖尿病の児で4倍，1型糖尿病の児で2.5倍多かった[10]．なお，妊娠糖尿病の母は，妊娠中，食事療法を受けていた．

メタボリックシンドロームの発症には，妊娠糖尿病に加え，出生時体重も問題になると報告されている．Boneyらは，妊娠糖尿病の有無別に，それぞれLGAとAGAに分け，6，7，9および11歳に追跡調査を行った[11]．各群間で出生体重以外の基本的な特徴（性，人種，社会経済状態，妊娠中の体重増加）に差はなかったが，妊娠糖尿病LGA群で，妊娠前の母に肥満の傾向が強かった．11歳時の肥満は25～35％にみられたが，各群間に有意差はなかった．11歳時のインスリン抵抗性はLGA/妊娠糖尿病群でより高い傾向があった．多変量解析では，11歳時のインスリン抵抗性には小児期肥満と

4. 糖尿病母体児の将来リスク

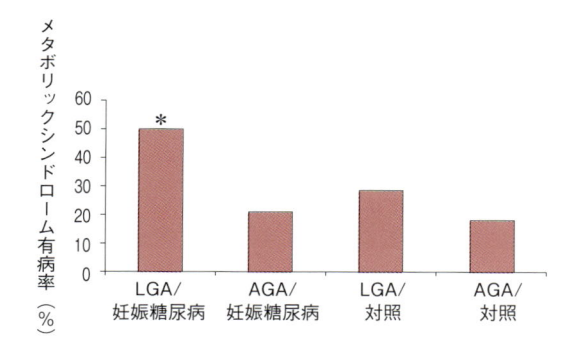

図4 母の妊娠糖尿病の有無と出生体重による，いずれかの年齢におけるメタボリックシンドローム有病率[11]

＊メタボリックシンドロームの定義は，4つの構成要因（肥満，高血圧，高トリグリセリド血症または低HDL血症，耐糖能障害）のうち2つ以上ある場合とした．5年間の追跡期間のうち繰り返しメタボリックシンドロームがみられた場合は，1回だけ算定した．全体の群間差：p値＝0.008，LGA/妊娠糖尿群対他群：p値＝0.001

妊娠糖尿病におけるLGAが関係しており，オッズ比はそれぞれ4.3と10.4であった．年齢を問わずメタボリックシンドロームの構成要因が2つ以上ある頻度は，LGA/妊娠糖尿病群が他群より有意に高く（図4），11歳時に要因が3つ以上ある頻度は，LGA/妊娠糖尿病群は15%と他の群（3.0～5.3%）より高かった．LGAおよび母の肥満は，メタボリックシンドロームの発症リスクをそれぞれ約2倍増加させた．6歳から11歳までの累積危険因子を分析すると，対照群のLGAとAGA児間に有意差はなかったが，妊娠糖尿病群のLGAとAGA児間には有意差があり，11歳までにLGA児は約3.6倍のメタボリックシンドローム発症リスクがあった．

すなわち，肥満あるいは妊娠糖尿病の母から生まれたLGA児はメタボリックシンドロームを発症するリスクが高く，肥満の母は，妊娠糖尿病がなくても胎児の成長や将来の健康に影響を及ぼす代謝性の要因をもっている可能性が示唆される．

5. おわりに

妊娠中に胎児が高血糖にさらされると，児は将来，糖尿病や肥満，メタボリックシンドロームを発症するリスクが高くなる．児の生涯にわたる健康を守る上でも，妊娠中の血糖管理を厳密に行う必要がある．

文　献

1) Redondo MJ, et al: Concordance for islet autoimmunity among monozygotic twins. N Engl J Med 359: 2849-2850, 2008.
2) Pettitt DJ, et al: Congenital susceptibility to NIDDM. Role of intrauterine environment. Diabetes 37: 622-628, 1988.
3) Dabelea D, et al: Effect of diabetes in pregnancy on offspring: follow-up research in the Pima Indians. J Matern Fetal Med 9: 83-88, 2000.
4) Silverman BL, et al: Impaired glucose tolerance in adolescent offspring of diabetic mothers: relationship to fetal hyperinsulinemia. Diabetes Care 18: 611-617, 1995.
5) Sobngwi E, et al: Effect of a diabetic environment in utero on predisposition to type 2 diabetes. Lancet 361: 1861-1865, 2003.
6) Vohr BR, et al: Effects of maternal gestational diabetes on offspring adiposity at 4-7 years of age. Diabetes Care 22: 1284-1291, 1999.
7) Deerlein AL, et al: The association between maternal glucose concentration and child BMI at 3 years. Diabetes Care 34: 480-484, 2011.
8) Touger L, et al: Early growth in offspring of diabetic mothers. Diabetes Care 28: 585-589, 2005.
9) Crume TL, et al: The impact of in utero exposure to diabetes on childhood body mass index growth trajectories: The EPOCH Study. J Pediatr 158: 941-946, 2011.
10) Clausen TD, et al: Overweight and metabolic syndrome in adult offspring of women with diet treated gestational diabetes mellitus or type 1 diabetes. J Clin Endocrinol Metab 94: 2464-2470, 2009.
11) Boney CM, et al: Metabolic syndrome in childhood: association with birth weight, maternal obesity, and gestational diabetes mellitus. Pediatrics 115: e290-e296, 2005.

5章

糖代謝異常妊娠の管理

§1 妊娠糖尿病の管理に関する世界の動向

1. はじめに

妊娠糖尿病（gestational diabetes mellitus; GDM）の診断基準は，2010年に変更された[1,2]．その結果，GDMの頻度は約3〜4倍に増加した．一方増加したGDMのほとんどが診断基準の1点のみ異常群である．GDMに対する治療介入に関する大規模なRCTは2つ報告されている．これら2つのRCTからのメッセージは，妊娠中にGDMのスクリーニングを行い，スクリーニング陽性者には診断検査である75gOGTTを施行し，GDMと診断されたら，積極的に治療介入すべきであるとするものである．ただしこれらのRCTで用いられたGDMの診断基準は新診断基準に基づいたものではない．そこで，本稿では2つのRCTの対象者の相違による解釈と世界の動向について紹介したい．

2. ACHOIS trial[3]

本RCTはオーストラリアを中心として行われた．本トライアルでは図1に示すように，

表1 ACHOIS trialの結果（文献3を改変）

	介入群	非介入群
HFD（%）	13.4	21.9
巨大児（%）	9.7	21.0
肩甲難産（%）	1.4	3.1
PIH（%）	11.8	18.2

GDMのスクリーニングを経てGDMと診断された1,000人の女性をランダムに治療介入群と非介入群に分けて検討したものである．本RCTにおける治療介入は，妊娠前の体格に基づいた栄養指導および血糖自己測定を行い，目標血糖値（空腹時血糖値が100mg/dl未満，食後2時間値が126mg/dl未満）を達成できなければインスリン療法を導入するというものである．その結果，表1に示すように，治療介入群において母児の合併症が有意に低下することが示された．

3. Maternal-Fetal Units Network Study[4]

米国におけるRCTも報告されたが，症例数はACHOIS trialとほぼ同規模の検討である（図2）．本試験の治療介入法は，先述の豪州の内容とほぼ同様である．すなわち，食事療法および，血糖自己測定とインスリン療法である．食事療法については，米国糖尿病学会の推奨[5]に基づく指導を行っている．具体的には，適切な体重増加を示す摂取カロリーとし，肥満の場合は30%のカロリー制限とする内容である．またインスリン療法導入の血糖値は食前が95mg/dl以上，食後2時間値が120mg/dl以上である．その結果，表2に示すように，母児の合併症の頻度は，治療介入群において有意に低下することが明らかとなった．

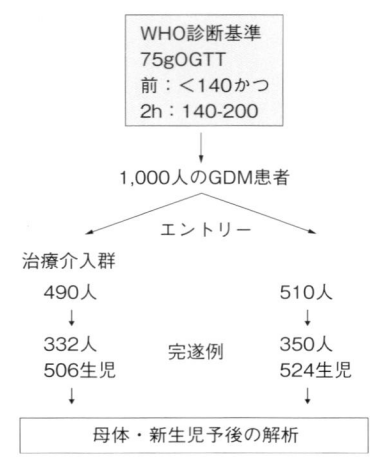

図1 ACHOIS trial（文献3を改変）

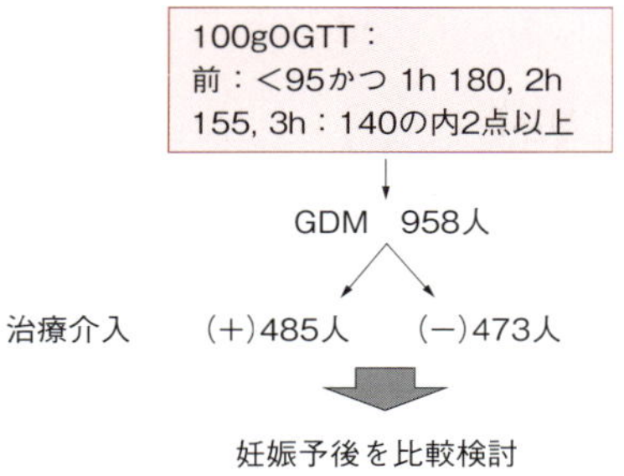

```
100gOGTT：
前：<95かつ1h 180, 2h
155, 3h：140の内2点以上
```

GDM 958人

治療介入　（＋）485人　（－）473人

妊娠予後を比較検討

図2　米国のトライアル（文献4を改変）

表2　米国のトライアルの結果（文献4を改変）

	介入群	非介入群
HFD（％）	7.1	14.5
巨大児（％）	5.9	14.3
肩甲難産（％）	1.5	4.3
PIH（％）	8.6	13.6
Preeclampsia（％）	2.5	5.5
帝王切開（％）	26.9	33.8

したがって，2つの大規模なRCTよりGDMに対する治療介入は有用であることが示されたことになる．

4．2つのRCTの対象の相違とGDMに対する治療の解釈

2つのRCTの規模は同等であることはすでに述べたとおりであるが，大きな違いは図1と図2に示すようにGDMの診断基準が異なることである．

2つのトライアルの75g OGTTのプロファイルの相違を表3に示す．すなわち，豪州RCTでは，WHOの診断基準を用いているため75g OGTTの1時間値は不明であるが，負荷前値の平均値は86.5mg/dl，2時間値が153～155mg/dlと2時間値のみ新診断基準を満たしており，新診断基準の1点のみ異常群に対する治療介入試験といえる可能性がある．

一方，米国RCTは，表3に示すように，負荷前値は豪州RCTとほぼ同様の血糖値を示しているが，1時間値と2時間値は新診断基準のカットオフ値である180mg/dl，153mg/dlを超えており，本試験の対象者の多くは2点異常のGDMと言える可能性がある．

すなわち，GDMの新診断基準を用いた場合，2点異常GDMのみならず1点のみ異常GDMにおいても治療介入が有益である可能性が示唆された．

ただし豪州のtrialは新診断基準に基づく1点のみ異常群に対するRCTではないので，現時点でGDM1点異常群に対する治療介入の効果に関する直接的なエビデンスはない．

現在，わが国では全国多施設共同研究（Japan GDM Study Group Study; JGSG Study）において前向き研究を展開しており，結果が待たれるところである．

5．世界の動向
①わが国における検討

わが国におけるGDM管理に関する多施設共同研究班（Japan GDM Study Group; JGSG）による検討（JGSG study）においてまず後方視的検討を行った．本検討では，旧診断基準の1点のみ異常群に対する治療介入の有無別に妊

表3　豪州と米国のRCTの対象の相違

	豪州RCT		米国RCT	
	介入群	非介入群	介入群	非介入群
空腹時血糖値	86.5 ± 12.6	86.5 ± 10.8	86.6 ± 5.7	86.3 ± 5.7
1時間値	N/A	N/A	191.8 ± 21.9	193.4 ± 19.3
2時間値	155	153	173.7 ± 21.8	173.3 ± 19.6
3時間値	N/A	N/A	137.3 ± 29.0	134.1 ± 31.5

娠予後を比較検討した．その結果，非介入群（543例）と介入群（350例）間の母体および新生児合併症の差は認められなかった．ただし，肥満群のみを抽出して非介入群（425例）と介入群（258例）間で比較すると，介入群でHFDの頻度が有意に抑制された．介入群における体重増加の有意な抑制がHFD減少に寄与したものと考えられた．今後，新診断基準の1点異常群に対する前方視的研究としてレジストリー試験が開始される予定である（2015年終了予定）．

②イスラエルにおける検討

イスラエルでは，IADPSGの勧告による診断基準を用いると，GDMの頻度は1.5倍に増加すると報告された[6]．GDM全体の3分の1は周産期合併症発症という点からはローリスクであり，28〜32週の時点での空腹時血糖が89mg/dl以上あるいはBMIが33.5以上になると周産期合併症のリスクが増加することを報告している．したがって，GDMの管理法として，GDMの診断後にハイリスク群を選別して注意深く管理するオプションを示したと言える．

③ブラジル，イタリア，オーストラリア

これらの国々では，わが国と同様新診断基準を採用しGDMを管理する体制を整えつつある状況である．今後，各国より報告がなされる予定である．

④米国の現状

GDMの新診断基準は，IADPSGにより勧告され2年以上が経過するが，米国は依然新診断基準を採用していない．その理由は，増加するGDMに対する治療介入の根拠がなく，治療介入のコストパフォーマンスが明らかでないからである．現状での採用は時期尚早と判断されているのである．

GDMの診断基準の世界的統一化は素晴らしいが，医療介入に対する経済効果が問題であることが示唆されており，今後のGDMの診断と管理に関してコストパフォーマンスも考慮に入れた科学的根拠が必要になろう．また診断基準は世界統一でよいが，具体的な管理法は，ethnicityにより異なる可能性がある．なぜならGDMにおいて，ethnicityによる75g OGTTの血糖プロファイルと周産期合併症の関連の相違も指摘されているからで[7]，今後のさらなる検討が必要であると考えられる．

文　献

1) 妊娠糖尿病診断基準変更について．日本産科婦人科学会雑誌 62: 1525, 2010.
2) 糖尿病の分類と診断基準に関する委員会報告．糖尿病 53: 450-467, 2010.
3) Crowther CA, et al: Effect of treatment of gestational diabetes mellitus on pregnancy outcomes. N Engl J Med 352: 2477-2486, 2005.
4) Landon MB, et al: A multicenter, randomized trial of treatment for mild gestational diabetes. N Engl J Med 361: 1339-1348, 2009.
5) American Diabetes Association. Nutrition recommendations and interventions for diabetes: a position statement of the American Diabetes Association. Diabetes Care 31 (Suppl 1): S61-S78, 2008.
6) Kalter-Leibovici O, et al: Screening and Diagnosis of Gestational Diabetes Mellitus: Critical appraisal of the new International Association of Diabetes in Pregnancy Study Group recommendations on a national level. Diabetes Care 35: 1894-1896, 2012.
7) Sacks DA, et al: Frequency of gestational diabetes mellitus at collaborating centers based on IADPSG consensus panel-recommended criteria: the Hyperglycemia and Adverse Pregnancy Outcome (HAPO) Study. Diabetes Care 35: 526-528, 2012.

§2 妊娠糖尿病のスクリーニング

1. はじめに

妊娠糖尿病（gestational diabetes mellitus; GDM）の新診断基準は，2010年にInternational Association of Diabetes and Pregnancy Study Group（IADPSG）による勧告に示され[1]，わが国ではその勧告に基づいた診断基準を採用した．その結果，GDMの頻度は約3～4倍に増加した．増加したGDMを簡便かつ精度良く，安価にスクリーニングすることが望ましい．そこで，IADPSGによる診断基準のGDMに対するスクリーニング法に関する多施設共同研究の結果を紹介する．

2. 妊娠糖尿病に対するスクリーニングの有用性

最近，GDMに対する管理の有効性を示す2つのrandomized control trial（RCT）が報告された．

オーストラリアにおけるGDMの管理に関するRCT[2]では，妊娠16～30週の妊娠中期にGDMのスクリーニング（50gブドウ糖チャレンジ試験；GCT）を行い，このスクリーニングでの陽性者（GCT: 140mg/dl以上）に対して診断検査である75g経口ブドウ糖負荷試験（75g OGTT）を施行してGDMを抽出している．そしてこのGDMにおける治療介入群（食事療法・血糖自己測定・インスリン療法）では治療非介入群（通常の健診群）より母体合併症や新生児合併症が低くなることが示されている．

また米国におけるGDMに対するRCTにおいても妊娠24～30週時にGCTを行い，陽性者（GCT: 140mg/dl以上）に対して診断試験である100g OGTTを行い，GDM群に対する治療介入群は非介入群よりも母体や児の予後が良好である[3]ことが示されている．

これら2つのRCTのメッセージは，GDMに対するスクリーニングと血糖コントロールが重要であることを示している．

3. IADPSGによる勧告

IADPSGは，新診断基準を用いると多くのGDMが診断時75g経口ブドウ糖負荷試験（75g OGTT）の負荷前血糖値と1時間値で異常となるので，75g OGTTのワンステップ法がGDMの検出法として望ましいことを示している[1]．しかしながら，インスリン分泌がethnicityにより異なり，2時間値が重要であるとする報告もある[4]．またIADPSGのGDMの診断基準に関して問題点を指摘する論文も散見される[5-7]．これらの報告の趣旨を以下に述べる．

GDMの診断基準は，RCTに基づいて設定することが望ましいこと，IADPSGの勧告は，HAPO studyの結果に基づいて設定されたが，血糖値はHFDの予知因子として弱く，むしろ母体肥満がHFD発症により強く関連すること，75g OGTTの再現性に問題があること等である．

このように，新診断基準については現在も議論のあるところであるが，わが国のデータに基づき，実際にGDMのスクリーニング法に関する検討を行ったので以下に紹介する．

4. 妊娠糖尿病のスクリーニング法に関する検討

スクリーニング検査とは精度が高く，安価かつ簡便であることが望ましい．わが国のGDMのスクリーニング法については，旧診断基準の際は多施設共同研究（JAGS trial）により，これら精度・簡便性・コストパフォーマンスの点より，初期と中期のスクリーニング法とそのカットオフ値を決定した[8]．今回診断基準が変

更されたのに伴い，JAGS trial のデータベースを用いて新診断基準による GDM に対する望ましいスクリーニング法を再検討したので，以下に結果の概略を示す．

① 研究方法

感度・特異度を算出するにはスクリーニング検査で陰性であった者にも診断試験を行わなければならない．今回は，スクリーニング検査で陰性であると考えられる妊婦にも全例に 75gOGTT を施行し，各スクリーニング法の感度・特異度を算出した．これらの検討は，全国 22 施設の協力により行われた（表7）．

② 研究方法

1) スクリーニング法：すでに糖尿病と診断された者を除く妊婦を対象に，インフォームドコンセントを得たうえで，妊娠初期および妊娠 24～28 週に下記のいずれかのスクリーニング検査を行った．

ⓐ 随時血糖測定：食事時間に関わらず，随時に静脈血漿グルコース値を測定する．

ⓑ GCT（50g glucose challenge test）：食事時間に関わらず，随時にトレーラン G50 を経口負荷し，1 時間後の静脈血漿グルコース値を測定した．

2) 診断試験：スクリーニング検査の 2～4 週間後に診断試験としての 75gOGTT を施行した．妊娠初期には，つわりのために十分な経口摂取ができていない場合には，つわりが軽快した後に検査を行った．

妊娠糖尿病の診断は，日本産科婦人科学会および日本糖尿病学会による新診断基準（75gOGTT の空腹時 ≧ 92mg/dl, 1 時間値 ≧ 180mg/dl, 2 時間値 ≧ 153mg/dl のいずれか 1 点以上をみたすもの）に基づいて行った．

また，スクリーニングを行う際には，医療経済の観点から費用の問題も重要であると考え，コストパフォーマンスの検討を行った．随時血糖値測定・食後血糖値測定・空腹時血糖値測定の場合，スクリーニング費用は 1 回 160 円とした．GCT の場合，経口糖負荷試験として算定すると 1 回 2000 円となるが，スクリーニングとして広く実施することが重要であるので，血糖値測定 1 回分とトレーラン G50 1 本の価格で，1 回 310 円とした．以上の検査費用でスクリーニング検査を実施した場合に，GDM1 例を発見するために要する費用を算出した．

3) 結果：表 1 に示すように，のベスクリーニング数は 4,070 件，対象妊婦は 2,839 人であった．

GDM と診断された患者は 2,839 例中 257 例であり，GDM の発症頻度は 9.05% であった．このうち妊娠初期にスクリーニングを行った妊婦は 1,751 例であり，このうち GDM と診断された妊婦は 86 例（4.9%）であった（表 2）．また，妊娠初期に GDM と診断されず，妊娠中期にもスクリーニングを受けた群は 1,104 例，このうち，妊娠中期に新たに GDM と診断された妊婦は 51 例（4.62%）であった．妊娠初期・中期を通じて検査を行った群では，GDM 137 例中 86 例（62.8%）が妊娠初期に発見された（表 2）．

カットオフ値については receiver operating curve（ROC）の解析より，初期は随時血糖（AUC: 0.69）95mg/dl, GCT（AUC: 0.61）105mg/dl であった（図 1）．一方，中期では随時血糖（AUC: 0.81）100mg/dl, GCT（AUC: 0.81）

表 1　本研究の参加者数と GDM の頻度

のベスクリーニング数	4,070 件
妊婦数	2,839 人
GDM 数	257 人
GDM 頻度	9.05%

表 2　妊娠初期および中期にみつかる GDM の頻度

妊娠初期スクリーニング数	1,751 例
GDM 数	86 例
GDM 頻度	4.9%
妊娠中期スクリーニング数 （初期スクリーニングを受けた群）	1,104 例
GDM 数	51 例
GDM 頻度	4.62%
妊娠中期スクリーニング数 （初期スクリーニングを受けていない群）	1,088 例
GDM 数	96 例
GDM 頻度	8.82%

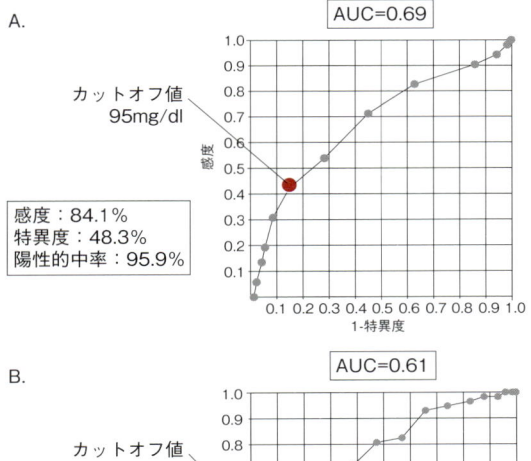

図1 妊娠初期随時血糖（A）およびGCT（B）のROC解析とAUC

A. AUC=0.69
カットオフ値 95mg/dl
感度：84.1%
特異度：48.3%
陽性的中率：95.9%

B. AUC=0.61
カットオフ値 105mg/dl
感度：56.3%
特異度：57.3%
陽性的中率：93.3%

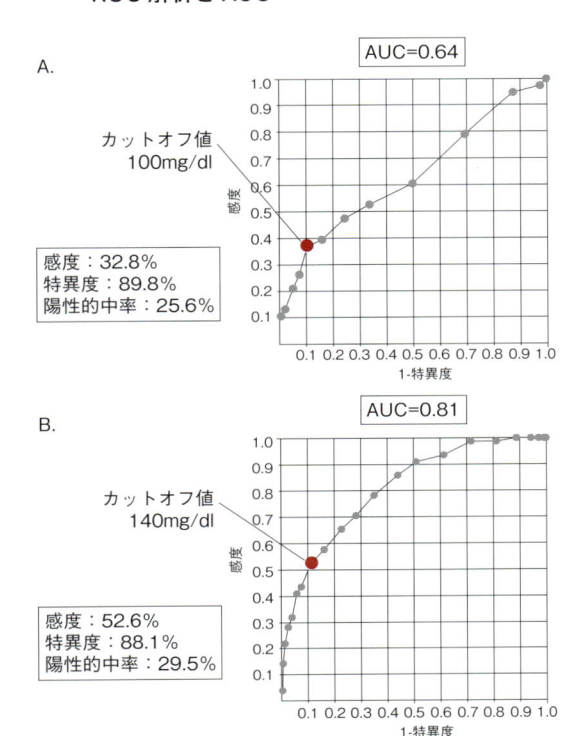

図2 妊娠中期随時血糖（A）およびGCT（B）のROC解析とAUC

A. AUC=0.64
カットオフ値 100mg/dl
感度：32.8%
特異度：89.8%
陽性的中率：25.6%

B. AUC=0.81
カットオフ値 140mg/dl
感度：52.6%
特異度：88.1%
陽性的中率：29.5%

140mg/dl であった（図2）.

妊娠初期・中期における上記カットオフ値における各スクリーニング検査群の感度・特異度・陽性的中率は表3，表4に示すとおりである．すなわち初期および中期においてGCTが感度，特異度が高く，かつ陽性的中率も高いことが示された．ただし，1点異常がGDMとなることより，特に初期において感度が低いことが明らかである．

妊娠初期スクリーニングを受けず，妊娠中期に初めてGDMスクリーニングを受けた群は1,088例，このうちGDMと診断された妊婦は96例（8.82%）であった．

コストパフォーマンスの検討（GDMを1例発見するために必要な費用）については，表5および表6に示すとおりである．すなわち，コストパフォーマンスの点より妊娠初期および妊娠中期ともに随時血糖が優れていることが明らかとなった．

5．まとめと考察

GDM国際会議[9]では，GDMのスクリーニングとして妊娠24〜28週にGCTを実施することを勧めているが，わが国では検査がやや煩雑であることと費用の問題により，広く普及しなかった．

そのため，日本産科婦人科学会[10]では，簡便性を考慮してスクリーニング法として食後血糖を測定することを提唱してきた．食後2〜4時間の血糖値を測定し，100mg/dl以上の場合をスクリーニング陽性として診断試験としての75gOGTTを施行するというものである．日本糖尿病学会[11]は，より簡便な随時血糖測定を推奨している．

しかし，これら食後血糖測定や随時血糖測定が，感度・特異度の点から真に有用であることを示せるようなわが国での大規模研究の報告はなされていなかった．以前わが国においては根拠に基づくGDMスクリーニング法を決定するため，多施設共同研究（JAGS trial）を施行していたが，その結果では妊娠初期および中期に

表3 妊娠初期各スクリーニング法の陽性率・感度・特異度

妊娠初期・随時血糖　症例数　450例

カットオフ値 95	GDM（＋）	GDM（－）
スクリーニング（＋）	14	67
スクリーニング（－）	15	354

感度	84.1%	陽性率	19.2%
特異度	48.3%	陽性的中率	95.9%

妊娠初期・GCT　症例数　442例

カットオフ値 105	GDM（＋）	GDM（－）
スクリーニング（＋）	18	175
スクリーニング（－）	14	235

感度	56.3%	陽性率	47.0%
特異度	57.3%	陽性的中率	93.3%

表4 妊娠中期各スクリーニング法の陽性率・感度・特異度

妊娠中期・随時血糖　症例数　416例

カットオフ値 100	GDM（＋）	GDM（－）
スクリーニング（＋）	15	55
スクリーニング（－）	23	323

感度	39.5%	陽性率	16.8%
特異度	85.4%	陽性的中率	21.4%

妊娠中期・GCT　症例数　902例

カットオフ値 140	GDM（＋）	GDM（－）
スクリーニング（＋）	41	98
スクリーニング（－）	37	726

感度	52.6%	陽性率	15.4%
特異度	88.1%	陽性的中率	29.5%

表5 コストパフォーマンスの検討（妊娠初期）

	スクリーニング費用（円）	カットオフ値（mg/dl）	GDM一人をみつける費用（円）
随時血糖	160	95	5,276
GCT	310	105	10,313

表6 コストパフォーマンスの検討（妊娠中期）

	スクリーニング費用（円）	カットオフ値（mg/dl）	GDM一人をみつける費用（円）
随時血糖	160	100	3,436
GCT	310	140	4,084

おいてはGCTが最も精度が高いもののコスト・簡便性も考慮に入れると，初期は随時血糖値，中期はGCTでよい可能性が示されていた[8]．産婦人科診療ガイドラインでは，この結果を念頭に置き，わが国におけるGDMのスクリーニング法を推奨している[12]．

JAGS trialのデータベースを用いて，同様の検討を行った．その結果，妊娠中期はGCTが精度の点より有用であることが示されたが，初期においては，随時血糖が精度およびコストパフォーマンスの点より有用であることが示された．特に初期は"妊娠時に診断された明らかな糖尿病（overt diabetes in pregnancy）"を抽出することに主眼を置くことが望ましいと考えられる．

妊娠初期の随時血糖は公費負担となっている

ので、全妊婦に施行できる点からも合理的である。一方、妊娠中期では、GCT が精度の点で優れており、コストパフォーマンスに大きな差がないことより、GCT 施行が勧められる。以上の結果を図5にまとめた。

6. おわりに

本検討の結果は GDM のスクリーニングは必要であるものの、スクリーニング法の感度が低すぎることに十分留意する必要がある。またエンドポイントを LGA にする場合、軽度耐糖能異常の場合、血糖値よりも肥満が HFD に大きなインパクトを与える〔文献13および、わが国の多施設共同研究（JGSG study）の結果より〕ことにも留意すべきである。

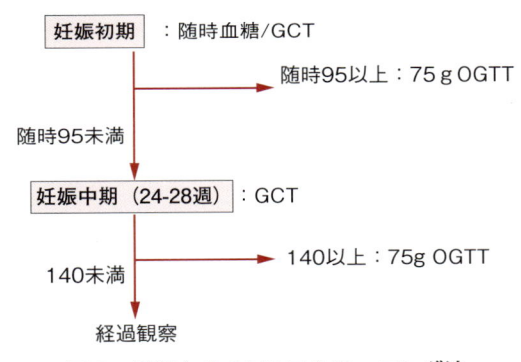

図5 妊娠中の GDM スクリーニング法

表7

愛育病院産婦人科、岡山大学、宮崎大学、札幌医科大学、山梨大学、滋賀医科大学、徳島大学、奈良県立医科大学、久留米大学病院総合周産期母子医療センター産科、獨協医科大学、りんくう総合医療センター、市立泉佐野病院産婦人科、大阪府立母子保健総合医療センター母性内科・産科、東京医科大学八王子医療センター産婦人科、日本大学、成育医療センター産科、関東中央病院産婦人科、大阪厚生年金病院産婦人科、長崎医療センター、安佐市民病院産婦人科、斜里町国保病院産婦人科、五島中央病院産婦人科、三重大学。

文　献

1) Metzger BE, et al: International association of diabetes and pregnancy study groups recommendations on the diagnosis and classification of hyperglycemia in pregnancy. Diabetes Care 33: 676-682, 2010.
2) Crowther CA, et al: Effect of treatment of gestational diabetes mellitus on pregnancy outcomes. N Engl J Med 352: 2477-86, 2005.
3) Landon MB, et al: A multicenter, randomized trial of treatment for mild gestational diabetes. N Engl J Med 361: 1339-1348, 2009.
4) Sacks DA, et al: Frequency of gestational diabetes mellitus at collaborating centers based on IADPSG consensus panel-recommended criteria: the Hyperglycemia and Adverse Pregnancy Outcome (HAPO) Study. Diabetes Care 35: 526-528, 2012.
5) Ryan EA: Diagnosing gestational diabetes. Diabetologia 54: 480-486, 2011.
6) Long H: Diagnosing gestational diabetes: can expert opinions replace scientific evidence. Diabetologia 54: 2211-2213, 2011.
7) Paglia MJ, et al: Gestational diabetes: evolving diagnostic criteria. Curr Opin Obstet Gynecol 23: 72-75, 2011.
8) 杉山　隆、他：全国多施設共同研究によるわが国の妊娠糖尿病のスクリーニングに関する検討．糖尿病妊娠学会雑誌 6：7-12, 2006.
9) Metzger BE, et al: The Organizing Committee: Summary and recommendations of the Fourth International Workshop-Conference on Gestational Diabetes Mellitus. Diabetes Care 21 (Supl 2): B161-167, 1998.
10) 妊婦耐糖能異常の診断と管理に関する検討小委員会：周産期委員会報告（妊娠糖尿病について）．日本産科婦人科学会雑誌 47：609-610, 1995.
11) 糖尿病診断基準検討委員会：糖尿病の分類と診断基準に関する委員会報告．糖尿病 42：375-401, 1999.
12) 「妊婦の耐糖能検査は？」産婦人科診療ガイドライン：産科編 2008, 日本産科婦人科学会／日本産婦人科医会編, p13-16, 2008.
13) HAPO Study Cooperative Research Group. HAPO Study Cooperative Research Group. Hyperglycaemia and Adverse Pregnancy Outcome (HAPO) Study: associations with maternal body mass index. BJOG 117: 575-584, 2010.

§3 糖尿病合併妊娠の管理

1 網膜症

1. はじめに

　妊娠・出産は人生において，とても素晴らしい出来事であり，良きニュースである．しかし糖尿病を患っている場合はどうだろうか？糖尿病に罹患しているだけでも視力低下の大きな原因となっているという現実があり，網膜症は妊娠により悪化することが知られている．本章では眼科医の立場から，主に妊娠した母体の視力を保持するという立場で，糖尿病合併妊娠の管理を考えてみたい．

2. 糖尿病合併妊娠と網膜症の関係

　糖尿病網膜症の悪化因子として，糖尿病罹患期間，高血糖，高血圧，脂質代謝異常，急激な血糖のコントロールなどがあるが，妊娠も悪化因子の1つに挙げられている．
　妊娠と細小血管合併症について，まず米国で行われた多施設臨床治験 Diabetes Control and Complications Trial（以下DCCT）の結果を紹介する．

①DCCT

　DCCTは，1441名の1型糖尿病患者を対象にして行われた．強化インスリン療法により網膜症の発症を予防できるか（一次予防試験），および網膜症の進展を阻止できるか（二次介入試験）が検討された．一次予防試験では，強化療法群では網膜症発症危険度が従来療法群の76％に抑制された．二次介入試験の強化療法群では網膜症の進行が従来療法群の54％に抑えられ，増殖網膜症への進行も47％抑制された．すなわち強化療法で血糖コントロールを厳格に行うと，網膜症の発症と進行は有意に抑制されることが示された．このうち，6.5年の観察期間中に妊娠者180名（270回妊娠）と非妊娠者500名を対象に，妊娠による細小血管異常の変化が検討された[1]．

②検討

　網膜症の進展を検討すると，従来療法群では，非妊娠者の31％に比較して，妊娠患者は51％に進展が認められた．強化療法群では，非妊娠群は23％，強化療法群で31％で網膜症が進行していた．すなわち従来療法では，妊娠により1.65倍網膜症が進行したのに対して，強化療法群では1.35倍で，強化療法群の方が網膜症の進展が少なかった．また，従来療法の3段階以上の網膜症進展オッズ比は2.9で，このオッズ比は妊娠中期を頂点に産後12ヵ月まで持続した．糖尿病患者の妊娠は，一過性に網膜症に影響を与えるが，その影響は産後1年まで持続していた．
　また，妊娠前から強化療法であった群と比べ，妊娠後に強化療法に変更したものは，網膜症の進展が高率に認められた．従来療法群の網膜症進展には，急激な血糖コントロールによるearly worseningも関与している．
　妊娠中に網膜症が進展した患者のうち，網膜症が重症化したものは，従来療法で8例，強化療法で5例．3例に光凝固が施行され，9例は

出産後も網膜症は進行した．1例は妊娠前から増殖網膜症で，1例は単純網膜症から増殖網膜症に進行した．

③まとめ

以上より，妊娠すると網膜症は悪化すること，強化療法は網膜症の進展防止に役だつが，妊娠前からの強化療法がより網膜症進展防止に有効なこと，妊娠による網膜症進展の影響は産後一年まで持続することが示された．

出産後の網膜症経過について，東京女子医大糖尿病センターの報告をみると[2]，出産後5年間網膜症の経過を追えた糖尿病妊婦48例（平均年齢33歳，1型糖尿病39例・2型糖尿病9例），妊娠前に網膜症なし36例，網膜症あり12例，妊娠中に福田分類で網膜症の進行を認めたものは5例，1例で出産後も網膜症が進行し，網膜光凝固が施行されている．それ以外の4例では，出産後に妊娠前の状態まで改善している．

3．なぜ糖尿病患者が妊娠すると網膜症が悪化するのか？

妊娠による血中ホルモンの変化，血糖コントロールの悪化，血液凝固能の亢進などにより網膜症が悪化すると考えられる．妊娠中にはエストロゲンやプロゲステロンなどの胎盤ホルモンが増加する．プロゲステロンが高値であると妊娠中の網膜症の頻度が高率であるとする報告[3]や，合成プロゲステロン薬の投与により網膜症が悪化することも知られている[4]．またインスリン様成長因子-Ⅰ（IGF-Ⅰ）が増加している症例が網膜症悪化との報告もある[5]．しかし糖尿病患者の妊娠プログラムが進歩してきた昨今は，網膜症の悪化する症例は激減したと言われている[6]．

4．網膜症に対する眼科的治療法

糖尿病による眼合併症は，白内障・緑内障・視神経症・角膜障害等々が挙げられるが，中でも特に視力に関わる網膜症が問題となる．網膜症に対する代表的な眼科的治療法として，網膜光凝固と硝子体手術が挙げられる．網膜症進展予防または治療に，レーザー光凝固が有効であることは証明されている[7]．Machemerらにより開発された硝子体手術は，その後手術手技や手術器具の改良がなされ，今や増殖糖尿病網膜症ばかりでなく糖尿病黄斑浮腫の治療に有効な手段となった．早期手術が手術成功率を高め，視力予後を改善することが判ってきている[8]．

糖尿病網膜症診療の発展は著しいが，診断においては，光断層診断計（OCT）が代表である．非侵襲的な診断法で，得られる詳細な画像は，多くの疾患の深い理解に繋がっている．非観血的治療としては，抗VEGF療法が注目を浴びている．加齢黄斑変性や血管新生緑内障をはじめ多くの難治性疾患の治療が可能になってきた．手術治療では，小切開硝子体手術が挙げられる．より少ない侵襲で，より効果的な治療を目指す方向が鮮明になってきた．

①光断層診断計（OCT）

糖尿病網膜症をはじめ多数の黄斑疾患および網膜硝子体疾患に対し，波長830nmのダイオードレーザーによる黄斑部の断面を表示することが可能となった．1991年FujimotoらがOCTの画像化に成功し，1996年Humphrey社からOCT2000が発売された．その後わが国でも開発され瞬く間に全国に普及した．

眼底の断層像が鮮明となり，網膜硝子体界面を詳らかにし，網膜内の構造も可視化した．このことは，糖尿病黄斑症など黄斑疾患の病態解明や治療法の選択に役立つ情報を提供している．今やOCTは眼科診療に重要な機器になった[9]．

糖尿病黄斑浮腫に，OCT上で3つの基本型（網膜膨化，囊胞様変化，漿液性網膜剥離）がある．特に漿液性網膜剥離はOCTでなければ検出できない所見である．済生会新潟第二病院当院で，2007年1月から2008年4月まで糖尿病黄斑浮腫に対し硝子体手術を行った連続する34眼に対し，OCTにて経時的に調べた．術前OCT検査では（重複も含め），網膜膨化32眼（94.1％），囊胞様変化18眼（52.9％），漿液性網膜剥離10眼（29.4％）であった．6ヵ月以上

OCTにて術後経過観察すると，硝子体手術にて囊胞様変化の40％，漿液性網膜剥離の57％は消失した．

② 薬物療法（抗VEGF療法，ステロイド療法）

血管新生や血管透過性亢進に関与している血管内皮増殖因子（vascular endothelial growth factor; VEGF）を標的としたVEGF阻害剤が注目されている．糖尿病網膜症，糖尿病黄斑症，加齢黄斑変性などで臨床応用が進んでいる．VEGFは上記疾患の2つの主要な病態，血管新生と血管透過性亢進に対して促進的に作用することが明らかにされた．その阻害薬の臨床応用が期待されている．だが，現在日本には日常診療で使用できる抗VEGF製剤として，bevacizmab（Avastin®），pegaptanib（Macugen®），ranibizumab（Lucentis®）などがあるが，糖尿病網膜症に対する保険適応はない．

増殖糖尿病網膜症に対してbevacizumabの硝子体内注射は，網膜光凝固や硝子体手術に比較して効果が即効性であることが示され，特に活動性の高い線維血管性増殖膜における新生血管や，虹彩および隅角におけるルベオーシスの退縮には効果的であると報告されている[10]．わが国でも倫理審査委員会などの承認を得て使用されている．

一連のcytokineの研究の中で網膜症と関係のある炎症性cytokineが注目された．VEGFと炎症性cytokineは相関して眼組織中で発現亢進する．糖尿病網膜症は，糖尿病に起因する軽度の炎症を背景に発症進展することが推測されてきた．ステロイドの消炎作用は，糖尿病黄斑浮腫の治療に大きな期待が寄せられている．Martidisらは糖尿病黄斑症に対するトリアムシノロン硝子体内注射により黄斑浮腫が改善することを報告した[11]．以降，糖尿病黄斑浮腫に対する治療法として一般的に行われている．

③ 小切開硝子体手術

硝子体手術の歴史は，1971年Machemerが経毛様体扁平部硝子体切除を開発したことに始まる．以来硝子体切除は，19〜20ゲージ（G）で行われてきた．2002年de Juanは，経結膜的強膜創にトロカール（カニューラ）を設置する25G硝子体手術システムを開発した．しかし0.9mm（20G）の口径を0.5mm（25G）としたことで，吸引流量が極端に低減し，器具の剛性が低下したため，適応疾患は黄斑疾患に限られていた．2005年，Eckardtはこれらの欠点を補う23G硝子体手術システムを開発して現在に至っている．

小切開硝子体手術は，これまでの20G硝子体手術とは異なる手術であるという認識が必要で，それは白内障手術で白内障囊外摘出術から水晶体超音波乳化吸引術への変革と似ている．こうした理解と独自の工夫により，小切開硝子体手術は真の低侵襲硝子体手術になってきている[12]．

5. 自験例：出産後に増悪した症例

出産後に網膜症が進行し，両眼の硝子体手術を施行した症例．糖尿病合併妊娠では，産後も網膜症が進むことがある[13]．妊娠中期から産後1年間は網膜症の管理が必要である（図1，2）．

6. 糖尿病妊婦の網膜症への対応

眼科的には，かなり対応できるようになってきた．妊娠により網膜症が進行することが多いので，診察間隔を次第に短くする必要がある．妊娠前に増殖前網膜症から増殖網膜症であれば，汎網膜光凝固を施行し可能な限り網膜症を鎮静化する．硝子体出血や網膜剥離をきたしたら硝子体手術を行う．

妊娠を希望する若い女性には，妊娠前の糖尿病チェックと計画妊娠が基本である．血糖のコントロールは，妊娠前から重要である．

網膜症の管理は，妊娠中期から産後1年間は充分に行うことが必要である．

1. 網膜症

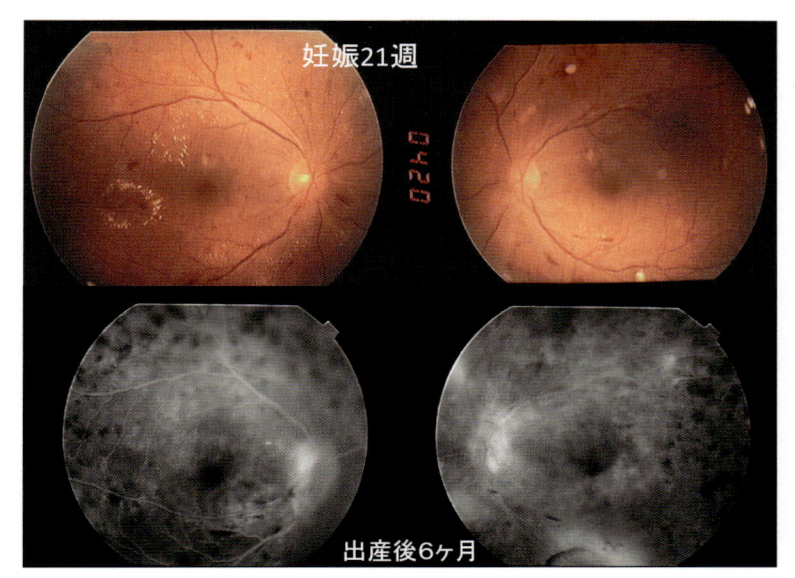

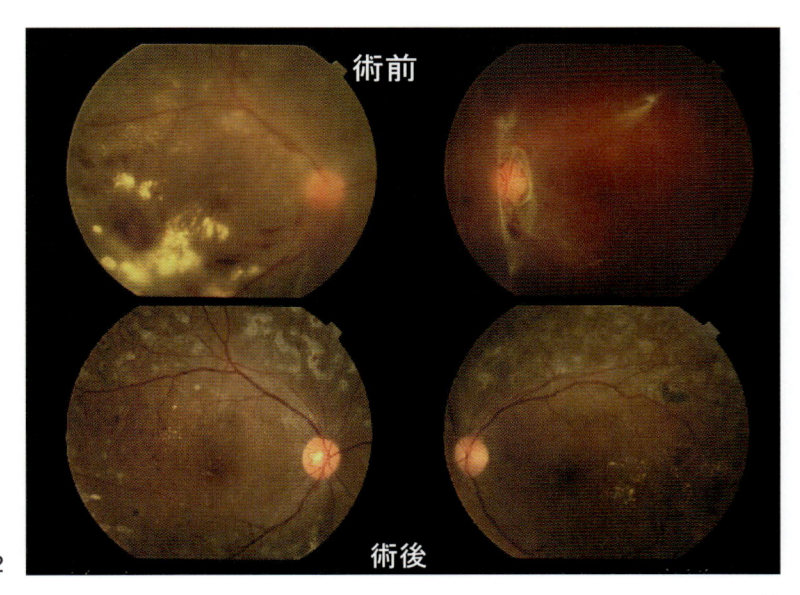

図1 妊娠21週 / 出産後6ヶ月

図2 術前 / 術後

〔症例〕 41歳，女性，第5子妊娠．
　既往歴：第4子出産（生下時体重3,580g）．尿糖（−），高血糖（−）．他，特記すべきことなし．
　家族歴：特記すべきことなし．
〔妊娠12週〕第5子妊娠の診断
〔妊娠16週〕〜尿糖，高血糖（BS 213mg/dl），内科にて精査，糖尿病と診断される．
〔妊娠21週〕近医受診
　視力：右眼1.2（n.c.），左眼1.2（n.c.）．
　前眼部・中間透光体：異常認めず．
　眼底：増殖前糖尿病網膜症．
　両眼〜後極部を中心に点状，しみ状，綿花様白斑
　（図1上）．

　早急に両眼に汎網膜光凝固術（各，約1,000発）
〔妊娠38週〕6月　正常分娩にて第5子出産（生下時体重3,580g）．出産後，網膜浮腫増強，光凝固追加（図1下）
〔出産後4ヵ月〕両眼に新生血管（増殖糖尿病網膜症）（図2上）
　視力：右眼（0.05），左眼（0.1）．
〔出産後5ヵ月〕右眼　牽引性網膜剥離発症
〔出産後6ヵ月〕右眼　硝子体手術
〔出産後8ヵ月〕左眼　硝子体手術
〔出産後10ヵ月〕視力　右眼（0.5），左眼（0.8）
　（図2下）．

文　献

1) Diabetes Control and Complications Trial Research Group. Effect of pregnancy on microvascular complications in the diabetes control and complications trial. The Diabetes Control and Complications Trial Research Group. Diabetes Care 23: 1084-91, 2000.
2) 戸田淳子, 他：糖尿病妊産婦の出産後5年間の網膜症経過についての検討. 第66回日本臨床眼科学会抄録集, p24, 2012.
3) 木戸口　裕：妊娠と糖尿病網膜症. 眼科 33：813-819, 1991.
4) Larinkari J, et al: Metabolic control and serum hormone levels in relation to retinopathy in diabetic pregnancy. Diabetologia 22: 327-322, 1982.
5) 北岡千晶, 他：妊娠時における糖尿病網膜症とInsulin-likegrowth factor I (IGF-I). 糖尿病 37：641-648, 1994.
6) 船津英陽：糖尿病網膜症の悪化因子. 抑制因子（局所）. 池田恒彦, 他編. NEW MOOK 眼科 8. 糖尿病網膜症, 金原出版, p45-57, 2005.
7) Early Treatment Diabetic Retinopathy Study Research Group: Early photocoagulation for diabetic retinopathy. ETDRS report number 9. Ophthalmology 98: 766-785, 1991.
8) The Diabetic Retinopathy Vitrectomy Study Research Group: Early vitrectomy for severe vitreous hemorrhage in diabetic retinopathy. Two-year results of a randomized trial. Diabetic Retinopathy Vitrectomy Study report 2. Arch Ophthalmol 103: 1644-1652, 1985.
9) 板谷正紀：光干渉断層計の進化がもたらす最近の眼底画像解析の進歩. 臨眼 61：1789-1798, 2007.
10) Avery RL, et al: Intravitreal bevacizumab (Avastin) in the treatment of proliferative diabetic retinopathy. Ophthalmology 113: 1695-1705, 2006.
11) Martidis A, et al: Intravitreal triamcinolone for refractory diabetic macular edema. Ophthalmology 109: 920-927, 2002.
12) 門之園一明：硝子体手術の最近の進歩. 臨眼 62：829-832, 2008.
13) 大森安恵：妊娠時の糖尿病網膜症. 糖尿病と妊娠 12：10-15, 2012.

§4 糖代謝異常妊娠の管理

1 食事療法

1. 妊娠時の食事療法の原則

妊娠時の胎児の栄養は，母体の胎盤を通してブドウ糖，アミノ酸，遊離脂肪酸が供給される．胎児のエネルギー源は主にブドウ糖であり，母体はブドウ糖の供給が不足すると脂肪を分解してエネルギー源とする．特に妊娠後期になると胎児が大きくなり，母体は相対的エネルギー不足から自らの脂肪を分解するためケトーシスに傾きやすい．このため母体は糖質を中心とした十分な栄養を摂取する必要がある．

同時に母体の高血糖状態は胎児に過剰な栄養を与え，胎児の高インスリン血症から児の巨大化につながる．出生時の体重が4000gを超える巨大児は分娩時に通過障害をきたして肩甲難産などの問題を引き起こす原因となる．

つまり，妊娠の際には摂取糖質量の不足に伴う母体のケトーシスを防ぐことと，厳格な血糖管理を行うことの2点が肝要である．

2. 実際のエネルギー量の設定と許容体重増加量

「日本人の食事摂取基準」[1]の推奨するエネルギー摂取量は表1-1のようになっている．妊娠前の母体の体重が増減しない摂取エネルギーを基本の食事量とし，そこに妊娠時期に応じた胎児のための付加エネルギーを加える．食事の適切さは，体重変動に最も反映される．母体の体型に応じて妊娠中の体重増加の推奨量は表1-2[2]のように定められている．胎児の成長に加え，エネルギー摂取過剰を伴う場合に体重は予定以上の増加をきたす．

表1-1 妊娠中の推奨エネルギー摂取量は以下の計算式から算出される．[1]

妊娠初期（16週未満）
　　＋付加エネルギー 50kcal
妊娠中期（16〜28週未満）
　　＋付加エネルギー 250kcal
妊娠後期（28週以降）
　　＋付加エネルギー 450kcal

表1-2 妊娠中の推奨体重増加量は以下のように定められている．[2]

	体格区分 （非妊娠時）	推奨体重増加量
低体重（やせ）	BMI < 18.5	9〜12kg
ふつう	18.5 ≦ BMI < 25.0	7〜12kg
肥満	25 ≦ BMI	個別対応 （おおよそ5kg）

3. 妊娠時のインスリン抵抗性のメカニズムとその対処法

妊娠時の血糖管理基準は，母体や児の合併症を予防するために食前70〜100mg/dl，食後2時間120mg/dl未満と定められている[3]．妊娠期間中には胎盤由来ホルモンやコルチゾールによりインスリン抵抗性が増大すると言われている[4]．一方，近年胎盤からのホルモンではなく胎盤から産生されるTNF-αの増加が妊娠時のインスリン抵抗性と最も関連することが報告されている[5]．通常の正常妊婦ではこのインスリ

ン抵抗性に打ち克つだけのインスリンを分泌することによって妊娠中の血糖管理基準内で血糖が推移する．しかしインスリン抵抗性に打ち克つだけのインスリンを分泌できないと，容易に血糖値が上昇することとなる．耐糖能障害を伴う妊婦において厳格な血糖管理基準を達成するためには，食事療法および外来性インスリンを厳密に調節する必要がある．このため，次に示すカーボカウントが有効である．

4．カーボカウントを用いた食後血糖管理方法

治療にインスリンを必要とする耐糖能異常を伴う妊婦において，食後の血糖値は摂取した食事内容とその時に追加したインスリン量によって規定される．栄養素の中で食後血糖値に最も大きく影響するものは炭水化物である．炭水化物は糖質と食物繊維よりなる．食物繊維は吸収されずに排泄されるため，炭水化物の中でも血糖値に反映されるのは糖質量でありそれをカウントする．そしてその摂取量に応じてインスリン量を調節することによって，食後血糖の良好な管理が達成できる[6]．

1型糖尿病を対象として血糖コントロールの糖尿病合併症に対する効果を検討したDiabetes Control and Complication Trial研究では様々な食事療法が試されたがすべての食事療法で共通していた方法として炭水化物摂取量を一定にする，あるいは炭水化物摂取量に応じて食前の速効型インスリン量を変化させるというカーボカウントの手法が用いられた[7, 8]．強化インスリン療法群でのサブ解析で摂取炭水化物を考慮していた群では考慮していない群に比してHbA1cが0.56％低値であった[6]．このためカーボカウントは血糖コントロールのための有効なツールであることが示され，米国では1型糖尿病から2型糖尿病も含めた標準的な食事指導法として用いられている[9]．

わが国では1965年の食品交換表の導入以後，日本人の食習慣に沿った栄養バランスの良い食事が全ての糖尿病患者に指導されてきた．適正なエネルギーのもと栄養バランスの良い食事では栄養状態の改善や肥満の解消には有効である．血糖コントロールのためにカーボカウントの導入を試みても，食品交換表との整合性がないため，適切な指導が困難であるという問題がある．さらに，食品個々の炭水化物量を計算することが，煩雑であり継続が困難であるなどの問題があった（表2）．一方，総摂取カロリーを勘案しないカーボカウントの導入は肥満につながるとの危惧もある．これらの問題を解消すべく，われわれは食品交換表に基づく簡便なカーボカウントを指導する方法を考案した．表3の①，②の合計が食品交換表に基づく食事に含まれる糖質量は90％以上の確率で真の値の±10g以内で推算できる[10]．

加工食品には炭水化物量を示すラベルの付いた商品も多く，その利用も有効である．加工食品には食物繊維をあまり多く含まないものが多く，炭水化物量≒糖質量として大きな問題はない．

表2 食品交換表とカーボカウントのメリットとデメリット

項目	食品交換表	カーボカウント
体重管理	有効	無効
栄養バランス	有効	無効
計算方法	煩雑	煩雑
食後血糖コントロール	困難	有効
次の食前血糖コントロール	困難	バランスよく食べれば有効

表3 食品交換表に基づく糖尿病食1食に含まれる糖質量の簡易算出方法

①	主食	パン類，餅	重量の 50％
		米類	重量の 40％
		ゆで麺，芋類	重量の 20％
②	副食	メニューにかかわらず	20g

糖尿病食1食で摂取される糖質量は①と②の和となる．

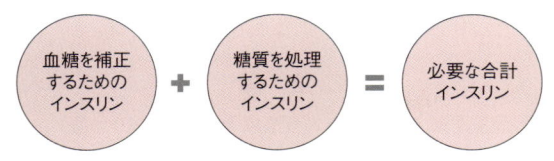

図1　追加すべきインスリン量

食前に追加すべきインスリン量とは糖質を処理するためのインスリンと血糖補正のためのインスリンの合計である（図1）．このため医療従事者はそれらインスリン量を規定する指標を患者に指示する必要がある．1単位の追加インスリンで低下する血糖値を表す，インスリン効果値を算出するために，われわれは1700ルール[11]という方法を用いている．具体的にはインスリン依存状態の患者で1700を1日使用インスリン量（Total Daily Dose）（以下TDDと略す）で割った数値がインスリン効果値となる．低血糖を避けるべく，安全性を考慮して実際には算出された数値の1の位を切り上げる．特に妊娠初期に比して後期ではインスリン必要量は2倍程度必要となることが多く，1単位のインスリンで低下する血糖値の概算方法としてこのルールを用いることで容易にインスリン効果値を類推でき，妊娠経過に伴うインスリン必要量増加時にも適宜変更できる．

追加インスリン1単位で処理できる糖質量を表す糖質/インスリン比の算出は1700ルール同様にインスリン依存状態の患者で500をTDDで割った数値とする方法が欧米では推奨されている．しかし，日本人では500ルールを用いると糖質/インスリン比を過大評価したような少量の追加インスリン量になることが多い．最近，我々は絶食状態で血糖値が上下しないようにインスリンポンプで基礎インスリンを設定した際に，朝の糖質/インスリン比は300/TDD，昼夕の糖質/インスリン比は400/TDDと算出できることを報告した[12]．現実的には摂取した糖質量と使用インスリン量から試行錯誤により算出することが勧められる．例えば，コンビニの糖質40g程度のおにぎりに対し超速効型インスリンを，例えば4単位打ち，効果の消失する5時間後に元の血糖値に復せば1単位で処理できる糖質量を表す糖質/インスリン比の計算は40g÷4単位＝10g/単位となる．これらを踏まえてインスリンを打つべき量を算出する方法を患者に指導する．

5．分割食と妊娠時の胃腸運動低下

基礎インスリン量を絶食で血糖値が上下しないように設定した上で，食品交換表に基づく糖尿病食に対し追加インスリン量を設定したとき，胃腸運動障害のない症例では食後2時間血糖が150mg/dl前後であれば次の食前血糖値が100mg/dl程度に戻ることが多い．妊娠時のように食後2時間血糖値を120mg/dl未満を目標とすれば次の食前の値は低血糖を来すことが多い（図2黒い線）．このためたとえ超速効型インスリンを用いても特にインスリン分泌能の廃絶した1型糖尿病合併妊婦では分割食が必要であることが多く，次の食前低血糖の予防にもつながる（図2赤い線）．分割食はまずは主食の半量と副食を第1食目に，主食の残り半量を第2食目に食べるよう指示する．特にインスリン抵抗性の大きい時間帯である朝食時には分割食が必要であるが昼食，夕食時には分割食を必要としない場合もしばしば経験する．

また，妊娠前の計画妊娠時には分割食なしでは食前血糖を管理しようとしても食後高血糖を呈するが，妊娠早期から分割食を施行しなくても血糖管理が可能である症例を経験することが

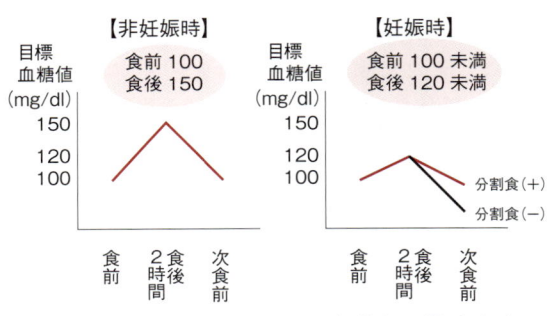

図2　食後2時間値120mg/dl未満を目指すと次の食前に黒い線で示すように低血糖になる可能性がある．分割食を行えば赤い線のように次の食前の低血糖が回避できる．

ある．この機序として，妊娠中には胃腸運動低下を伴うことが知られている．妊娠中の胃腸運動の低下は子宮容積の増大に伴うと考えられてきたが，妊娠初期から食後血糖値は非妊娠時に比して管理しやすいため子宮容積のみでは説明できない．近年プロゲステロンによるものとする説がある[13]．妊娠期間を通して血中プロゲステロン濃度は高値であることが知られており，それが原因となって胃の運動をつかさどるペースメーカーである徐波のリズム異常をきたして胃腸運動を低下することが報告されている．

6. 妊娠中の糖質制限食

妊娠時に摂取糖質制限を行えば食後2時間の血糖値を抑制することは容易に想像できることである．糖質制限することによって短期的に食後血糖管理が可能であることは間違いないが，ブドウ糖をエネルギー基質とする臓器では不足分を補うために脂質を異化することによってエネルギー基質を補わざるをえなくなる．特に妊娠後期における脂質の異化を表す血中 β-hydroxybutyrate と出生児の2歳時のIQとは逆相関することが報告されている[14]．このため妊娠時にはエネルギーバランスも考慮して十分量の糖質量を摂取する必要があり，糖質制限による血糖管理は特に試みてはならない．

7. その他の食後血糖管理方法

食後血糖を抑制する方法として摂取糖質量に留意するほかにも以下の方法が挙げられる．食物繊維や脂質は食物の胃の通過時間を遅らせる[15,16]ことにより食後血糖を抑制する作用がある．具体的には食事開始時に食物繊維を摂取することや脂質をともに摂取することで小腸での糖質吸収速度が遅延し血糖上昇は緩和される．また食後高血糖の改善目的に食後の軽い運動をすすめることも有効である．食前15分[17,18]あるいは20分[19]の超速効型インスリンの注射が食後高血糖を抑えるために有効であることが報告されている．これらを参考に食後血糖を抑制するためには超速効型インスリンを食前15〜20分前に打つことも考慮する．

文献

1) 厚生労働省：日本人の食事摂取基準（2010年版）．
2) 厚生労働省：妊産婦のための食生活指針—「健やか親子21」推進検討会報告書www.mhlw.go.jp/houdou/2006/02/dl/h0201-3a4.pdf
3) 文光堂：糖尿病治療ガイド2012-2013
4) Ryan EA, et al: Role of gestational hormones in the induction of insulin resistance. J Clin Endocrinol Metab 67: 341-347, 1988.
5) Kirwan JP, et al: TNF-alpha is a predictor of insulin resistance in human pregnancy. Diabetes 51: 2207-2213, 2002.
6) Delahanty LM, et al: The role of diet behaviors in achieving improved glycemic control in intensively treated patients in the diabetes control and complication trial. Diabetes Care 16: 1453-1458, 1993.
7) Anderson EJ, et al: Nutrition interventions for intensive therapy in the Diabetes Control and Complications Trial. The DCCT Research Group. J Am Diet Assoc 93: 768-772, 1993.
8) Gillespie SJ, et al: Using carbohydrate counting in diabetes clinical practice. J Am Diet Assoc 98: 897-905, 1998.
9) Nutrition Principles and Recommendations in Diabetes. Diabetes Care 27: S36-S46, 2004.
10) 黒田暁生，他：食品交換表に基づく食事療法の延長としてのすぐ使えるカーボカウント指導法．糖尿病 53: 391-395, 2010.
11) Davidson PC, et al: Analysis of guidelines for basal-bolus insulin dosing: basal insulin, correction factor, and carbohydrate-to-insulin ratio. Endocr Pract 14: 1095-1101, 2008.
12) Kuroda A, et al: Carbohydrate-to-Insulin ratio is estimated from 300-400 divided by total daily insulin dose in type 1 diabetes patients who use the insulin pump. Diabetes Technol Ther 14:1077-1080, 2012.
13) Walsh JW, et al: Progesterone and estrogen are potential mediators of gastric slow-wave dysrhythmias in nausea of pregnancy. Am J Physiol Gastrointest Liver Physiol 270: G506-G514, 1996.
14) Rizzo T, et al: Correlations between antepartum maternal metabolism and child intelligence. N Engl J Med 325: 911-916, 1991.
15) Weickert MO, et al: Metabolic effects of dietary fiber consumption and prevention of diabetes. J Nutr 138: 439-442, 2008.
16) Welch IM, et al: Duodenal and ileal lipid suppresses postprandial blood glucose and insulin responses in man: possible implications for the dietary management of diabetes mellitus. Clin Sci 72: 209-216, 1987.

17) Luijf YM, et al: Premeal injection of rapid-acting insulin reduces postprandial glycemic excursions in type 1 diabetes. Diabetes Care 33: 2152-2255, 2010.
18) Rassam AG, et al: Optimal administration of lispro insulin in hyperglycemic type 1 diabetes. Diabetes Care 22: 133-136, 1999.
19) Cobry E, et al: Timing of meal insulin boluses to achieve optimal postprandial glycemic control in patients with type 1 diabetes. Diabetes Technol Ther 12: 173-177, 2010.

2 血糖自己測定

1. はじめに

　妊娠時における血糖管理には，厳格さが求められる．しかし通常，糖尿病合併妊娠や妊娠糖尿病における高血糖は無症状である．そのため，適切な血糖管理を行うには血糖自己測定（self-monitoring blood glucose; SMBG）を用いることが望ましい．今日，血糖自己測定器は年々進化しており，わずかの採血量でも正確な血糖値を表示も可能である．しかし，血糖測定に影響する因子と機種の精度なども十分理解したうえで，その時点の血糖値を評価することが肝要である．患者にとって血糖自己測定をどのように糖尿病療養に活かしていくかは決して簡単ではない．血糖測定を行う目的を明確にするため，測定した血糖値にどのような意味があるのかを理解させる必要がある．医療者はどのようなタイミングで測れば良いかなどを勘案し，意味のある血糖測定を行えるよう指導することが大切である．

2. 簡易血糖測定器の基本性能と影響因子

　最近の機種は同時再現性も優れており，同一検体を10回測定する時のばらつきは，ほとんどの機種において変動係数（CV）5％以内である．院内測定法との相関性の許容基準は，国際規格ISO15197において±20％以内（参照法のグルコース濃度が75mg/dl以下の場合は±15mg/dl以内）の範囲内に入ることが求められているが，のちに述べる血糖測定に影響する因子の干渉を受けなければ，ほとんどの機種が許容範囲内である．注意しなければならないのは，簡易血糖測定器の測定値が100mg/dlであれば80～120mg/dlの範囲であるが，300mg/dlの±20％は，240～360mg/dlとなり，血糖が高値になるほどその振れ幅は大きくなる．そのため，血糖高値での細かいスライディングスケールは意味をなさない．実際，100mg/dl以上300mg/dl未満での院内測定法との相関係数は通常0.98～0.99と良好であるが，100mg/dl以下や300mg/dl以上の血糖では，院内測定法との差は大きくなり相関係数も低下する．

　SMBGで測定可能な血液量に関して，自験例での最少は0.4μlで可能である[1]．しかし機種によっては5μl以上必要となるものもある．また，血液量不足でもエラー表示されず血糖値が低値に表示されるものもあり，注意が必要である．あまり知られていないが，測定時の室温や機器の温度も大きく関係する．26～27℃に比べ11℃以下の低温になると高値を示す機器が多く，43℃以上の高温では低値に表示される機器が多い[2]．例えば冬は高値に，夏は低めに提示されやすくなる．ヘマトクリット（Ht）も大きく影響する．Htが低い場合は血漿量が増えるため血糖値は高めになり，Htが高い場合は血漿量が減るため血糖値は低くなる．最近の機種のHtの許容範囲は20～60％程度であるが，重度の貧血・透析患者などでは影響を受ける．

　干渉物質としてマルトース，ガラクトース，pyridine aldoxime methiodide（PAM），アスコルビン酸，ゲンチジン酸（アスピリン代謝物），アセトアミノフェンなどの薬物がある[3]．GOD（glucose oxidase）電極法は溶存酸素の影響を受け，実際の血糖値よりも低く表示され，酸素療法中は酸素濃度が高くなるため，実際より低値となる．GDH（glucose dehydrogenase）法ではアスコルビン酸の影響を受ける．中心静脈栄養などで大量にアスコルビン酸が投与されている場合は，異常値が出る可能性がある．

　GDH-PQQ（pyrroloquinoline-quinone）法で

は，イコデキストリン含有の腹膜透析液やマルトースを含む輸液などグルコース以外の単糖類も測定してしまうので，血糖は高値に表示される．同じGDH法でも補酵素がNADやFADのものは，影響を受けにくい．有機リン中毒用解毒剤のPAM（2-pyridine aldoxime methiodide）は，GOD法，GDH法とも異常値が出ることが報告されている．大型の自動分析装置さえ影響を受ける機器があり，PAM投与中は正確な血糖値は測定できない．

3. 血糖自己測定指導の考え方

積極的な血糖自己測定指導は，まず医療スタッフが糖尿病治療や患者教育を熟知していることが不可欠となる．患者も，血糖コントロールを良くすることに積極的な姿勢を持ち，測定値と食事などの生活との関連を理解する能力が必要である．また食事記録や生活行動などの記録と血糖値を一緒に記録すると効果的である[4]（図1，図2）．漠然と血糖測定を行っている患者には，すぐに行動の記録を指導するのではなく，結果を見ながら食事や生活などについてま ず問診を行う．血糖測定を行う理由が明確でない場合は，測ることが目的ではなく，患者自身が自分の血糖に興味を持つように薦めるのがコツである．

妊婦が血糖自己測定をいつ始めるかについても計画が必要である．血糖自己測定の適応は，インスリン治療例にとらわれることはない．また，インスリン自己注射をしているからすぐに血糖測定をしなければならないということもなく，医療者にとって血糖測定は患者教育ツールの1つである．SMBGを扱った多くの研究でSMBGの有用性が示されない中，2型糖尿病の非インスリン治療患者の自己管理のエンパワーメントツールとしてSMBGを用いたGerman-Austrian研究では，SMBG群では有意なHbA1cの改善が認められた[5]．この成績は，血糖自己測定が患者教育のツールとなることを示している．

また，血糖測定という行為の心理変化ステージをとらえて，前熟考期，熟考期，準備期を判断し，それぞれのアプローチを行う．前熟考期には簡易血糖測定器とはどんなものかの情報を

GDM　各食前 Q2-2-2

朝前	後	昼前	後	夕食	後	寝前	食事, 低血糖など
	81			食べ過ぎ	136		外出
	106		79		96		
	97		78	カレー	144		
	120		101		88		
	78		70				
	67		90	ウナギ	162		
	97		69		57		
	128		109		112		
	106		120		118		
	118	Ins なし	194		45		
	106	ランチ	133	ラーメン, 牛丼	199		
	118		102		110		

図1　妊娠糖尿病症例の血糖管理表

提供し，血糖自己測定を行うことへの気持ちや考えを聞く．熟考期には，血糖自己測定のメリットやデメリットを考慮して話し，準備期には目的に応じた測定のタイミングを指導する．その際，簡単な行動や食事，間食，イベントなどを記入してみることが勧められる．こういった一連のながれを持って指導することが，意味のある血糖測定を行うコツである．

4. 血糖測定器のメインテナンスの必要性[4]

血糖測定器は平成17年度の薬事法改正によりクラスⅢ（高度管理医療機器）に相当に認定されている．また特定保守管理医療機器にも指定されているため，医療者による定期的な点検が必要である．よくある機器のトラブルとしては電池切れや間違った電池の使用，日付の設定ミス，穿刺器の不具合がある．またエラーの内容としては試験試薬挿入部の汚れが多い．このような機器の点検とともに，導入時のみならず，血糖測定の手技手順の確認なども定期的に繰り返し指導することが重要である．

5. 血糖自己測定指導の実際

もっとも一般的な血糖自己測定の応用はインスリン量の調節である．通常，基礎インスリンは空腹時血糖値で調整し，追加インスリンは食後血糖値で調整する．そのため，それぞれのインスリンの調節が適切な時間に測定することが望ましい．試験紙の枚（個）数にも限りがあるため，どのような測定ポイントを優先するか考えることも肝要である．また，患者の侵襲を軽減するためにも，無駄と思われる測定はなるべく減らし指先を傷めないようにする必要もある．さらに血液量が少なくてすむ機種，目が不自由でも使いやすい機種など，患者の特徴にあった機器を推奨することも重要である．

糖尿病合併妊娠で妊娠前の血糖コントロールを行う場合は，主に空腹時血糖値をまず正常化することが望ましい．妊娠糖尿病では，食前低血糖，食後高血糖になるため，食後の血糖測定が望ましい．

食後血糖を何時間に設定するかについては，IDF（international diabetes federation）では

GDM　各食前 Q4-4-4

朝前	2時間後	昼前	2時間後	夕食	2時間後	寝前
食パン（ジャム）	164	鮭，大豆煮	119	水餃子	131	
高野豆腐	100	スパゲッティ	101	鯖	89	
ピーマンとじゃこ炒め	112	野菜炒め	132	肉じゃが	96	
野菜炒め	128	春雨スープ	125	かぼちゃ煮，イカ	131	
ゆで卵，パン	121	天丼	144			
サツマイモ	112	卵焼き，鯖	100	アジ南蛮，麻婆豆腐	116	
野菜炒め	128	ミートボール	142	天ぷら	127	
サラダ	98	酢の物	121	タラの春草焼き	97	
大豆ひじき煮	118	山芋天	144	冷奴	113	
目玉焼き	101	酢の物	101	天ぷら	153	
目玉焼き	94	ミートボール	151	中華丼	99	
つくね	91	納豆	85	海藻サラダ	84	

図2　妊娠糖尿病症例の血糖測定
＊各食事を記入し食後の血糖を測定している．どのような食事は血糖が上がりやすいか，良好な血糖の範囲になるかを学習している．同じメニューでも食べ方や量などにより血糖が変化することも学習できる．

エビデンスが多いという理由から食後2時間値を推奨していたが，近年食後1～2時間で160 mg/dl未満という目標値に変更された[5]．筆者は妊娠時の血糖管理は，食後1～2時間で120 mg/dl未満を目標としている．追加インスリンを使用している場合，食後の血糖値とは，追加インスリン注射後1～2時間値血糖値であり，追加インスリンの効果を考えるうえで不可欠である．しかし，いつ測るか，何回測るかなどは無理強いをすることなく，患者自身に必要性を気づかせることが大切である．一見良好な血糖であるようにみえる症例であるが，昼のインスリンが不要であるかどうか疑問に思い，食後血糖を測定することを勧めた例を図3に示す．図3に示す通り，食後高血糖であったためインスリンの再調整を行った．SMBGを，self monitoring of blood glucose から self management of blood glucose へ転換する発想が重要と感じた1例である[4]．

6．妊娠糖尿病における血糖自己測定の保険改定

平成24年4月の保険改定により新たに在宅妊娠糖尿病患者指導管理料（150点）が認められた（表1）．明らかな糖尿病およびハイリスク妊娠糖尿病では，非インスリン治療であっても血糖自己測定が保険上認められたが，ハイリスクでない妊娠糖尿病では今まで同様認められていない．そのため，明らかな糖尿病，あるいはハイリスク妊娠糖尿病をきちんと診断し，血糖自己測定を利用することが大切となる．また，血糖自己測定を行うことが周産期合併症の軽減やその後の糖尿病発症予防につながることを明らかにすることも，糖尿病と妊娠の臨床に携わるものの使命である．

2型糖尿病　イノレットR　10-0-5　A1c 6.5%

朝前	2時間後	昼前	2時間後	夕食	2時間後	寝前	食事，低血糖など
112		85		89			
106		71		68			
102		72		78			
117		84		94			
110				112	142	←	
	133		268	67			
	156		242	83			
	127		293	88			
	152		231	89			
	116		289	87			
	151		269	105			

図3　血糖自己測定の指導をした血糖管理表
＊矢印の部分から食後血糖を測るように指導し，インスリンを打っていない昼食後は高血糖であることが判明した．R13-8-8と変更し，良いコントロールになった．

表 1 在宅妊娠糖尿病患者指導管理料

注：妊娠中の糖尿病患者（別に厚生労働大臣が定めるものに限る）であって入院中の患者以外の患者に対して，周産期における合併症軽減のために適切な指導管理を行った場合に算定する．

〔診療報酬の算定方法の制定等に伴う実施上の留意事項について（保医発第 0305 第 1 号より抜粋）〕

在宅妊娠糖尿病患者指導管理料は妊娠中の糖尿病患者であって，下記の者のうち，血糖自己管理測定値に基づく指導を行うために血糖測定器を現に使用している者に対して，適切な療養指導を行った場合に算定する．妊娠中の糖尿病患者又は妊娠糖尿病患者のうち，以下の（1）又は（2）に該当する者．
(1) 以下のいずれかを満たす糖尿病である場合（妊娠時に診断された明らかな糖尿病）
 ア．空腹時血糖値が 126mg/dl 以上．
 イ．HbA1c が JDS 値でも 6.1％以上（NGSP 値で 6.5％）．
 ウ．随時血糖値が 200mg/dl 以上．
  （注）ウの場合は，空腹時血糖値又は HbA1c で確認すること．
 エ．糖尿病網膜症が存在する場合．
(2) ハイリスク妊娠糖尿病
  HbA1c が JDS 値でも 6.1％未満（NGSP 値で 6.5％未満）で 75gOGTT 2 時間値が 200mg/dl 以上．

文　献

1) 小林知子，他：血糖自己測定機器における機種間差の検討．日本先進糖尿病治療研究会雑誌 7：15, 2010.
2) 平塚京子，他：簡易血糖測定器 7 機種の機器温度による比較―糖尿病療養指導士の立場から―．医学検査 59：40, 2010.
3) 小林知子，他：簡易血糖測定器の影響因子についての検討．日本先進糖尿病治療研究会雑誌 6：7, 2009.
4) 清水一紀：SMBG で血糖管理・指導の達人になる―血糖日記のススメ―．南江堂，東京，2011.
5) Guideline for management of postmeal glucose in diabetes: www.idf.org

3 血糖コントロール

1. はじめに

　糖尿病を始めとする糖代謝異常合併妊娠では，妊娠前からの厳格な血糖管理（pre-pregnancy 管理）および妊娠中，分娩後の良好な血糖コントロールの維持が重要である．これは，軽度の高血糖であっても巨大児を始めとする周産期合併症が増加すること[1]，また血糖コントロール良否により先天異常の頻度が異なること，さらに妊娠糖尿病（GDM）からの将来の真の糖尿病移行率が極めて高いことによる[2]．良好な血糖コントロールの達成は，詳細な血糖値の把握より始まるが，血糖は刻一刻と変化するため，血糖自己測定（SMBG）を含めた通常の血糖検査で詳細を把握するには限界がある．欧米では，糖代謝異常合併妊婦に対し持続血糖測定（CGM）が高頻度に使用され，GDM 例の発見や糖尿病合併妊娠時の無自覚低血糖の検出，さらに治療内容変更による，よりよい血糖コントロールの達成などに有用であると報告されている[3]．

2. 糖代謝異常合併妊娠の血糖管理目標

　児の形態学的異常は，妊娠初期の器官形成期における母体の高血糖が主な原因で，妊娠 7 週までに奇形の有無は決定されるといわれる[4]．一方，積極的に血糖管理を行うことにより，周産期合併症や巨大児の発現頻度が低下する[5]．
　例えば，食後 1 時間血糖値を 140mg/dl 以下にコントロールすることで周産期合併症が低下する[5]．一方，平均血糖値 105mg/dl 以上で過体重児が増加し，86mg/dl 以下で低体重児が増加するとの報告もある[6]．
　日本糖尿病学会による妊娠中の血糖管理目標を表 1 に示す．ADA が推奨する血糖管理目標は，空腹時 ≦ 95mg/dl，食後は 1 時間値 ≦

表 1　妊娠中の血糖管理目標値

空腹時血糖値	70 ～ 100mg/dl
食後 2 時間血糖値	< 120mg/dl
HbA1c（NGSP）	< 6.2%
HbA1c（JDS 値）	< 5.8%

140mg/dl または 2 時間値 ≦ 120mg/dl である．CGM により正常妊婦の血糖プロファイルの詳細が判明すると，コントロールの目標もさらに厳格化する．いずれにしても，24 時間を通した，そして妊娠全期間を通した厳格な血糖管理が重要である．

3. CGM を指標にした妊婦の血糖管理

❶ Continuous glucose monitoring（CGM）とは
　CGM は，1990 年代後半より欧米で臨床使用され，わが国では 2010 年 4 月に保険点数が決定された．測定原理や使用方法は他誌に譲るが，妊婦の腹部皮下組織ないし上腕などの皮下脂肪の比較的多いところにセンサーを挿入する．妊婦の腹部への穿刺による児への有害事象の報告はないが，抵抗を示す妊婦もいるため，その際は臀部や大腿外側への穿刺を行う．

❷ CGM による耐糖能異常合併妊娠の管理
1）正常妊婦の CGM の報告：まず正常妊婦の血糖プロファイルを理解する必要がある（表2）．
　CGM による耐糖能正常妊婦の妊娠末期の早朝空腹時血糖値は 75 ± 12mg/dl，食後は約 70 分後が最も高く 110 ± 16mg/dl と報告され[7]，非妊娠健常女性よりも低い．非肥満妊婦と肥満妊婦との比較では，平均血糖値，空腹時血糖値は有意差を認めなかったが，食後血糖値は肥満妊婦で有意に高かった[7]．
　一方，CGM 装着により血糖値 120mg/dl 以上の時間が，正常非妊婦で 111 ± 120 分，正常妊婦で 138 ± 120 分，GDM で 190 ± 155 分検

表2 耐糖能正常妊婦の血糖プロファイル

	対象，症例数	結果概要
Yogev Y, et al (2004)	耐糖能正常の非肥満妊婦 42 例 肥満妊婦 15 例	肥満妊婦と非肥満妊婦との間には，空腹時血糖値は差がなかったが，食後血糖値は肥満例で有意に高かった．また夜間平均血糖値は肥満例で有意に低かった．
Bühling KJ, et al (2004)	正常非妊婦 8 例 正常妊婦 24 例 IGT 合併妊婦 15 例 GDM 17 例	CGM は，SMBG よりも高血糖の検出に有用であった．耐糖能障害合併妊婦は GDM よりも有意に高血糖であった．
Siegmund T, et al (2008)	耐糖能正常妊婦 32 例	妊娠 16 週，22 週，30 週，36 週および産褥 6 週に CGM を装着した結果，分娩に至るまで徐々に平均血糖値の上昇が確認された．

出することができたとされる[8]．

さらに，正常妊婦の妊娠中に定期的に CGM を装着した結果[9]では，16 週の 82.3 ± 7.2mg/dl から 36 週の 94.0 ± 9.0mg/dl まで徐々に血糖値は上昇していた．妊娠週数に応じた血糖正常範囲の設定を行うことの必要性と，妊娠週数に応じた食事摂取量の指示の必要性が示唆されたが，この報告でも正常妊婦の血糖値は極めて低値をとることが示された．

CGM 装着により，耐糖能異常のない妊婦においても 1 日の中で高血糖時間が存在し，また高血糖時間は特に妊娠週数が進むにつれ増加する傾向にあることもわかる．わが国での多数例の正常耐糖能妊婦における検討が待たれる．

2) 耐糖能正常妊婦自験例（図1）[10]：28 歳．0 経妊 0 経産．生来健康．妊娠 21 週に CGM を施行した．食事時刻や摂取量は不規則で，度重なる間食にもかかわらず施行約 72 時間中の平均血糖値は 92.9mg/dl で，SD も 9.0mg/dl と小さく，過去の報告同様，血糖変動は極めて小さいことが確認できる．

③耐糖能障害合併妊婦の CGM による血糖管理の有用性（表3）

1) 高血糖および低血糖の把握：GDM[11, 12] および 1 型糖尿病合併妊婦[12]において，通常の血糖測定や SMBG ではわからなかった高血糖が検出され，また夜間（無自覚）低血糖が検出されたことが示されている[13, 14]．

2) 周産期母児合併症が改善：耐糖能障害合併妊婦に，妊娠週数 8〜32 週の間に CGM を 4〜6 週毎に装着し，血糖管理を行った CGM 群では，SMBG で血糖管理を行う通常介入群に比し，妊娠 36 週時点の平均 HbA1c は有意に改善した[15]（図2）．SMBG のみで管理した 1 型糖尿病妊婦では妊娠 7 ヵ月に HbA1c が悪化したのに対し，CGM 装着した 1 型糖尿病妊婦

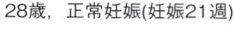

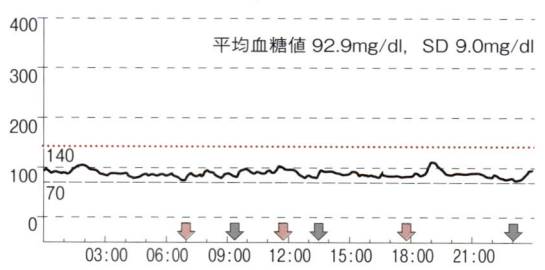

図1 耐糖能正常者の CGM．食事摂取は不規則で，食事（⬇）以外に間食（⬇）を認めるが，食前後を含め，血糖の変動は極めて小さい[10]．

ではHbA1cが改善したという指摘[16]もある．両報告とも巨大児の出生率はCGM群で有意に少なかった．

わが国の報告[17]でも耐糖能障害合併妊婦に対して入院中のCGMを用いた血糖管理の有用性が示されている（**図3**）．CGMの結果に基づき，インスリン用量の調整や自己血糖測定のタイミングなどの療養指導を行うと，退院後6ヵ月後のHbA1cはCGM群で有意な改善を認めた．

以上より耐糖能障害合併妊婦にCGMを用いることで，良好な血糖管理および周産期母児合併症の改善につながると考えられる．

3) 耐糖能異常合併妊婦のCGM自験例（**図4**）：29歳，2型糖尿病合併妊婦（CGM装着時妊娠10週）．食事療法およびインスリン4回注射療法下のSMBGでは食後高血糖を呈した．CGMによる平均血糖値は90.0mg/dlと前述の正常妊婦（**図1**）とほとんど変わらないが，SDは

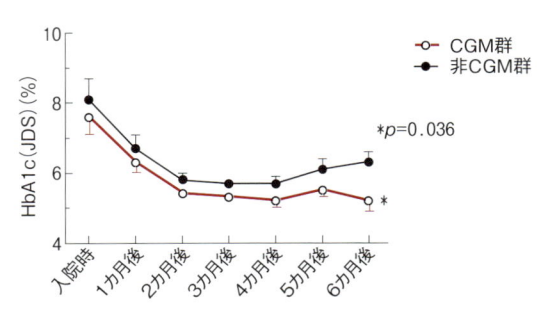

図3 HbA1cの推移．両群ともにHbA1cは軽快傾向であったが，退院後6ヵ月の時点でCGM群のHbA1cは有意に低値であった[17]．

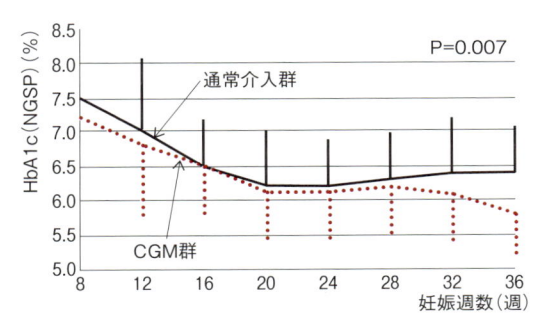

図2 定期的CGMを用いた耐糖能障害合併妊婦のHbA1cの推移．妊娠36週の時点でCGM群のHbA1cは有意に低値であった[15]．

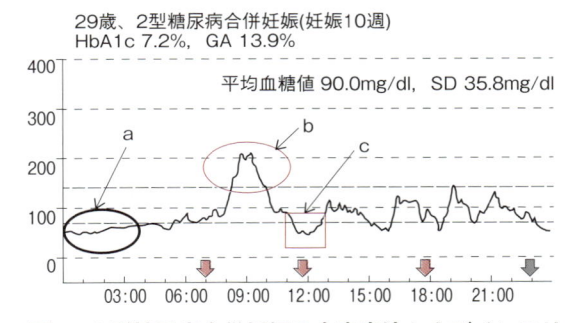

図4 2型糖尿病合併妊娠の食事療法およびインスリン療法下のCGM．夜間無自覚性低血糖（楕円ⓐ）および朝食後の高血糖（楕円ⓑ），昼食前の低血糖（四角ⓒ）を認めた（⬇：インスリンアスパルト，⬇：インスリンNPH）．

表3 耐糖能障害合併妊婦の血糖プロファイル

	対象，症例数	結果概要
Jovanovic L et al (2000)	GDM 10例（週数不明）	以前の検査では検出できない高血糖時間（82.4±18分/日）が検出された．
Yogev Y et al (2003)	1型糖尿病合併妊婦34例（妊娠16～32週）	192±28分/日のSMBGでは検出できない高血糖を検出し，また夜間低血糖を26例で認めた．
Chen R et al (2003)	GDM 57例（妊娠24～35週）	インスリン使用群で132±31分/日，食事療法群で94±23分/日のSMBGでは検出できない高血糖を認めた．また14例（すべてインスリン使用群）で夜間低血糖を認めた．
McLanchkan et al (2007)	GDM 37例 2型糖尿病合併妊婦10例 1型糖尿病合併妊婦8例	92％の症例が簡便である，81％が不便は少ない，77％が血糖管理に役立ったと答えた．

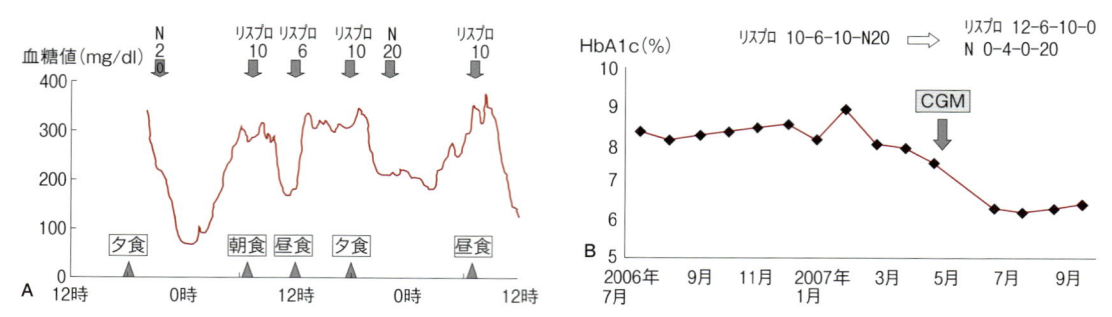

図5 **A. Prepregnancy期の1型糖尿病におけるCGMによる血糖プロファイル**. 血糖の日内変動, 日差変動ともに大きい. **B. HbA1c推移**. CGM施行後中間型インスリンを昼・眠前の2回に分け, インスリン注射5回法に変更した. CGM入院前7.5〜8.5%前後のHbA1cは, 退院3ヵ月後のHbA1cは6.2%まで改善した[10].

35.8mg/dlと血糖変動が大きい. 夜間無自覚性低血糖や朝食後高血糖, 昼食前低血糖も検出された. 血糖プロファイルを患者とともに確認し, インスリン療法を変更し, 良好な血糖動態となった. このように, SMBGでは得られない血糖プロファイル情報をCGMではさらに視覚的に得ることができるため, 妊婦自身がそれを理解することにも効果的である.

4) prepregnancy管理にもCGMは有用：挙児希望の31歳, 1型糖尿病. 食事療法およびインスリン療法下で, 食前血糖90〜170mg/dl, 食後血糖140〜300mg/dl, HbA1cは7.5〜8.5%で血糖コントロールは不安定であった. 挙児希望のため施行したCGMでは, 同量の食事量, インスリン投与量にもかかわらず, 血糖値は, 顕著な日内および日差変動を示した[10](**図5A**). 基礎分泌分のインスリン補充量が充分でないと判断し, NPHインスリンを昼・眠前の2回に分割し, HbA1cは退院3ヵ月後には6.2%まで改善した(**図5B**). CGM施行7ヵ月後に妊娠し, 経過は順調で, 無事分娩した.

4. おわりに—妊婦の血糖管理におけるCGMの利点

耐糖能異常合併妊娠には, 厳格な血糖コントロールが要求される. 私たちは, そのための1つのツールとしてCGMを手に入れた. CGMには施設基準や適応基準などの制約もあるが, 診断, 病態把握, 治療面から非常に有用であり, 厳格なコントロールを必要とする糖代謝異常合併妊娠の多数例に積極的に使用していくことが望まれる.
〈☞ 5章⑤〉

文　献

1) Gabbe SG, et al: Management of diabetes mellitus complicating pregnancy. Obstet Gynecol 102: 857-868, 2003.
2) O'Sullivan JB: Body weight and subsequent diabetes mellitus. JAMA 248: 949-952, 1982.
3) Yogev Y, et al: Continuous glucose monitoring for treatment adjustment in diabetic pregnancies-a pilot study. Diabet Med 20: 558-562, 2003.
4) Parretti E, et al: Third-trimester maternal glucose levels from diurnal profiles in nondiabetic pregnancies: correlation with sonographic parameters of fetal growth. Diabetes Care 24: 1319-1323, 2001.
5) de Veciana M, et al: Postprandial versus preprandial blood glucose monitoring in women with gestational diabetes mellitus requiring insulin therapy. N Engl J Med 333: 1237-1241, 1995.
6) Langer O, et al: Management of women with one abnormal oral glucose tolerance test value reduces adverse outcome in pregnancy. Am J Obstet Gynecol 161: 593-599, 1989.
7) Yogev Y, et al: Diurnal glycemic profile in obese and normal weight nondiabetic pregnant women. Am J Obstet Gynecol 191: 949-953, 2004.
8) Buhling KJ, et al: Introductory experience with the continuous glucose monitoring system (CGMS; Medtronic Minimed) in detecting hyperglycemia by comparing the self-monitoring of blood glucose (SMBG) in non-pregnant women and in pregnant women with impaired glucose tolerance and gestational diabetes. Exp Clin Endocrinol Diabetes 112: 556-560, 2004.

9) Siegmund T, et al: Longitudinal changes in the continuous glucose profile measured by the CGMS in healthy pregnant women and determination of cut-off values. Eur J Obstet Gynecol Reprod Biol 139: 46-52, 2008.
10) 鈴木貴博, 他：糖尿病合併妊娠における continuous glucose monitoring system (CGMS) の使用経験とその有用性の検討. 糖尿病と妊娠 8: 89-94, 2008.
11) Jovanovic L : The role of continuous glucose monitoring in gestational diabetes mellitus. Diabetes Technol Ther 2 Suppl 1: S67-71, 2000.
12) Yogev Y, et al: Continuous glucose monitoring for the evaluation of gravid women with type 1 diabetes mellitus. Obstet Gynecol 101: 633-638, 2003.
13) Chen R, et al: Continuous glucose monitoring for the evaluation and improved control of gestational diabetes mellitus. J Matern Fetal Neonatal Med 14: 256-260, 2003.
14) McLachlan K, et al: The role of continuous glucose monitoring in clinical decision-making in diabetes in pregnancy. Aust N Z J Obstet Gynaecol 47: 186-190, 2007.
15) Murphy HR, et al: Effectiveness of continuous glucose monitoring in pregnant women with diabetes: randomised clinical trial. BMJ 337: a1680, 2008.
16) Voelmle M, et al: Fetal outcomes and improved A1c values in pregnant women with type 1 diabetes using real-time continuous glucose sensors. Diabetes 56: A117, 2007.
17) 林 哲範, 他：糖尿病合併妊娠における continuous glucose monitoring (CGM) の有用性の検討. 糖尿病と妊娠 10: 92-96, 2010.

4 血糖コントロール指標

1. はじめに

妊娠中の母体の耐糖能異常が様々な母児の周産期合併症を引き起こすことは広く知られている. The Hyperglycemia and Adverse Pregnancy Outcome (HAPO) study[1]の結果を受けて, わが国においても妊娠糖尿病診断基準が改訂された[2]ことから血糖を管理すべき妊娠糖尿病患者はさらに増加した. 母児の周産期合併症を防ぐために, 妊娠中の血糖管理目標は低血糖を起こさず限りなく正常に近づけることが求められている.

「科学的根拠に基づく糖尿病診療ガイドライン」には, 妊娠中の血糖管理目標として空腹時血糖値70〜100 mg/dl未満, 食後2時間血糖値120 mg/dl未満, HbA1c (HbA1cはNGSP値で示した) 6.2 %未満がコンセンサスとして記載されている[3]. 血糖値を上記の範囲を目標とすることは基準値として異論のないところだが, 全ての患者の血糖管理を血糖自己測定による血糖値で管理することは現実的に困難である. そこで血糖コントロール指標としてHbA1cやグリコアルブミン (GA) を使用して血糖を管理することが求められる. しかしながら, このコンセンサスにおいてはHbA1cしか取り上げられていないが, 従来から糖尿病妊婦の血糖管理におけるGAの有用性も報告されている[4]. 言いかえると, HbA1cの目標値を単純に非妊娠時の基準値に設定することは妥当なのだろうか. 実際, 日本糖尿病・妊娠学会グリコアルブミンに関する調査検討委員会の研究報告によればHbA1cの正常妊婦における基準値は4.4〜5.7 %であり, 一般の基準値に比べて低い (図1)[5].

HbA1cとGAはともに糖化蛋白質の血糖コントロール指標でありながら各々ヘモグロビン (赤血球) とアルブミン自身の性質も有していること[6]を理解しなければならない. なお, 1,5アンヒドログルシトールについては妊娠中には尿糖排泄閾値が低下することから見かけ上低値を示す[7]. このために, 妊娠中の血糖管理には使用できないことも知っておく必要がある.

2. HbA1c

HbA1cはブドウ糖のアルデヒド基とヘモグロビンのβ鎖N末端のバリンが非酵素的に反応し結合したケトアミンである. HbA1cは赤血球寿命が120日間であることから, 過去1〜2ヵ月の血糖コントロール状態を反映するとされている. その詳細については, 50%が過去1ヵ月間の血糖値を, 25%が過去1〜2ヵ月間を, 25%が過去2〜4ヵ月間を反映することが報告されている[8]. The Diabetes Control and Complications Trial (DCCT) study[9]以来合併症の発症・進展に関する豊富なエビデンスが蓄積され, HbA1cが血糖コントロール指標としてゴールデンスタンダードになっていることは疑いがない.

しかしながら, 合併症に関する臨床試験において通常妊婦は除外されており, 妊娠におけるエビデンスは実際には多くない. また, 通常慢性の糖尿病合併症の発症は数ヵ月という短期間に起こるものではないことから, HbA1cを利用することに問題はないが, 妊娠中に過去1〜2カ月の血糖コントロール状態を論ずることはその時点において既に有益ではないだろう. また, HbA1cが赤血球寿命に影響を受けることはよく知られている事実である. さらに, われわれはHbA1cが閉経前女性において鉄欠乏性貧血のみならず鉄欠乏状態においても, 欠乏していない群に比べて有意に高値を示すことを報

4. 血糖コントロール指標　175

告している[10,11]．

妊娠末期には鉄の需要が増加し，母体が鉄欠乏性貧血に陥ることはよく知られていることから，HbA1cは妊娠末期に血糖値に比し高値を示す可能性が存在する．その妊娠中の推移については，後に詳述する．

3. GA

GAはアルブミンの4ヵ所のリジン残基がブドウ糖と非酵素的に反応し結合したケトアミンである．つまりHbA1cと同じアマドリ化合物であるが，アルブミンのブドウ糖との結合率はヘモグロビンの10倍と報告されている[12]．またアルブミンの半減期は約14日のため，GAはHbA1cに比べてより短期（過去2～3週間）の血糖変動を示す指標である．さらに，GAは食後血糖をより鋭敏に反映することが知られている[13]．糖代謝異常妊娠の管理は，より診察時に近い平均血糖値の評価や食後血糖値の評価が重要であり，この点からGAが有用であることは理解しやすい．また，GAは鉄欠乏性貧血および鉄欠乏状態の影響は受けないことを我々は既に報告している[11]．一方，GAはアルブミン代謝の影響を受けるためネフローゼ症候群[14]や甲状腺機能異常[15]などにおいてはその評価に注意を要する．

4. 正常妊婦における血糖コントロール指標の推移

古くは，Phelpsら[16]により377例の非糖尿病妊婦における妊娠中のHbA1cの推移や1,756例の正常妊婦における50g経口糖負荷後1時間血糖値の推移が報告されている．すなわち，HbA1cは妊娠24週で最低値をとる2相性の変化をとること，1時間血糖値も妊娠20週で最低値をとる2相性の変化をとることが示された．また，大森ら[17]も1,787例の正常妊婦においてHbA1cは妊娠20～24週において最低値（4.2 ± 0.3%）をとる2相性の変化を報告している．さらに彼らはGAはHbA1cと異なり妊娠4～8週（13.1 ± 1.0%）から妊娠36～40週（11.9 ± 1.0%）にかけて緩やかに低下すると報告している．

さらに前述した日本糖尿病・妊娠学会の報告[5]においても同様に，574例の正常妊婦における解析ではHbA1cは妊娠中期に低くなった後，末期に高くなり，GAは末期にかけて徐々に低くなる傾向がみられている（図1）．この報告から，わが国における正常妊婦における正常範囲はHbA1cでは4.4～5.7%，GAでは11.5～15.7%と考えられる．いずれにしても，妊娠中のHbA1cとGAの推移には乖離が認められることは間違いなく，血糖コントロール指標としてどちらを信頼すべきか，という問題が

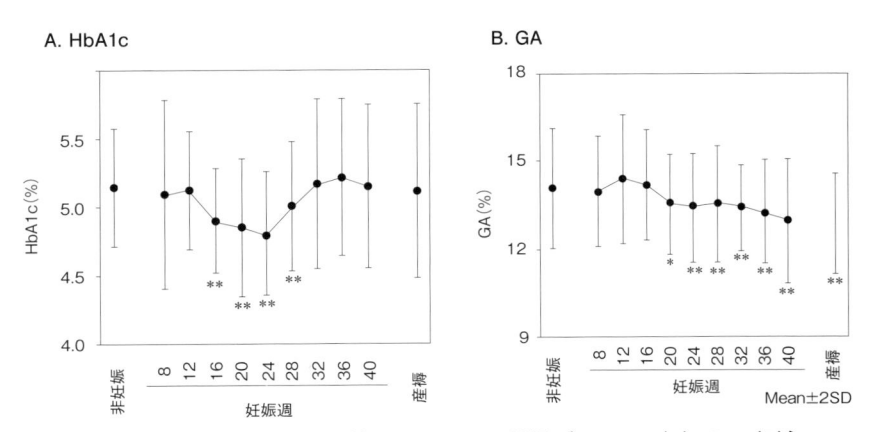

図1　正常妊婦における血糖コントロール指標〔HbA1c（A），GA（B）〕の推移（文献19を改変）
$^*p < 0.05$, $^{**}p < 0.01$ vs. 非妊婦

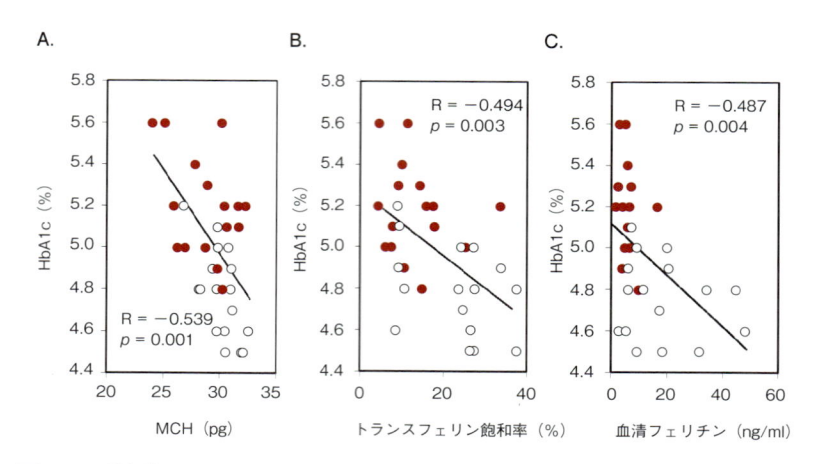

図2 正常妊婦における HbA1c と MCH（A），トランスフェリン飽和率（B），血清フェリチン値（C）との相関（文献18を改変）
○ 妊娠中期（20～23週），● 妊娠末期（妊娠32～33週）

生じた．そこで，われわれは17例の正常妊婦を対象に鉄欠乏状態が HbA1c に及ぼす影響を検討した[18]．HbA1c は妊娠中期（20～23週）より妊娠末期（32～33週）にかけて有意に上昇した（4.7 ± 0.2％ vs. 5.1 ± 0.2％：p値<0.0001）．一方，GA は有意な変化を示さなかった．また妊娠末期にかけて鉄欠乏状態を反映する平均赤血球血色素量（MCH），トランスフェリン飽和度（％ Tf），血清フェリチン（FRT）はいずれも減少し，HbA1c と MCH，％ Tf，血清 FRT の間には有意な負の相関を認めた（図2）．

以上より，正常妊婦において妊娠末期には鉄欠乏状態が進行するため HbA1c 値が上昇することが判明した．すなわち，HbA1c は妊娠中，特に妊娠末期においては，血糖コントロール指標としての信頼性が低下すると考えられたのである．

5．糖尿病合併妊婦および妊娠糖尿病における血糖コントロール指標の推移

当然のことながら，これらの血糖コントロール指標が重要となる場合は糖尿病合併妊婦および妊娠糖尿病症例である．糖尿病合併妊婦および妊娠糖尿病症例における HbA1c および GA の推移について，日本糖尿病・妊娠学会グリコ

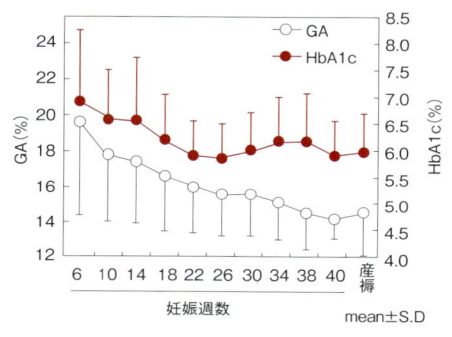

図3 糖尿病合併妊婦および妊娠糖尿病における HbA1c および GA の推移（文献19を改変）

アルブミンに関する調査検討委員会が詳細に報告している[19]．この報告によると正常妊婦と同様に，193例の糖尿病合併妊婦および妊娠糖尿病症例において HbA1c は妊娠中期に低くなった後，末期に高くなっていた．一方，GA は妊娠週数とともに低下していた（図3）．

この推移は正常妊婦と同様であり，やはり血糖コントロール指標の問題点が同様に存在しているわけである．そこで，われわれは糖尿病合併妊娠11例（1型糖尿病7例，2型糖尿病4例）および妊娠糖尿病6例について同様の検討を行った[20]．正常妊婦と同様に HbA1c は妊娠中期（20～23週）より妊娠末期（32～35週）にかけて有意に上昇したが（5.8 ± 0.7％ vs. 6.1 ± 0.6％：p値< 0.05），GA は有意な変化を示

さなかった．また妊娠末期には MCH，% Tf，血清 FRT 値はいずれも低下し，% Tf と GA/HbA1c 比との間に有意な正の相関を認めた．以上の結果から，妊娠糖尿病および糖尿病合併妊娠症例ともに妊娠末期には鉄欠乏状態が進行して HbA1c が上昇することが判明したのである．

典型的な 2 型糖尿病合併妊娠の自験例（36 歳，女性）を紹介する．妊娠前の BMI は 22.7 kg/m^2 と肥満ではなく，妊娠前よりインスリン療法による治療を施行していた．妊娠週数が進むにつれて HbA1c は 6.2％（18 週）から 7.3％（37 週）と上昇し，血糖コントロール状態の悪化が示唆された．しかし，GA は 17.2％（18 週）から 16.6％（37 週）と安定していた．この間，血清 FRT は対照的に 22.8 ng/ml（18 週）から 7.5 ng/ml（37 週）に低下した（**図 4**）．HbA1c と血清 FRT は鏡像的な推移を示していたことより，妊娠末期の HbA1c の上昇は血糖コントロール状態が不良になったのではなく，鉄欠乏性貧血（鉄欠乏状態）が原因と考えられる．一方，GA は鉄欠乏による影響を受けないことから妊娠全経過を通じての血糖コントロール指標として信頼できると言える．

6．妊娠中の血糖コントロール指標と周産期合併症

日本糖尿病・妊娠学会グリコアルブミンに関する調査検討委員会では新生児合併症や出生時体重と HbA1c および GA との関係についても解析している[19]．正常妊婦の上限である HbA1c 5.7％および GA 15.7 ％を考慮して解析した場合，新生児合併症の内，新生児低血糖，多血症および呼吸障害の頻度は GA が 15.8％以上の群において有意に高かったことが判明した（**図 5**）．また large for date（体重・身長とも 90％ tile 以上）の頻度についても GA が 15.8％以上の群において 15.7％以下の群に比し有意に高かったことを報告している．一方，HbA1c においては 5.8％以上の群において 5.7％以下の群に比し有意な増加は認めなかったと報告している．つまり，周産期合併症予防の観点から妊娠中はむしろ GA による管理が必須と考えられる．

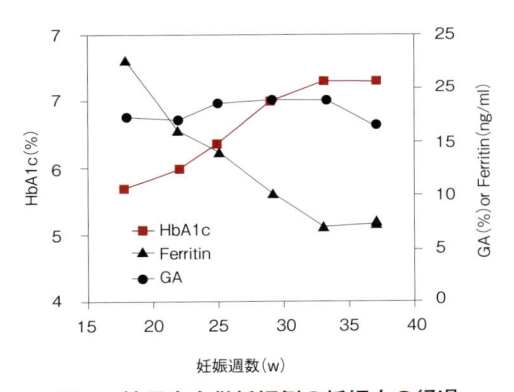

図 4　糖尿病合併妊娠例の妊娠中の経過

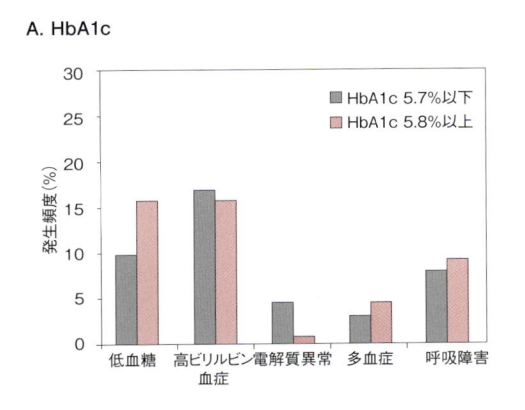

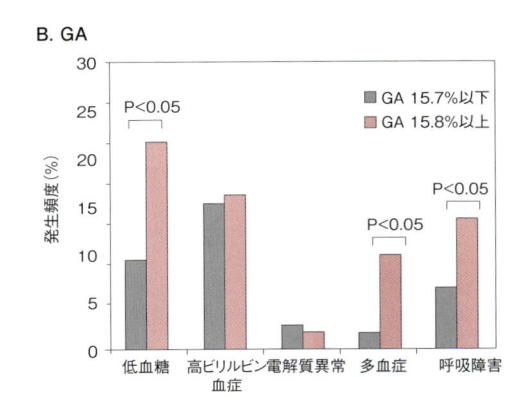

図 5　血糖コントロール指標 [HbA1c（A），GA（B）] と新生児合併症の頻度（文献 19 を改変）

7. おわりに

　糖代謝異常妊娠における血糖コントロール指標について概説した．ここに述べたように，HbA1cのみを血糖コントロール指標とすることは妊娠中においては不十分であり，GAを指標として血糖コントロールを行うことが必要である．これまでの知見との比較のためにはHbA1cも測定しておく必要性はあるものの，糖代謝異常妊娠の管理においては，GAを正常域（15.7％以下）に維持することをむしろ目標とすべきである．

文献

1) Metzger BE, et al: Hyperglycemia and adverse pregnancy outcomes. N Engl J Med 358: 1991-2002, 2008.
2) 糖尿病診断基準に関する調査検討委員会：糖尿病の分類と診断基準に関する委員会報告．糖尿病 53: 450-467, 2010.
3) 妊婦の糖代謝異常（日本糖尿病学会編，科学的根拠に基づく糖尿病診療ガイドライン2010），193-205，南江堂，東京，2010.
4) 藤原和代，他：糖尿病妊婦における血糖コントロール指標としての糖化アルブミンの有用性．糖尿病 37: 107-112, 1994.
5) Hiramatsu Y, et al: Determination of reference intervals of glycated albumin and hemoglobin A1c in healthy pregnant Japanese women and analysis of their time courses and influencing factors in pregnancy. Endocr J 59: 145-151, 2012.
6) 古賀正史：最新臨床糖尿病学（上）HbA1c，グリコアルブミン．日本臨牀 70（増刊号3）: 438-441, 2012.
7) 佐中眞由実，他：糖尿病妊婦におけるコントロール指標としての血中1,5-anhydroglucitol. 糖尿病 36: 93-100, 1993.
8) Tahara Y, et al: Kinetics of HbA1c, glycated albumin, and fructosamine and analysis of their weight functions against preceding plasma glucose level. Diabetes Care 18: 440-447, 1995.
9) The Diabetes Control and Complications Trial Research Group: The effect of intensive treatment of diabetes on the development and progression of long-term complications in insulin-dependent diabetes mellitus. N Engl J Med 329: 977-986, 1993.
10) Koga M, et al: Association of erythrocyte indices with glycated haemoglobin in pre-menopausal women. Diabet Med 24: 843-847, 2007.
11) Koga M, et al: Influence of iron metabolism indices on glycated haemoglobin but not glycated albumin levels in premenopausal women. Acta Diabetol 47(Suppl1): 65-69, 2010.
12) Day JF, et al: Nonenzymatic glucosylation of serum proteins and hemoglobin: response to changes in blood glucose levels in diabetic rates. Diabetes 29: 524-527, 1980.
13) Koga M, et al: Clinical impact of glycated albumin as another glycemic control marker. Endocr J 57: 751-762, 2010.
14) Okada T, et al: Influence of proteinuria on glycated albumin values in diabetic patients with chronic kidney disease. Intern Med 50: 23-29, 2011.
15) Koga M, et al: Effects of thyroid hormone on serum glycated albumin levels: Study on non-diabetic subjects. Diabetes Res Clin Pract 84: 163-167, 2009.
16) Phelps RL, et al: Biphasic changes in hemoglobin A1c concentrations during normal human pregnancy. Am J Obstet Gynecol 147: 651-653, 1983.
17) 大森安恵，他：妊娠糖尿病のスクリーニング．糖尿病と妊娠 1: 25-29, 2001.
18) Hashimoto K, et al: A1C but not serum glycated albumin is elevated in late pregnancy owing to iron deficiency. Diabetes Care 31: 1945-1948, 2008.
19) 清水一紀，他：糖尿病合併妊婦および妊娠糖尿病におけるグリコアルブミンと母児合併症に関する調査．糖尿病と妊娠 10: 27-31, 2010.
20) Hashimoto K, et al: A1c but not serum glycated albumin is elevated because of iron deficiency in late pregnancy in diabetic women. Diabetes Care 33: 509-511, 2010.

5 インスリン療法

A. インスリン製剤と頻回インスリン注射療法

1. はじめに

　妊娠時の血糖管理の基本は食事療法であるが，血糖管理が目標値（空腹時血糖値100mg/dl以下，食後2時間血糖値120mg/dl以下）に達しない場合，インスリン療法が選択される．妊娠24週～30週で空腹時血糖が95mg/dl未満を示す軽症の妊娠糖尿病でも，その後に空腹時血糖値95mg/dl以上または食後2時間血糖値120mg/dl以上を示した時点で，食事療法に併せてインスリンを使用して血糖管理をすると，巨大児，肩甲難産，帝王切開，妊娠高血圧のリスクが減ることが示されている[1]．

　すでに経口血糖降下薬で糖尿病の治療をしていて，妊娠を希望する場合には，妊娠前にインスリン療法に変更する．妊娠中の厳格なコントロール目標を満たすためには，原則として頻回インスリン注射療法を行う．1型糖尿病合併妊娠では1日1～2回のインスリン基礎分泌の補充に加えて毎食事のインスリン追加分泌の補充を行い，妊娠糖尿病および2型糖尿病合併妊娠では毎食事のインスリン追加分泌の補充を基本として，必要に応じてインスリン基礎分泌の補充も行う．

　妊娠中に発症することの多い劇症1型糖尿病では，インスリン分泌の枯渇が発症当初から著明であるため，基礎分泌を含めた十分なインスリン補充が必要である．妊娠初期には，妊娠悪阻などでインスリン必要量が低下することが多いが，妊娠中期以降はインスリン拮抗ホルモン（ヒト胎盤ラクトーゲン，プロラクチン，プロゲステロンなど）の増加に伴いインスリン抵抗性が増大し，妊娠末期にはインスリン必要量が妊娠前の約2倍にまで増大する．一方，分娩後は急速にインスリン必要量が減少するため，低血糖に留意してインスリン投与量を減量する必要がある．

2. インスリン製剤の種類

　表1に，現時点で，妊娠時に安全に使用可能とされているインスリン製剤の種類を記す．中心となるインスリンはヒトインスリン製剤の他，アナログ製剤としてインスリンアスパルト（ノボラピッド®），インスリンリスプロ（ヒューマログ®），インスリンデテミル（レベミル®）である．これらのインスリンは全て，アメリカ食品医薬品局（Food and Drug Administration；FDA）の胎児危険度分類のカテゴリーB（ヒトに対して危険という証拠がない）に属する．持効型インスリンの1つとして繁用されているインスリングラルギン（ランタス®）に関しても，これまで少数，後ろ向きの検討では妊娠時における使用の安全性が示されているが[2]，現時点ではカテゴリーC（危険性を否定することができない）に属する．超速攻型のインスリングルリジン（アピドラ®）も現時点ではカテゴリーCに属する．

　現在進行中の前向き研究の結果によってインスリングラルギンの安全性が示されれば，今後使用可能となる可能性があるが，現時点では妊娠時には使用せず，妊娠前より中間型ヒトインスリン製剤ないしインスリンデテミルに変更するのがよい．

3. インスリン製剤の用法

　基本的には食事摂取時の血糖上昇に対するインスリン追加分泌の補充と，インスリン基礎分

表1　妊娠時に用いられることの多いインスリン製剤の種類

分類名	カートリッジ製剤	プレフィルド/キット製剤	バイアル製剤
超速効型	ヒューマログ®注カート ノボラピッド®注ペンフィル®	ヒューマログ®注ミリオペン® ノボラピッド®注フレックスペン® ノボラピッド®注イノレット®	ヒューマログ®注100単位/ml ノボラピッド®注100単位/ml
速効型	ヒューマリンR®注カート	ヒューマリンR®注キット ヒューマリンR®注ミリオペン® ペンフィルR®注フレックスペン® イノレットR®注	ヒューマリンR®注100単位/ml ノボリンR®注100単位/ml
中間型	ヒューマリンN®注カート	ヒューマリンN®注キット ヒューマリンN®注ミリオペン® ノボリンN®注フレックスペン® イノレットN®注	ヒューマリンN®注100単位/ml ノボリンN®注100単位/ml
持効型	レベミル®注ペンフィル®	レベミル®注フレックスペン® レベミル®注イノレット®	

表2　インスリン製剤の投与方法

	食事	インスリンの種類	投与時間
a)	6分割食	超速効型インスリン	毎食直前および毎分割食直前
b)	6分割食	速効型インスリン	毎食前
c)	3分割食	超速効型インスリン	毎食直前
d)	3分割食	速効型インスリン	毎食前

以上のインスリン追加分泌補充に加えて，必要に応じて1日1～2回のインスリン基礎分泌の補充を，中間型ないし持効型のインスリン製剤を用いて行う．

泌の補充から構成される．前者に対しては超速効型ないし速効型のインスリン製剤を用いる．後者に対しては中間型ないし持効型のインスリン製剤を用いる．食事については，インスリン療法を行う場合でも，食後の血糖管理の確実性から，各食事を2：1程度に分割して摂取する6分割食を原則とする．分割食の場合には，主たる食事と分割食での血糖上昇を抑えるために，分割食を含めた毎食前ごとに超速効型インスリンを投与する方法（**表2a**）と，主たる食事と分割食での血糖上昇の両者を1回のインスリン注射で抑えるため，超速効型インスリンより持続時間の長い速効型インスリンを主たる食事の前にのみ投与する方法（**表2b**）がある．**表2**に，実際の処方例をいくつか示す．

さらに，1型糖尿病合併妊娠では，血糖変動がみられやすいため，血糖値に応じたスライディングスケール，摂取炭水化物量と血糖値に応じたカーボカウントを用いてインスリン追加分泌補充量の設定を行う（**表3**）．妊娠経過とともにインスリン必要量は変化していくため，妊娠糖尿病では4週間毎，2型糖尿病合併妊娠では1～2週間毎，1型糖尿病合併妊娠では数日～1週間毎を目安にインスリン投与量の再検討を行う．このため外来への定期受診以外に，電話，メール，Faxなどの通信手段を活用して患者と連絡をとることも必要となる．

分娩直前の高血糖は，分娩後の児の低血糖のリスクとなるため，分娩終了まで高血糖を避ける必要がある．原則として以下のような対応が考えられる．

絶食とともにインスリン皮下注射は中止とし，糖液の投与が開始となれば，1型糖尿病合

表3 カーボカウントを用いた食前インスリン投与量の設定方法

例：目標血糖値 100mg/dl，インスリン1単位で低下する血糖値 50mg/dl，インスリン1単位で処理可能な炭水化物量 10g として，実際の血糖値が 150mg/dl，摂取する炭水化物量が 70g であった場合．

設定方法

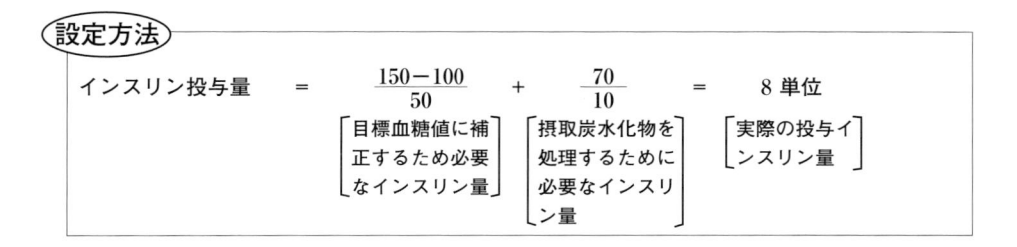

$$\text{インスリン投与量} = \underbrace{\frac{150-100}{50}}_{\substack{\text{目標血糖値に補}\\\text{正するため必要}\\\text{なインスリン量}}} + \underbrace{\frac{70}{10}}_{\substack{\text{摂取炭水化物を}\\\text{処理するために}\\\text{必要なインスリ}\\\text{ン量}}} = \underbrace{8\ \text{単位}}_{\substack{\text{実際の投与イ}\\\text{ンスリン量}}}$$

併妊娠では別ルートからインスリン持続点滴投与を開始する．妊娠糖尿病および2型糖尿病では血糖上昇を来した場合（121mg/dl 以上），インスリン持続点滴投与を開始する．インスリン開始量は，1時間あたり投与ブドウ糖（g）／インスリン（単位）が10程度を目安とするが，内因性インスリン分泌能，インスリン抵抗性，妊娠中インスリン所要量などによって異なり，1時間ごとを目安に定期的に血糖測定を行いながらインスリン投与速度を調整する．

産褥期には母体のインスリン必要量が急速に低下し低血糖を来しやすいため，1型糖尿病合併妊娠ではインスリン投与量を減量，妊娠糖尿病ないし2型糖尿病合併妊娠ではインスリン投与量を減量ないし一旦中止とし，血糖推移をみて投与量の調整を行う．分娩後，2型糖尿病患者で授乳を行う場合，経口血糖降下薬の種類によっては母乳中に移行するため，インスリン治療を継続し，原則として経口血糖降下薬を使用しない．　　　　　　　　　　〈☞5章[7]〉

文　献

1) Landon MB, et al: A multicenter, randomized trial of treatment for mild gestational diabetes. N Engl J Med 361: 1339-1348, 2009.
2) Mathiesen ER, et al: Basal insulin analogues in diabetic pregnancy: a literature review and baseline results of a randomised, controlled trial in type 1 diabetes. Diabetes Metab Res Rev 27: 543-551, 2011.

B. CSII（持続皮下インスリン注入療法）

1. はじめに

　1型糖尿病はもちろん，2型糖尿病と言えども糖尿病合併妊娠の管理はインスリン治療の中で最もコントロールが難しい．それは母児の予後を良くするため正常妊婦と変わらないくらい厳格な血糖コントロールが必要とされる上に，母体において妊娠に特異的な代謝の変化が上乗せされるからである．

　胎盤から分泌されるTNF-αやHPL（human placental lactogen）などに代表されるサイトカインやホルモンの影響でインスリン抵抗性が強まり，肝・筋など末梢組織における食後の糖取り込みの低下が起こるため，食後高血糖をきたしやすくなる．

　一方，胎盤を介する胎児の優先的な糖利用によって空腹時は低血糖を起こしやすくなるとともに，母体側のketogenesisの亢進によって容易にケトーシスをきたしやすくなる．

　すなわち，胎児にとって有利であり母体の糖代謝にとっては不利であるとも言える，facilitated anabolism と accelerated starvationという現象によって，母体の血糖日内変動は非妊娠時に比して極めて大きくなる[1]．糖尿病母体ではこの代謝の変化に内因性インスリン分泌が対応できないため，血糖日内変動は極めて不安定になる．しかも週数が進むにつれてインスリン必要量はダイナミックに増加していく．妊娠前半期は主に追加インスリン補償分が増加し，後半期に入ると基礎インスリン補償分も必要量が増加する．晩期にはインスリン需要がプラトーに達し，分娩直前には胎盤機能の低下によって急速に減少する．

　糖尿病合併妊婦のインスリン治療はこのような日内変動の大きさに加え，妊娠週数に伴う変化にも迅速に対応していく必要がある．

2. 妊婦に対する強化インスリン療法のひとつとして

　糖尿病合併妊娠においては，母児合併症予防の観点からより厳格な血糖管理が求められる．しかし妊娠期間中は前述のようにその時期により血糖が複雑に変化するため，特に1型糖尿病合併妊婦においてはその患者の血糖プロファイルの把握や血糖管理に難渋する．

　1型糖尿病患者では，超速効型インスリンおよび中間型あるいは持効型インスリンによる1日4〜5回のインスリン頻回注射療法（multiple daily injection；MDI）が選択されることが多い．しかし，MDIを行っても内因性インスリン分泌が枯渇している重症の1型糖尿病では暁現象やソモジー効果の影響などから血糖値の日内/日差の変動が大きく，不安定となりやすい上に，妊娠での特異的代謝の変化が妊娠の進行によって加わることでさらに管理困難となる．

　糖尿病合併妊娠で使用できるインスリンは，追加インスリン補償は薬剤胎児危険度分類：FDA基準でのカテゴリーBの速効型ヒトインスリンと超速効型インスリンのうちインスリンアスパルトとインスリンリスプロである．基礎インスリン補償においては，カテゴリーBの中間型ヒトインスリン製剤である．より安定した基礎インスリン補償が可能な持効型インスリンアナログのグラルギンは，糖尿病合併妊娠においては未だカテゴリーCに分類されている[2]．グラルギンはNPHと比較したメタ解析において児の転帰はほぼ同等であると報告されているが[3]，現時点では糖尿病合併妊娠症例や挙児希望のある症例では使用を控える方がよいと考える．またインスリンデテミルは，ようやく2012年にFDA基準でカテゴリーBになったところである．

　したがって，1型糖尿病合併妊婦の血糖コントロールには，追加・基礎2つのコンポネート別にインスリン投与量の調節が行えるCSIIが最も適していると考える．MDIによっても十分に厳密な血糖管理が得られない場合には，当院ではCSII（continuous subcutaneous insulin infusion, 持続皮下インスリン注入) の導入を積極的に行っている. CSII 療法は安定した可変式の基礎インスリン補償によって, MDI 療法と比べてより生理的な基礎インスリン補償を実現できる特徴がある. 特に時間ごとに基礎注入量の変更が設定できるプレプログラマブルインスリンポンプでは, 夜間低血糖のリスクを回避しつつ, 暁現象の抑制や個々の生活パターンに合わせられる上で有用である.

1 型糖尿病患者における CSII 療法と MDI 療法との比較では, CSII 療法のほうが平均血糖値, HbA1c が低く, さらに血糖変動幅が小さくなり, インスリン必要量も減量が可能であるとする報告がある[4]. また 1 型糖尿病合併妊娠において CSII は MDI に比して早期からの良好な血糖コントロールが得られ有用とする報告[5] もあるが, CSII と MDS 治療両群との比較において血糖管理, 周産期結果に有意な差はないとする報告もある[6]. しかし CSII 治療中にインスリン注入の途絶が起こった場合には, ある程度の基礎インスリンレベルが維持されやすい従来の頻回注射法に比べて, むしろ著しい高血糖やケトーシスを起こしやすいので, 細心の観察と指導が重要である.

3. 妊娠経過中の CSII の利点
① 生理的なインスリン分泌に近似

妊娠経過中はその時期により血糖が変動するため各時間帯での必要インスリン量も異なってくる. MDI でのインスリン投与の調節によって生理的なインスリン分泌に近づけることが可能な症例もあるが, 工夫をしても血糖管理が困難な症例の場合も多く経験する. プレプログラマブルインスリンポンプでは, 時間ごとに基礎注入量が詳細に設定できることから, より簡便に夜間低血糖のリスクを回避しつつ, 暁現象の抑制などが得られる点でより有用であると考える. 当科で妊娠経過中に MDI から CSII へ切り替えた 1 例を図 1 に示す. CSII への変更により夜間の無自覚性低血糖や朝食後の急激な血糖上昇の改善を得ている.

② ボーラスパターンの設定 (図 2)

CSII では毎食前に追加インスリンの皮下注射をしないですむ利点に加えて, パラダイムインスリンポンプ 722 ではノーマル, スクエアウェーブ, デュアルウェーブと 3 種類の注入パターンを設定できる. 追加インスリンの方法を変更することで, 食事量や内容が不安定になる妊娠悪阻への対応や, 妊娠週数が進むにつれて腹部圧迫感などによる頻回の分割食に対する追加注入が行いやすい. また, 妊娠中では特に食

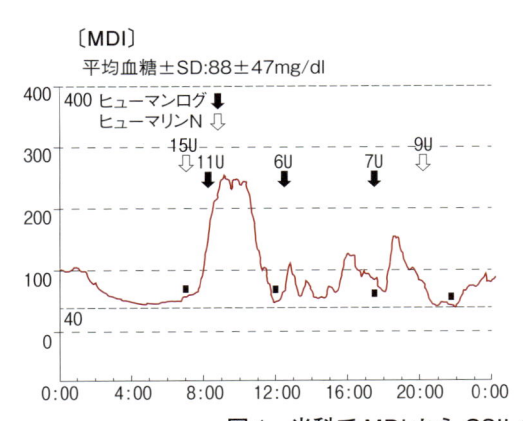

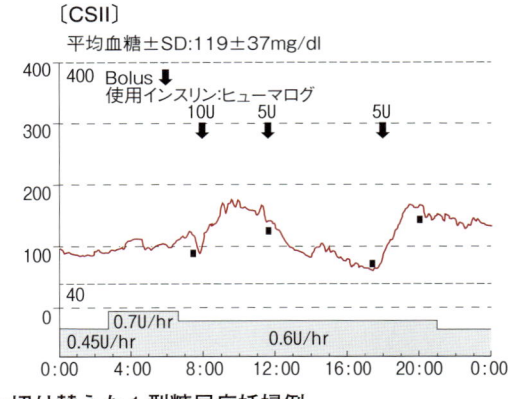

図 1 当科で MDI から CSII へ切り替えた 1 型糖尿病妊婦例

30 歳, 病歴 19 年. HbA1c (NGSP) 7.8%, 空腹時血清 C-ペプチド ≦ 0.03 ng/ml. MDI 時夜間無自覚性低血糖および朝食後高血糖を認め, その後も血糖変動不安定なため CSII へ切り替えた. CSII への切り替え後, 夜間低血糖などの改善を認めた.

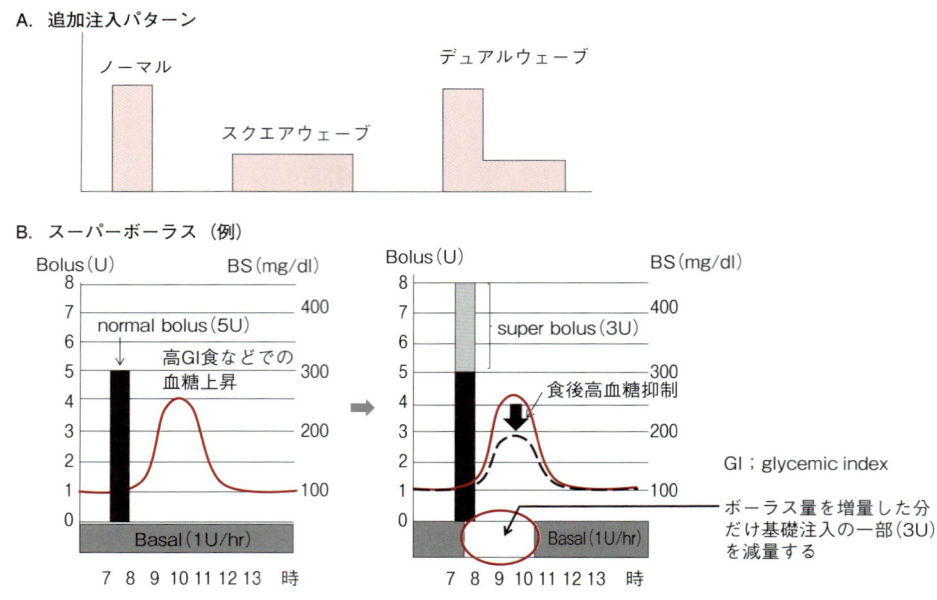

図2 追加インスリン注入パターン

後高血糖が問題となることがあるが，ボーラスインスリンを通常より多く投与しその間ベーサルインスリンを減量または中断して血糖管理を行うスーパーボーラスという方法もCSIIでは行える[7]．

③基礎インスリンパターンの設定

妊娠経過中は基礎インスリン必要量やその時間帯が変化することに加えて，さらに仕事をする場合，シフト勤務がある場合，平日と休日で生活強度が大きく異なる場合など必要インスリン量がより大きく異なる場合がある．パラダイムインスリンポンプ722では生活強度や生活パターンに合わせて3種類の基礎インスリン注入パターンを前もって設定することができ，それに加えて722では一時的に基礎インスリンレートを増減させることが可能である．たとえば運動時や突然の嘔吐，つわりなどにより食事量が減少する際などに一時的に基礎インスリンの注入量を減らして低血糖を予防できる．低血糖から回復の際に一時的に基礎インスリンレートを下げることで低血糖からの回復に有用となる．

④重症低血糖リスク，高血糖の回避

インスリン療法で厳格な血糖コントロールを目指す際に，避けきれない大きな課題が低血糖リスクの増大である．CSII療法の導入により，血糖変動幅を縮小し，低血糖リスクを低下させうることも報告されている[8]．当科で妊娠経過中に低血糖や日中の高血糖のためMDIからCSIIへ変更した1型糖尿病合併妊婦4例でのCGM（continuous glucose monitoring）による血糖変動の平均値を図3に示す．MDIとCSII変更直後のCGMの比較では，CSIIにおいて夜間と昼食後の低血糖と朝食後の著明な高血糖の改善を認めている．日中や夕食後の血糖是正が必要であり，MDIの方がやや平均血糖値は低いものの，この時点ですでに血糖変動幅を示す標準偏差と低血糖の頻度においてはCSIIの方が優れていた．

⑤分娩中，分娩後のインスリン調節

陣痛発来時食事量が不安定となる場合や，ストレスによって血糖上昇を認める場合などがあり，CSIIでは前述した一時基礎レートやボーラスパターンを用いて対応することができる．また，分娩後急激に必要インスリン量が減量するが，CSIIではより迅速に対応することが可能である．

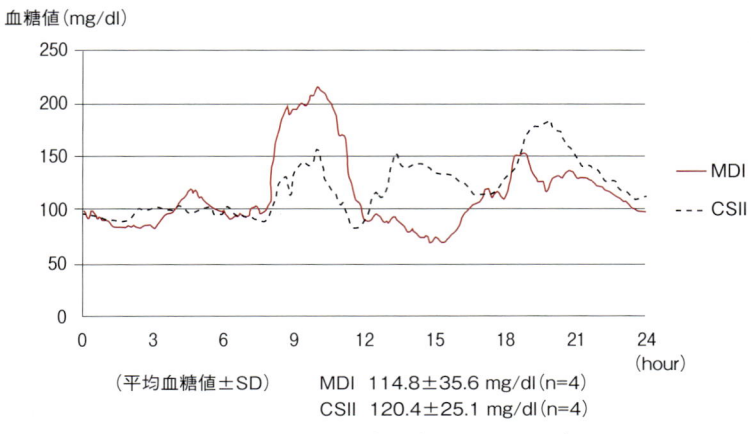

図3 MDI から CSII 変更直後の CGM データ

(平均血糖値±SD)　MDI 114.8±35.6 mg/dl (n=4)
　　　　　　　　　CSII 120.4±25.1 mg/dl (n=4)

⑥QOL の向上

　現在用いられているインスリンポンプは携帯性が良く，皮下に留置されたテフロンチューブのため比較的強い体動も可能となり，また，その時の食事内容や食事量，摂取時間に合わせてそれぞれに見合った追加インスリン量と投与方法を考慮し，その都度同じルートで注入できるため患者の QOL 改善につながる．とくに妊娠経過中の母体にとって頻回インスリン皮下注射からの解放は，ストレス軽減の重要なポイントの1つとなる．また産後の子育てにおいても CSII による QOL の向上は重要であり，実際に妊娠中に CSII 療法を導入された患者が同療法を中止し頻回注射療法へ戻る率は低いとする報告もある[9]．

4. 当院での CGM を用いた CSII の有効利用

　1型糖尿病合併妊婦の血糖管理においては夜間の無自覚性低血糖の時間帯や暁現象の開始時間を明確に検出して対応策をとることが重要で，CGM はこれらの検出に有用であり，またプレプログラマブルインスリンポンプ（CSII）とカップルさせることでその有効性を高めると考えられる．前述の当院での CGM を使用し MDI から CSII に変更した1型糖尿病合併妊婦4例では MDI から CSII 変更直後の CGM データでは平均血糖値はあまり変わらないものの SD が改善しており，また HbA1c（NGSP 値）は MDI 使用時（CSII の変更直前）7.8 ± 0.9 % から分娩直前 7.1 ± 0.3 % と改善，使用インスリン量は妊娠前 MDI 使用時の 43.5 ± 6.7 U から CSII 切り替え時には 34.6 ± 6.0 U/day に減量できていた．すなわち MDI から CSII の変更により安定した血糖管理とインスリン使用量の増加抑制が可能であった．　〈☞5章③〉

5. CSII の課題

①高血糖やケトアシドーシス

　インスリン注入トラブルが起これば高血糖およびケトアシドーシスに至る．妊娠中の CSII では MDI と比べて強いインスリン抵抗性やケトン体産生亢進のためケトアシドーシスの頻度が高くなるとする報告もある[6]．しかしインスリン注入トラブルはインスリンチューブの付け替え時に起こることが多く，頻回に血糖を測るよう指導すれば予防が可能であり，実際，当院の CSII 施行中の妊婦症例において，チューブトラブルによる重症ケトアシドーシスを生じた経験はない．

②体重増加

　MDI と比較して CSII では妊娠経過中の母体体重増加につながるのではないかと考えられるが，その一方で適切なインスリン量を調節し使用することで妊娠中 CSII では体重増加が抑えられたとする報告もある[10]．われわれの検討では，1型糖尿病合併妊婦における CSII 治療

表1　当院の1型糖尿病妊婦例におけるMDIとCSIIの比較[11]

	MDI (n=14)	CSII (n=4)	p値
妊娠36週HbA1c（%，NGSP）	6.9 ± 0.9	7.1 ± 0.3	0.45694
総インスリン変化量（U）	13.8 ± 10.8	11.9 ± 11.7	0.91425
基礎インスリン変化量（U）	3.1 ± 4.9	0.4 ± 3.2	0.51038
追加インスリン変化量（U）	10.9 ± 10.5	11.5 ± 12.5	0.49372
体重変化量（kg）	7.7 ± 4.2	12.4 ± 2.9	0.0427
児体重（g）	3374 ± 389	3241 ± 557	0.51415
（分娩週数）	(38.9 ± 1.7)	(38.3 ± 1.8)	

例ではMDIに比較して母体の体重増加がみられた[11]．すなわち当院での1型糖尿病妊婦18例において，MDI群（14例）とCSII群（4例）の比較では，CSII群で体重が増加していた（表1）．

この打開策としては1型糖尿病妊婦でCSIIによる治療を施行する場合には，CGMを使用し，またその施行をある時期の1回ではなく可及的に妊娠前期・中期・後期にCGMを施行して詳細な血糖プロファイルを検出することにより，それに合わせた細かい基礎インスリン注入調節を行う．これが血糖コントロールの改善とインスリン量の減少に加え，体重増加の予防につながると考えられ，当院では，CGMを妊娠期間中に頻回に施行してCSIIの基礎注入レートをきちんと是正することにより，必要インスリン量の増加を最小限に抑え体重増加を抑制できる例が増加してきている．

③皮膚トラブル

皮下に留置したチューブは数日ごとの交換で良いが，そのため皮膚の固定用テープのかぶれ，不潔操作による皮下組織の感染・膿瘍が問題となってくる．チューブ交換の際は清潔操作を心がけるように指導する．特に妊娠後期には穿刺部分が限定されてくることもあり，インスリンボールなど皮下硬結を予防するため刺入部位のローテーションを定期的に指導する．

④ストレス

MDIでの頻回皮下注射によるストレスからは解放されるものの，インスリンポンプを24時間装着し，絶えずポンプの存在や，インスリンの注入を意識しつづけることは大きなストレスになりうる．本来ストレスの多い妊娠期間中において，CSII実施例では，これらも含めた精神面のケアが必要である．主体的にインスリン治療に取り組もうという十分な動機づけと，ポンプを適切に扱える理解力がCSII治療を成功させる前提となる．

⑤実施医療機関の少なさ

日本ではCSII療法の普及が進んでいないため，十分指導できる医療スタッフのいる医療機関が少ない．まして糖尿病合併妊婦を診るとなると，なおさらである．そのため，緊急時などの対応が不十分となってしまう恐れがあり，受け入れ機関も制限されてしまう．

6. 妊娠中に発症する1型糖尿病

まれではあるが，妊娠中に突如発症する1型糖尿病が存在する．妊娠中に発症した1型糖尿病の調査では，ほとんどが劇症1型糖尿病であり，自己免疫性1型糖尿病はまれである．1型糖尿病は自己免疫型（1A）と特発型（1B）に分類される．

1Aでは膵島関連自己抗体がマーカーとなる．劇症1型糖尿病は自己抗体陰性の1Bに分類され，糖尿病発症時，数日間でアシドーシスを伴って発症し，高血糖であるにもかかわらず発症時のHbA1cは正常もしくは軽度上昇にとどまる．多くは膵島関連抗体が陰性で発症早期より糖尿病合併症が出現する．

もともと尿糖陰性の若い女性に糖尿病性ケトアシドーシスと診断することは困難であるも

の，初診時に口渇，全身倦怠感を訴え，多飲多尿は必ずしも伴わず，意識レベルは昏睡前の状態から昏睡状態までさまざまであり，初診時の血糖値が400mg/dl以上，HbA1c（JDS値）8%未満であれば，まず劇症1型糖尿病を疑わねばならない．

　脱水に対して早急に生理食塩水の輸液を開始しながら，動脈血ガスで，代謝性アシドーシスと高血糖が確認されれば診断は容易である．糖尿病合併妊娠におけるケトアシドーシスでも，劇症1型糖尿病に伴う急性期の治療であっても原則は輸液とインスリン治療である．急性期を脱した後の劇症1型糖尿病合併妊娠において，MDI治療とCSII治療との比較検討報告は明確なものはまだない．内因性インスリン分泌が著しく枯渇してしまっており，不安定な血糖変動をとることから，インスリン注入の途絶に細心の観察と指導を行った上でのCSII治療が効果的かと考える．

7．おわりに

　現時点では妊娠中の血糖コントロールにCSIIがMDIより優位であるとする報告は未だ少ない．しかし，患者の詳細な血糖プロファイルを把握できるCGMの出現や，これに対して時間帯や病態によって変動する基礎インスリンを再現できるインスリンポンプ自体の性能が向上してきたことから，CSII治療が1型糖尿病における血糖管理で有用とする報告が増えてきている．今後，糖尿病合併妊婦，特に1型糖尿病妊婦においてもCSII治療の有用性を示す報告が増えていく可能性が大きい．

文　献

1) Phelps RI, et al: Carbohydrate metabolism in pregnancy XIII. Diurnal profiles of plasma glucose, insulin, free fatty acids, triglycerides, cholesterol and individual amino acids in late pregnancy. Am J Obstet Gynecol 140: 730-736, 1981.
2) 日本糖尿病学会編：糖尿病と妊娠．糖尿病専門医研修ガイドブック，第4版，p255-260, 2009.
3) Pollex EK, et al: Safety of insulin glargine use in pregnancy: a systematic review and meta-analysis. Ann Pharmacother 49: 9-16, 2011.
4) Pickup J, et al: Glycaemic control with continuous subcutaneous insulin infusion compared with intensive insulin injections in patients with type 1 diabetes: metaanalysis of randomised controlled trials. BMJ 324: 704-708, 2002.
5) Bruttomesso D, et al: Type 1 diabetes control and pregnancy outcomes in women treated with continuous subcutaneous insulin infusion (CSII) or with insulin glargine and multiple daily injections of rapid-acting insulin analogues (glargine-MDI). Diabetes Metab 37: 426-431, 2011.
6) Mukhopadhyay A, et al: Continuous subcutaneous insulin infusion vs intensive conventional insulin therapy in pregnant diabetic women: a systematic review and metaanalysis of randomized, controlled trials. Am J Obstet Gynecol 197: 447-456, 2007.
7) Walsh J: The Super Bolus.www.diabetesnet.com
8) Pickup J, et al: Continuous subcutaneous insulin infusion at 25 years: evidence base for the expanding use of insulin pump therapy in type 1 diabetes. Diabetes Care 25: 593-598, 2002.
9) Wood JR, et al: Durability of insulin pump use in pediatric patients with type 1 diabetes. Diabetes Care 29: 2355-2360, 2006.
10) Cyganeck K, et al: Glycemic control and selected pregnancy outcomes in type 1 diabetes women on continuous subcutaneous insulin infusion and multiple daily injections: the significance of pregnancy planning. Diabetes Technol Ther 12: 41-47, 2010.
11) 勝野朋幸，他：糖尿病合併妊娠管理における先進的アプローチ．第55回日本糖尿病学会年次学術集会，横浜，2012.

6 運動療法

1. はじめに

妊婦の身体は，出産に向けて刻々と変化する．循環血液量・心拍出量・肺換気率・基礎代謝率の増加は軽度〜中等度の運動をしている状態と同じであると考えられるが，体重・脊柱の彎曲の増強，重心の移動，関節の緩み，子宮の重力的負荷による下半身の循環障害などの変化は身体的負担を増し，運動能力を減退させる．適切な運動は種々の効果をもたらすが，不適切な運動を行った場合の問題点も多い．

インスリン抵抗性状態である妊娠糖尿病（gestational diabetes mellitus；GDM）や肥満合併2型糖尿病妊婦においては，運動によるインスリン感受性上昇効果を期待し，有効であると考えられるが，血糖コントロールが不安定な1型糖尿病合併妊婦では，あまり適さないと思われる．

本稿では，糖代謝異常妊婦が安全に効果的に運動するためのチェックポイントや運動処方について述べる．

2. 妊婦と運動

①妊婦スポーツの効果

身体的な効果としては①妊娠中の運動不足の解消，②体力の維持，③持久力の獲得，④肥満の予防などと，精神的な効果としては①他の妊婦との接触，②会話による気分転換・情報収集などがある．従来，沈みがちであった妊娠中の生活が，スポーツを行うことにより楽しくなったという妊婦も多い．また，妊娠中のマイナートラブル，すなわち腰痛，頭痛，倦怠感，しびれ，むくみ，静脈瘤などの減少や，帝王切開率の低下[1]，分娩所要時間の短縮[2]なども報告されており，妊娠中の運動の効果は大きい．

②妊婦スポーツの問題点

1）子宮収縮と胎児心拍：運動が胎児にとっても安全か否かについての指標としては子宮収縮や胎児心拍が測定されている．妊娠中は一般的に，中等度運動中の相対的な胎盤血流量の減少を心拍出量の増加，ヘマトクリット値の増加で代償している．子宮収縮には何の影響もなかったという報告や[3]，徐脈など胎児心拍の有意な変化を認めていないという報告[4]もあるが，母体が激しい運動を行うと，子宮収縮，早産[5]，胎児徐脈[6]，胎児の発育障害[7]などを引き起こすことが報告されている．これは，母体の運動がノルエピネフリン分泌を促進し子宮収縮を起こし早産を誘発し，子宮収縮の持続と運動筋への血流増加のため子宮血流が減少し，胎児が低酸素状態になり，胎児徐脈が発生し，胎児発育が障害する，と説明されている．

2）体温：温水中で水泳させた妊娠ラットで流産の増加とともに奇形仔が発生する[8]，妊娠初期の体温の著しい上昇は胎児奇形の原因になり[9]，妊娠後半期の母体の体温上昇が胎児体温上昇を招き，胎児低酸素症が生じた場合胎児脳に対する防御機構が機能しなくなる恐れも指摘されている[10]．これらより，真夏の炎天下や高温多湿のような暑熱環境下で激しいスポーツを行うことは避けた方がよい．

3）その他：多胎妊娠においては子宮内容積の増大のため，子宮収縮が誘発されやすく早産を起こしやすい．また，単胎妊娠に比べ循環血液量も増加しやすく，母体に対する負荷が大きくなるため禁忌である．他の産科関連，産科以外のものも合わせ，絶対的禁忌・相対的禁忌[11,12]を表1に挙げる．

③妊婦スポーツの内容

1）運動の強度・持続時間：妊娠初期に激しい

表1　妊婦スポーツの禁忌項目

	絶対的禁忌	相対的禁忌
産科関連	破水 切迫流早産 多胎（双胎・品胎） 子宮出血 前置胎盤 頸管無力症／頸管縫縮術後 妊娠高血圧症候群（PIH） 3回以上の自然流産	子宮内胎児発育遅延 過去に早産あり 妊娠末期の骨盤位
産科以外	重症心・肺・肝・腎疾患 重症高血圧 ケトーシス 重症糖尿病合併症 最近の血栓症・感染症 急性の整形外科的制限 （骨折・靱帯損傷など）	高血圧 貧血または他の血液疾患 不安定な甲状腺疾患 コントロール不安定な糖尿病（インスリン使用・糖尿病合併症あり） 動悸または不整脈 慢性気管支炎 痙攣 極端な肥満・やせ ヘビースモーカー 整形外科的制限

（文献11, 12を一部改変）

スポーツをした場合には流産率が高くなること[13]は知られているが，自覚的運動強度のスコアで「ややきつい」以下の運動であれば，妊娠することや流産，先天異常の頻度に影響ないことも知られている[14]．母体運動強度が70%VO_2max以上になると，高率に胎児仮死が出現する[15]，母体心拍数は毎分140～150bpm以内がよい[16]という報告がある．ACOGでは妊娠前に運動していなかった妊婦にも対応するよう低めに設定して60～70% HRmaxまたは50～60% VO_2maxを推奨している[11]．日本臨床スポーツ医学会では，150bpm以下で自覚的運動強度で「ややきつい」を許容限度としている[12]．

動物実験で同じ運動強度であっても，運動時間が長くなるとそれに伴って子宮血流量が次第に低下していくことより[17]，長時間の連続運動を行う場合はワンランク下げたほうがいいと考えられ，母体心拍数135bpm程度に相当する自覚的運動強度で「やや楽である」以下，週2～3回，1回の運動時間は60分以内を目安とすることが推奨されている．

2）運動開始および終了時期，時間帯：自然流産は全妊娠の10～15%に起こることがあるが，発生時期のほとんどは妊娠12週未満であるので，開始時期は原則として12週以降で妊娠経過に異常がないこととされる．しかし，妊娠16週以降に自然流産がほとんどなくなること，16週頃に前置胎盤の診断が可能になることより，スポーツ開始を妊娠16週以降とする意見もある．終了時期は妊娠経過が順調であれば制限しない．子宮収縮の日内変動，陣痛発来周期の検討より子宮収縮出現頻度が少ない午前10時～午後2時頃が妊婦スポーツに適した時間帯と考えられている[18]．

3）妊婦スポーツの種類：競技性の高い種目，炎天下や寒冷時に行うもの，関節の深い曲げ伸ばしや跳躍運動，瞬発力を要する運動，長時間立位のスポーツ，腹部に圧迫の加わるような動荷重運動は避ける[19]．もし子宮収縮を認めれば運動を中止する．妊娠が進行するにつれて増大する子宮は仰臥位になると腹部大動脈や下大静脈を圧迫し，下肢の静脈還流が悪くなり低血圧になることがあるため，子宮が増大する妊娠16週頃以降は，仰臥位で行う運動は避けたほうがよいといわれている．

母体の血圧，胎児心拍数，子宮の活動性を監視しながら使用できる5種類の器具の使用経験が報告されており[20]，上半身の筋肉を使用し，体幹・下肢に過度の荷重負荷をかけない器具（上肢エルゴメーター・半座位エルゴメータなど）を用いた運動は最も安全であると思われる．日本では1977年に妊婦水泳を導入したのに始まり，1980年代以降になると水泳・アクアビクスのみならず，エアロビクス，ジョギング，サイクリングなど種々の中等度の運動も妊婦スポーツとして取り入れられるようになったが，手軽さの面からウォーキングやヨガなどの運動が推奨される．

3. 糖尿病と運動

運動はインスリン抵抗性が増大しているGDMや2型糖尿病と，糖尿病に関連する健康障害の予防や管理に大きな役割を果たし，有酸素運動・レジスタンストレーニングともにインスリン反応を改善し，血糖値，脂質，血圧，心血管リスク，死亡率，QOLの管理を助ける[21]．運動，ことに強度の高い運動では，カテコラミンの分泌が増加し，糖代謝を増悪させる可能性はあるが，健常者や血中インスリンが正常の場合には，運動筋における糖利用と肝臓での糖放出のバランスが保たれ血糖値には変化をきたさない．

①急性効果

急性代謝効果は，インスリン欠乏の程度すなわち血糖コントロール状態の良否により異なる．肥満を伴う2型糖尿病患者やGDM患者，インスリン治療例などで，インスリンが過剰の状態になると，肝臓での糖放出より筋肉での糖利用が上回るため血糖値は低下する．一方，コントロール不良の1型糖尿病患者のようにインスリンが不足している状態では，運動するとインスリン拮抗ホルモン（グルカゴン，コルチゾール，カテコールアミン，成長ホルモンなど）の分泌は一層増加し，肝臓での糖放出が筋肉での糖利用を上回り，血糖値は上昇する．また，脂肪組織の異化も亢進し，運動後なお一層，血糖，遊離脂肪酸（FFA），ケトン体の高値を招き，代謝状態が悪化する．しかし，頻回注射を施行している1型糖尿病患者に朝食後180分・48% VO_2max 程度の運動を45分間行い，著しい血糖低下を認めずに比較的安全に行うことができたという報告[22]や，インスリンおよび食事摂取量を工夫することにより，長時間の激しい運動を行うことは可能であるという報告[23]もある．

②継続効果

継続効果（トレーニング効果）としては，①インスリン感受性の亢進，②耐糖能の改善，③脂質代謝の改善（中性脂肪の低下，HDL-コレステロールの増加），④体重の減少（主に体脂肪中心），⑤骨量減少の防止，⑥線溶活性の亢進，⑦高血圧の改善，⑧心肺機能の改善，⑨筋力増強・柔軟性の増加，⑩ストレスの解消などがある[24]．運動をうまく利用すれば，運動の急性効果，継続効果により血糖コントロールをはじめとする種々の身体・精神的効果が期待できる．

4. 糖代謝異常妊婦の運動

糖尿病合併妊婦に対しても，運動は適応となる症例に適度な量（内容，時間）を行えば有用であるが，場合によっては血糖コントロールや胎児に悪い影響を与えることがある．運動療法を指導する場合，糖尿病のタイプ，血糖のコントロール状態，糖尿病や他の合併症の有無などのメディカル・チェックを行い，慎重に運動処方・指導を行わなければならない．

GDMや軽度の2型糖尿病合併妊婦では，食事療法のみで良好な血糖コントロールを得ることができる場合も多いが，中にはそれだけでは，治療の目標である正常血糖値を維持できない場合もある．妊娠によって生じたインスリン抵抗性が主となって糖代謝異常が生じたような場合においては，運動は補助療法として安全で効果的といわれており[25]，運動を取り入れることによってインスリン感受性が高まり，耐糖能が改善し，インスリン治療を回避できる場合もある．1型糖尿病妊婦の運動に関しての報告は少ないが，毎食後20分の歩行を行い，血糖コントロールの改善はないものの空腹時中性脂肪の有意な改善を認めており[26]，適度な内容や量で行うことは禁忌ではない．

①急性効果と継続効果

GDM患者での運動の急性効果として，軽・中等度運動群は30分の運動直後の血糖値は対照群に比し低下したが，運動後45分の血糖値には対照群と差は見られなかったという報告がある[27]．また，GDM患者での運動の継続効果としては，食事療法のみの群と食事療法に加え毎回20分の上肢エルゴメータートレーニング（50% VO_2max）を週3回を6週間実施した群の糖代謝（HbA1c値，空腹時血糖，糖負荷試

験に対する反応）を比較しており，いずれも食事群に比較して食事＋運動療法群の方が明らかに有効であった[28]．ADA も運動療法は食事療法のみでは正常血糖値を得られない GDM 患者の補助的な治療になると推奨している[29]．

②GDM 発症の予防効果

6～9週から分娩前（38～39週）まで，35～45分間を3回/週（陸上有酸素運動2回・アクアビクス1回）最高心拍の70％以下の運動を行った群では対照群に比し，母体の体重増加とGDM 陽性率に差はなかったが，24～28週のGCT（glucose challenge test）の値が低かった[30]．さらに妊娠前の激しい運動や妊娠中の軽度から中等度の運動が耐糖能異常や GDM の発症リスクを減らした[31] という報告も有り，糖代謝異常を起こさないための予防としての運動も推奨されている．

5. 産褥とスポーツ

分娩後は，なるべく早く運動プログラムを再開するように勧めるべきである．血液循環の改善，筋緊張の回復促進，子宮収縮・悪露排泄・乳汁分泌の促進，肥満予防やマタニティブルーの発生防止など褥婦の心身両面について有用である産褥体操は正常分娩例では分娩後24時間以内にできる限り開始するのが望ましい[2]．初めは軽い運動から徐々に始め，1回に5～10分の運動を1日3～5回行い，退院後も継続する．妊娠中に行っていたような軽～中等度の運動もたいていは経腟分娩の2週間後までに開始することが可能になる．帝王切開の場合は分娩後4～6週間経ってから運動を始めるのが良い．

6. 実際の運動処方

実際に運動療法を行う手順を以下に示す．
①運動実施前にメディカルチェックを行う（表3）[32]．
②合併症の有無，現在の状態を把握し，その患者に合わせた運動処方箋（表2）を作成する．
③運動記録表に実施当日の運動内容，運動時間（または歩数・消費カロリー），体重，体温，運動前後の脈拍・血圧・血糖測定値を記入することを患者に指導しておく．

妊婦スポーツの安全管理において考慮しなければならない事項は，①母児の健康状態，②運動の種類，③運動強度・時間・頻度，④実施する時期・時間帯などである．耐糖能異常妊婦の運動処方としては，まだ確立されていないが，健常妊婦の運動処方，糖尿病患者の運動処方を合わせ，まとめると表4のようになる．

表2 運動療法処方箋
氏名（　　　　　　　　）
ID（　　　　　　　　）

		歩行	エアロビクス	自転車エルゴメーター	水中歩行・水泳
有酸素運動	種類	歩行	エアロビクス	自転車エルゴメーター	水中歩行・水泳
	目標心拍数	100台	110台	120台	130台
	自覚強度	非常に楽	楽	やや楽	ややきつい
	時間（分）	15	30	45	60
	歩数	4000	6000	8000	10000
	頻度（回/週）	1～2	3～4	5～6	毎日
	注意点				
体操	種類	腰痛体操	肩こり体操	ヨガ	
	ストレッチ	頚・肩部	腰背部	大腿部・下腿部	一連
	注意点				

＊患者の状態に合わせて，それぞれの項目を選択し，〇印をつける．注意すべきことがあれば，注意点の欄に記入する．

表3 運動療法処方箋作成のためのチェックリスト（日常生活状況調査）

氏名			生年月日		年　月　日　（　　歳）	
			予定日		年　月　日	
診断			合併症		リスク因子	
診療情報	食事療法　　　　kcal　内容（　　　　　　　　　　　　　　　）					
	インスリン療法					
	その他					
	検査	空腹時血糖　　　　mg/dl	食後血糖　　　　mg/dl		HbA$_{1C}$	％
妊娠		週	胎児数　　　　人	切迫流早産既往（今回の妊娠）		無・有
身長　　cm	標準体重　　kg	妊娠前体重　　kg	現在の体重　　kg	BMI　　kg/m²	安静時血圧　　/　mmHg	安静時脈拍　　/分
問診	産科	下腹部痛	無・有	下腹部緊満感	無・有	陣痛様疼痛	無・有
		水溶性帯下	無・有	性器出血	無・有	尿意頻回	無・有
	内科	動悸	無・有	息切れ	無・有	めまい	無・有
		胸痛	無・有	胸部圧迫感	無・有	胸部絞厄感	無・有
	運動中または運動後の下腹部緊満感			無・有（　　　　　　　）		
	運動中または運動後のその他の自覚症状			無・有（　　　　　　　）		
	運動器に関する自覚症状			無・有（　　　　　　　）		
	既往歴	流早産の既往		無・有（　　　　　　　）	
		妊娠・分娩の異常		無・有（　　　　　　　）	
		内科疾患		無・有（　　　　　　　）	
		整形外科疾患		無・有（　　　　　　　）	
		その他			
	家族歴		無・有（　　　　　　　　　　　　　　　　　）		
生活習慣	生活状況	日常生活	よく体を　動かす　　動かさない		
			妊娠中活動力は　低下　　変わらない　　増加		
		仕事	（現在）		
			（妊娠前）		
		アルコール	（妊娠中）　飲まない　　あまり飲まない　　飲む		
		タバコ	（妊娠前）　吸わない　　吸う（　本／日）		
			（妊娠中）　吸わない　　吸う（　本／日）		
	運動	運動習慣	（妊娠前）　積極的に行った　　誘われたらする　　しない		
			（妊娠中）　積極的に行った　　誘われたらする　　しない		
		スポーツの種目（　　　　　　　　　　　　　　　　）		
他科紹介						
適応	運動療法の適応	可	不可	条件付可（　　　　　　　　）		
備考						

（文献32を一部改変）

表4 妊娠中の運動療法の実際

A. 運動の種類
　①適した運動：有酸素運動，全身運動，持続性の
　　ある運動
　　（種目）ウォーキング，水泳，エアロビクス，
　　　　　　ジョギング，ヨガなど
　②適さない運動：無酸素運動，屈伸・跳躍・瞬発性，
　　競技性が高い運動
　　（種目）バレーボール，バスケットボール，
　　　　　　登山など
B. 運動強度・時間・頻度
　① $VO_2max 50〜60\%$・脈拍≦140bpm・楽〜やや楽
　　な運動
　　＊20歳代：125〜135bpm，30歳代：120〜135bpm，
　　　40歳代：115〜130bpm
　②全身運動160kcal（2単位），準備・整理運動
　　80kcal（1単位）程度
　③20〜60分／回，2〜3日／週以上

C. 運動する時期・時間帯
　①妊娠16週頃より開始（12週頃より勧めても良い）
　②妊娠前から運動療法を行っている場合は継続して
　　差し支えない．
　③分娩直前まで運動は可能．
　④午前10時〜午後2時がよい（食前・食後30分
　　以内は禁止，食後1〜2時間後が推奨される）
D. 運動する時の注意点
　①体調が悪い時（血糖値≧250mg/dl，尿ケトン体
　　（＋），発熱（≧38℃），嘔吐・下痢など）には運動
　　は行わず，運動中気分が悪くなったら中止
　②インスリン注射をしている場合は，運動前に
　　1〜2単位補食を摂るか，飴・ジュースなどを
　　携帯し低血糖に備える
　③夏場は昼間，冬場は早朝の時間帯は避ける
　④妊娠16週以降は，仰臥位での運動は避ける

＊自覚的運動強度や VO_2max に相当する，それぞれの年代別の最適脈拍数．

文献

1) 田中泰博：母体運動の妊娠，分娩におよぼす影響．産婦人科の実際 44：847-853, 1995.
2) 日本母性保護産婦人科医会編：「妊娠中のスポーツ」研修ノート，53, 1995.
3) Veille JC, et al: The effect of exercise on uterine activity in the last eight weeks of pregnancy. Am J Obstet Gynecol 151: 727-730, 1985.
4) Collings C, et al: Fetal heart rate response to maternal exercise. Am J Obstet Gynecol 151: 498-501, 1985.
5) Artal R, et al: I. Maternal cardiovascular and metabolic responses in normal pregnancy. Am J Obstet Gynecol 140: 123-127, 1981.
6) Watson WJ, et al: Fetal responses to maximal swimming and cycling exercise during pregnancy. Obstet Gynecol 77: 382-386, 1991.
7) Clapp JF: Acute exercise in pregnant ewe. Am J Obstet Gynecol 136: 489-494, 1980.
8) Sasaki J, et al: Exercise at high temperature causes maternal hyperthermia and fetal anomalies in rats. Teratology 51: 233-236, 1995.
9) Milunsky A, et al: Maternal heart exposure and nural. Tube Defects. JAMA 268: 882-885, 1992.
10) Suzuki S, et al: Hyperthermia prevents metabolic and cerebral flow responses to hypoxia in the fetal sheep. J Soc Gynecol Investig 7: 45-50, 2000.
11) Artal R, et al: Guidelines of the American College of Obstetricians and Gynecologists (ACOG) for exercise during pregnancy and the postpartum period. Br J Sports Med 37: 6-12, 2003.
12) 日本臨床スポーツ医学会：妊婦スポーツの安全管理基準．日本臨床スポーツ医学会誌 18: 216-218, 2010.
13) Hjoullund NHI, et al: Spontaneous abortion and physical strain around implantation:Follow-up study of first-pregnancy planners. Epidemiology 11: 19-23, 2000.
14) 落合和徳（訳）：運動，妊孕性および妊娠初期（ジェームス・クラップ著，目崎 登監訳：妊娠中の運動ハンドブック），pp59-69, 大修館書店，東京，2000.
15) 鍋島雄一，他：トレッドミル運動負荷試験による妊婦スポーツにおける安全性の検討．日産婦誌 44：323-328, 1992.
16) Wolfe LA, et al: Aerobic exercise in pregnancy: An update. Can J Appl Physiol 118: 119-147, 1993.
17) Lotgering FK, et al: Exercise responses in pregnant sheep: Oxygen consumption, uterine blood flow, and blood volume. J Appl Physiol 55: 834-841, 1983.
18) 荒木良二：妊婦日常生活の子宮収縮に及ぼす影響に関する研究．日産婦誌 36：589-598, 1984.
19) Artal R, et al: Exercise prescription in pregnancy: weight-bearing versus non-weight-bearing exercise. Am J Obstet Gynecol 161: 1464-1469, 1989.
20) Durak EP, et al: Comparative evaluation of uterine response to exercise on five aerobic machines. Am J Obstet Gynecol 162: 754-756, 1990.
21) Colberg SR, et al: Exercise and type 2 diabetes: The American College of Sports Medicine and the American Diabetes Association: joint position statement executive summary. Diabetes Care 33: 2692-2696, 2010.
22) Trovati M, et al: Postprandial exercise in type I diabetic

patients on multiple daily insulin injection regimen. Diabetes Care 11: 107-110, 1988.
23) Sane T, et al: The adjustment of diet and insulin dose during long-term endurance exercise in Type 1 (insulin-dependent) diabetic men. Diabetologia 31: 35-40, 1988.
24) 藤井　暁, 田中史朗：糖尿病の運動療法, 金芳堂, 1996.
25) Bung P, et al: Therapeutic exercise for insulin-requiring gestational diabetics:effects on the fetus-results of a randomized prospective longitudinal study. J Perinat Med 21: 125-137, 1993.
26) Hollingsworth DR, et al: Postprandial walking exercise in pregnant insulin-dependent (type I) diabetic women: Reduction of plasma lipid levels but absence of a significant effect on glycemic control. Am J Obstet Gynecol 157: 1359-1363, 1987.
27) Avery MD, et al: Acute effect of exercise on blood glucose and insulin levels in women with gestational diabetes. J Matern Fetal Med 10: 52-58, 2001.
28) Jovanovic-Peterson L, et al: Randomized trial of diet versus diet plus cardiovascular conditioning on glucose levels in gestational diabetes. Am J Obstet Gynecol 161: 415-419, 1989.
29) Jovanovic-Peterson L, et al: American Diabetes Association's Fourth International Workshop: conference on gestational diabetes mellitus: summary and discussion. Therapeutic interventions 21 (Suppl 2): B131-137, 1998.
30) Barakat R, et al: Exercise during pregnancy improves maternal glucose screem at 24-28 weeks: a randomised controlled trial. Br J Sport Med 46: 656-661, 2012.
31) Oken E, et al: Associations of physical activity and inactivity before and during pregnancy with glucose tolerance. Obstet Gynecol 108: 1200-1207, 2006.
32) 大阪府医師会編：OSETシステムによる運動療法処方ガイドブック, 改訂第2版, pp4-9・42-46, 大阪府医師会, 大阪, 2001.

7 妊娠時の薬剤選択の注意点

1. はじめに

　日本人は欧米人に比してインスリン分泌不全の遺伝的体質を有する．後天的なインスリン抵抗性は2型糖尿病発症の促進因子や修飾因子として働く．すなわち，食生活の欧米化や運動機会の減少に伴い，生活習慣リスクに呼応して疾患発症が低年齢化している．一方，女性の社会進出による晩婚化と出産年齢の高齢化に伴い，加齢リスクに加えてインスリン抵抗性を増悪させる生活環境に長く暴露されることになる結果，糖尿病患者の妊娠や出産，および妊娠期に耐糖能異常を発症する機会が多くなる．

　妊娠中は胎盤由来のインスリン拮抗ホルモンや生理活性物質の影響でさらにインスリン抵抗性は増強する．従って，高血糖の母体への影響のみならず，劣悪な子宮内環境による胎児プログラムへの影響を考慮すると，糖尿病や関連する病態の周産期管理は重要な問題である．1型糖尿病ではもとより若年発症が多く，とりわけ女性患者では糖尿病と妊娠の両者の良好な管理が特に重要である．また，児の成人以降の肥満や耐糖能異常に子宮内環境が影響する可能性が示唆されており，子宮内環境を健全に整えることが重要である．従って，生活習慣の改善によって良好な血糖コントロールが得られない場合は薬物治療が実施されることは妊婦に対しても同様である．しかし，血糖改善により胎児へのリスクは軽減できるが，一方で使用薬剤に起因した発育障害リスクも生じるため，安全な薬剤選択は糖尿病妊婦の治療において重要となる．

2. 薬剤の投与時期と催奇形性および胎児毒性

　妊娠4週までに重篤な影響を受けた受精卵は着床しないか，流産することになる．または，加わった影響が完全に修復されて健児に戻る"all or none"に従うので，この時期までに投与された薬剤は半減期を考慮すると奇形を生じることはないとされる．

　薬剤投与で最も影響が出やすいのは，妊娠2ヵ月以降の器官形成期と胎児期である．薬剤の影響は糖尿病の治療薬に限らず，妊娠の高齢化に伴い，妊娠経過や代謝異常に付随した病態に対する治療薬についても同様の配慮が必要である．器官形成期は発生した臓器が出来上がっていく過程であり，妊娠3週から12週ぐらいの胚芽期が最も薬剤に対して敏感である．その結果，胎児の中枢神経，心臓，消化器などの臓器形成に少なからず影響を及ぼすことになり（臨界期），致死的な障害が生じた場合は流産や死産となる．このように障害は妊娠初期の段階で生じるため，挙児希望のある薬剤内服中の女性の場合は，妊娠の有無について常に慎重である必要がある．一方，妊娠5ヵ月以降になると基本的な臓器基盤の形成は完了しており，薬剤は組織の機能的な発育過程に影響することになり，胎児の発育遅延，羊水の減少，分娩時の薬剤離脱の障害などが新たな問題となる．一方，児の出生以降の臨床表現型への影響を把握することは現実には困難であり，胎児毒性の幅広い可能性を常に念頭におき，必要でない薬剤は原則として投与しないことである．

3. 糖尿病の治療薬

　高血糖の母親に巨大児の誕生や奇形が多いことは古くから知られているが，その背景として母児双方の遺伝素因，高血糖や高ケトン体血症などの代謝性変化さらに子宮胎盤血流量の変化など，様々な要因が考えられている．母体に対してはこれらの変化は直ちに影響しないかもしれないが，胎児の組織形成や機能分化において

は多大な影響を及ぼし得る．従って，その予防のために厳重な血糖管理が求められ，食前の血糖値が 70 〜 100 mg/dl，食後の血糖値が 120 mg/dl 未満と，生理的な血糖変動に近い管理目標が設定されている[1]．

妊娠の進行に従ってインスリン抵抗性が増強していくので，食事療法で管理目標を達成できなければ，より強力な介入が求められることになる．非妊娠状態の糖尿病では，インスリン分泌促進薬，インスリン抵抗性改善薬，インスリン製剤などが病態を考慮して効果的に組み合わされて投与される．しかし，妊娠状態においては，高血糖に起因した胎児の生育障害に加えて，治療薬そのものによる催奇形性と胎児毒性の可能性も考える必要があり，選択肢が限られてくる．全分娩の 2 〜 4％に明らかな先天異常が認められるが，明らかな染色体異常や遺伝素因を除くとその 65 〜 70％が原因不明とされている．薬剤を含めた母体の環境要因は 1 〜 5％と推定されているが，胎児の薬剤感受性が不明であることは，糖尿病と薬剤に関する体質の組み合わせと先天異常との因果関係を分かりにくくしている．

胎児への薬剤の危険度のカテゴリー分類として，現況では米国とオーストラリアのものが最も整備されていると言えるが，一方，民族差を考慮すると日本人での判定基準が必要と考えられる．しかし，残念ながらわが国ではこのような基準はまだない．よく引用される米国食品医薬品局（Food and Drug Administration; FDA）の基準を表 1 に示すが，カテゴリー内での各薬剤の評価のばらつきも大きく，わが国においては一応の目安にしか過ぎない点には注意が必要である．

4．経口血糖降下薬

日本で汎用されている経口薬は，米国 FDA 基準ではカテゴリー B か C に属し，カテゴリー D や X はない．一方，日本の添付文書では，禁忌とされるものや慎重投与の範囲に留まるものなど様々である．類似の範疇に入る薬剤であっても個々で多様な記載となっており，臨床

表 1　妊婦と胎児への危険度の表示について（米国 FDA 基準 2012）

カテゴリー A	ヒトの妊娠初期 3 ヵ月間の対照試験で，胎児への危険性は証明されず，またその後の妊娠期間でも危険であるという証拠もないもの
カテゴリー B	動物生殖試験では胎仔への危険性は否定されているが，ヒト妊婦での対照試験は実施されていないもの，あるいは，動物生殖試験で有害な作用（または出生数の低下）が証明されているが，ヒトでの妊娠期 3 ヵ月の対照試験では実証されていない，またその後の妊娠期間でも危険であるという証拠はないもの
カテゴリー C	動物生殖試験では，胎仔に催奇形性，胎仔毒性，その他の有害作用が証明されており，ヒトの対照試験が実施されていないもの．あるいは，ヒト，動物ともに試験は実施されていないもの．ここに分類される薬剤は，潜在的な利益が胎児への潜在的危険性よりも大きい場合のみ使用すること．
カテゴリー D	ヒトの胎児に明らかに危険であるという証拠があるが，危険であっても，妊婦への使用による利益が容認されるもの（例えば，生命が危険にさらされている場合，または重篤な疾病で安全な薬剤が使用できない場合，あるいは効果がない場合，その薬剤をどうしても使用する必要がある場合）．
カテゴリー X	動物またはヒトでの試験で胎児異常が証明されている場合，あるいはヒトでの使用経験上，胎児への危険性の証拠がある場合，またはその両方の場合で，この薬剤を妊婦に使用することは，他のどんな利益よりも明らかに危険性の方が大きいもの．ここに分類される薬剤は，妊婦または妊娠する可能性のある婦人には禁忌である．

（今日の治療薬 2012　解説と便覧，南江堂）

表2 わが国で発売されている主な糖尿病治療薬の FDA 薬剤胎児危険度分類

	カテゴリーB	カテゴリーC
注射薬	ヒトインスリン インスリンリスプロ インスリンアスパルト インスリンデテミル	インスリングラルギン インスリングルリジン リラグルチド エキセナチド
経口薬	メトホルミン アカルボース ミグリトール シタグリプチン リナグリプチン	トルブタミド グリベンクラミド グリメピリド ピオグリタゾン ナテグリニド レパグリニド

レベルでの判断は必ずしも容易ではない．

スルホニル尿素（SU）薬は古くから処方されているインスリン分泌増強薬であり，多くの知見が蓄積されている．しかし，日本で処方される薬剤はカテゴリーCに分類され，安全性が確認されているわけではない（表2）．

一方で，以前にカテゴリーDに分類されていたトルブタミドは最近ではC分類となり，緩和された評価になっているが，最近では処方されることはほとんどない．動物レベルでの検討では，催奇形性と共に，胎盤通過性があるために胎児低血糖リスクの危惧がある．

グリベンクラミドに関しては，インスリン投与群と比較した有効性や安全性を検討した調査があり[2]，この報告では，新生児合併症の発生に関しては両群で有意差はなく，しかも臍帯血中に薬剤濃度を認めなかったことから比較的安全と結論されている．妊娠では週数が進むにつれてインスリン抵抗性が増強し，インスリン必要量も増大していくが，固定用量の内服では変化する必要量にオーダーメイド的に対応することは困難であり，原則としてインスリン治療に変更すべきである．グリベンクラミドはあくまでも代替療法としての位置づけである．

インスリン拮抗ホルモンの分泌が増加することから，母体のインスリン抵抗性が増大していくことが耐糖能異常の重要な背景である．従って，インスリン抵抗性改善薬の適応を考えることは自然ではある．妊婦でのピオグリタゾンの使用報告はないが，メトホルミンに関する報告は見られる．メトホルミンの胎盤通過性は確認されており，死産率が有意に高いという報告がある一方で[3,4]，メトホルミン群とインスリン群に割り付けた無作為化比較試験では，周産期合併症や新生児異常がメトホルミン群で有意に高いという結論は得られず，むしろ新生児低血糖はインスリン群で有意に高頻度であった[5]．従って，FDA分類ではカテゴリーBに分類されるが，日本人では体質的なインスリン抵抗性は欧米人に比して格段に低いので，欧米人の有効性は日本人にはそのまま当てはまらず，実際には積極的に使用を考慮する場合はないと考えられる．

αグルコシダーゼ阻害薬は，上部小腸で二糖類が単糖類に分解されて吸収される過程の酵素反応を阻害することによって食後の血糖上昇を緩徐にする薬剤であり，FDAカテゴリーではB群に区分される．ミグリトールは約半量が小腸で吸収されるが，一方，他のαグルコシダーゼ阻害薬はほとんど吸収されないとされるが，授乳期ではいずれも乳汁への移行が認められ，若干の吸収は示唆される．従って，低い血中濃度であっても胎児への長期効果については懸念がある．

わが国では，アカルボースとミグリトールは，妊婦または妊娠している可能性のある女性には，投与に関する安全性は確立しておらず原則として禁忌とされている．ミグリトールを器官形成期のウサギに投与した実験で，母動物の摂餌量の低下，体重増加抑制，胎児体重の低下，骨化遅延及び胎児死亡率の増加が報告されていること，また器官形成期のラットに投与した実験では，胎児体重の低下が報告されているとの追加記載がある．

しかし一方で，ボグリボースの添付文書では，妊娠中の投与に関する安全性は確立していないという同様の但し書きがあるものの，妊婦または妊娠している可能性のある女性には治療上の有益性が危険性を上回ると判断される場合にの

5. インスリン

　1型糖尿病の患者は基本的にインスリン依存の病態にあり，生命維持のためにはインスリン治療の継続は欠かせない．また，一般的に若年発症であることから，女性患者では妊娠や出産の機会も多くインスリン注射によって更に厳密な血糖管理が必要となる．一方，女性の晩婚化と出産の高齢化の傾向から，2型糖尿病における周産期の血糖管理にインスリン注射が必要となる場合も少なくない．インスリンの胎盤通過性が低いことから，従前はヒトインスリンを用いた強化療法が行われてきたが，最近では超速効型アナログ製剤がヒトインスリンと同じくFDAカテゴリーBに分類され，日本でも広く使用されるようになってきた．

　周産期の分割食の場合にも超速効で半減期が短いインスリンは食後血糖の管理に優れている．また，悪阻などで予定量を食べられない場合でも，食中や食直後に摂食量に合わせて可変的に注射できることも大きな利点である．インスリンリスプロは当初IGF-1受容体との強い親和性のために胎児の発育への影響が懸念されたが，アスパルトと共に通常使用量では母児合併症の頻度もヒトインスリンと有意差がないことが示され，催奇形性も問題ないとされている[6,7]．日本人のインスリン使用量は欧米に比して格段に少ないこと，またヒトインスリンよりも良好な血糖コントロールが得られることから，わが国では総じて安全な薬剤としてよいと考える．

　1型糖尿病や何らかの病態による基礎インスリン分泌不全の場合，中間型や持効型インスリンによる補充療法が行われる．持効型ではグラルギンとデテミルの2剤が使用されており，当初はFDA分類でグループCに区分されていたが，最近，IGF受容体との親和性が低いデテミルがグループBに区分された．一方のグラルギンはIGF-1受容体の結合能が強く，DNA合成への影響を介した先天奇形の懸念がある[8]．しかし，グラルギン使用の1型糖尿病で胎児が過大となったという症例報告はあるが，大半の調査ではNPHインスリン使用との比較で，巨大児，先天奇形，新生児低血糖の頻度には有意差はないという結論になっている[9,10]．

　一時，グラルギンと悪性腫瘍との関連性が議論されたことがあるが，わが国では稀な高用量での関連性であり，日本人での影響は甚だ疑問である．しかし，余剰インスリンは細胞成育への影響のみならず，肥満や高血圧など母体環境にも関与するため，食事療法を徹底してインスリン使用量を最少化する努力は必須である．

〈☞5章⑤〉

6. インクレチン

　食後血糖を改善するインクレチンは，注射薬のGLP-1アナログと経口薬のDPP-4阻害薬が臨床で使用されている．薬理作用は，血中のGLP-1濃度を上昇させて血糖依存性にインスリン分泌を増強させることと，奇異性に上昇しているグルカゴン分泌の抑制する作用である．血糖依存であることから低血糖を生じにくいので，発売以来，多くの医療機関で使用されてきた．内服ではDPP-4阻害薬が汎用されているが，他のDPPサブタイプにも同時に作用することに加えて，未知の基質への作用も当初から懸念されており，将来に何らかの病態を呈する可能性は否定できず，長期の経過観察を要する．

　一方，ヒトではまだ確認されていないが，GLP-1には実験動物では膵β細胞の増殖やアポトーシス抑制に加えて，膵α細胞の増殖抑制の作用が示されている．インクレチン作用は他にも多くの細胞の成長プログラムに影響する可能性があり，アナログ製剤を含めて胎児への影響には慎重になるべきであろう．米国では，血中GLP-1値が生理的な血中濃度に留まるDPP-4阻害薬がカテゴリーBであるのに対し，薬理的な高濃度に至るGLP-1アナログであるリラグルチドとエキセナチドはカテゴリーCに区分されている．

　わが国でビルダグリプチンについては，妊婦

または妊娠している可能性のある女性には投与しないと記載されている一方で，シタグリプチン，アログリプチン，リナグリプチンに関しては，妊婦または妊娠している可能性のある女性には治療上の有益性が危険性を上回ると判断される場合にのみ投与を考慮すると記載されている．ただし，アログリプチンとリナグリプチンには，実験動物において胎盤通過による胎仔への移行に関する追加記載がある．基本的にDPP-4阻害薬のインスリン分泌促進作用は強くないため，インスリン抵抗性が顕著な糖尿病妊娠では積極的に考慮すべき薬剤ではないと考えられる．一方，グルカゴン分泌に対する抑制効果に関しては，周産期における分泌動態やその抑制効果に関する知見そのものが乏しく今後の調査や研究が望まれる．

7. おわりに

妊娠中に使用される薬剤の母児への安全性の評価は，時間経過とともに経験が蓄積され，変化していく．催奇形性など胎児発育に関する直接的な臨床研究はできないため，動物実験などの成績を踏まえて「慎重投与」という表現にならざるを得ないのが現状である．一方で，逆に過度の注意によって母児の安全性を損なうことも避けるべきであり，今後は更なるエビデンスの蓄積と注意度に関する実際的な情報提供が必要となろう．

文　献

1) 日本糖尿病学会：糖尿病治療ガイドライン 2012-2013, p87-89.
2) Langer O, et al: A comparison of glyburide and insulin in women with gestational diabetes mellitus. N Engl J Med 343: 1134-1138, 2000.
3) Vanky E, et al: Placental passage of meformin in women with polycystic ovary syndrome. Fertil Steril 83: 1575-1578, 2005.
4) Hellmuth E, et al: Oral hypoglycemic agents in 118 diabetic pregnancies. Diabet Med 17: 507-511, 2000.
5) Rowan JA, et al: Metformin versus insulin for the treatment of gestational diabetes. N Engl J Med 358: 2003-2015, 2008.
6) Wyatt JW, et al: Congenital anomaly rate in offspring of mothers with diabetes treated with insulin lispro during pregnancy. Diabet Med 22: 803-807, 2005.
7) Mathiesen ER, et al: Maternal glycemic control and hypoglycemia in type 1 diabetic pregnancy: a randomized trial of insulin aspart versus human insulin in 322 pregnant women. Diabetes Care 30: 771-776, 2007.
8) Kurtzhals P, et al: Correlations of receptor binding and metabolic and mitogenic potencies of insulin analogs designed for clinical use. Diabetes 49: 999-1005, 2000.
9) Di Cianni G, et al: Perinatal outcomes associated with the use of glargine during pregnancy. Diabet Med 25: 993-996, 2008.
10) Henderson CE, et al: A retrospective review of glargine use in pregnancy. J Reprod Med 54: 208-210, 2009.

8 胎児 well being の評価

1. はじめに

　糖尿病合併の妊婦では妊娠35～36週以降に，胎児の突然死が増加することが報告されており，現在でも糖尿病の管理が不十分であったり，あるいは糖尿病と気づかなかった症例では，妊娠末期に突然の胎内死亡が起こることがある[1]．

　子宮内胎児死亡の典型例は large for date 児で，陣痛発来前に胎内死亡し，死亡の時期は35週以降である[2]．その死亡原因についてはまだ定説はない．糖尿病例の臍帯穿刺による胎児血液ガス所見を観察した研究では，いくつかの症例で胎児血は酸性に傾き，炭酸ガス分圧の上昇に加えて乳酸値とエリスロポエチン値の上昇が認められた[3-4]．これは Pedersen が提唱した高血糖に起因する胎盤における酸素の運搬障害と胎児の糖代謝障害による死亡原因を支持する所見といえる[5]．また母体高血糖が絨毛の浮腫状変化をもたらし，胎児への酸素運搬が阻害され，胎内死亡が惹起されるという報告もある．現時点での共通する考えは胎児の酸素化障害であり，従って，糖代謝異常妊娠例では常に胎児の酸素化障害を念頭に入れた胎児 well being の評価が必要となる．

　そこで，本稿では糖代謝異常妊娠における胎児 well-being 評価について解説する．

2. 胎児 well being の評価方法

　胎児 well being を評価するために，胎児心拍数モニタリングと超音波画像を用いた検査が行われる．妊娠中の代表的な検査方法として，contraction stress test（CST），non-stress test（NST），biophysical profile scoring（BPS），分娩中の検査法として Fetal heart rate monitoring（FHR monitoring）がある．米国産科婦人科学会（ACOG; American College of Obstetricians and Gynecologists）によると，出生前に胎児評価を行う目的は胎児死亡を防ぐことと，不要な侵襲的介入を防ぐことである．糖代謝異常妊娠はハイリスク妊娠であり，より早い時期から頻回に胎児 well being 評価を行う必要がある．

　以下にそれぞれの評価法について解説する．

① NST

　NST は，分娩前の胎児の well being を評価する最も基本的な検査として広く行われている．NST は手技が簡便であり，禁忌症例がない．結果が正常であった場合，その後に CST を施行しても，CST positive となる確率は低い．

(1) 正常な NST：検査開始から20分以内に15秒以上持続する，15bpm 以上の一過性頻脈が2回以上出現した場合を reactive と定義し，胎児の状態は reassuring と判断する．もし一過性頻脈を認めない場合は，胎児の睡眠周期を考慮して，検査時間を40分以上延長するか，あるいは刺激を与える．一過性頻脈の増幅の度合いは妊娠週数とともに大きくなるため，一過性頻脈の定義を32週未満は10秒以上，10bpm 以上とする．

　一過性頻脈が2回以上出現すれば，胎児の状態が良好であると判断できるが，十分な一過性頻脈がないからといって胎児が危険な状態であるとは判断できない．non reactive と判断される結果のうち，約90％は偽陽性で，新生児の状態は良好である．

(2) 異常な NST：reactive 以外を non reactive という．刺激等を行っても non reactive が持続する場合には，バックアップ検査として CST や BPS を行う．胎児に先天異常がある場合もあり，超音波画像検査も考慮する．それ以外の場合，胎児機能不全の危険性がある．

(3) 検査の頻度：NST は 1 週間に 1 回の頻度で行うことが推奨されるが，ACOG によると過期産や多胎，1 型糖尿病，子宮内胎児発育不全，妊娠高血圧症候群ではさらに頻回に NST を行うことが推奨されている．

❷CST

CST は，子宮収縮によって胎盤への血流が遮断され，胎児に一過性の低酸素負荷がかかるという理論に基づいている．短時間酸素交換が途絶える結果，子宮胎盤機能に異常がある場合，子宮収縮は胎児の遅発一過性徐脈を誘発する．胎盤機能不全によって羊水過少がある場合，子宮収縮で臍帯が圧迫される結果，変動一過性徐脈を誘発することもある．

CST はオキシトシンを使用し，あるいは乳頭刺激により 10 分間に 3 回の子宮収縮を起こし，そのストレスに対して胎児が遅発一過性徐脈を起こすかを観察する．CST の判定基準を（表1）に示す．

CST positive であった場合，通常は児を娩出する必要がある．negative であった場合，週 1 回の検査を繰り返し，suspicious の場合は 24 時間以内に再検する．

❸FHR monitoring

基線，基線細変動，一過性頻脈，一過性徐脈を組み合わせ，またそれらの経時的変化で胎児のアシドーシスの状況を推測する．最も悪い所見として，(1) 基線細変動の消失を伴う遅発一過性徐脈や変動一過性徐脈，遷延一過性徐脈，(2) サイヌソイダルパターン等があり，胎児機能不全の危険性が高い．

❹biophysical profile scoring（BPS）

BPS は胎児の生理学的な変数を組み合わせて，一つの項目のみを評価するよりさらに胎児の状態を正確に評価するために考案された．

それらは，(1) NST，(2) 胎児呼吸様運動，(3) 胎動，(4) 胎児の筋緊張，(5) 羊水量である（表2）．

それぞれの項目で，正常所見ならば 2 点，異常所見ならば 0 点とし，総合点で評価する．BPS が 0 点であれば，胎児アシドーシスの危険性が高く，一方，8〜10 点であれば，胎児のpH は正常である．6 点では異常と判断するには不十分であり，2〜4 点では，胎児の状態が悪化していく可能性が高いと言える．

BPS で正常であると判断された胎児が 1 週間以内に死亡する確率は 1/1,000 である．

❺胎動カウント

母親に胎動をカウントさせるもので，胎動カウントは最も簡便で全妊婦に施行可能な胎児 well being の評価方法である．しかし，胎動カウントの適切な手法は確立されていない．

表1 CST の判定基準

| Negative：遅発一過性徐脈や変動一過性徐脈が出現しない |
| Positive：遅発一過性徐脈が 50% 以上の子宮収縮で出現している（たとえ子宮収縮が 10 分間に 3 回以下であっても） |
| Suspicious：間欠的に遅発一過性徐脈あるいは変動一過性徐脈が出現する |
| Hyperstimulation：子宮収縮が 2 分毎，またはそれ以上ある場合や 90 秒以上持続する場合 |
| Equivocal：10 分間に 3 回以下の子宮収縮しか認められない場合，あるいは記録が判読できない場合 |

表2 Biophysical Profile Score

要素	スコア 2	スコア 0
NST	20〜40 分間に 15 秒以上持続する，15bpm 以上の一過性頻脈が 2 回以上出現	20〜40 分間に一過性頻脈が 0〜1 回
胎児の呼吸様運動	30 分間に 30 秒以上持続する呼吸様運動が 1 回以上	呼吸様運動が 30 秒未満
胎動	30 分間に体幹と四肢の分離した 3 回以上の胎動	胎動が 3 回未満
胎児の筋緊張	30 分間に 1 回以上の四肢の屈曲・伸展運動，または手を握ったり，開いたりする動き	伸展・屈曲運動なし
羊水量	2cm 以上の羊水ポケット	最大羊水ポケット < 2.0cm

ACOGでは，2時間で10回以上の胎動がある場合を，reassuringと判定している．

糖代謝異常妊娠で以上のような検査法を用いた胎児well being評価の実際を紹介する．

一般には子宮胎盤循環不全が疑われるハイリスク妊娠を対象に，週1回の検査で管理した結果，胎内死亡率は，NSTが3.2/1,000，CSTが0.4/1,000であり，NST単独ではCSTの8倍，子宮内胎児死亡が多いことが報告されている[6,7]．BPSでは胎内死亡率は0.7～1.1/1,000と報告され[8]，NSTとCSTの中間程度の精度を持つと考えられている．現在では，最も簡便なNSTで検査し，異常があればバックアップ検査としてCST，BPSを行う施設が多い．

Freemanらが行った1,193例の糖尿病合併妊婦を対象とした検討では，NSTでの異常が4.0％，CSTでの異常が2.9％であり，一般妊婦に比べて高頻度に認められた[6,7]．Dickerらは，98例の糖尿病合併妊婦に972回のBPSを行い，異常発現率は2.9％であり，しかもそれらの偽陽性率は50％以上であったが，逆に分娩前2日以内のBPSが正常であれば92％以上の確率で分娩時の胎児心拍数モニタリングもApgar値も正常であったと報告している[9]．さらにGoldeらは107例の1型糖尿病合併妊婦を対象とし，妊娠34週以降に，週2回のNSTを行い，異常があればBPSかCSTでバックアップ検査したところ，9％にNSTの異常を認めたがその80％以上はバックアップ検査で正常であり，周産期死亡は治療拒否でケトアシドーシスをきたした1例のみであったと報告している[10]．

3. 宮崎県での糖代謝異常合併妊娠の検討から

宮崎県全域を対象としたpopulation-based研究の一部として，1999～2008年の10年間の総分娩数約105,000例を対象とし，周産期死亡に占める糖尿病母体児の影響を検討した．周産期死亡数は434例で，その中の糖尿病母体児は死産7例，新生児死亡3例の合計10例であった．死亡の関連因子は未診断5例，胎児評価不足2例，奇形2例，その他2例であった（重複あり）．10症例の死亡の起こった場所は，1次施設7例，2次施設2例，3次施設1例である．1次施設での死亡7例のうち5例は未診断であった．診断はされていたが，胎児評価不足によるものが1例あった．2次施設では，ハイリスク妊娠としての評価が不十分なために起こった2型糖尿病合併妊婦の子宮内胎児死亡（IUFD；intrauterine fetal death）が1例あった．またハイリスク症例を扱う2次，3次施設における研究では，糖尿病合併またはGDM妊婦（症例数／総分娩数：256/5,015）の周産期死亡は新生児死亡1例のみ（在胎27週，430gで出生した超低出生体重児）だった．胎児心拍数モニタリングを中心とした胎児well being評価を積極的に行うこれらの施設での周産期死亡率は3.9/1,000となり，一般妊婦と同等であった[11]．

以上のように我々の検討からも糖代謝異常妊娠においては，妊娠中の胎児well being評価の重要さが伺える結果となった．

4. 糖代謝異常妊娠における胎児well being評価の実際

前述したように糖代謝異常妊娠では，妊娠34，35週以降に胎児が突然死することが知られている．これを防ぐために，ハイリスク妊娠として管理し，通常より頻回に胎児well beingの評価を行う必要がある．

リスク因子のない妊婦では通常，妊娠35週以降からNSTをはじめとする胎児well beingの評価を開始するが，ハイリスク妊娠ではより早い時期からの評価開始が必要とされる．一般的には突然の子宮内胎児死亡が増加する妊娠第3三半期から胎児well being評価を開始する（Whiteのクラス分類で言えば，B～Rでは妊娠26～32週から開始し，A2では妊娠32週から開始する）[12]．

具体的にはNSTを2回/週で行い，NSTで異常所見を認めれば，適宜CSTやBPSを行う[13]．

著者らの施設では，突然の子宮内胎児死亡の

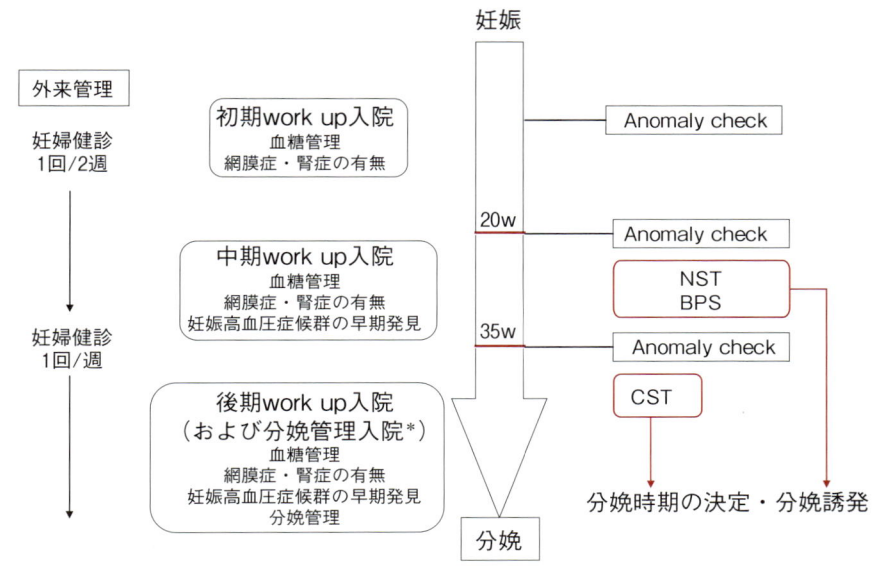

図1 妊娠中の管理[14] （＊インスリン使用妊婦は原則として分娩まで入院管理）

頻度が上昇する糖代謝異常妊婦，特にインスリンを使用しているハイリスク妊婦は，妊娠35週以降は分娩まで入院管理とし，NSTを1回/日，CSTを1回/週，BPSを2回/週施行し，胎児評価を行っている（図1）[14]．

糖代謝異常妊娠の胎児well being評価方法として，どの検査法が最良の方法か，結論は得られていない．それぞれの利点と欠点を理解し，必要であれば検査方法を組み合わせ，また症例によっては頻度を増やすことにより，より正確に胎児の状態を評価することができる．

文献

1) Gabbe SG, et al: General obstetric management of the diabetic pregnancy. Clin Obstet Gynecol 24: 91-105, 1981.
2) Garner P: Type 1 diabetes and pregnancy. Correspondence. Lancet 346: 157-161, 1995.
3) Salvesen DR, et al: Fetal polycythemia and thrombocytopenia in pregnancies complicated by maternaldiabetes mellitus. Am J Obstet Gynecol 166: 1287-1293, 1992.
4) Salvesen DR, et al: Fetal plasma erythropoietin in pregnancies complicated by maternal diabetes mellitus. Am J Obstet Gynecol 168: 88-94, 1993.
5) Pedersen J: The Pregnant Diabetic and Her Newborn, 2nd ed. Baltimore, Williams & Wilkins, p211, 1977.
6) Freeman R, et al: A prospective multi-institutional study of antepartum fetal heart rate monitoring. II. Contraction stress test versus nonstress test for primary surveillance. Am J Obstet Gynecol 143: 778-781, 1982.
7) Freeman R, et al: A prospective multi-institutional study according to antepartum fetal heart rate monitoring. I. Risk of perinatal mortality and morbidity according to antepartum fetal heart rate test results. Am J Obstet Gynecol 143: 771-777, 1982.
8) Manning FA, et al: Fetal assessment based on fetal biophysical profile scoring. IV. An analysis of perinatal morbidity and mortality. Am J Obstet Gynecol 162: 703-709, 1990.
9) Dicker D, et al: Fetal surveillance in insulin-dependent diabetic pregnancy: predictive value of the biophysical profile. Am J Obstet Gynecol 159: 800-804, 1984.
10) Golde SH, et al: The role of nonstress tests, fetal biophysical profile, and contraction stress tests in the outpatient management of insulin requiring diabetic pregnancies. Am J Obstet Gynecol 148: 269-273, 1984.
11) 児玉由紀，他：宮崎県下における糖尿病母体児の周産期死亡—population-based studyに基づく検討—．糖尿病と妊娠 10: 109-112, 2010.
12) Lawrence D, et al: Antepartum Fetal Surveillance. Fetus, Placenta, and Newborn; Current Therapy in Obstetrics and Gynecology, 5th ed, p372-375, 2000.
13) Quilligan EJ, et al: Current Therapy in Obstetrics and Gynecology, 5th ed. Diabetes Mellitus in Pregnancy, p263-268, 2000.
14) 児玉由紀：糖尿病合併妊娠．周産期管理，p143-160, 2009.

9 分娩：分娩時期と分娩管理

1. はじめに

耐糖能異常合併妊娠の分娩管理は，他の内科系疾患合併症妊娠と異なるいくつかの特徴がある．それは，最良の周産期予後が得られる分娩の適切なタイミング（時期），分娩様式の決定，そして分娩時の血糖管理である．これらの分娩をめぐる糖尿病合併妊娠の管理の実際について概説する．

2. 分娩のタイミング：分娩に最適な時期は存在するか

①「胎児死亡か，RDS か」という古典的ジレンマ

糖尿病合併妊娠の歴史は，「いかに死産を減らすか」という課題を克服することであった．かつて正期産期の胎児死亡は糖尿病合併妊娠の最も重要なテーマであり，胎児死亡を回避するために「できるだけ早期の娩出」をはかるという管理（「選択的」早産）が検討された．しかしながら，早期娩出は医原性の新生児呼吸窮迫症候群（RDS）の誘因となった．糖尿病合併妊娠では，胎児肺成熟が遅延するため正期産期でも RDS を発症するからである．新生児管理がまだ十分でなかった当時，重症 RDS の発症は新生児死亡や神経学的後遺症の原因となった．

糖尿病合併妊娠における分娩のタイミングは，死産を回避するか，RDS を発症するか，というジレンマを抱えていたのである．この2つのリスクの衝突を最小限にするため，「胎児死亡の回避のため term の3週間前に分娩誘発もしくは帝切を施行すべきである．分娩様式の選択は先進部下降度と頸管成熟度で決定する．」（1966年の Williams Obstetrics の記載）という妥協的な管理方式が推奨された[1]．

1970年代に始まる胎児心拍数モニタリングの普及に伴う産科管理の発展と，血糖自己測定法（self-monitoring of blood glucose；SMBG）の導入[2]による糖尿病合併妊娠の血糖管理の向上は，このジレンマを概ね克服した．SMBG によって正常妊婦に近い血糖コントロールが可能となり，この血糖管理の向上によって胎児死亡や胎児肺成熟不全といった母体の重症高血糖に起因する糖尿病性胎児病（diabetic fetopathy）の発症が予防できるようになった．

一方，産科管理の進歩は，胎児心拍数モニタリングによって胎児低酸素症を病態とする胎児機能不全（non-reassuring fetal status；NRFS）の早期診断を可能とし胎児死亡を回避できるようになった．こうして「胎児死亡か，RDS か」という分娩のタイミングに関する古典的な臨床課題は克服された．

3. 分娩時期の決定と分娩管理に関する今日的テーマ

糖尿病合併妊娠における分娩管理についての今日的テーマを表1に示した[3]．

分娩のタイミングに関しては，「胎児死亡か，RDS か」という古典的テーマから，新たな課題へと変化している．妊娠前糖尿病の帝王切開率は，欧米の報告では50～80%にも達しており，この高い帝切率は30年間減少の兆しがないとされる[4,5]．この高い帝切率の要因は，母体肥満，巨大児，分娩停止，胎児機能不全，妊娠高血圧症候群などの合併症である．また，高い初回の帝王切開率は，その後の妊娠の反復帝王切開の最大の要因である．妊娠週数の進行に伴って巨大児の発症リスクは上昇し，そのことが遷延分娩や帝切率の増加，あるいは肩甲難産とそれに伴う分娩損傷の原因となる．

ところで，糖尿病妊娠における胎児死亡は，

表1 耐糖能異常妊娠の分娩時期と分娩管理に関するテーマ

1. 分娩時期の決定
   ・積極的管理 vs 待機的管理
   ・胎児肺成熟検査
2. 分娩様式の決定
   ・選択的帝切の適応
3. 分娩時管理
   ・産科的管理
   ・血糖管理

その頻度は著明に減少したにもかかわらず，今日でも依然として正常妊娠よりも高い[6,7]．米国疾病予防センターのデータベースを用いた分析では，糖尿病合併妊娠における胎児死亡のリスクは，非糖尿病妊婦の2.2倍で，特に巨大児ではそのリスクは3倍を超えていた[7]．血糖コントロールが良好かつ集中的な分娩前胎児モニタリングを施行した妊娠糖尿病（gestational diabetes；GDM））の検討でも胎児死亡のリスクは合併症のない一般妊婦の1.6倍であるという[7]．

4．「帝王切開の回避」という新たな課題：積極的管理法 vs 待機的管理法

糖尿病合併妊娠における分娩のタイミングに関する今日的テーマは，初回の帝王切開を回避するための積極的な計画分娩（積極的管理法 active management）の是非である．

積極的管理法は，正期産のある一定の時期（38〜39週）になったら分娩誘発を行う計画分娩をいう[3]．積極的管理法は，待機することによって胎児が過剰発育し経腟分娩が困難となり帝王切開や肩甲難産を増加させる可能性があること，さらに，待機している間に血糖コントロールが悪化することよって起こる胎児有害事象（胎児死亡も含む）を回避しようという考え方である．計画分娩のタイミングについては，38〜39週とする報告が多い[3]．

これに対して，待機的管理法（expectant management）は，未成熟な頸管所見での分娩誘発は，むしろ帝切率の増加をきたしRDSも増加するという立場から，一定の時期までは自然陣痛発来を期待するという立場である．

積極的管理法と待機的管理法を比較した唯一のRCT[8]はGDM症例を対象としたもので，38週で分娩誘発する積極的管理群と待機的管理群の2群（各々100例）で比較した．ただし，待機的管理群でも推定胎児体重（EFW）4,200gあるいは42週になったら分娩誘発を行うという設定である．積極的管理群および待機群は，各々39週および40週で分娩となり，4,000g以上の巨大児（15% vs 27%，$p = 0.05$）およびlarge-for-gestational age（LGA）児（10% vs 23%，$p = 0.02$）の頻度は積極的管理群が低頻度であった．しかし，帝切率，肩甲難産，新生児低血糖，および周産期死亡の頻度は両群間に有意差を認めなかった．

RCT以外でGDMの積極的管理および待機的管理の是非について検討した4つの観察研究[9-12]のメタ解析では，積極的管理法によって，巨大児と肩甲難産の潜在的低下を認めるものの，帝切率は逆に潜在的増加の可能性を示唆するものであった[13]．これらの結果からは，現時点では両者のいずれが優位かを結論づけるエビデンスに乏しい．また，同様に巨大児（EFWによる）による分娩誘発は母児の予後を改善せず，巨大児だからということでの分娩誘発の適応はないとされる[14]．

ところで，最近の大規模な臨床研究によって，妊娠34～36週のlate preterm birth（LPTB）で生まれた児は，かつて考えられていたよりも短期予後，長期予後ともに不良であることが明らかとなっている[15,16]．これに加えて，妊娠37～38週のearly term birth（ETB）で生まれた児も，39週以降の出生児と比べて様々な新生児合併症が多いことが最近報告されている[17]．こうした背景のもと，米国のNational Institute of Child Health and Human Development（NICHHD）と米国母体胎児医学会（SMFM）は2011年2月にLPTBとETBの分娩のタイミングに関する合同ワークショップを開催し，産科臨床の様々なシチュエーショ

表2 耐糖能異常合併妊娠の分娩のタイミングに関するガイドライン（文献17より一部抜粋）

	血糖コントロール状況	適切な分娩時期（推奨グレード）
妊娠前糖尿病	コントロール良好	LPTBおよびETBのいずれも推奨しない（B）
	血管病変（＋）	37～39週（B）
	コントロール不良	34～39週 個々の状況に応じて（B）
妊娠糖尿病	食事療法のみでコントロール良好	LPTBおよびETBのいずれも推奨しない（B）
	薬剤療法でコントロール良好	LPTBおよびETBのいずれも推奨しない（B）
	コントロール不良	34～39週 個々の状況に応じて（B）

ンにおけるLPTBあるいはETBの分娩タイミングが検討された．この中で耐糖能異常合併妊娠の分娩のタイミングについても取り上げられた（表2）[17]．しかし，その根拠は明確には示されておらず，いずれの推奨グレードもB（限定された，あるいは一貫性を欠いたエビデンス）となっている．

5. 肺成熟を確認するための羊水穿刺は必要か？

古典的な「人工早産」が選択されていた時代にはRDSが新生児の代表的合併症であった．今日においても，積極的管理法を選択するときは医原性のRDSの発症が危惧される．

米国産婦人科学会（ACOG）は2001年のPractice Bulletin[18]で「39週未満の積極的管理，あるいは血糖コントロール不良または不明の場合」，羊水穿刺による肺成熟の確認を行うことを推奨していた．その後2005年のPractice Bulletin[15]では，羊水穿刺の適応は「血糖コントロール不良の症例で39週未満に分娩の適応となる場合」となり，血糖コントロール良好例の積極的管理の場合の羊水穿刺は必要ないという判断に変更している．

Kjiosら[8]は耐糖能異常妊娠（妊娠前糖尿病およびGDM）を対象に，1988～89年のルーチンに羊水穿刺を行っていた時期（713例）と1990～91年のルーチンの羊水穿刺を廃止した時期（1,457例）を比較検討した．新生児のRDSの発症は各々1.0％および0.8％で，新生児RDS発症の関連因子は帝王切開分娩のみで，羊水による肺成熟試験，妊娠前糖尿病かGDMか，血糖コントロール状況，インスリン治療の有無，妊娠週数，LGA児などのリスク因子は，いずれもRDS発症との関連を認めなかった．これらの結果より妊娠初期の超音波検査で妊娠週数の確定している正期産症例ではルーチンの羊水穿刺は不必要であると結論している[8]．

6. 分娩様式の決定

耐糖能異常合併妊娠に特徴的な分娩時合併症は，肩甲難産である．肩甲難産は巨大児分娩の際の代表的合併症である．同じ体重の巨大児でも，糖尿病性巨大児の肩甲難産のリスクは非糖尿病性巨大児の2～6倍と報告されている（図1）[18]．これは糖尿病性巨大児が，正常児と同等の頭部発育と肩甲から躯幹部の過剰発育を特徴とするアンバランスな発育異常であることに起因する．肩甲難産は重篤な新生児合併症であるため，糖尿病性巨大児の分娩様式は肩甲難産を回避するための選択的帝王切開が推奨される．しかしながら，分娩様式の選択に関していくつかの問題点が指摘される．

①選択的帝切の適応基準の問題

選択的帝切の胎児推定体重基準の設定を目的としたRCTの報告はないため，前述した積極的管理法と待機的管理法を比較した後方視的研究[9-12]の結果を根拠として，胎児推定体重

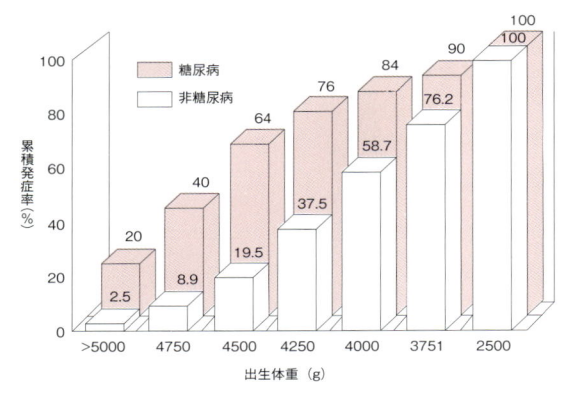

図1 肩甲難産のリスク：糖尿病合併妊娠と耐糖能正常妊娠の比較[18]

4,000g[12] や 4,250g[9] などが提唱されている．ACOG[14] は 4,500g を選択的帝切の基準として設定しているが，その根拠となるエビデンスはない．わが国では，選択的帝切の基準を巨大児の定義として 4,000g とすることが一般的である[3]．エキスパートオピニオンにすぎないが，日本人では 4,000g 以上の巨大児の頻度が欧米に比べて極めて少ないことや日本人女性の体格などを考慮すると妥当な設定かもしれない．

②胎児体重の推定法そのものに関する問題

巨大児の診断（予測）は，超音波胎児計測での胎児体重推定法によることが一般的であるが，巨大児の推定体重は正常体重胎児の場合より精度が低いことがよく知られている．非糖尿病性巨大児（＞4,000g）の感度は概ね 40～50％（特異度 70～90％）にすぎず，糖尿病合併妊娠の場合の巨大児の予測感度はいくぶん良好であるとされるが，それでも 60～70％程度である[19]．

糖尿病性巨大児の場合，胎児推定体重が過大評価（overestimate）されるか[20]，過小評価（underestimate）されるか[21]，あるいは影響しない[19]など，その評価は一定していない．いずれにしても選択的帝王切開の基準となる胎児体重推定法そのものの精度に問題がある．その精度を改善するために頭囲／腹囲比[22]，胎児皮下厚測定[23]，三次元エコー[24]，MRI[25] などが試みられているが，いずれもその有効性は確定していない．

7．分娩時管理

①分娩時血糖管理

分娩時の母体高血糖は，胎児機能不全や新生児仮死および新生児低血糖と関連することが知られている．胎児低酸素症の発症と関連する分娩時母体血糖値の閾値は＞150mg/dl[26]，新生児高インスリン血症とそれによる反応性低血糖の閾値は＞90～110mg/dl[27] と報告されている．ACOG[14] は分娩時の母体血糖値を 70～110mg/dl に維持することを推奨している．分娩時の母体血糖値を＜100mg/dl に維持できれば，新生児低血糖のリスクは最小となるという報告[28] もあり，より厳密な血糖レベル（70～90mg/dl）を推奨するものもいる[27]．

一方，臨床的新生児低血糖は分娩時の母体血糖が 144mg/dl（8 mmol/l）を越えたレベルでしか発症しないのでもう少し緩和してよい〔126mg/dl（7mmol/l）以下〕とする意見もある[29]．

分娩時の血糖値管理は，分娩時に必要とされるエネルギー量（グルコース投与速度 2.5 mg/kg/時）を供給しながら，必要に応じてインスリンを補給してグルコース利用率を高めることが基本である[30]．分娩時の高血糖に対して，いたずらに糖質を含まない輸液のみで対処し，十分なグルコース補給が行われなければ，母体は容易に脂質の異化亢進による高ケトン体血症を呈して母体のケトアシドーシスあるいは胎児アシドーシスの原因となる．

長崎医療センターで行っている分娩時の血糖管理の基本を表3に示した．目標血糖値を維持するための輸液とインスリン投与法には，5％グルコース含有生理食塩水（または乳酸加リンゲル液）500ml ボトルに 5 単位の速効型（レギュラー）インスリンを注入にて 100～125 ml/時で維持する方法（表4のプロトコール2）[14] と，輸液と別にシリンジポンプでインスリンを注入する方法（表4のプロトコール1および3）がある．

表3 分娩時血糖管理の基本（長崎医療センター）

1. 選択的帝切および計画的分娩誘発の場合は前夜の bedtime insulin は通常どおり投与する
2. 当日のインスリンは中止，絶食として早朝から輸液を開始する
    ・開始輸液：生理食塩水
    ・輸液速度：100〜125 ml/時
3. 有効陣痛発来または血糖値<70 mg/dl（毛細管血）のとき
    ・基本輸液：5%グルコース含有輸液（ヴィーンD®など）
    ・輸液速度：100〜125 ml/時（グルコース注入速度：2.5 mg/kg/時）
4. 1時間毎の血糖値チェック
5. 目標血糖値：70〜90 mg/dl（毛細管血）
6. 血糖値の程度に応じてインスリン投与プロトコールで目標血糖値を維持する（表4のプロトコール1）
7. 尿中ケトン体の評価：プロトコール開始後，4時間毎に尿中ケトン体を評価する．
8. 分娩後
    ・インスリン持続投与は直ちに中止し，インスリン皮下注射へ変更（GDMの場合は一旦中止）

前者のインスリン添加輸液100〜125ml/時（インスリン注入速度：1〜1.25単位/時）（**プロトコール2**）によって，多くの症例は分娩時に必要とされるエネルギー量の補給と目標血糖値の維持が可能であるとされる[30,31]．しかし，インスリン添加輸液では高血糖が持続する場合には輸液量が過剰になったり，より高濃度のインスリン添加輸液ボトルに変更したりする必要が生じる煩雑さがあるため，当院では最初からインスリンは持続注入用のシリンジポンプを用いる方法（**プロトコール1**）を採用している．われわれは1型および2型妊娠前糖尿病，さらにインスリン療法を必要とするGDMのいずれにもこの**プロトコール1**を用いている．米国糖尿病学会では1型糖尿病妊婦のための分娩時血糖管理レジメン（**プロトコール3**）を別個に推奨している[31]．

❷選択的帝王切開の分娩時血糖管理

選択的帝王切開を行う場合は，手術は原則として午前中に行う．妊娠中は短時間の絶食時間でもケトン体産生の亢進が起こりやすく，特に1型糖尿病およびGDMも含めた肥満耐糖能異常妊婦ではその傾向が顕著であるためである[31,32]．

前夜就寝時の中間型インスリンは通常どおり投与する．ただし，持効型インスリンアナログの場合は減量が必要である[33]．当日朝のインスリンは全て中止して絶食とし，輸液を開始する．われわれは，早朝の血糖値が<70mg/dlであれば，その時点でヴィーンD® 100〜125ml/時で輸液を開始，≧70mg/dlであれば9時頃までにヴィーンD®でルートを確保して手術室に入室としている．止むなく帝王切開が午後に予定された場合は，**表4**に準じて輸液および血糖管理を行う．

8．分娩直後と産褥期の血糖管理

胎盤娩出直後より母体のインスリン必要量は急速に減少し，2型糖尿病では産褥24〜96時間はインスリンを必要としないことも少なくない[30,33]．妊娠中のインスリン投与量を継続することは低血糖の原因となるため，速やかな減量が必要である．

妊娠前糖尿病の場合，分娩直後のインスリン必要量は妊娠前の投与量あるいはそれ以下の量まで減少する[34]．

①1型糖尿病の場合は，中間型（あるいは持効型）インスリン，速効型（あるいは超速効型）インスリンのいずれも分娩直後から妊娠時の1/3〜1/2量に減量し，SMBGは継続する[3,14,34]．

②2型糖尿病の場合は，一旦中止するか妊娠中の1/5量に減量する[3]．

③妊娠時に診断された明らかな糖尿病の場合は，分娩後は一旦インスリン療法を中止して，SMBGで経過観察とする．GDMでは原則とし

表4　分娩時の血糖管理：インスリン投与プロトコール

母体血糖値（毛細管血）(mg/dl)	経静脈的インスリン投与（単位／時）※即効型（レギュラー）インスリン	輸液

①**プロトコール1**：長崎医療センター（表3）

インスリンは持続注入ポンプを用い，50ml シリンジ（レギュラーインスリン 50 単位（0.5 ml）＋生食水 49.5 ml）でセット		
＜ 80	投与なし	ヴィーン D® 125 ml/ 時
81 〜 100	0.5（シリンジ注入速度 0.5 ml/ 時）	
101 〜 140	1.0（1 ml/ 時）	
141 〜 180	1.5（1.5 ml/ 時）	ヴィーン D® または生食水 125 ml/ 時
181 〜 220	2.0（2.0 ml/ 時）	
＞ 220	2.5（2.5 ml/ 時）以上	

②**プロトコール2**：ACOG[14]

陣痛発来なし	投与なし	生食水輸液開始
＜ 70mg/dl あるいは有効陣痛	投与なし	5％グルコース含有生食水：100 〜 150ml/ 時
＞ 100　mg/dl	1.25 *	

＊（5％グルコース含有生食水 500ml ＋レギュラーインスリン 5 単位：125 ml/ 時で輸液）．母体血糖値目標（毛細管値）100mg/dl とする．

③**プロトコール3**：1型糖尿病の場合[31]

＜ 70	投与なし	5％グルコース含有生食水：125ml/ 時
71 〜 90	0.5	
91 〜 110	1.0	
111 〜 130	2.0	
131 〜 150	3.0	生食水：125ml/ 時
151 〜 170	4.0	
171 〜 190	5.0	
＞ 190	ケトン体チェック	

てインスリン療法は分娩後直ちに中止し SMBG も基本的には必要ない．

　分娩時の代謝管理がうまく行われていれば，産褥早期の血糖管理目標は緩和してよい．2型糖尿病あるいは妊娠時に診断された明らかな糖尿病では，SMBG は継続し，インスリン再開の指標とする．Kitzmiller ら[33]は食後1時間値＞ 150mg/dl，空腹時血糖値＞ 100mg/dl をインスリン再開の指標とし，必要インスリン量は 0.6 単位 /kg（分娩後体重）としている．われわれは産褥3日までは食後2時間値で 160 〜 180mg/dl 程度は許容範囲としている．乳汁中には多量のグルコースが移行するため，糖尿病妊婦の血糖コントロールには極めて効果的である．完全母乳哺育を推奨する．ただし，1型糖尿病やインスリン療法を継続している2型糖尿病では，授乳直後の低血糖に注意が必要である[33,34]．

文 献

1) Coustan D: Delivery: timing, mode, and management. Reece EA, Coustan DR (eds), In: Diabetes Mellitus in Pregnancy, 2nd ed. Churchill Livingstone, New York, pp353-60, 1995.
2) Walford S, et al: Self-monitoring of blood-glucose. Improvement of diabetic control. Lancet 1: 732-5, 1978.
3) 安日一郎：耐糖能異常妊婦の分娩時期と分娩管理. 日本産科婦人科学雑誌 61: N391-396, 2009.
4) Chapter 52 Diabetes, Williams Obstetrics, 23rd ed, Cunningham, Leveno, Bloom et al. eds. McGraw-Hill Medical, New York, pp1104-25, 2010.
5) Bell R, et al: Northern Diabetic Pregnancy Survey Steering Group. Trends in prevalence and outcomes of pregnancy in women with pre-existing type I and type II diabetes. BJOG 115: 445-452, 2008.
6) Moundestin MAJ, et al: Birth weight and fetal death in the United States: The effect of maternal diabetes during pregnancy. Am J Obstet Gynecol 187: 922-926, 2002.
7) Girz BA, et al: Sudden fetal death in women with well-controlled, intensively monitored gestational diabetes. J Perinatol 12: 229-233, 1992.
8) Kjos SL, et al: Insulin-requiring diabetes in pregnancy: A randomized trial of active induction of labor and expectant management. Am J Obstet Gynecol 169: 611-615, 1993.
9) Conway DL, et al: Elective delivery of infants with macrosomia in diabetic women: Reduced shoulder dystocia versus increased cesarean deliveries. Am J Obstet Gynecol 178: 922-925, 1998.
10) Lurie S, et al: Induction of labor at 38 to 39 weeks of gestation reduces the incidence of shoulder dystocia in gestational diabetic patients class A2. Am J Perinatol 13: 293-296, 1996.
11) Lurie S, et al: Outcome of pregnancy in calss A1 and A2 gestational diabetic patients delivered beyond 40 weeks' gestation. Am J Perinatol 9: 484-488, 1992.
12) Peled Y, et al: Gestational diabetes mellitus-Implications of different treatment protocols. J Pediatr Endocrinol Metab 17: 847-852, 2004.
13) Witkop CT, et al: Active compared with expectant delivery management in women with gestational diabetes: a systematic review. Obstet Gynecol 113: 206-217, 2009.
14) ACOG Practice Bulletin. Number 60: Pregestational diabetes mellitus. Obstet Gynecol 105: 675-685, 2005.
15) Prematurity Research at the NIH. National Institute of Child Health and Human Development.
http://www.nichd.nih.gov/publications/pubs/upload/Prematurity_Research_at_NIH_02_2008.pdf
16) The Consortium on Safe Labor. Respiratory Morbidity in Late Preterm Births. JAMA 304: 419-425, 2010.
17) Spong CY, et al: Timing of Indicated Late-Preterm and Early-Term Birth. Obstet Gynecol 118: 323-333, 2011.
18) Langer O, et al: Shoulder dystocia: should the fetus weighing R4000 gm be delivered by cesarean section? Am J Obstet Gynecol 165: 831-837, 1991.
19) Chauhan SP, et al: Suspicion and treatment of the macrosomic fetus: a review. Am J Obstet Gynecol 193: 332, 2005.
20) Ben-Haroush A, et al: Fetal weight estimation in diabetic pregnancies and suspected fetal macrosomia. J Perinat Med 32: 113-121, 2004.
21) Kernaghan D, et al: Fetal size and growth velocity in the prediction of the large for gestational age (LGA) infant in a glucose impaired population. Eur J Obstet Gynecol Reprod Biol 132: 189-192, 2007. Epub 2006 Aug 22.
22) Hammoud NM, et al: Fetal growth profiles of macrosomic and non-macrosomic infants of women with pregestational or gestational diabetes. Ultrasound Obstet Gynecol 41: 390-7, 2013.
23) Rotmensch S, et al: Screening efficacy of the subcutaneous tissue width/femur length ratio for fetal macrosomia in the non-diabetic pregnancy. Ultrasound Obstet Gynecol 13: 340-344, 1999.
24) Melamed N, et al: Prediction of fetal macrosomia: effect of sonographic fetal weight-estimation model and threshold used. Ultrasound Obstet Gynecol 38: 74-81, 2011.
25) Berger-Kulemann V, et al: Quantification of the subcutaneous fat layer with MRI in fetuses of healthy mothers with no underlying metabolic disease vs. fetuses of diabetic and obese mothers. J Perinat Med 40: 179-184, 2011.
26) Mimouni F, et al: Perinatal asphyxia in infants of insulin-dependent diabetic mothers. J Pediatr 113: 345, 1988.
27) Conway, DL, et al: Management of delivery. In: Managing Preexisting Diabetes and Pregnancy. Technical Reviews and Consensus Recommendations for Care, Kitzmiller JL, et al (eds), American Diabetes Association, Alexandria, VA, p584-601, 2008.
28) Curet LB, et al: Relative effects of antepartum and intrapartum maternal blood glucose levels on incidence of neonatal hypoglycemia. J Perinatol 17: 113-115, 1997.
29) Brown SC, et al: Effect of management policy upon 120 Type 1 diabetic pregnancies: policy decisions in practice. Diabet Med 16: 573-578, 1999.
30) Landon MB, et al: Diabetes mellitus complicating pregnancy. Gabbe SG, et al (eds), In: Obstetrics:

Normal & Problem Pregnancies 5th ed. Churchill Livingstone, Philadelphia, pp976-1010, 2007.
31) Conway DL, et al: Management of delivery. In: Managing Preexisting Diabetes and Pregnancy. Technical Reviews and Consensus Recommendations for Care, Kitzmiller JL, et al (eds), American Diabetes Association, Alexandria, VA, p584-601, 2008.
32) Buchanan TA, et al: Accelerated starvation in late pregnancy: A comparison between obese women with and without gestational diabetes mellitus. Am J Obstet Gynecol 162: 1015-1020, 1990.
33) Kitzmiller JL, et al: Insulin therapy in pregnancy. Hod M, et al (eds), In: Textbook of Diabetes and Pregnancy. Martin Dunitz, London, pp359-78, 2003.
34) Gabbe SG, et al:New strategies for glucose control in patients with type 1 and type 2 diabetes mellitus in pregnancy. Clin Obstet Gynecol 50: 1014-1024, 2007.

10 GDMのフォロー

A. 世界の動向：エビデンスの観点より

1. 妊娠糖尿病（GDM）女性における長期的管理の意義

　GDMの特徴は「妊娠に特有なインスリン抵抗性」であり，分娩後の検査でその1/3に糖尿病または耐糖能障害がみられ，その15〜50％に将来の糖尿病発症がみられるとされている[1,2]．GDMの産後の追跡調査を行ったO'Sullivanらのボストンにおける研究では，出産後の累積糖尿病発症率は直線的に上昇し，約25年後には50％以上の症例が糖尿病を発症したと報告されている[3]（図1A）．産後の糖尿病発症率はGDMの診断基準，産褥期に実施される検査手段，さらに追跡調査期間により影響を受ける．メルボルンのGDM 5,470名を対象にしたLeeらによる後向き研究では，追跡期間中に7.4％の症例で2型糖尿病を発症したが，その発症率は出産後1年で1.7％，5年で8％，10年で17％，15年で25％であり年間発症リスクは1.7％であった[2]．同様に糖尿病型を除外したGDM 11,270名におけるイスラエルの研究[4]においても，産後10年における2型糖尿病の発症率は15.7％（16.9/1,000人・年）であり，2型糖尿病発症の相対危険率は妊娠中の正常耐糖能女性の7.7倍と報告されている（図1B）．これらの結果から，欧米では明らかな糖尿病を除外する現在のGDMの診断基準を用いた場合，産後10年で16〜17％が2型糖尿病へ進展すると推測される．

　また，食事療法のみで治療可能であったGDMを平均10年追跡調査したデンマークの研究では，1978年〜1985年にGDMと診断されたコホートの1990年における糖尿病発症率（18.3％）に比べ，それ以降10年間（1987〜1996年）に診断されたコホートにおける糖尿病発症率が2倍以上（40.9％）であり，また1990年におけるBMIも後半のコホートで有意に大きかったと報告され[5]，産後の糖尿病発症率は生活習慣の変化により増加傾向にあることが伺われる．

　一方，GDM女性は出産後の高血圧，脂質異

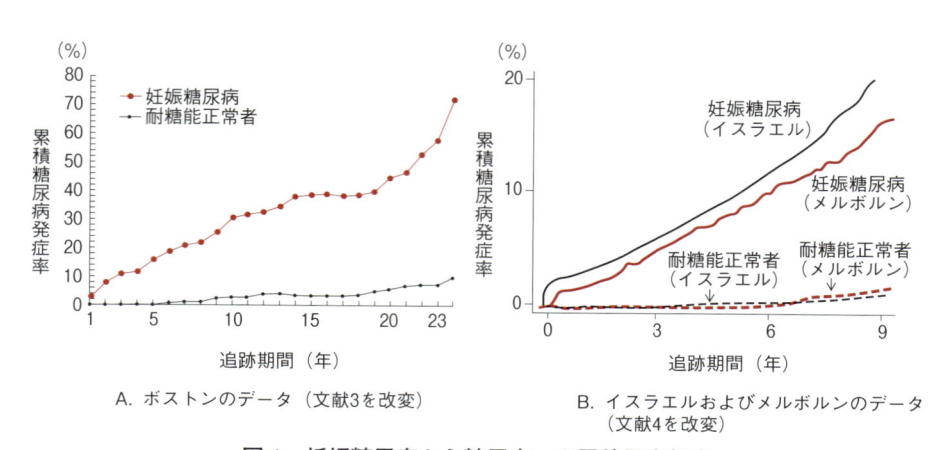

A. ボストンのデータ（文献3を改変）　　B. イスラエルおよびメルボルンのデータ（文献4を改変）

図1　妊娠糖尿病から糖尿病への累積発症頻度

常などの発症も高率であることが知られており，これらは将来の心血管疾患のリスクも有していることが報告されている[6]．このようにGDM女性は2型糖尿病発症のリスクを有しているため，出産後長期にわたって管理し糖尿病の発症予防および糖尿病性合併症の予防のための介入を実施する臨床的意義を有している．

2. GDMの新基準から見た将来の2型糖尿病発症率（日本人のデータ）

2010年に改訂されたGDMの新しい診断基準を用いた日本人における多施設共同研究[7]では，空腹時血糖または75gOGTT 2時間値とHbA1c値が糖尿病型を示す83例では76%が糖尿病を発症し，糖尿病診断までの期間が平均21ヵ月であったのに対し，ハイリスクGDMを除くGDM 236例のうち糖尿病を発症したのは19%であり糖尿病診断までの平均期間も135ヵ月と長かった（表1）．一方，明らかな糖尿病に分類される症例でもHbA1cのみが基準を満たす45例では，出産後の糖尿病発症率および診断までの期間はともに糖尿病とGDMの中間に位置していた．これらの結果は，日本人GDMの糖尿病発症率は欧米よりも高く，また妊娠中の耐糖能異常の程度により出産後の糖尿病発症率，診断までの期間が異なることを示している．

3. GDMフォローアップの方法

上述のようにGDMは出産後に糖尿病に移行する可能性が高いため，厳重なフォローアップが必要である．また出産直後はインスリン感受性が高まり耐糖能が正常化することが多いため，将来の糖尿病発症を効率的に予測し，糖尿病発症予防および早期発見に結びつけるためには，適切な時期に適切な手段で耐糖能を評価することが大切である．米国産婦人科学会（ACOG）[8]，米国糖尿病学会（ADA）[9]，世界保健機構（WHO）[10]は，いずれも産褥期における糖尿病スクリーニングを推奨しているが，OGTTの必要性やIFGの診断におけるカットオフ値については若干の食い違いが見られている．以下に産褥期の75gOGTTと長期フォローについて説明する（表2）．

①産褥期の糖尿病スクリーニング

ACOG，ADAでは，すべてのGDM女性に出産後6～12週における空腹時血糖（FPG）または75gOGTT 2時間値（2hPG）の測定を

表1 耐糖能異常妊婦における分娩後の母体長期予後[7]

	n	糖尿病診断率	糖尿病診断までの平均期間
75gOGTTのFPG ≧ 126mg/dl または 2hPG ≧ 200mg/dl+HbA1c値（NGSP）≧ 6.5%	83	75.9%	20.9ヵ月
HbA1c値（NGSP）≧ 6.5%のみ	45	42.2%	76.6ヵ月
75gOGTTの2hPG ≧ 200mg/dl+HbA1c値（NGSP）< 6.5%	54	22.2%	73.1ヵ月
それ以外のGDM	23	18.6%	134.6ヵ月

表2 GDMフォローアップに関するガイドラインの比較

	出産後における糖尿病スクリーニングのタイミング	診断方法	以後の検査タイミング
ADA（2012）	出産後6～12週	FPGまたは75gOGTT 2hPG	正常型は3年ごと IFG/IGTは1年ごと
ACOG（2009）	出産後6～12週	FPGまたは75gOGTT 2hPG	正常型は3年ごと IFG/IGTは1年ごと
WHO（1999）	出産後6週以降	75gOGTT 2hPG	記載なし

推奨している．ACOG は 2hPG が将来の 2 型糖尿病発症においてはより感度が高いとしているのに対し，ADA の方は単に 2hPG は有効な診断検査として認めている．また，興味あることに 2hPG が FPG よりも好ましいという記載はない．一方，WHO のガイドラインでは FPG のみでは感度が低下し不十分であるとし，出産後 6 週における 75gOGTT の 2hPG を推奨している．最近，HbA1c と FPG の産褥期における糖尿病スクリーニングの有用性を検討した論文[11]がある．HbA1c には食事と関係なく測定できるという利点があり，FPG にはブドウ糖負荷が不要で 1 回の採血で検査が終了するという利点を有しているためスクリーニング法として有用であれば被検者の負担も大きく軽減される．しかし，75gOGTT を gold standard とした場合，HbA1c のみの検査で耐糖能異常者を検出できる感度は 23% と低く，特異度も 84% 程度であることが示されている．一方，FPG のみの場合には特異度は 100% と高くなるが，約 17% の耐糖能異常者を見落とす結果となり，産褥期におけるスクリーニングとしてこれらの検査は感度，特異度が不十分であるとされている．

❷長期フォロー

ACOG および ADA は，産褥期の耐糖能が正常型の場合には 3 年ごとに糖尿病のスクリーニングを行い，IFG または IGT の場合には 1 年ごとの評価を推奨している．一方，WHO は長期フォローについては言及していない．図 2 に ACOG で推奨されている出産後フォローアップのフローチャートを示す．

4．2 型糖尿病発症の危険因子

上述のように GDM は出産後に 2 型糖尿病を発症するリスクを有することから，糖尿病発症を予測し発症予防の介入手段を講じることは重要である．この問題についても O'Sullivan らは早くから検討を行い，産褥期に OGTT で正常型を示した 602 名の GDM を含む 615 名の糖尿病ハイリスク群と妊娠中 OGTT で正常型を示した 328 名の対照群を 16 年に渡って追跡調査し，肥満（個人の身長に対する標準体重から 120% 以上体重が超過したもの）が GDM から糖尿病を発症する危険因子であると報告している[12]．その後多くの研究において出産後の糖尿病発症と関連する因子について検討がなされており，Baptiste-Roberts らは 2006 年までの 14 論文について解析を行い，妊娠前および産褥期の肥満，GDM 診断時の週数，妊娠中のインスリン治療がリスクファクターであるとしている[13]．その他，アジア系やアフリカ系人種は白人に比べて，あるいは社会経済状態が低い GDM では社会経済状態が高い GDM に比べ出産後の糖尿病発症率が高いこと，また糖尿病の家族歴を有するもの，GDM 診断時の空腹時高血糖やインスリン初期分泌の低下，分娩後早期の 75gOGTT での耐糖能異常などが危険因子と

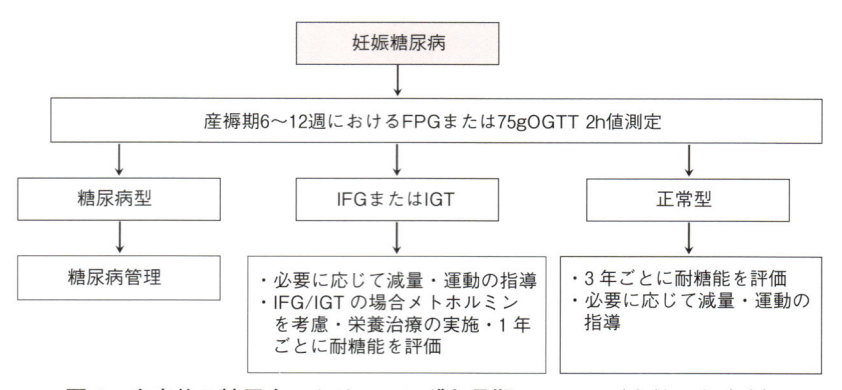

図 2　出産後の糖尿病スクリーニングと長期フォロー（文献 8 を改変）

表3 GDMにおける出産後の糖尿病発症と関連する因子

```
妊娠前：
    肥満
    人種（アジア系，アフリカ系）
    年齢
    社会経済状態
    糖尿病の家族歴
妊娠中：
    GDMの診断週数（早期）
    空腹時高血糖
    75gOGTT 2時間後高血糖
    インスリン初期分泌（I.I.）の低下
    インスリン治療
分娩後：
    出産後早期の75gOGTTでの耐糖能異常
    出産からの期間
    追跡時の内臓脂肪型肥満
```

して報告されている[14,15]（表3）.

日本人における我々の検討[16,17]においても，妊娠前のBMI，GDM診断時の空腹時血糖値，インスリン初期分泌の低下，産褥期における75gOGTTでの耐糖能異常は将来の2型糖尿病発症の危険因子であり，これらの因子は人種を超えたリスク因子と考えられる．

5．GDMから2型糖尿病への進展をいかに予防するか

2010年にGDMの診断基準が改訂されたのに伴いGDM患者が増加しているため，当然のごとく産褥期における糖尿病スクリーニング数も増加している．一方，前述のように出産後6～12週において糖尿病のスクリーニングを実施することが推奨され，またGDMは将来の糖尿病発症リスクが正常耐糖能者の7倍以上であることが言われているにもかかわらず，以前より産褥期における受検率の低さが問題視されている[18]．これは子育て，転居，無関心，経済的理由など様々な理由が関与していると考えられるが，受検率を上げるためには，妊娠中の患者自身への教育はもとより産科医，内科医，コメディカルスタッフが連携して組織的に取り組むことが重要と考える．

一方，GDMの将来の糖尿病発症予防に関する研究も進んでいる．RatnerらはDPP（Diabetes Prevention Program）に登録した被検者のうちGDMの既往を有すると答えた女性（n = 350）とGDMの既往のない女性（n = 1,416）において，ライフスタイル介入とメトホルミンによる2型糖尿病発症抑制効果について検討した結果を報告している[19]．それによると，プラセボ群に比較しライフスタイル介入群ではGDM既往群で53%，GDM非既往群で49%の2型糖尿病発症抑制効果がみられた．また興味深いことにメトホルミンの2型糖尿病発症抑制効果はGDM既往群で50%とGDM非既往群の14%より強く，メトホルミンがGDM既往女性において2型糖尿病発症抑制により有効であることを示唆している．

また，母乳栄養は母体の血糖値の低下や体重減少に効果的であり，2型糖尿病の発症頻度も減少させることが知られており，現在，もっぱら母乳栄養を行った際に将来の2型糖尿病発症を抑制できるか否かを検討する前向き試験（SWIFT；Study of Women, Infant Feeding, and Type 2 Diabetes）が進行中である[20]．

6．おわりに

GDMのフォローアップについて世界のエビデンスを中心に概説した．出産後は育児あるいは仕事に多忙となり生活習慣介入が難しくなってくる．将来の2型糖尿病および心血管病の発症・進展を予防するためにも，GDM女性は分娩後の長期フォローが大切である．産褥期における糖尿病スクリーニングの受検率を上げるために，受検を妨げている要因を分析してモチベーションを高め，その結果，予防的行動変容の適応がなされやすい妊娠中からの生活習慣の介入が重要と考えられる．

文　献

1) Kim C, et al: Gestational diabetes and the incidence of type 2 diabetes: a systematic review. Diabetes Care 25: 1862-1868, 2002.
2) Lee AJ, et al: Gestational diabetes mellitus: clinical

2) predictors and long-term risk of developing type 2 diabetes: a retrospective cohort study using survival analysis. Diabetes Care 30: 878-883, 2007.
3) O'Sullivan J: Subsequent morbidity among gestational diabetic women. In Carbohydrate Metabolism in Pregnancy and the Newborn. Stowers J, Sutherland H, Eds. Edinburgh, Churchill Livingstone, p.174-180, 1984.
4) Chodick G, et al: The risk of overt diabetes mellitus among women with gestational diabetes: a population-based study. Diabet Med 27: 779-785, 2010.
5) Lauenborg J, et al: Increasing incidence of diabetes after gestational diabetes: a long-term follow-up in a Danish population. Diabetes Care 27: 1194-1199, 2004.
6) Freire CM, et al: Previous gestational diabetes is independently associated with increased carotid intima-media thickness, similarly to metabolic syndrome – a case control study. Cardiovasc Diabetol 11: 59, 2012.
7) 中林正雄, 他: 多施設における妊娠糖尿病の新しい診断基準を用いた臨床統計. 糖尿病と妊娠 11: 85-92, 2011.
8) Committee on Obstetric Practice. ACOG Committee Opinion No. 435: postpartum screening for abnormal glucose tolerance in women who had gestational diabetes mellitus. Obstet Gynecol 113: 1419-1421, 2009.
9) American Diabetes Association: Executive summary: Standards of medical care in diabetes-2012. Diabetes Care 35: S4-S10, 2012.
10) World Health Organization: Definition, diagnosis and classification of diabetes mellitus and its complications: Report of a WHO consultation. Part 1: Diagnosis and classification of diabetes mellitus. Geneva, World Health Org, 1999 (Tech Rep Ser no. WHO/NCD/NCS/99.2)
11) Picón MJ, et al: Hemoglobin A1c versus oral glucose tolerance test in postpartum diabetes screening. Diabetes Care 35: 1648-1653, 2012.
12) O'Sullivan JB: Body weight and subsequent diabetes mellitus. JAMA 248: 949-952, 1982.
13) Baptiste-Roberts K, et al: Risk factors for type 2 diabetes among women with gestational diabetes: a systematic review. Am J Med 122: 207-214, 2009.
14) Damm P: Gestational diabetes mellitus and subsequent development of overt diabetes mellitus. Dan Med Bull 45: 495-509, 1998.
15) Lee AJ, et al: Gestational diabetes mellitus: clinical predictors and long-term risk of developing type 2 diabetes: a retrospective cohort study using survival analysis. Diabetes Care 30: 878-883, 2007.
16) 秋吉澄子, 他: 妊娠糖尿病患者の分娩後における糖尿病発症予知因子の検討. 糖尿病と妊娠 5: 119-122, 2005.
17) 高島美和, 他: 妊娠糖尿病（GDM）診断時から糖尿病発症まで長期間にわたり耐糖能を追跡し得た3例. 糖尿病と妊娠 7: 116-120, 2007.
18) Hunt KJ, et al: Postpartum screening following GDM: how well are we doing? Curr Diab Rep 10: 235-241, 2010.
19) Ratner RE, et al: Prevention of diabetes in women with a history of gestational diabetes: effects of metformin and lifestyle interventions. J Clin Endocrinol Metab 93: 4774-4779, 2008.
20) Gunderson EP, et al: Study of Women, Infant Feeding, and Type 2 diabetes mellitus after GDM pregnancy (SWIFT), a prospective cohort study: methodology and design. BMC Public Health 11: 952, 2011.

2 当センターにおけるGDMフォロー

1. はじめに

妊娠糖尿病（GDM；gestational diabetes mellitus）は分娩後糖代謝が正常化することが多いが，分娩後も糖代謝異常が続く場合や，一旦正常化した後に耐糖能異常（IGT；impaired glucose tolerance）や糖尿病（DM；diabetes mellitus）に進行する場合もある．分娩後管理が不十分であると，糖尿病，さらには糖尿病合併症にまで進行してしまう場合もあるため，分娩後の長期フォローアップは大変重要である．

本稿では，主に大阪府立母子保健総合医療センター（以下，当センター）での分娩後フォローアップの実態および分娩後の糖尿病への進行に関連する因子を提示し，その結果を元に分娩後管理の問題点や長期フォローアップを徹底する対策などについて解説する．

2. 妊娠糖尿病の分娩後フォローアップの実態

①追跡率と進行率

GDMの予後については，これまでにGDMの約半数以上，正常妊婦の約10％が，分娩後に糖代謝異常（DM+IGT）に進行していたこと[1]，GDMの追跡調査をまとめたものでは約20～90％が分娩後に糖代謝異常になっていたこと[2]，GDM既往女性の2型糖尿病発症の相対危険率は妊娠中正常血糖女性の7.4倍であったこと[3]などが報告されている．その他にも同様の報告は多くあり，正常対照例に比べGDMからDMやIGTに進行する率は明らかに高い．

②旧定義での検討

当センターでは，これまでに，3～12年の調査で，分娩後正常型（NGT；normal glucose tolerance）を示した64名のうち12名（18.8％）がDMになっていたこと[4]，5～13年の追跡調査で妊娠中IGTであった44名中10名（22.7％）がDMに，19名（43.2％）がIGTに，さらに妊娠中NGTであった43名であっても，6名（14.0％）がDMに，6名（14.0）がIGTに進行していたことを報告してきた[5]．

1982～1999年までにGDMのスクリーニングを受けた2427名の妊婦について検討した結果，フォローし得たのはGDMの約半数，非GDMの10％で，分娩後最長15年間（平均5年）追跡し得たGDM103名のうちIGTは31名（30.1％），DMでも42名（40.8％）も認めており[6]，GDMの分娩後管理が非常に重要であることがわかる（**図1**）．さらに興味深い結果としては，妊娠中にGDMと診断されなかった例であっても追跡時にはDMが22名（9.4％），IGTが47名（20.1％）も認められたことである．また，GDMのうち分娩後1年内にいったん非DMとなった70名においてもその後DMに進行したものが16名（22.9％）もいた．これらは，全ての妊婦を追跡し得たわけではなく，主に，DM発症の危険因子を持っているものが脱落せず追跡し得たというバイアスがかかっていると思われるが，糖代謝異常への進行が多いのは明らかである．ただし，このときのGDMは旧定義・診断基準[7]により診断したものであり，新定義[8]のGDMとovert DM in pregnancyを合わせたものに相当すると考えられる．

1982～2008年までの旧定義のGDMを非

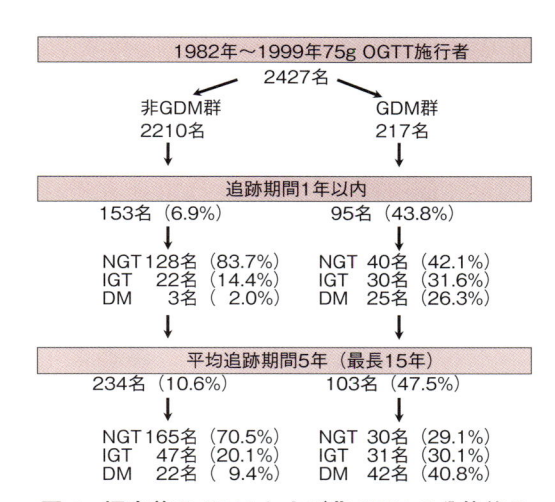

```
1982年～1999年75g OGTT施行者
          2427名
      ／        ＼
  非GDM群      GDM群
  2210名       217名

  追跡期間1年以内
  153名（6.9％）   95名（43.8％）

  NGT 128名（83.7％）   NGT 40名（42.1％）
  IGT  22名（14.4％）   IGT 30名（31.6％）
  DM    3名（ 2.0％）   DM  25名（26.3％）

  平均追跡期間5年（最長15年）
  234名（10.6％）   103名（47.5％）

  NGT 165名（70.5％）   NGT 30名（29.1％）
  IGT  47名（20.1％）   IGT 31名（30.1％）
  DM   22名（ 9.4％）   DM  42名（40.8％）
```

図1 旧定義のGDMおよび非GDMの分娩後のフォローアップ[6]

DM 型の A 群（新定義の GDM に相当）と DM 型の B 群（新定義の overt DM に相当）とに分けて比較した結果では，最終診断時 DM は A 群 17.0 %・B 群 45.5 %，IGT は A 群 20.9 %・B 群 20.5 %であり，軽度の異常である GDM でも高頻度に糖代謝異常に進行していた[9]．また，1年内の検査でいったん NGT となった例でも最終診断時糖代謝異常を示していたのが A 群 87 名中 27 名（31.0％），B 群 17 名中 5 名（29.4％）いたが，その反面妊娠中明らかな DM 型を示した B 群でも分娩後 NGT を示したのが 17 名（19.3％）あった（図2）．

③新定義での検討

さらに，1982〜2010 年までの分娩について新定義で検討しなおした結果，追跡し得たのは約 20 %であった[10]．このうち，overt DM は約 80 %追跡できていたが，非 GDM は約 10 %，GDM で約半数であった．ちなみに同症例を旧定義で診断した場合は GDM の約 75 %は追跡できていたが，この中には新定義の overt DM が含まれていたためと思われる．また，新定義での GDM の中には 1 点異常も含まれており，旧定義で診断していた時は 1 点異常は非 GDM のなかに含まれていたため，十分に追跡できていなかったためと思われる．最長 25 年後に DM となったのは，非 GDM の 5 %，GDM の 14 %，overt DM の 65 %であった．DM 進行率の結果をまとめると，overt DM ＞ GDM ＞非 GDM より DM に進行しやすく，産後 5 年で非 GDM の 1 %に対し GDM の約 20 %，さらに

産後 10 年では GDM の約 30 %が DM に進行していた．なお，overt DM は，恐らく妊娠前から DM であった例も多く含まれていると思われる．さらに，OGTT 3 点異常＞2 点異常＞1 点異常＞3 点全て異常なし，と OGTT の陽性ポイントが多くなるほど早く多く DM に進行しやすかった．また，たとえ 1 点異常でも 3 点全て異常なしの場合に比べ，将来 DM になりやすいことも明白であり，1 点異常でも放置してはならないことがわかる．

3. 糖尿病へ進行しやすい危険因子

糖尿病に進行しやすいリスク因子として，これまでの報告をまとめると，肥満（上半身・内臓脂肪型），GDM の診断時期（早期），空腹時高血糖，妊娠中の耐糖能異常，総インスリン分泌低下，早産，出産後早期の OGTT の異常，出産からの期間などが指摘されており，これらのリスク因子をもつものは，産後耐糖能が正常化しても，定期検査などの管理を続けることが必要であると考えられる．最近でも同様の報告結果が示されており[11-13]，さらに 1 つのリスク因子を持つ場合より 2 つ以上のリスク因子が重なれば重なるほどより DM に進行しやすいことも指摘されている[12]．

①当センターでの検討

当センターでも，以前から DM 進行の危険因子について検討しており，GDM 群だけでなく，非 GDM 群や分娩後 NGT あるいは IGT を示した群でも，肥満（非妊時および追跡時），妊娠中の耐糖能低下例（75gOGTT の血糖値，HbA1c 高値），GDM の診断時期が早い例，インスリン初期分泌能（II30）の低下例，インスリン使用例数および最高使用単位数が多い例で，GDM から DM へ進行しやすく，これらが危険因子と考えられた[4-6, 9, 10]．また，非 GDM 群では，上記の危険因子以外に，追跡時のウエスト・ヒップ比（W/H）の高い例で，リスクが高かった[6]．以上の DM 進行のハイリスク因子を**表1**にまとめた．これらのリスク因子を持つ例では分娩後の長期管理がより重要であると

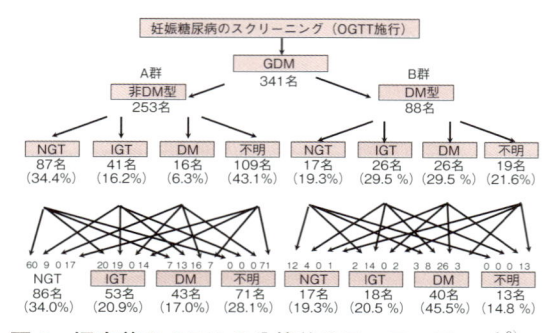

図2 旧定義の GDM の分娩後のフォローアップ[9]

表1 糖尿病への進行の危険因子

- 妊娠前：肥満（上半身・内臓脂肪型，高 W/H 比）

- 妊娠中：GDM の診断時期（早期）
  ：空腹時高血糖
  ：OGTT2 時間後高血糖
  ：HbA1c 高値
  ：インスリン初期分泌（II30）の低下
  ：総インスリン分泌低下
  ：プロインスリン-インスリン比高値
  ：早産
  ：インスリン使用

- 分娩後：出産後早期の OGTT 異常
  ：出産からの期間
  ：追跡時の内臓脂肪型肥満，高 W/H 比

思われる．

4．母親の糖尿病進行の予防戦略

① 妊娠糖尿病の分娩後フォローアップ手順

GDM 女性には必ず OGTT による再診断をし，その結果のタイプ別に次回の検査・診察時期，管理内容などを決めて指導する．どのタイプであっても，脱落しないように注意する．特に，分娩後の再診断で NGT であっても，1年毎の検査（OGTT や HbA1c/グリコアルブミン；GA）を施行し，診察時に体重，生活習慣などをチェックし，健康維持目的としての食事・運動療法を指導する．また，妊娠中に非 GDM であっても，危険因子が濃厚な場合は，同様に指導する．

米国産婦人科学会（ACOG）では，分娩後6〜12週に OGTT，NGT でも3年毎に検査，体重管理，運動励行などが必要であり，IGT では，栄養指導に加え，必要に応じビグアナイド剤（メトホルミンなど）の使用も推奨されている[14]．わが国で以前より推奨されてきたものと ACOG の推奨も取り入れた当センターでの GDM の分娩後管理手順を図3に示す．

なお，分娩後の再診断の時期だが，日本産科婦人科学会では分娩後6〜12週後が推奨されているが，1ヵ月健診終了後に予定していても脱落してしまう例が多いため，必ず受診する1ヵ月健診時に施行するようにしている．NGT の場合，ACOG は3年毎の OGTT を推奨しているが，脱落症例を防ぐために，当センターでは1年毎にしている．

② 分娩後フォローアップの問題点

分娩後フォローアップに力を入れていても，脱落症例も多い．その原因として，患者側と医療者側のそれぞれの要因が考えられる．

患者側の問題としては①妊娠中の厳格な管理の反動，②医師からの説明不足，③無理解・無関心，④分娩後の検査で正常化したという安堵感，⑤育児優先，⑥転居などがあげられる．

また，医療者側としては，産科医は①1ヵ月健診後，定期的な通院なし，②OGTT，食事・運動療法などの継続指導が困難であること，内

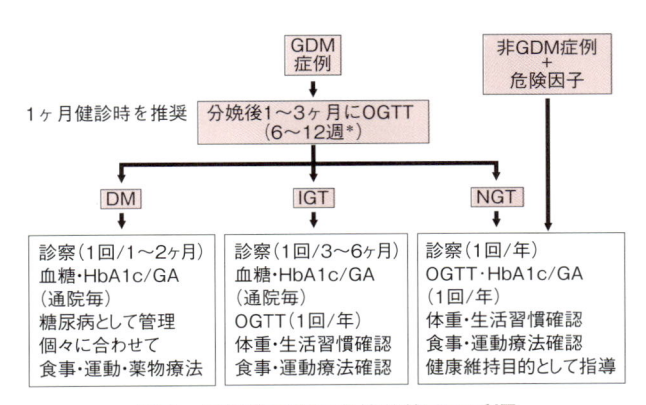

図3 妊娠糖尿病の分娩後管理の手順
＊日本産科婦人科学会では6〜12週での再診断を推奨

科医は①耐糖能正常者を保険診療で定期的に診ることが困難であること，などがあげられる．
　また，両者とも分娩後フォローアップに関して無理解・知識不足が原因の場合もある．

③長期フォローアップを徹底する対策

　脱落例の多くは，分娩後の定期検査や診察などの管理が大切であることを知らないでいると思われる．そのような例を少しでも減らすためには，①妊娠中から分娩後管理の重要性について十分説明しておくこと，②再診断のOGTTは1ヵ月健診時に施行すること（産科と内科が別の施設は1～3ヵ月内に内科を受診すること），③分娩後の退院前や1ヵ月健診時に，説明書を渡しながら再度説明すること，④卒乳後，体重増加や血糖上昇しやすいことも事前に説明すること，⑤日常生活での自己管理法を指導しておくこと，などが重要である，と考えられた．

　当センターでは，NGT，IGTには1年に1回OGTTを施行しており，1年後の受診予定日1～2ヵ月前に予約確認票を病院から郵送する長期予約システムを導入し，脱落例を減らすよう努力している．

5. おわりに

　妊娠糖尿病と診断された場合，特に非妊時からの肥満例，早い妊娠週数に診断された場合，妊娠中の耐糖能異常例・インスリン分泌能低下例・インスリン使用例は，将来糖尿病になりやすい．しかし，これらに関して広く知られていないこともあり，妊娠中の血糖管理，体重管理については患者も医療者も積極的に行っているが，分娩後は軽視されることが多い．このため，脱落症例も多く，将来完全な糖尿病および糖尿病合併症になってしまうことが懸念される．

　糖尿病および糖尿病合併症への進行を防ぐためには，分娩後長期にわたる健康管理の必要性を妊娠中から十分に説明し，分娩後も糖代謝異常が続く場合は定期的な通院・管理を続けること，分娩後正常化した妊娠糖尿病や妊娠糖尿病と診断されなくても危険因子を持っている人も積極的に自己管理し，健診を受けるよう教育・指導をすることが大切である．

文　献

1) O'Sullivan JB: The Boston gestational diabetes studies; review and perspectives. In: Carbohydrate metabolism in pregnancy and the newborn, 4th ed（ed Sutherland HW, et al），p287-294, Springer-Verlag, London, 1989.
2) O'Sullivan JB: Diabetes mellitus after GDM. Diabetes 40: 131-135, 1991.
3) Bellamy L, et al: Type 2 diabetes mellitus after gestationaldiabetes: a systematic review and meta-analysis. Lancet 373: 1773-1779, 2009.
4) 藤田富雄，他：妊娠糖尿病とその産後管理．産婦人科治療 73：415-419, 1996.
5) 和栗雅子，他：妊娠糖尿病の分娩後のfollow up study. 第14回健康医科学研究助成論文集 9：151-158, 1999.
6) 和栗雅子，他：妊娠糖尿病および対照群の分娩後のフォローアップ―分娩後の糖尿病発症に関連する因子―．日本未病システム学会雑誌 12: 148-151, 2006.
7) 葛谷健，他：糖尿病の分類と診断基準に関する委員会報告．糖尿病 42：385-404, 1999.
8) 日本糖尿病・妊娠学会．妊娠糖尿病診断基準検討委員会：妊娠糖尿病診断基準変更に関する委員会報告．糖尿病と妊娠 10：21, 2010.
9) 和栗雅子，他：妊娠糖尿病の分娩後フォローアップに関する検討．糖尿病と妊娠 10: 67-72, 2010.
10) 和栗雅子，他：糖代謝異常妊婦のフォローアップの現状と問題点．糖尿病 54（Suppl1）：S-33, 2011.
11) Pirkola J, et al: Prepregnancy overweight and gestational diabetes as determinants of subsequent diabetes and hypertension after 20-year follow-up. J Clin Endocrinol Metab 95: 772-778, 2010.
12) Schaefer-Graf UM, et al: How do we reduce the number of cases of missed postpartum diabetes in women with recent gestational diabetes mellitus? Diabetes Care 32: 1960-1964, 2009.
13) Golden SH, et al: Antepartum glucose tolerance test results as predictors of type 2 diabetes mellitus in women with a history of gestational diabetes mellitus: a systematic review. Gend Med 6: 109-122, 2009.
14) ACOG: Committee Opinion Postpartum screening for abnormal glucose tolerance in women who had gestational diabetes mellitus. Obstet Gynecol 113: 1419-1421, 2009.

11 母体のケア

1. 妊娠初期

　妊娠初期は，一般に内分泌の変動による気分の変化に情動的な変化が加わる．一方，妊娠という出来事に対して喜びや幸福感も存在し，いわゆるアンビバレンスの状態にある[1]．糖尿病女性には，計画妊娠が必要であり予期せぬ妊娠であった場合は，血糖コントロールが不良であることが多く，嬉しいという感情よりも戸惑いや不安が大きく，妊娠継続の判断が必要なこともある．また，妊娠初期に糖代謝異常を初めて指摘された女性は，突然の出来事に精神的な動揺が強い．そのため，血糖管理に関するセルフケアの指導を計画的に進めていくことが難しい場合がある．どちらの場合もまずは不安や疑問の訴えを傾聴して少しでも不安が軽減できるよう気持ちを受容・共感し，寄り添う姿勢で関わっていくことが大切である．そして，援助が可能となれば，妊娠中の管理の特徴の説明を行い，厳格な管理が実施できるように援助していく必要がある．安心して妊娠生活を送り，出産を迎えるには，配偶者や家族の支援が必須であるため，理解が得られるように働きかけていかなければならない．特に，妊娠継続に関する援助が必要な時は，患者が本心を出せずに悩むこともあり，代弁者としての役割が必要になる．配偶者や家族と十分相談して選択した結論を尊重し，自分の意思で決定したと認識できる援助が大切である．

　妊娠中は経口血糖降下剤の投与ができないため，インスリン療法となる．妊娠時に使用可能なインスリンをすでに使用していれば問題はないが，インスリン変更時やインスリン導入が必要なことがある．インスリン導入に関しては，抵抗を示すことがあり，できれば避けたいと誰もが思っている．必要性は理解できていても辛いと感じているため，十分に訴えを傾聴し対応していかなければならない．また，1型糖尿病女性の場合は，悪阻により容易にケトアシドーシスとなる．悪阻に関する適切な指導も必要であり，早期に対応できるようにしなければならない．Yorkは，妊娠の進行に伴いストレスが増強していくと述べており[2]．妊娠のいずれの期間においても精神的な援助は重要である．

〈☞5章§4⑫〉

2. 妊娠中期

　妊娠経過が正常であれば，妊娠中期は否定的感情の減少と肯定的感情の増加に伴い，幸福感・満足感などの感情が生じてくる[1]．しかし，糖尿病合併妊婦の場合，インスリン抵抗性の影響を認めるため，これまでの対応と異なる対応が必要となり，戸惑いや不安が強く，否定的な感情は減少しない．妊娠中期は，胎盤が完成され安定期となる時期であるため，妊娠由来のホルモンの影響を受けインスリン必要量は増大する．糖尿病女性にとってインスリン量が増えることは疾患の悪化と結びつけてしまうことがあり，インスリン量の増加は辛い体験となりうる．血糖値の上昇を避けるために必要栄養量の摂取を抑えてしまうこともある．そのため，妊娠時の特徴を正しく理解できるようなケアを行う配慮が必要となる．インスリン量が増えること以外にも妊娠により低血糖の頻度増加等の今までの自己の体験と異なる現象の出現に戸惑う機会が増加する．Bergは糖尿病女性の妊娠中の特徴として，もう一度糖尿病になる（糖尿病の治療をはじめからやり直すような感情を抱く．特に初産婦において強く感情を示す），合併症が出てくる不安が生じる．妊娠前は自己コントロールすることに意義を感じていたが，妊娠中

は妊娠前のようなコントロールができなくなる，自分の身体がわからなくなる等を述べている[3]．糖尿病女性であれば妊娠の影響による変化への戸惑いや不安を強く持ち，常に緊張状態が継続しているため，訴えをより傾聴することも大切である．

一方，胎動を感じることで自分の体内に子どもが生きているという実感が持てるようになる．胎動という感覚で胎児の存在を感じると，注意や意識を胎動にも向けるようになり，妊娠中の管理は大変であるが子どものために頑張ろうという気持ちが強くなる．超音波断層法で胎児の成長を実際に目にすることは，単純に嬉しいだけでなく，自分の頑張りが報われたと感じ，非常に励みになり，子どもがいたから頑張れたと産後も振り返ることができる．胎児の存在は治療へのモチベーションの効果を高めることができる．そのため，胎児の成長を一緒に喜び，血糖コントロール状態が少しでも良い方向となっていれば褒め，継続できるようなケアを行うことが重要である． 〈☞5章§4[12]〉

3．妊娠末期

糖代謝異常合併妊婦は，正常妊婦より羊水過多・妊娠高血圧症候群・切迫早産などの合併症の出現が高くなることが知られている．正常な妊娠経過であっても妊娠末期には，分娩が近づくにつれて早く生みたいという積極的な期待と分娩の不安や恐れが存在し，アンビバレントな感情を体験すると報告されている[4]．糖代謝異常女性は，ハイリスク妊産婦であり，さらに不安定な状態になりやすい．したがって，医療者は家族を含めたサポート体制について把握し援助するよう努めなければならない．

また，ピアサポートの存在は，同じ悩みを共有することで頑張ろうという前向きな気持ちになれるため，患者会のようなシステムの構築も必要である． 〈☞5章§4[13]〉

また，円滑な母親役割の獲得のための援助や分娩に向けた準備は大切である．バースプランの確認を行い，分娩前教育について実施していく必要がある．さらに，産後の母体の変化や出産後の児についても説明を行い，これから体験する経過がイメージできるような援助を提供していかなければならない． 〈☞5章§4[12]〉

4．分娩期

産科的に帝王切開が必要と判断された場合や増殖型網膜症を伴う場合は選択的帝王切開となるが，一般に経腟分娩が原則である．血糖コントロールが良好であり母体・胎児に問題を認めなければ自然陣痛発来・自然分娩を期待するが，計画分娩となることが多く，そのための援助が必要となる．分娩進行中の血糖値の目標値は，「70～110mg/dl」であるため，定期的な血糖値の測定（1～3時間毎）を行い，食事摂取量を考慮して目標血糖値が維持できるように観察を行う．分娩進行中に目標血糖値を達成することは，新生児の低血糖予防のためにも重要である．陣痛による痛みや分娩経過に関する不安などのストレスで血糖値が上昇することがあるため，そばに寄り添って産婦の訴えを聞き，産痛緩和法の実施を行い，不安が軽減できるよう援助を行うことが重要である．つまり，分娩進行時の一般的な援助および観察はもちろん，血糖値に関連した観察と援助がポイントとなる．帝王切開の場合は，絶飲食となり食事開始となるまでは点滴による血糖管理となり，定期的な血糖測定が必要となる．経腟分娩・帝王切開のどちらにおいても，自分で血糖測定を実施することが困難な状況となるため，看護者が測定を実施して速やかな対応を図る必要がある． 〈☞5章§4[12]〉

5．産褥期

産褥期は，糖尿病女性は糖尿病療養と育児との両立が困難との訴えがあり，血糖コントロールが不良になる傾向がある[5]．糖尿病女性におけるバースレビューでは「妊娠・出産はやはり大変であった．しかし良い体験だった．子どもを産むことができてよかった．この子のためにも元気でいたい．このまま血糖管理を良好に保

ちたい」との訴えを認める．しかし，育児と療養生活との両立は難しい．産褥期は，育児中心の生活に変化するため，自分のケアが不十分になることが多い．したがって，血糖コントロール不良であっても，関心事が育児に集中し，自身のセルフケアに関する悩みの訴えは少なくなる[6]．そのため，育児や母乳哺育に関する内容だけでなく血糖管理に関する悩みや遭遇する健康問題なども気軽に相談できるシステムの構築や意識的な関わりが重要である．

妊娠糖尿病（GDM）は糖尿病発症ハイリスク群であるが，産後のフォローアップのドロップアウトが問題になると言われている[7]．産後の再評価において問題がないとわかると，安心してしまったり，育児中心の生活により自身の定期検査への意識が薄れ，医療機関を訪れることが疎遠になってしまう．黒田らは，乳児家庭全戸訪問事業，新生児訪問，健康事業等に注目し，GDM既往女性を対象とした産後糖尿病看護継続支援に関する研究に取り組んでいる[8]．2010年にGDMの診断基準の改定後，GDMと診断された女性が増大している現状ではあるが，長期的な継続的支援はまだシステム化されていない．出産施設のみでの継続支援は限界がある．地域との連携は必須であり，糖尿病女性・GDMともに継続的な支援ができるようにしていく必要がある．

また，計画妊娠についての教育を妊娠前に受ける機会があった糖尿病女性であっても，計画的に妊娠することができないことが多い．田中は，1型糖尿病女性の第1子の計画妊娠率は41.5％，性行為経験者の中で中絶経験がある症例は13.3％であり，血糖コントロールが不良であることでの中絶は42.1％[9]．妊娠と血糖の関係について57.7％の症例が理解[10]していたと報告している．そのため，退院指導時に次回妊娠時には計画的な妊娠ができるよう指導することを忘れてはいけない．計画妊娠に関しては，産褥期の指導だけでは計画妊娠率はあがらない．妊娠可能年齢の糖尿病女性を対象とした糖尿病教室のあり方についても検討し保健指導の充実を図っていく必要がある．同じ施設に勤務する慢性疾患看護専門看護師や糖尿病看護認定看護師，糖尿病療養指導士との連携を図り，計画妊娠に関しても具体的な指導を展開できるようなシステムを構築していかなければならない．

〈☞5章§4[12]〉

6. 母乳哺育

母乳哺育は，一般に母児に好影響をもたらすことが知られているが，糖代謝異常女性にとっても利点がある．母親側の利点としては，母乳育児をすることでGDMが糖尿病に移行するリスクを下げることができること[11]，比較的軽度の糖代謝異常やGDMでは，授乳することによって糖代謝状態の改善が示されており，糖代謝のみならず脂質代謝へも好影響を及ぼすことも報告されている[12]．児側の利点としては，母乳で育った子どもの1型糖尿病発症率が低いこと[13]や糖尿病女性から生まれた子どもでは，母乳を飲んだ子どもの方が肥満や糖尿病発症が少ない[14]こと等が報告されている．そのため，母乳哺育の利点の説明を行い，母乳哺育に向けた援助を妊娠中から援助していく必要がある．1型糖尿病女性は乳汁分泌の遅れと母乳確立の失敗が多い[15]と言われている．そのため1型糖尿病女性に対しては，より細やかな援助が必要となる．

産後においてもインスリン療法が必要な場合は，母乳哺育による低血糖症状の増加についての説明と対策を考えなければならない．血糖値の維持のためには，選択する食品・インスリンの作用時間・最大作用時間等を考慮して食品を摂取する必要がある．授乳前に補食をするのであれば食品効換表の表1か表2で補食を行い，授乳後であれば表3を中心にして表1か表2を組み合わせるとよいと言われている[16]．特に1型糖尿病女性の場合，授乳中は乳腺でグルコースから乳糖への変換が行われるため，母乳を与えている母親ではインスリン必要量が減少することが報告されており[11]，血糖管理に注意していかなければならない．授乳時のセルフケア

ができるように，授乳前後で血糖測定を行い，どの程度の血糖値の変動があるのかを母親自身が把握し対応できるようにしていくこと，母乳分泌量の増量に伴う低血糖時には，食事付加量を医師・栄養士に確認して対応をすることも必要となる．

小田らは，子どもを泣かせておいて血糖測定や低血糖対策を優先しなくてはならない現実を周囲の医療者にさえ正しく理解されていない現実が糖尿病を持つ女性を苦しめていることを指摘している[17]．医療者自身も糖尿病女性の産後の心身のケアを意識し，児の授乳よりも自身の血糖管理を優先しなければならないというストレスを十分理解し，周囲への理解を求めるように働きかけることも重要である．

文　献

1) Dickason EJ, et al: Maternal-Infant Nursing Care, 3rd ed, St. Louis, Mosby, 1998, 160-167
2) York R：Affect in diabetic woman during pregnancy and postpartum, Ners Res 45: 54-56, 1996.
3) 新道幸恵，他：母性の心理社会的側面と看護ケア，医学書院，東京，1990.
4) Berg M：Pregnancy and diabetes-a hermeneutic phenomenological study of women's experiences, J Psychosom Obstet Gynecol 21: 39-48, 2000.
5) 和栗雅子：糖尿病合併妊娠—内科専門医—．周産期医学 36：1139-1145，2006.
6) 福島千恵子，他：産褥期における糖代謝異常女性への援助—母乳外来の現状と今後の課題—,糖尿病と妊娠9：65-70，2009.
7) 穴澤園子，他：女性糖尿病母体の出産後の追跡とドロップアウト対策について．糖尿病と妊娠 1：51-55.
8) 黒田久美子，他：妊娠糖尿病を指摘された女性への産後継続支援．助産雑誌 65：695-8，2011.
9) 田中佳代：1型糖尿病を持つ女性のリプロダクティブヘルスに関わる問題の構造化—1型糖尿病をもつ女性の月経・性生活・妊娠—．糖尿病と妊娠 6：112-118，2006.
10) 田中佳代：1型糖尿病を持つ女性のリプロダクティブヘルスに関わる問題の構造化—リプロダクティブヘルスに関わる意識・知識・支援に関する因子—．糖尿病と妊娠 6：119-126, 2006.
11) Riordan J：Brestfeeding and Human Lactation, 3rd ed, Jones and Bartlett Publishers, p437-484, 2005.
12) Kjos S, et al: The effect of lactation on glucose and lipid metabolism in woman with recent gestational diabetes. Obset Gynecol 82: 451-455, 1993.
13) Malcova H, et al: Absence of breast-feeding is associated with the risk of type 1 diabetes: a case-control study in a population with rapidly increasing incidence. Eur J Pediatr 165: 114-9, 2006.
14) Gunderson EP: Breast-feeding and diabetes: long-term impact on mothers and their infants. Curr Diab Rep 8: 279-86, 2008.
15) Ferris AM, et al: Nutritional consequences of chronic maternal conditions during pregnancy and lactation; lupus and diabetes. Am J Clin Nutr 59（suppl）：465-473, 1994.
16) 福井トシ子：授乳中の食事とインスリンのタイミングがわからない．妊娠と糖尿病のケア学，メディカ出版，2012.
17) 小田和美，他：1型糖尿病女性の療養上の体験と工夫—第2報—．糖尿病と妊娠 8：120-125, 2008.

12 母体のメンタルケア

1. はじめに

　糖代謝異常の妊婦の支援には，心理・社会的側面についての理解が重要となる．その際に糖代謝異常に関することばかりに目を向けるのではなく，妊娠・出産，そして子育てに向かう一人の女性の人生の一時期であるという視点も含めて，糖代謝異常妊婦を支援していくことが我々医療従事者には求められる．

　また，糖代謝異常妊婦といっても妊娠前から1型糖尿病・2型糖尿病を持つ妊婦，妊娠時に初めて糖尿病と診断された妊婦，そして妊娠糖尿病妊婦とそれぞれにおかれた状況が異なり，糖代謝異常妊婦と一括りにして対応することはできない．それぞれの妊婦の心理特性も理解して支援していくことが必要となる．

　糖代謝異常妊婦のメンタルケアとして，女性の妊娠・出産のプロセスで生じる心理・社会的変化に対する理解を深めるために，1型・2型糖尿病を持つ妊婦，妊娠糖尿病妊婦の心理と家族も含めた支援について記述した．

2. 妊婦の心理・社会的変化

　妊娠・出産は大きな喜びを妊婦とその家族に与える一方で，女性にとって最も大きな発達的危機の一つと言われている[1]．妊婦は，妊娠や妊娠に伴う身体的変化によって今までの生活を変更していくことを余儀なくされる．また，母親という新たな役割を獲得していくことが求められる．このような妊娠に伴う心理・社会的変化は，妊婦に葛藤や不安を引き起こすこともあり，妊娠の時期によってもその心理は異なる．

① 妊娠初期

　妊娠初期にある妊婦の心理の特徴として，アンビバレント（両価的）な状態が挙げられる．これは，妊娠による喜びや期待・幸福感などの肯定的感情を感じる一方で，親になることへの不安や戸惑い，仕事や趣味などに調整や変更が生ずることへの喪失感等の否定的感情を併せ持つ状況のことである．この時期はつわりなどのマイナートラブルも生じやすく，妊娠に対して否定的感情が強い場合さらに不快感が増強したり，つわりも増悪することが知られている[2]．周囲から祝福され幸せに満ちた時期だと思われがちだが，妊娠によるホルモンバランスの変化も伴い心理的には不安定な時期でもある[3]．夫・家族だけでなく周囲の気遣いや祝福が，妊婦の気持ちを安定させ，妊娠に前向きに取り組みことに繋がる．

　また，妊娠から始まる親になることへの準備には，「妊娠の受容」が重要となる[4]．妊婦が妊娠を望んでいたか把握し，夫や家族との関わりや家族の状況，妊婦の健康状態なども併せて把握し支援していくことが必要である．

② 妊娠中期

　妊娠中期には胎盤が完成し，胎動も感じられ，妊婦は胎児の存在を実感するようになり胎児への愛着も芽生え始める．体型も妊婦らしくなり，周囲からも気遣われるようになる．この時期は受容的傾向が高まり，カプランは将来母親となるための準備として非常に大切な心理段階とみなしており，家族のあたたかいサポートと専門家のケアを受けて妊婦のエネルギーが満ちあふれる．それが子どものケアをする源となる（堀内訳）と述べている[5]．

③ 妊娠末期

　胎児の成長に伴い腹部の増大も顕著となる妊娠末期は，頻尿や胃部の圧迫感，腰痛などマイナートラブルが生じやすい．動くのもおっくうとなり内向的になりやすくなる．出産を間近に控え，陣痛や元気に子どもが生まれてくるかな

どの不安も強くなる．

　早く産んでしまいたいと思う一方で，出産によって胎児と分離することに「分離への不安」を感じることもあると言われている[6]．

〈☞5章§4[11]〉

3. 糖代謝異常妊婦の心理と支援
① 1型糖尿病女性の心理と支援
　糖尿病女性の妊娠は，計画妊娠，妊娠中の厳密なコントロールにより良好な周産期予後を保つことが可能となってきた．しかし，1型糖尿病を持つ未婚女性は妊娠・出産は高いハードルと受けとめており[7]，妊娠中のメンタルヘルスを考えるには，妊娠前からの心理状況を把握する必要がある．

1) 妊娠前：1型糖尿病女性の妊娠・出産の意識に関わる要因を図1に示した．妊娠・出産の意識には，糖尿病や合併症の状況，糖尿病と妊娠に関する知識・情報，年齢の問題，サポートに関する要因が影響し，生まれてくる子供の健康への不安と妊娠中の血糖コントロールができるのかという不安などが生じてくると思われる．

これに加えて，糖尿病女性の出産を取り扱う病院がない・専門の病院まで遠距離である等の病院の選択に関る問題，妊娠中のコントロール入院等にかかる費用など経済的な問題，コントロールしながら仕事を継続できるか等の仕事の問題と，もともと糖尿病女性自身がどのように糖尿病を受けとめているのかが影響し，妊娠に対する思いは『子供が欲しい』『子供を持つことと血糖コントロールの両立への葛藤』『自分の子供は持たない』『考えた事がない』などのタイプに分かれるのではと考える．妊娠前から管理・支援が求められる1型糖尿病女性への効果的なアプローチの手がかりとして頂きたい．

　このような妊娠に対する不安や葛藤を専門家に相談できることが望ましいが，実際には難しく，男性医師だから・恥ずかしい・コントロールが良くないから等の理由で，「話したい」「相談したい」と思いながらも「話せない」糖尿病女性も存在する[7]．女性医師が関わることが望ましいが全ての糖尿病女性に対応はできない．助産師が糖尿病医療チームの一員として糖尿病女性の支援に携わることが期待されており[8]，

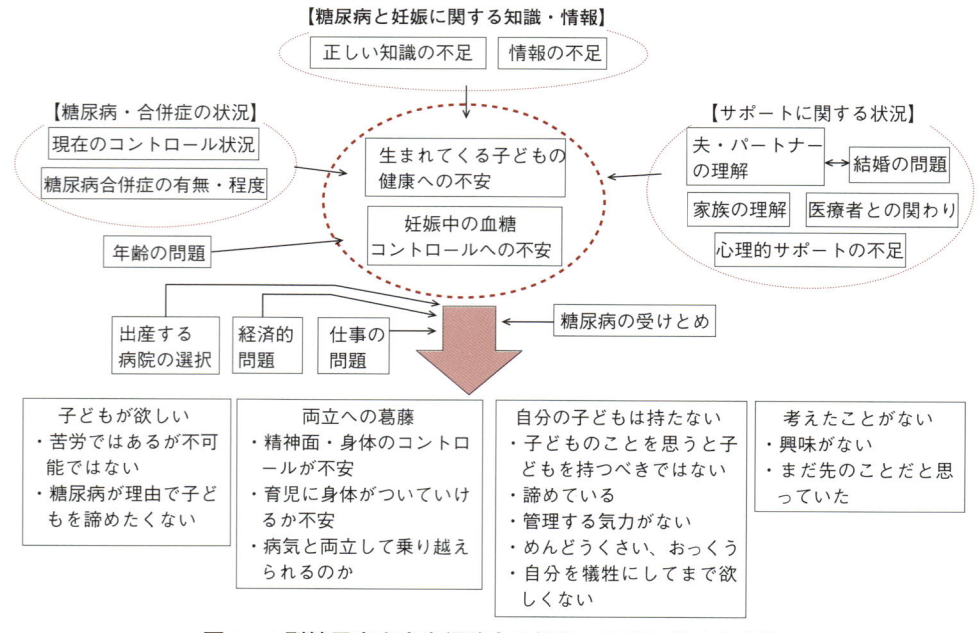

図1　1型糖尿病出産未経験者の妊娠・出産に対する意識
（第22回日本糖尿病・妊娠学会，シンポジウム「小児期発症1型および2型糖尿病の妊娠前管理」にて発表）

女性看護師と共に性や妊娠に関する相談・支援を行えるシステムの検討も求められる．そして，医療従事者がこのような性や妊娠に関わるデリケートな問題の相談に応じられるには，結婚，妊娠・出産等に親身になる姿勢を持ち，月経が順調かの確認・月経に伴う血糖変動の状況などを尋ねることで，性や妊娠に関する事を話しても構わないのだと糖尿病女性に認識してもらうこと，血糖コントロールが良くないので妊娠のことを話題にできないと感じている糖尿病女性の想いを理解することが支援のきっかけとなる[7]．

また，1型糖尿病女性の意識に大きな影響を及ぼすのは，母親の娘の妊娠・出産に対する意識である．個人差はあるものの母親も妊娠は結婚より高いハードルと感じており，知識・情報の不足がそれに影響を及ぼしている[9]．糖尿病診断時に主治医から妊娠・出産の説明を受けていない母親は半数に及び，診断時から現在まで説明を受けていない母親は4割近く存在するのが現状である[9]．母親が娘の糖尿病発症時から妊娠・出産について正しく理解することが，その後の意識にも大きく影響を及ぼすと思われる．そして，娘の成長に応じて必要な知識・情報が得られるよう働きかけ，併せて母親の心情を理解した上でサポートすることで，母親が妊娠に対して過剰な不安や心配を持たず娘への効果的な支援ができることに繋がると考えている．

2) **妊娠中**：全ての糖尿病女性が良好なコントロール状態で妊娠するとは限らず，第1子の計画妊娠率は41.5％との報告もある[10]．わが国で妊娠先行型結婚と考えられる割合はほぼ四分の一を占め[11]，このような状況が大多数のなか，厳密な計画妊娠は難しいことである．血糖コントロールが良好でないまま予期せぬ妊娠をした場合，指定された期限までに妊娠継続の決断を迫られストレスフルな状況となる[12]．妊娠継続を決定したとしても，強い不安を抱くのは当然である．妊娠初期はアンビバレントな心理状態となるが，妊娠・子どもの健康に対する不安や戸惑い，自己管理をうまくできなかった自分を責めるといった否定的感情が，妊娠を喜ぶ気持ちを上回ってしまうことが十分予測される．妊娠継続を自己決定した後は，血糖コントロールやセルフケアへの支援だけでなく，まずは母親となることを祝福し，不安な気持ちや自分を責める気持ちに寄り添い，「妊娠の受容」がはかれ，妊娠に前向きに取り組んでいけるような心理的支援が必要となる．

計画妊娠の場合でも，生まれてくるまで子どもの健康に対する不安は同様にある．糖尿病合併症も不安要素の一つとなる．些細な事でも相談でき不安が軽減できるよう内科と産科が連携を図り，きめ細やかな支援が必要とされる．また，妊娠中の血糖コントロールは，目標値の変更，妊娠経過に伴うインスリンの増量，妊娠に伴う体調の変化などで，糖尿病女性は一から勉強しなおさなければならない状況となる[13]．受容的傾向が高まり，周囲のサポートを欲する妊娠中の心理状況も踏まえ，全て糖尿病女性のセルフケアに任せるのではなく，より良い妊娠中のコントロールの方法を共に考えていくアプローチも必要である．

1型糖尿病女性の一番の支援者となるのは夫・パートナーであるが，サポートしたくてもその方法が分からず不安を募らせている状況もみられている[14]．妊婦に一番近い存在である家族でもお互いの気持ちを分かりあう機会を持てなければ，効果的なサポートには繋がらない．助産師や看護師が両親学級や入院時の関わりの中で，そのような機会を意図的に持つことも必要と思われる．

❷2型糖尿病女性の心理と支援

1) **妊娠前**：2型糖尿病女性も計画妊娠が求められるが，1型糖尿病女性と比較してその割合はさらに低い[15]．また，治療が充分行われていない2型糖尿病合併妊婦の周産期予後が不良であること[16]，妊娠に至るまで良好な血糖コントロールを維持するのに懸念を示す小児期発症2型糖尿病の女性の症例が存在することが報告されている[17]．このように妊娠に向けたコントロールが十分行えない要因の一つとして，心理・社会的要因が考えられる．

２型糖尿病女性の妊娠・出産に対する心理をアンケート調査等により調査されたものは見当たらない．著者が行った２型糖尿病を持つ出産経験者へのインタビューでは，妊娠を考える時期にある若い２型糖尿病女性は数が少なく孤立していること，悪い生活習慣の結果として周囲から見られてしまうことで負い目を持っていることが語られた．２型糖尿病女性の糖尿病に対するイメージは「甘いものが食べられない，本人の生活が悪いと思われる」「食べ過ぎて太っている人が罹る」とネガティブであったとの報告もある[18]．２型糖尿病女性が糖尿病に対して正しい知識を持ち，前向きに受けとめることができるよう支援し，妊娠を控えた若い２型糖尿病女性が語り合い，ピアサポートができるような取り組みも必要ではないだろうか．

2）妊娠中：２型糖尿病女性は食事療法だけでコントロールが難しい場合には，インスリンが必要となるが，インスリンに抵抗感を持つ妊婦も存在する[18]．岡崎は，周囲の人の「インスリン療法になったら終わり」の言葉や医療者の「これ以上血糖が悪くなったらインスリン療法です」という言葉が脅迫めいて受けとめるのかもしれないとインスリンの抵抗感について述べている[19]．「痛い」「怖い」と感じる妊婦の思いを傾聴し，インスリン療法に対する受けとめを把握した上で関わっていくことが必要とされる．同様に家族もインスリンに抵抗感を持っていたり，妊娠中の医学的管理の知識が不十分であれば，コントロールが悪いのではと妊婦を責める可能性もあり，家族への説明も重要である．

妊娠中の血糖コントロールは非妊時より制限のあるものとなり，食事療法も一層求められる．しかし，「赤ちゃんのためだから」と妊婦の頑張りを強いるばかりではその後の母親役割の獲得にも影響を及ぼしかねない．医療従事者は叱咤激励ばかりでなく，頑張っている妊婦の思いを共感し，難しい状況を理解することが，妊娠期で受容的傾向が高まっている糖尿病妊婦の血糖コントロールや母親となるエネルギーに繋がっていくと思われる．

２型糖尿病女性も一番不安に思うことは，生まれてくる子どもの健康だと思われる．この支援は前述した１型糖尿病女性の項を参照して頂きたい．

③妊娠糖尿病女性

妊娠糖尿病（GDM）女性は，妊娠中のコントロールだけでなく糖尿病発症予防に向けた分娩後フォローアップが必要であり，そのためには妊娠中だけでなく分娩後のGDM女性の心理・社会的側面に対する理解も必要となる．

1）妊娠中：GDMと診断された女性は，思い描いていたマタニティライフとかけ離れた状況に驚きやとまどいを抱くが，食事療法やインスリンなどの血糖コントロールは診断後すぐに求められる．わだかまりを抱えたまま血糖コントロールを行うのではなく，GDMを受け入れることができるよう，まずはその思いを充分表出させることが必要である．

GDM女性が，妊娠中のセルフケア行動を行う主な動機は児の健康に対する不安とされている[20]．妊娠前から糖尿病と妊娠についてある程度の知識や情報を持っている糖尿病合併妊婦と違い，初めてGDMと診断された女性の不安はどのようなものであろうか．「子どもに本当に影響がないのか頭から離れない」「子どもが小さい時からインスリンを打つのは影響がないか不安」などの発言がある[20]．家族も含めて糖尿病が及ぼす児への影響や出生後の検査・治療，現在の胎児の状況について説明し，不必要に不安を増強させることのないよう支援することが求められる．

GDM女性の血糖コントロールに対する意識には，子供に対する想いばかりでなく，糖尿病という疾病の深刻さの受けとめ，妊娠そのものに対する受けとめ，家族等のサポートシステムの状況，GDM女性のパーソナリティ等様々な要因が影響を及ぼすと考えられる．医療従事者はこれらのことを把握した上で，GDM女性が血糖をコントロールしようという意識を支援していくことが必要である[21]．

2）分娩後：GDM女性は，分娩後，健康な児

を得たことでの児の健康に対する不安の消失，血糖値の改善による安堵感，糖尿病は妊娠中の「期間限定」[13]との考えなどから，次回妊娠時のGDMや将来の糖尿病の発症は，現実感がないものとなる．このようなGDMに対する認識に加え，育児の大変さや，育児をしながらのセルフケア行動・受診の負担感，受診のための時間の調整困難などの認識が，分娩後のセルフケア行動を困難な状況とする要因となる[22]．

分娩後にセルフケア行動をスムーズに行うには，子ども連れでも検診ができるシステムや環境の調整と併せて，健康管理と定期検診の必要性を充分理解できる知識の提供が必要である．しかし，その際に糖尿病に対する不安や恐怖といったネガティブな感情をあまり植え付けることは避けた方が良いと考える．なぜなら糖尿病に対する陰性感情はセルフケア行動に影響を及ぼす可能性があるからである[23]．セルフケア行動の動機が，糖尿病に対する恐怖ばかりでなく，家族と共にずっと元気で過ごせるよう自己の健康や生活を維持するためと思えるように支援することが重要ではないだろうか．そのためにはGDMの女性同士で話をしたり，経験者の話を聞くことも有用と思われる[22]．〈☞5章§4 [11] [13]〉

文　献

1) Bibring, GL: Some consideration on the psychological processes in pregnancy, Psychoanalytic Study of the Child 14: 113-121, 1959.
2) 村本淳子，他：マイナートラブル（編集村本淳子，他：母性看護学1 妊娠・分娩），p. 112-113，医歯薬出版，2006.
3) 東野妙子：妊娠期の心理的特性（編集村本淳子，他：母性看護学1 妊娠・分娩），p. 20-22，医歯薬出版，2006.
4) 新道幸恵，他：母性意識の形成・発展（新道幸恵，他：母性の心理社会的側面と看護ケア），p. 98-103，医学書院，1995.
5) Clausen JP, et al: Maternity Nursing Today, McGraw-Hill, 1973.
6) Deutsch FM, et al: Information seeking and maternal self-definition during the transition to motherhood. Journal of personality and social psychology 55: 420-431, 1998.
7) 田中佳代，他：1型糖尿病を持つ女性のリプロダクティブヘルスに関する問題の構造化―リプロダクティブヘルスに関わる意識・知識・支援に関する因子―．糖尿病と妊娠 6：119-126, 2006.
8) 青木美智子：糖尿病妊婦への支援システムの検討―思春期から産後までの助産師による支援に関する考察―．成田赤十字病院誌 10: 56-64, 2007.
9) 田中佳代，他：1型糖尿病の娘の妊娠・出産に対する母親の意識．糖尿病と妊娠 10：137-143, 2010.
10) 田中佳代，他：1型糖尿病を持つ女性のリプロダクティブヘルスに関する問題の構造化―1型糖尿病を持つ女性の月経・性生活・妊娠―．糖尿病と妊娠 6: 112-118, 2006.
11) 厚生労働省　平成22年度「出生に関する統計」の概況　人口動態統計特殊報告 http://www.mhlw.go.jp/toukei/saikin/hw/jinkou/tokusyu/syussyo06/dl/01.pdf
12) 福島千恵子，他：非妊時の自己管理が良好でなかった1型糖尿病をもつ女性の妊娠前から妊娠中期における経験と思い．三重看護学誌 14：11-17, 2012.
13) 高橋久子：糖尿病合併妊婦と妊娠糖尿病妊婦の心理（福井トシ子：糖尿病妊婦の周産期ケア），p. 22-34，メディカ出版，2005.
14) 田中佳代，他：1型糖尿病女性の妊娠・出産に関わる効果的な支援のあり方の検討―1型糖尿病女性・家族と看護職者が双方向的に討議するセミナーの分析―．糖尿病と妊娠 11：122-126, 2011.
15) 大森安恵：1型糖尿病妊婦と2型糖尿病妊婦の違い（大森安恵：糖尿病と妊娠の医学），p. 88-91，文光堂，2008.
16) 切原奈美，他：糖尿病合併妊娠の検討（過去23年の変遷）―最近の糖尿病合併妊娠の動向―．糖尿病と妊娠 4：43-47, 2004.
17) 浦上達彦：小児期発症2型糖尿病の妊娠前管理―問題点と対策―．糖尿病と妊娠 7：45, 2007.
18) 佐原玉恵，他：助産師による糖代謝異常妊婦への保健指導内容の検討―糖代謝異常妊婦への質問紙による実態調査から―．糖尿病と妊娠 11：127-133, 2011.
19) 岡崎優子：糖尿病患者の心理・社会的状況の理解．（日本糖尿病教育・看護学会：糖尿病に強い看護師育成支援テキスト），p. 48-53，日本看護協会出版会，2004.
20) 中嶋カツヱ，他：妊娠糖尿病妊婦の出産後のセルフケア行動の動機づけに関する研究．久留米医学会誌 71：360-367, 2008.
21) 田中佳代：糖代謝異常のサインをどうキャッチするか－事例から学ぶ④ 75gOGTTにて「1点のみ高値」を呈した妊婦へのインタビューをとおして．助産雑誌 62：324-330, 2008.
22) 田中佳代，他：妊娠糖尿病および糖尿病合併妊娠の分娩後のフォローアップ．糖尿病と妊娠 10：61-66, 2010.
23) Polonsky WH：糖尿病燃えつき状態の患者に対する理解と対応．（米国糖尿病学会：糖尿病診療のための臨床心理ガイド），p. 205-216，メジカルビュー社，1997.

13 糖尿病女性のピアサポート

1. はじめに

　平成19年度糖尿病実態調査によると，「糖尿病が強く疑われる人」および「糖尿病の可能性が否定できない人」の人数は，2210万人と推定されている．さらに2210万人を男女別に集計すると，女性では「糖尿病が強く疑われる人」と「糖尿病の可能性が否定できない人」を合わせて905万人に達する．

　1型2型を問わず，糖尿病女性は，思春期・受胎前期・妊娠期・産褥期・更年期という多くのホルモン分岐点を通過しなければならない．更年期以後は加齢に伴うエストロゲン欠乏症状の出現と，糖尿病による心血管疾患や骨粗鬆症が重なることによって重篤な健康問題が生じやすい．

　糖尿病女性は，多くのリスクを抱えているにもかかわらず，問題解決の方法がわからず孤立する傾向があり，適切な支援がなされないまま深刻な状況に陥る危険性がある．

　本稿では，IDF（国際糖尿病連合）が推進する"Peer Support around the World"[1]の活動を紹介するとともに，女性のライフサイクル上の課題をふまえ，糖尿病女性のピアサポートの必要性について述べる．

2. 糖尿病とピアサポート

　ピアサポートは，人類が誕生し集団で生活するようになって以来，存在しているものである．ピアサポートは，「同様の人生経験の共有に基づく経験知を持つ個人による支援の提供」と定義される．

　1970年代より，家族を含めた良い人間関係・社会的支援を持っている人の方が健康で長生きできているというデータが知られていた．糖尿病とピアサポートに関する研究動向をみるために，Medlineで検索したところ，1975年に最初の研究が行われたが，2000年になるまで大きな潮流には至っていない（**図1**）．

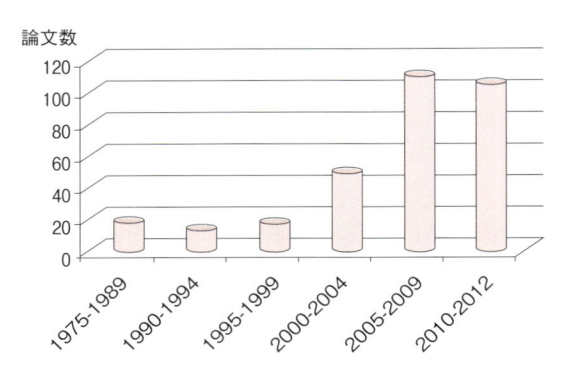

図1　糖尿病とピアサポートの研究推移（Medline検索結果（312件））

　2002年にDPP（Diabetes Prevention Program）の研究成果が報告され，境界型糖尿病に対する糖尿病発症予防に生活習慣改善は非常に効果的であることが示された．生活習慣改善を指導したライフスタイルコーチは，看護師・管理栄養士などの医療職者であったため，安全性や有効性が確保されたアプローチであった．同時にコスト削減は重要な課題であり，非医療職者を中心にした新たなデリバリーデザインが求められた．

　DPPを契機に，従来はIndividual Level（個人レベル）で取り組んできた生活習慣改善がCommunity Level（共同体レベル）で展開され，生活習慣改善や糖尿病自己管理を共同体で支援することの有効性や利便性が広く認識されるようになった[2]．

　またジョスリン糖尿病センターなどで，糖尿病教育プログラムの一環として，インスリンポンプを使用している患者による実践的な説明を

表1 ピアサポートの4つの重要な機能

1) 日常生活に疾病管理または疾病予防のための計画を入れることを援助する
   （例：目標設定，技術の習得，行動の練習とリハーサル，問題を見出し解決する）
2) 情動的および社会的な支援
   （例：ストレス対処法などの技術を使うことを奨励する，暗い気分で困っている時の話し相手になる）
3) 臨床的なケアとつなぐ
   （例：臨床的ケアとの橋渡し，定期的に質の高いケアを得るために，コミュニケーションをとり，自分の思っていることを主張できるように患者を励ます）
4) 継続的な支援をする
   （例：事前の対策となるような支援，変化に対応できるような支援，必要に応じてそして時間をかけた支援）

組み入れていたことも，糖尿病ピアサポートの活動を後押しした[3]．

2006年，Fisher, EB（ノースカロライナ大学）が米国家庭医協会の助成をえて，糖尿病ピアサポートの活動を全米各地で展開した[3]．ピアサポートには，4つの機能があり（表1），①日常生活の行動目標の設定，②情動的社会的支援，③臨床的ケアとの架け橋，④継続的支援から構成されている．

2009年NIH（米国国立衛生研究所）とCDC（米国疾病対策センター）の助成を得て，NDEP（National Diabetes Education Program）の保健医療者に向けた指針が示された[4,5]．NDEPは，全米規模の25の学術団体から選出された合同諮問委員会により提言され，『Trained Lay Educator（訓練された患者による指導担当者）』を通常の糖尿病教育チームに組み入れる新たな道を開いた．

3．IDFとピアサポート

IDF（国際糖尿病連合）は，世界規模で先進の糖尿病研究を普及・促進するために，BRIDGES（Bringing Research in Diabetes to Global Environments and Systems：糖尿病研究の地球規模の環境と体制への応用）をたち上げている．IDFは，2010年BRIDGES資金援助プログラム（第2期実施：約2億円）を確定し，その重要課題として，①2型糖尿病予防のためのライフスタイル介入，②妊娠糖尿病，③ピアサポート，④視覚障害者のフットケア，⑤動機づけ面接法などを取り上げた[6]．

IDFは，Fisherを総括責任者とするPeer Support around the World（世界に拡がる糖尿病ピアサポート）の活動を推進し，「IDF Peer Leader Manual（IDF糖尿病ピアリーダー養成マニュアル）」を2011年12月IDFホームページから配信した[7]．Fisherは，1980年頃からワシントン大学セントルイス校糖尿病研究訓練センターで臨床心理学者として，糖尿病自己管理を成功に導くための研究をされてきた．

IDF Peer Leader Manual[1,7]は，160ページからなり，その執筆はFunnell, MM（ミシガン大学DRTC）らが担当した．IDF Peer Leader Manualでは，ピアサポートリーダーに求められる能力として「糖尿病患者として自己管理行動を習熟し，かつピア活動に意欲がある」というだけでは不十分とされる．ピアリーダーには，ピアメンバーと年齢層や人種ができるだけ一致していることや，またグループ（ピアメンバー）を対象に動機づけ面接法などのアプローチを展開できるコミュニケーションスキルが高いことが求められる．

IDF Peer Leader Manualでは，ピアリーダーになるための養成カリキュラムとして，24コマ（48時間）の講義及び体験学習が課されるため，約3ヵ月間は研修施設に通わなければならない．

4．女性のライフサイクルと糖尿病

Erikson, EHは，人生を8つの段階に分け，パーソナリティの健全な発達は各段階の課題を逐次達成することであると述べた．Eriksonのライフサイクル論は，20世紀中盤に広く受け入れられたが，暗黙のうちに男性を基礎として打ち立てられたものであり，女性独自の課題について，考慮されたものではなかった．

加茂は，Eriksonの発達課題をベースに，男

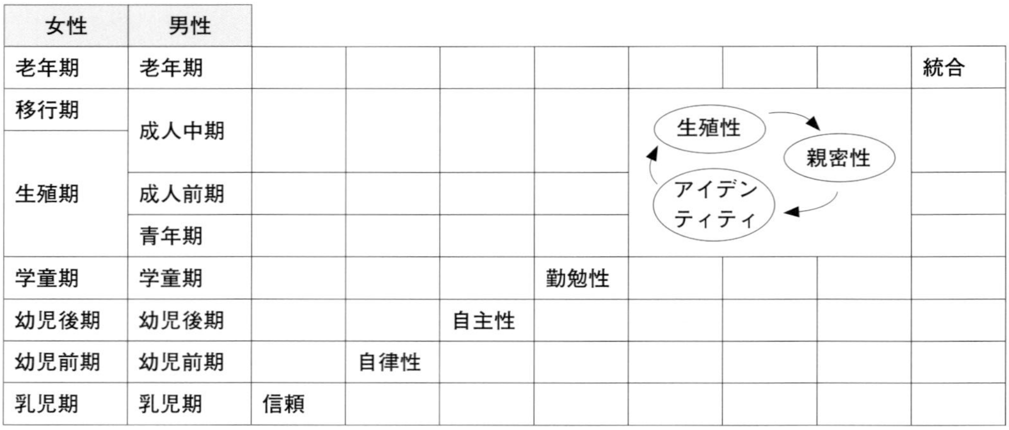

女性	男性						
老年期	老年期						統合
移行期	成人中期						
生殖期							
	成人前期						
	青年期						
学童期	学童期				勤勉性		
幼児後期	幼児後期			自主性			
幼児前期	幼児前期		自律性				
乳児期	乳児期	信頼					

図2 Eriksonの発達段階説をベースにした女性ライフサイクル（加茂による試論）
（加茂：女性のためのライフサイクル論，創造出版，p23，2005[8]より許諾を得て，一部改変，転載）

性には存在しない女性の「生殖期」に注目し，女性のライフサイクル上の発達課題を提示した（**図2**）[8]．Eriksonはライフサイクル論で，青年期の発達課題であるアイデンティティが確立した後に，成人前期において異性との真の親密性が獲得されると考えた．それに対し加茂は，女性においては青年期になると男女に共通するアイデンティティの確立（私になること）とともに，他者（ボーイフレンドや夫・子どもなど）との関係性によってアイデンティティを成熟（女性になること）させていく側面が存在すると考えた．また，生殖期は，青年期〜成人前期〜成人中期（更年期に入るまで）にわたり，恋愛・結婚・妊娠・出産・育児・仕事と育児の両立など様々なライフイベントに対処していく中で，アイデンティティ→親密性→生殖性→アイデンティティ→親密性……という繰り返しが絶えず生じているとされる．

青年期の糖尿病女性（特に1型糖尿病女性）において，自己のアイデンティティの確立には多くの試練が存在する．1型糖尿病女性が最初に対処しなければならない試練は，ボーイフレンドとの関係性のなかで，自分の病気をいつ，どのように開示するか，そして性行動に発展させるのかを決心する時ではないだろうか？

現在は，10代の性行動のさらなる低年齢化が進んでおり，20歳女性の性交経験累積率は60％に達しようとしている[9]．このことは糖尿病女性においても同様な現象が起こっているのではないだろうか．

米国では，妊娠の可能性のあるすべての糖尿病患者は妊娠前にカウンセリングを受けるように推奨されている．しかし実際にはほとんどが妊娠後に受診している現実がある．そのため，性行動が始まる前の十代はじめの女性を対象にした受胎前カウンセリングプログラムREADY-Girls (Reproductive-health Education and Awareness of Diabetes in Youth for Girls) もある[10]．

日本では，糖尿病女性が親密性の段階に入ることに不安や悩みがあり，まるで出口のないトンネルの状態にあるため，アイデンティティの確立が不安定になり，「女性であること」を諦めている例も見られる．他者との関係性を築くことが女性としてのアイデンティティ形成には不可欠であるが，糖尿病があるがゆえに，他者との関係性がうまく築けない現実もあると思われる．

女性は特有の「生殖期」を，小児科・内科・産科・腎臓病内科・眼科などの境界領域で送ることになり，従来の医療システムでは十分に対応できず，医療関係者によるメンタルケアも患者には不十分なものになっているのではないだろうか？

5. Diabetes Sisters の活動

ノースカロライナ州には，Diabetes Sisters という糖尿病女性による NPO グループがある[3]．Diabetes Sisters の代表であるブランディ・バーンズは多感な思春期に1型糖尿病発症し，現在36歳で1児の母親であると同時に製薬会社に勤務する女性である．彼女はノースカロライナ大学で修士課程を修了するとともにノースカロライナ大学糖尿病諮問委員会のメンバーであり，Fisher とも連携して活動を行っている．

Diabetes Sisters では，Women's Forum（グループで会って会話することを通しての支援），Buddy Program（メンターをつけて，個人的なサポート），ブログ，e-Newsletter の発行など，患者の視点にたったきめ細かい活動を行っている．ホームページでは，Women's Forum の楽しそうな様子とともに，糖尿病女性が率直なメッセージを動画発信しており，孤立しがちな糖尿病女性にさりげない言葉で心理的なサポートを行っている．Buddy Program では，人種・年齢・宗教などの要因を考慮してマッチングを行い，個々の患者のニーズに合ったサポートができるように配慮されている．

Diabetes Sisters のホームページの動画メッセージは，「困難に負けないで得たサクセスを，ピアの役に立てれば嬉しい」「健康なベビーを得ることは夢ではない．心配しないで・・努力は必ず報われる」という深い愛情に裏打ちされている．また斬新な企画で頻回に更新されており，継続的な支援となっている．

6. おわりに

糖尿病ピアサポートは，年齢層の異なるメンバーから構成され，一昔前の医療水準のなかで糖尿病妊娠の悲惨な状況が語られることもある．ピアリーダーは，最新の糖尿病医療を熟知したうえで，発言者を尊重し伝えたいことを世代を超えたピアに正確にわかってもらえるように，話合いの内容を臨機応変に調整していかなければならない．「糖尿病をもちながら，女性として，そして自分としてどう生きたいのか」誰からも批評されることなく聞いてもらえる絆を，糖尿病ピアサポートは果たしているのではないだろうか？

文　献

1) 森川浩子，他：『IDF 糖尿病ピアリーダー養成マニュアル』を臨床に活かす．糖尿病診療マスター 11：71-75，2013．
2) Tricia S Tang, et al: Training Peers to Deliver a Church-Based Diabetes Prevention Program. Diabetes Educator 38: 519-525, 2012.
3) 大石まり子，他：世界に拡がるピアサポート -Peer Support Around the World. 糖尿病診療マスター 9：552-555，2011．
4) The US Department of Health and Human Services: National Diabetes Education Program, Guiding Principles for Diabetes Care: For Health Care Professionals, p1-24, 2009.
5) 森川浩子：米国糖尿病教育協会の糖尿病自己管理教育，日本臨牀増刊号，最新臨床糖尿病学下，p617-623，日本臨牀社，2012．
6) http://www.idfbrieges.org
7) http://www.idf.org/education/resources/peer-leader-manual
8) 加茂登志子：女性のためのライフサイクル論，実践・女性精神医学（油井邦雄他編），創造出版，p15-24，2005．
9) 北村邦夫：思春期の性とアイデンティティ，実践・女性精神医学（油井邦雄他編），創造出版，p25-53，2005．
10) Denise Charron Prochownik, et al: Diabetes Spectrum 19: 110-115, 2006.

14 小児糖尿病と結婚・出産

1. はじめに

　結婚や妊娠・出産は，喜ぶべき人生の大きなイベントである．共に歩むパートナーとの生活は，日々を活気あるものにし，児をもうけることは生きがいに繋がる．これらは小児期発症糖尿病患者においても例外なく享受できることがらであるべきである．現在は治療の進歩により小児期発症糖尿病患者の多くが正常で健やかな出産が期待できる状況にある．しかし実際は，わが国の糖尿病をもつ人は，男女とも同世代と比べて，結婚率が有意に低く，また子供の数が有意に少ないと報告されている[1]．

　本稿では，小児糖尿病患者の結婚・出産に関する特徴や問題点を挙げ，望む結婚・健やかな妊娠・出産を迎えるための医療者の対応について述べたい．

2. 結婚・出産に関する小児糖尿病患者の特徴や問題点

　結婚・妊娠・出産に関する小児期発症糖尿病患者の特徴や問題点の主なものを述べる．これらの特徴や問題点は，疾病に伴う身体的側面によるものだけでなく，心理的側面や，家族・家庭・生活環境，社会情勢にまで多岐にわたる．また，これらは個々に独立している訳ではなく，互いに影響し，多層的に絡み合っている．

① 合併症

　糖尿病合併症は，結婚および健やかな妊娠・出産に大きく影響する因子である．

　小児期発症糖尿病において，網膜症や腎症といった糖尿病合併症が幼少期に出現することはまれである．それでは，いつ頃より合併症を併発するのであろうか．Yokoyamaらによると，東京女子医科大学糖尿病センターでの30歳未満発症1型糖尿病患者における合併症の発現率

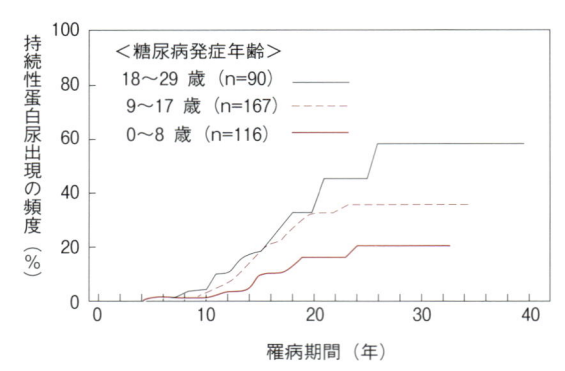

図1　若年発症1型糖尿病における罹病期間と持続性蛋白尿出現頻度[2]

を調査したところ，小児期に発症した患者は罹病期間10年前後より腎症を発症しだしていた[2]（図1）．また，増殖網膜症においても同様の傾向が認められた[3]．これは，小児期発症1型糖尿病では思春期から20歳台，いわゆる結婚・出産適齢期で合併症を発症しうることを示している．

　一方，杉山らは，小児期発症糖尿病女性と非小児期発症糖尿病女性とで糖尿病合併症などに関する比較検討を行った結果，妊娠高血圧症候群の発症頻度および帝王切開率において小児期発症群が有意に高かったと報告している[4]．さらに多変量解析の結果，妊娠高血圧症候群発症の予知因子として小児期発症および網膜症や腎症といった細小血管障害の合併が関連することを示した．

　1型糖尿病未婚女性では，何らかの糖尿病合併症を有する群は合併症のない群と比較し，より結婚および妊娠が困難であると受け止める傾向があるとの報告がある[5]．このことより実際に1型糖尿病女性にとって合併症の有無は，結婚・出産を決断する際の大きな要因になりうると考えられる．

また若年発症糖尿病において，1型よりも2型糖尿病の方が腎症や網膜症といった糖尿病合併症が早期に発症しやすいとされる[6]．

② **本人や家族の結婚や妊娠・出産に対する意識**

結婚後の生活について，糖尿病をもつ人は，もたないパートナーに比べて，糖尿病が結婚生活のいろいろな面に影響を強く与えると思っているようである[7]．田中らは，1型糖尿病の未婚女性に対して，糖尿病があることが理由で結婚・妊娠がどの程度困難であるか調査している．それによると結婚よりも妊娠の方が，より困難であると考える女性が多かった[5]．1型糖尿病を娘に持つ母親も同様の考えを持つ傾向を認めたが，一方，半数近くの母親が妊娠・出産してほしいと希望していた[8]．

③ **若年発症1型糖尿病の心理的側面**

糖尿病は大きな精神的負担をもたらすものであり，身体的側面のみならず心理社会的側面への配慮が必要になる．特に1型糖尿病は若年期に発症することが多く，本人だけでなく，その家族に大きなストレスがかかる（表1）[9]．幼少期から学童期，思春期へと各年代の発達課題を順調に遂げられなかった場合，心理的な発達の遅れやゆがみを引き起こし，思春期から青年期にかけて不信感や劣等感が一気に噴出する．若年1型糖尿病に時に認める食行動異常やインスリンオミッションは，その現れといえる[10,11]．心理的問題は，血糖コントロールの悪化や合併症発症の危険を高めるだけでなく，成人してから，一般社会人として生活を送ることを困難とし，職業選択や恋愛，結婚等の人生の大きな関門でつまずく原因となる．

表1 糖尿病に関するストレス[9]

1. 重大かつ「情けない」病気になってしまったこと
2. 病気についての否定的な医学的情報
3. 治療上必要とされる努め（重荷）＝自己管理という名の義務
4. 周囲との関係
5. 医療者との関係
6. 社会的な無知，偏見，差別
7. 経済的負担

④ **若年発症2型糖尿病の特徴と問題点**

若年発症2型糖尿病の大部分は10歳代に発症する．多くは肥満であり，しばしば不登校や引きこもりを伴う[12,13]．また高率にその家族に肥満や2型糖尿病を持つ．家庭環境や食生活に問題を抱え，家族も生活習慣に歪みがあることが多い[14]．小児期発症2型糖尿病の予後に大きく影響する因子は成人同様，治療の中断である．治療脱落により，成人に至るまでに合併症を高率に起こしうる[15]．

本人だけでなく家庭環境を含めたこれらの問題点は結婚・出産の大きな障害となりうる．

⑤ **小児期発症糖尿病患者の従業状況**

結婚する上で，安定した収入と生活の保障を得ていることが望ましい．そのためには成人した小児期発症糖尿病患者が，疾患を持ちながらも安心して働ける社会環境の整備が必要である．わが国においてはパイロットなどの特殊な職業以外には就職は制限されないはずであるが，現状は，必ずしも非糖尿病者と同等ではない．1996年に日本小児内分泌学会の糖尿病委員会が18歳以上の小児期発症1型糖尿病を対象にアンケート調査を行った[16]．それによると，男子就業率は26歳以上で80.4％，30歳以上で86.9％であった．同様に女子（26歳以上，専業主婦含む）では76.8％であった．就職率は，当時の全国平均（男子96％）と比較し低かった．就職時に疾病を有することが採用の可否に影響したと考えるものの割合は男女とも3割程度認められ，約半数の患者が疾患を隠して就職していた．男女とも約半数で転職経験があり，理由として「時間不規則による血糖コントロールの悪化」，「低血糖発作，異常行動で病気が発覚し解雇」，「合併症のため」，「（病気のことで）居づらくなった」など，糖尿病に関わるものも多くあった．また，同調査では，患者は同性同胞に比べて収入が少なかったと報告している．一方，多くの患者が医療費を負担に感じていた．

⑥ **主治医**

小児期発症1型糖尿病患者が成人した後においても，小児科医が主治医を継続する例は多い．

日本内分泌学会小児糖尿病委員会報告では，18歳未満発症の1型糖尿病で平均年齢25歳と適齢期の女性の42％が，18歳以降も小児科医が主治医であった[17]．

小児期の発症当初から長期間関わっている主治医は，患児の今までの治療過程・身体状況だけでなく，心理的発達の過程，家庭や学校など患児を取り巻く環境などを深く把握することができる．この点は，進学・就職・結婚など患者の人生おけるイベントに対してアドバイスする際，有用であると考えられる．

一方，小児科医は，妊娠・出産を迎える患者の主治医となることは一般的にはまれである．妊娠・出産管理の実際の経験は少なく，また，妊娠・出産に関することがらへの意識がややもすると薄くなりがちである．患者への指導不足が招く無計画な妊娠が発覚し慌てて内科へ紹介する小児科医師や，経験が未熟にも関わらず周産期管理を行ってしまう小児科医師の存在は，患者の健やかな妊娠・出産を妨げる大きな要因といえる．

3. 小児糖尿病患者が，望む結婚・健やかな妊娠・出産を迎えるために

糖尿病診断時における医師による初期療育指導は，患者のその後の人生に大きな影響を与える．医師は，将来を見据えた指導をすべきである．疾病に関することに加えて，糖尿病であっても，治療・療育を継続し血糖コントロールが安定していれば，進学・就職・恋愛・結婚・出産など人生の様々な出来事を自分らしく乗り越えられることを強調する．患児の将来に対して保護者が患児以上に不安を抱くことがしばしばあり，また，患児の疾病や自身の生き方に対する姿勢や考え方はその保護者の影響を強く受けるため，初期教育指導は，患児とともに保護者にも十分な時間を割く必要がある．

その上で思春期を迎える糖尿病女性に対して妊娠・出産に関する具体的な情報提供を適宜行っていく[18]（表2）．また定期診察の際，生理周期は順調か，合併症の発現について確認を

表2 糖尿病女性への妊娠前の教育[18]

1. 妊娠前，妊娠中の血糖コントロールの重要性
   コントロール不良の場合に母児に認められる合併症，計画妊娠の重要性，妊娠の許可条件，妊娠中の血糖値正常化，血糖コントロールの目標
2. 体重コントロールの重要性
   至適体重増加，食事療法
3. 避妊
   基礎体温の測定
4. 血糖自己測定とインスリンの調節

する[19]．これらの点は多忙な診療の中でもおざなりにしてはならない．また主治医は，自身の妊娠管理における臨床能力をわきまえた上で，患者が健やかな妊娠・出産を迎えられるよう糖尿病合併妊娠の管理に長けた糖尿病専門医や産科医との連携を構築しておく．主治医が小児科医である場合は，内科への transition の時期について患者・その家族と予め話し合っておくことは，患者の抱える将来の不安を取り除くために必要である．

妊娠が確認できたら，周産期センターでの管理が望まれる．但し，小児期発症糖尿病患者の中には，精神的に未熟なまま成人を迎えたり，心理的問題を抱えている場合がある．このような患者の心理的な問題を深く把握している主治医は，小児科医であっても，健やかな妊娠・出産を迎えるために積極的に妊娠前～周産期管理に関わるべきである．

日本糖尿病協会主催の糖尿病キャンプやヤングDMカンファレンス，その他の患者会やグループミーティングへの参加を促すことも大切である．同じ糖尿病をもつ患者やその家族と出会い，知識や経験を共有し，悩みを語り合うことは，結婚や妊娠・出産を含めた人生のイベントに対するヒントを得る大変良い機会である．実際に結婚や健やかな出産を経験した患者との出会いは大きな希望を与えてくれる．恋愛・結婚の際には相手に自身のことを如何に伝えるかが問題となるが，グループミーティングはプレゼンテーション能力を訓練するよい機会にもなる．このような会には，医療者も積極的に参加

すべきである．結婚や妊娠・出産に関する悩みや問題点を患者と共有でき，よりよい医師・患者関係を築くことができる．また他の患者から得られる情報・体験談・知識は，医療者の診療能力のスキルアップに繋がる．

4. おわりに

小児期に発症した糖尿病患者は心理的にも発展途上にある．長く糖尿病と付き合うことになる患児が，将来，望む結婚・健やかな出産を迎えるためにも，医療者は初期教育の時点から将来を見据えて指導すべきである．合併症の発症予防はもちろん，家族を含めて十分な情報提供と，患者が置かれた社会的環境を踏まえた上での心理的な援助を行う必要がある．

文 献

1) Aono S, et al: Marriage rate and number of children among young adults with insulin-dependent diabetes mellitus in Japan. Diabetes Res Clin Pract 49: 135-141, 2000.
2) Yokoyama H, et al: Development of diabetic nephropathy in Japanese patients with IDDM: Tokyo Women's Medical College Epidemiology Study. J Diabetes Comp 8: 7-12, 1994.
3) Yokoyama H, et al: Development of proliferative retinopathy in Japanese patients with IDDM: Tokyo Women's Medical College Epidemiology Study. Diabetes Res Clin Pract 24: 113-119, 1994.
4) 杉山 隆，他：小児期発症糖尿病女性における妊娠合併症に関する検討．糖尿病と妊娠 7: 141-145, 2007.
5) 田中佳代，他：1型糖尿病を持つ女性のリプロダクティブヘルスに関する問題の構造化―リプロダクティブヘルスに関する意識・知識・支援に関する因子―．糖尿病と妊娠 6: 119-126, 2006.
6) Yokoyama H, et al: Higher incidence of diabetic nephropathy in type 2 than in type 1 diabetes in early-onset diabetes in Japan. Kidney Int 58: 302-311, 2000.
7) Ahlfield JE, et al: The young adult with diabetes: Impact of the disease on marriage and having children. Diabetes Care 8: 52-56, 1985.
8) 田中佳代，他：1型糖尿病の娘の妊娠・出産に対する母親の意識．糖尿病と妊娠 10: 137-143, 2010.
9) 滝井正人：若い1型糖尿病患者の治療における心理社会的側面．ホルモンと臨床 58: 251-258, 2010.
10) Takii M, et al: Classification of type 1 diabetic females with bulimia nervosa into subgroups according to purging behavior. Diabetes Care 25: 653, 2002.
11) Takii M, et al: The duration of severe insulin omission is the factor most closely associated with the microvasclar complications of type 1 diabetic females with clinical eating disorders. Int J Eat Disord 41: 259-264, 2008.
12) Sugihara S, et al: Survey of current medical treatments for childhood-onset type 2 diabetes mellitus in Japan. Clin Pediatr Endocrinol 14: 65-75, 2005.
13) 松浦信夫（主任研究者）：厚生労働科学研究補助金（難治性疾患克服事業）．糖尿病および生活習慣をもつ子どものQOL改善のための研究，平成15年度研究報告書，2004.
14) Pinhas-Hamiel O, et al: The type 2 family: a setting for development and treatment of adolescent type 2 diabetes mellitus. Arch Pediatr Adolesc Med 153: 1063-1067, 1999.
15) 岡田泰助，他：学校検尿と治療中断が18歳未満2型糖尿病の合併症に与える影響．糖尿病 43: 131-137, 2000.
16) 青野繁雄，他：18歳以上に達した小児期発症インスリン依存性糖尿病患者の社会適応および生活実態に関する疫学的検討．糖尿病 40: 547-555, 1997.
17) 松浦信夫，他：ヤング糖尿病の現状とヤング達の声―18歳以上に達した小児期発症インスリン依存性糖尿病患者の社会的適応・生活実態についての調査報告．日本内分泌学会，小児糖尿病委員会編，1996.
18) 菊池信行：糖尿病をもった女性の計画妊娠．小児科の立場から．糖尿病と妊娠 4: 24-27, 2004.
19) 内潟安子：糖尿病をもった女性の計画妊娠．思春期の立場から．糖尿病と妊娠 4: 28-31, 2004.

6章

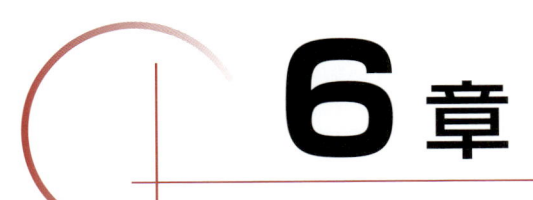

DOHaD

1 DOHaDとは

A. DOHaDの概念

1. はじめに

　受精，子宮内への着床を経て新たな生命の灯火が灯り，子宮内で急速な細胞分裂，分化が進行し生体の基本となる種々の臓器が形成される．興味深いことに，種々の臓器の恒常性を維持する制御機構の多くが臓器発達と軌を一にして胎生期あるいは乳児期において形成される．子宮内環境の生理的あるいは病理的な変化が，このような臓器発達，臓器間ネットワークの発達に多種多様な恒久的変化をもたらす蓋然性は極めて高い．

　近年，欧州の後方視的な疫学研究を契機として，胎生期や出生後の発達期の種々の環境因子が成人期，老年期の健康や疾病の罹患リスクに影響をおよぼす可能性が注目され，developmental origins of health and diseases（DOHaD）という概念が提唱されている[1]．本稿では母体の糖代謝異常という視点からDOHaDの概念について概説を試みる．

2. 胎生期における糖代謝の特殊性

　地球上の殆どの生物は解糖系を持っている．解糖系においてブドウ糖は有機酸に異化され，高い結合エネルギーを生物が使用できる形に変換される．興味深いことに，大半の哺乳類において血糖値の基礎値は100mg/dl前後であり，血糖値はエネルギー代謝の恒常性維持機構における根幹であると考えられる．ブドウ糖の供給とインスリンによるブドウ糖の代謝亢進という精妙な調整機構により血糖値の基礎値が維持されている．

　これに対して，胎児の血糖値の調節機構は大きくことなる．胎児は消費するブドウの全てを胎盤介して母体から供給されている．この際，母体のブドウ糖は濃度勾配による促進拡散により胎盤を通過して胎児血流に移行するが，母体のインスリンは胎盤を通過しない[2]．胎児の膵臓のβ細胞は早ければ妊娠11週頃からインスリン分泌を開始し，胎児は母体から供給されたブドウ糖を自らのインスリンを用いて利用する[3]．結果として胎児の血糖値は母体血糖値より約20mg/dl低い値で維持されている[4]．

3. Pedersen仮説

　生体において，ブドウ糖の供給調節とインスリン分泌によるブドウ糖の利用調節，いわば入り口と出口の管理を行うことが血糖の恒常性の維持おける基本メカニズムである．しかし，上述したように胎生期においてブドウ糖供給は母体に全面的に依存しておりインスリン分泌という出口管理のみによって血糖の恒常性が維持される．このような特異なエネルギー調節環境においては母体の血糖値という外界の環境因子の影響に一方的に曝露されることから，子宮外環境の変化が胎児のインスリン分泌あるいはインスリン感受性に対して何らかの長期的な影響を及ぼす蓋然性が高い．

　このような特異な胎生期において，母体に耐糖能低下が認められた場合の胎児糖代謝に関してPedersen仮説が知られている[5,6]（図1）．母体が高血糖である場合は，濃度勾配による促進拡散により大量のブドウ糖が胎盤を通過し胎児は病的な高血糖となる．胎児は過剰のブドウ糖を消費するために大量のインスリンを分泌し膵臓β細胞が過形成をきたすことから慢性的な高インスリン血症を呈する．以上より，コント

1. DOHaD とは

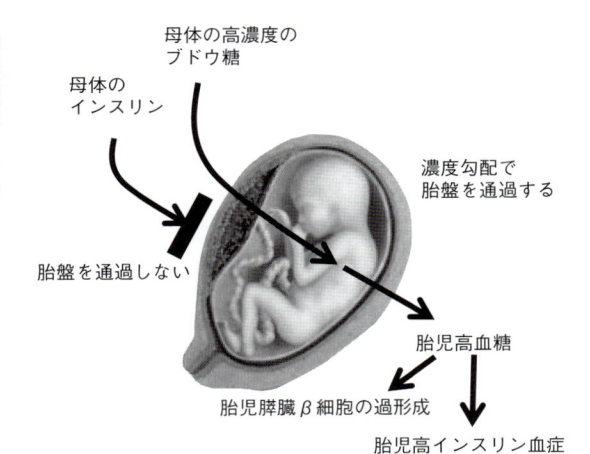

図1 Pedersen 仮説：母体の高血糖により胎児に高血糖・高インスリン血症をきたすメカニズム[6]

ロール不良の真性の糖尿病あるいは妊娠糖尿病（GDMと以下記載）により母体が高血糖状態となった場合，胎児に慢性的な高血糖・高インスリン血症が生じる．

4. 母体の真性の糖尿病あるいは GDM による胎児血糖上昇の影響の差

母体が GDM に罹患した場合における胎児の栄養環境の最大の特徴は妊娠中期以降に高血糖状態に曝されることである．一方，管理不良の糖尿病を合併した女性が妊娠した場合，妊娠初期の胎芽期より高血糖に曝される．したがって，糖尿病と GDM の場合では胎生期における高血糖被曝の時期や程度のパターンが異なり，自ずと短期的，長期的な予後が異なる可能性が考えられる．しかしながら，両者の差異は必ずしも充分に明らかとはなっていない．

5. 児の短期的な予後

母体に耐糖能の悪化を認める場合には，巨大児や heavy for date の頻度が高く[7,8]，分娩障害や新生児期の合併症の主要な原因となる．また，妊娠後半期に起きる突然の胎児死亡のリスクがある[9]．

新生児期における代表的な合併症は低血糖である．胎盤から供給される高濃度のブドウ糖が分娩により遮断されると，残存する高インスリン血症のために低血糖となる．また，多血症のリスクが高く新生児黄疸が重症化しやすい．他に新生児期の合併症として低カルシウム血症，呼吸障害，新生児心筋肥大などが報告されているが[9]，機序は未だ不明な点が多い．

6. 児の糖代謝に対する長期的な影響

胎生期の高血糖被曝の長期的影響についてピマインディアンの疫学研究が有名である[10]．遺伝的に2型糖尿病を発症しやすい妊婦を母集団として，妊娠時に糖尿病を発症していた母親から生まれた児は，妊娠時点で糖尿病を発症していなかった母親から生まれた児に比べて，成長後に高率に2型糖尿病を発症する[10]（図2）．この研究は，特殊な遺伝背景をもったポピュレーションを対象としており，通常のポピュレーションにおける母体の糖代謝異常と必ずしも軌を一にしない．しかし，胎生期の高血糖被曝が長期的な児の健康に影響しうる具体的なエビデンスとして実に興味深い．

実際，近年多くの疫学研究から，糖尿病あるいは GDM を合併した妊婦から生まれた児は成長後にメタボリックシンドロームや肥満を発症するリスクが高くなる可能性が指摘されている[11,12]．

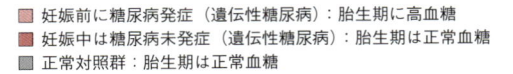

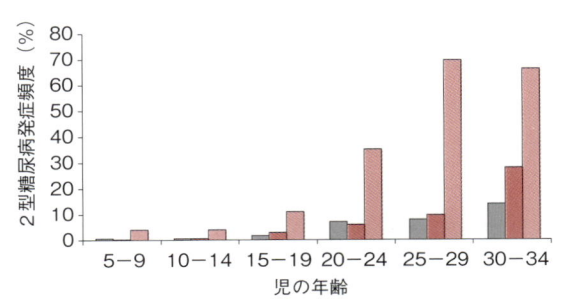

図2 母体糖尿病による胎生期の高血糖と成長後の2型糖尿病発症頻度（ピマインディアンにおける疫学調査）[10]

7. mismatch の視点から DOHaD 学説との関わり

　後に DOHaD 学説として発展する概念は，英国サザンプトン大学の Barker 博士らが心血管障害罹患者の後方視的な疫学研究から出生体重 2,500g 未満のいわゆる低出生体重であることがリスク因子の1つであると報告したことに始まる[13]．提唱者の名前から Barker 仮説と呼ばれることもある．彼らは Fetal Programming[14,15] あるいは Fetal Origins of Adult Disease（FOAD）[16] という仮説・概念を提唱した．さらに，サザンプトン大学の Hanson 博士ならびにオークランド大学の Gluckman 博士は疫学に加えて動物実験の成績をもとにこの概念をさらに体系化し発展させた．

　新たに導入された仮説の1つは，子宮内環境のみではなく，妊娠前の母体の健康状態から，胎生期を経て，新生児期や乳幼児期まで広範な発達期とも呼ぶべき期間が固有の体質（形質）を形成するプロセスに影響を及ぼす可能性を指摘した．さらには，栄養環境や気候の変化など母体を取り巻く環境を何らかの方法で胎児は感知して，出生後の生存により適する体質を獲得すべく胎児発育・発達が変化するという predictive adaptive responses（PARs）という概念を提唱した[17,18]．PARs により特定の環境に適応した形質をもって出生した場合に，想定したものと異なる出生後環境において環境への「mismatch」によっていわば適応不全をきたす可能性に着目し，種々の成人疾患のリスク因子と深く関連しているという仮説を提唱するに至った[19]．

　このような視点に立つと，コントロール不良の糖尿病あるいは妊娠糖尿病により母体が高血糖値である場合，胎児は慢性的な高血糖・高インスリン血症という環境に predictive adaptive responses（PARs）する可能性が想定される．出生後に正常範囲のブドウ糖を供給された場合にインスリンの感受性が低下している可能性が想定され，mismatch として2型糖尿病のハイリスク群となる可能性が推定される．しかし，このようなスキームを証明する科学的エビデンスは未だ十分ではない．

　PARs の対象となる健康状態や疾患は生活習慣病の他に精神疾患，悪性疾患，感染症など多岐にわたる発症リスクに関わる可能性が想定されている．Hanson 博士ならび Gluckman 博士は，広範な発達期における環境因子が成長後の健康あるいは多種多様な疾病の発症リスクに影響を及ぼすというコンセプトを developmental origins of health and disease（DOHaD）として最終的に集約させた[1,20]．International Society for DOHaD[a] として国際学会が隔年で開催され，機関誌 Journal of DOHaD[b] が定期刊行されている．

　a）（http://www.mrc.soton.ac.uk/dohad/）
　b）（http://journals.cambridge.org/action/displayJournal?jid=DOH）

8. thrifty phenotype hypothesis における胎児糖代謝異常の関わり

　PARs 仮説，あるいは mismatch 仮説における重要な概念の1つに thrifty phenotype hypothesis（「倹約型体質仮説」あるいは「省エネルギー体質仮説」）がある．Hales と Barker は，胎生期に低栄養環境に曝された胎児は乏しい栄養供給に適応すべく児体重を適正化した結果，出生体重が減少すると考えた[21]（図3）．そして，このプロセスにおいて出生後においても恒久的に代謝調節に変化をきたし，胎生期に予見された出生後環境である飢餓環境においてより生存競争に適した体質を獲得するという仮説を提唱し，このような体質を thrifty phenotype と名付けた[21,22]（図3）．実際，雨季と乾季により季節性に飢餓に曝されるガンビアのコホート研究では，飢餓期に生まれた子供（すなわち倹約型体質を獲得していると想定される子供）が成人して生まれた環境にとどまった場合には，健康状態は良好でありメタボリックシンドロームの罹患率が極めて低いと報告されている[23]．すなわち，子宮内で低栄養環境に曝された場合に，省エネルギー体質とも言うべき

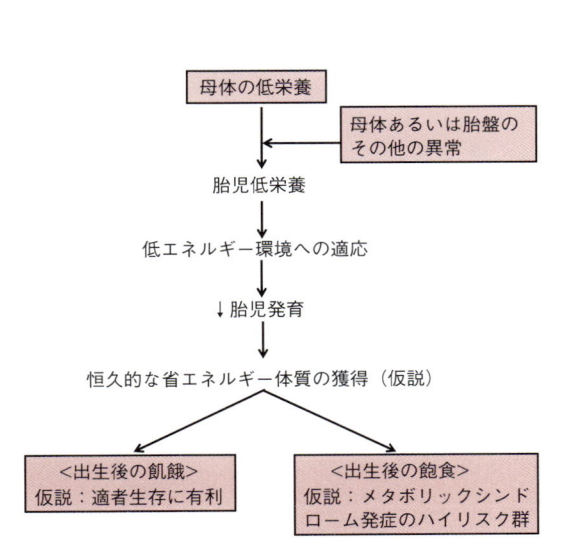

図3 thrifty phenotype ならびに出生後に対する影響の概念図（仮説）

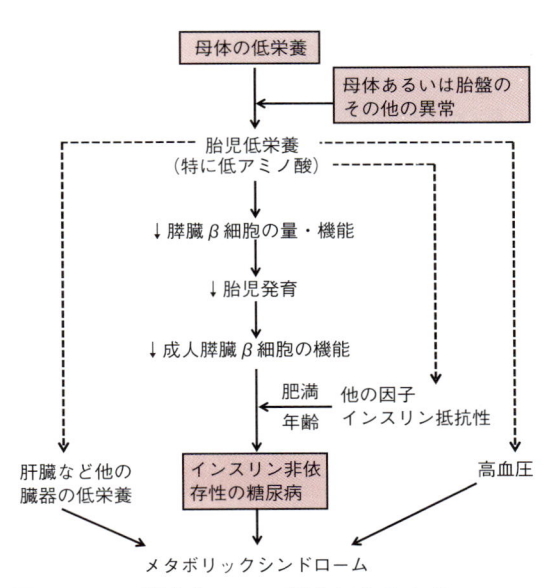

図4 Hales 博士と Barker 博士による thrifty phenotype の成立ならびにメタボリックシンドロームのリスクを形成するメカニズムの仮説[21]

代謝調節機構の変化をきたすことで thrifty phenotype を獲得し，食料の供給が乏しい出生後環境において生存により適している可能性が考えられている（図3）．

これに対して，胎生期に低栄養環境に曝され thrifty phenotype を獲得した児が，出生後に飽食の生活様式すなわち食料が過剰に供給される環境を生きた場合，省エネルギー体質が mismatch をきたして，メタボリックシンドローム発症のハイリスク群となるという仮説が提案されている（図3）[21,22]．実際，新生児期あるいは乳幼児期の急速な発育は成人期における肥満や糖尿病発症のリスク因子であると報告されている[24-27]．

thrifty phenotype とはいかなる体質であるのか，その具体的なメカニズムは未だ同定されておらず，ヒトにおけるその存在も証明されていない．Hales 博士と Barker 博士は胎生期に低栄養環境に曝されると，膵臓のβ細胞におけるインスリン産生能が低下して，エネルギー利用率を低下させると考えた[21]．そして，そのプロセスにおいて恒久的な膵臓のβ細胞の機能低下をきたすことがメタボリックシンドローム発症のリスクとなる中心的な役割を果たす可能性を提唱した[21]（図4）．

しかしながら，Hales 博士と Barker 博士のこの仮説には重大な問題点がある．肥満はメタボリックシンドロームを発症する最大のリスク因子であるが，脂肪細胞が脂肪を蓄積する場合には適量のインスリンが必要である．実際，プライマリーにインスリン分泌能が低下している1型糖尿病患者には肥満は必ずしも多くない．このように，胎生期より膵臓のβ細胞におけるインスリン産生能が低下するという Hales 博士と Barker 博士の考え方は thrifty phenotype におけるプライマリーな肥満発症のリスクを必ずしも充分に説明できない．一方，レプチンは脂肪細胞から分泌される強力な抗肥満ホルモンである．著者らは動物実験から胎生期の低栄養環境はレプチンに対する中枢の感受性を低下させ，ミトコンドリアによる diet induced thermogenesis 活性化の抑制を介して易肥満体質とも呼ぶべき形質を獲得し，thrifty phenotype の形成に関与する可能性を提唱して

いる[25, 28, 29].

9. 糖代謝と直接的な関係のない，児への長期的な影響

　糖代謝異常合併妊婦から生まれた児は糖代謝と直接的な関係のない疾患の発症リスクとの関連が指摘されている．KumarらはGDMを発症した妊婦から生まれた正期産児はアレルギー性皮膚炎を発症しやすいと報告している[30]．糖尿病を合併した母体[31]あるいはGDMの母親[32]から生まれた児が成長後に統合失調症を発症するリスクが高いと報告されている．

10. おわりに

　母体血中のブドウ糖は濃度勾配による促進拡散により胎児血中に供給される．したがって，胎児のエネルギー代謝環境や需要とは無関係に，いわば一方的に母体からブドウ糖が供給される．供給されたブドウ糖は胎児自身のインスリンで代謝される．この特異な胎児の糖代謝の恒常性維持機構は，母体の耐糖能異常により容易に破綻をきたし，胎児期，新生児期のみならず成長後の種々の疾患発症のリスク因子となり得る．したがって，糖尿病の女性に対して充分に治療を行ってから妊娠を許諾すること，妊娠中も適切な管理を行うこと，さらに適切なスクリーニングによりGDMの妊婦を特定し適切な管理を行うことは周産期事象の改善のみならず次世代の健康に寄与することが期待される．

文　献

1) Hanson MA, et al: Developmental origins of health and disease: new insights. Basic Clin Pharmacol Toxicol 102: 90-3, 2008.
2) Freinkel N: Banting Lecture 1980. Of pregnancy and progeny. Diabetes 29: 1023-35, 1980.
3) Reiher H, et al: Age-dependent insulin secretion of the endocrine pancreas in vitro from fetuses of diabetic and nondiabetic patients. Diabetes Care 6: 446-451, 1983.
4) Cunningham FG, et al: Maternal Physiology in 23rd Williams Obstetrics, p107-135, McGraw-Hill, New York, 2010.
5) Pedersen J: Weight and length at birth of infants of diabetic mothers. Acta Endocrinol (Copenh) 16: 330-42, 1954.
6) 伊東宏晃：妊娠糖尿病と胎児/母体と胎児の栄養学. 臨床婦人科産科 65: 676-680, 2011.
7) Metzger BE, et al: Hyperglycemia and adverse pregnancy outcomes. HAPO Study Cooperative Research Group. N Engl J Med 358: 1991-2002, 2008.
8) Landon MB, et al: Eunice Kennedy Shriver National Institute of Child Health and Human Development Maternal-Fetal Medicine Units Network. A multicenter, randomized trial of treatment for mild gestational diabetes. N Engl J Med 361: 1339-48, 2009.
9) 鮫島　浩：妊娠糖尿病における児の合併症とその対策. 日本臨床 66: 615-619, 2008.
10) Dabelea D, et al: Intrauterine diabetic environment confers risks for type 2 diabetes mellitus and obesity in the offspring, in addition to genetic susceptibility. J Pediatr Endocrinol Metab 14: 1085-91, 2001.
11) Moore TR: Fetal exposure to gestational diabetes contributes to subsequent adult metabolic syndrome. Am J Obstet Gynecol 202: 643-9, 2010.
12) Clausen TD, et al: Overweight and the metabolic syndrome in adult offspring of women with diet-treated gestational diabetes mellitus or type 1 diabetes. J Clin Endocrinol Metab 94: 2464-70, 2009.
13) Barker DJ, et al: Infant mortality, childhood nutrition, and ischaemic heart disease in England and Wales. Lancet 1: 1077-81, 1986.
14) Barker DJ, et al: Fetal origins of coronary heart disease. BMJ 311: 171-4, 1995.
15) Barker DJ: In utero programming of chronic disease. Clin Sci (Lond) 95: 115-28, 1998.
16) Barker DJ: The Wellcome Foundation Lecture, 1994. The fetal origins of adult disease. Proc Biol Sci 262: 37-43, 1995.
17) Gluckman PD, et al: Predictive adaptive responses in perspective. Trends Endocrinol Metab 19: 109-110, 2008.
18) Gluckman PD, et al: Predictive adaptive responses and human evolution. Trends Ecol Evol 20: 527-33, 2005.
19) Gluckman PD, et al: Mismatch Why our world no longer fits our bodies. Oxford University Press, Oxford, 2006.
20) Gluckman PD, et al: Developmental Origins of Health and Disease, Cambridge University Press, Cambridge, 2006.
21) Hales CN, et al: The thrifty phenotype hypothesis. Br Med Bull 60: 5-20, 2001.
22) Vaag AA, et al: The thrifty phenotype hypothesis revisited. Diabetologia. 2012 May 30. [Epub ahead of print]
23) Moore SE, et al: Glucose, insulin and lipid metabolism

in rural Gambians exposed to early malnutrition. Diabet Med 18: 646-53, 2001.
24) Ong KK, et al: Rapid infancy weight gain and subsequent obesity: systematic reviews and hopeful suggestions. Acta Paediatr 95: 904-8, 2006.
25) Itoh H, et al: Low birth weight and Risk of Obesity -Potential Problem of Japanese People-. Current Women's Health Reviews 5: 212-219, 2009.
26) Fall CH, et al: New Delhi Birth Cohort. Adult metabolic syndrome and impaired glucose tolerance are associated with different patterns of BMI gain during infancy: Data from the New Delhi Birth Cohort. Diabetes Care 31: 2349-56, 2008.
27) Ong KK, et al: Birth weight, infant growth and insulin resistance. Eur J Endocrinol 151: U131-9, 2004.
28) Yura S, et al: Role of premature leptin surge in obesity resulting from intrauterine undernutrition. Cell Metab 1: 371-378, 2005.
29) Yura S, et al: Neonatal exposure to leptin augments diet-induced obesity in leptin-deficient ob/ob mice. Obesity (Silver Spring) 16: 1289-1295, 2008.
30) Kumar R, et al: Gestational diabetes, atopic dermatitis, and allergen sensitization in early childhood. J Allergy Clin Immunol 124: 1031-8, 2009.
31) Cannon M, et al: Obstetric complications and schizophrenia: historical and meta-analytic review. Am J Psychiatry 159: 1080-92, 2002.
32) Van Lieshout RJ, et al: Diabetes mellitus during pregnancy and increased risk of schizophrenia in offspring: a review of the evidence and putative mechanisms. J Psychiatry Neurosci 33: 395-404, 2008.

B. 生活習慣病

1. はじめに

　生活習慣病とは好ましくない生活習慣の集積によって惹起される疾患群で糖尿病，心臓病，脳卒中，脂質代謝異常，高血圧，肥満などが含まれる．これに対しメタボリックシンドロームはインスリン抵抗性を基盤にして肥満，高血糖，脂質異常，血圧上昇などの動脈硬化性疾患，血管イベント，2型糖尿病発症の危険因子が個人に集積している状態である．本稿では子宮内低栄養ならびに低出生体重とメタボリックシンドロームおよび成人疾患との関連について解説する． 〈☞6章①A〉

2. 生活習慣病と子宮内環境の関連—新しい疾患概念が確立するまでの歴史

　発端はイギリスで Barker らが心臓病死亡率の地理的分析（"心臓病マップ"）がその地域の生活レベルや喫煙ではなく生後1年未満の新生児・乳児死亡率と密接に関連することに注目したことである．そのことから心疾患が多くなる50歳以上の人々の出生時体重，乳児期の健康・環境に関する調査をイギリス全土に展開したところ，1986年ハートフォードシャーに残されていた1911〜1945年までの出生時体重，乳児期の成長，1歳時体重が記録された膨大な台帳にめぐり合う[1]．優れた着眼と貴重な記録の邂逅は1989年出生時体重と虚血心疾患の関連を示す最初の論文に結実し[2]，1991年には Hales が60代男性の耐糖能異常・糖尿病が出生時体重と逆相関することを報告した[3]．1993年 Barker は2型糖尿病，高血圧，脂質異常を呈する"シンドロームX"が出生時低体重と関連することを明らかにし，これは"低体重児シンドローム"と呼ぶのが相応しいとした[4]．この"シンドロームX"こそは今日のメタボリック症候群〔WHO（1998），日本（2005），国際共同声明（2009）〕に相当するリスクファクターの重積に対して Reaven が1988年に付した名称である．Barker らの一連の報告を端緒に，「遺伝的素因」+「生後の環境」の病因論の図式に新たに"誕生前の子宮内ないし生後早期の環境"が加わる画期的な「成人病胎児期発症説（fetal origins of adult disease; FOAD）」が確立してきた．近年は疾患のみならず広く健康状態を含める developmental origins of health and diseases（DOHaD）に発展してきている[5]．

3. 低出生体重とメタボリックシンドロームの関連を示すエビデンスの蓄積

　低出生体重と2型糖尿病，高血圧，脂質異常症などの成人疾患あるいは，これら疾患の根底にある"インスリン抵抗性"との関連は多くの疫学的調査で明らかにされてきた．調査には地域住民，職業集団[6,7]，学校[8]などのコホートでレトロスペクティブに出生時体重をみたもの，医療施設，地域単位の出生児のフォローアップ[9,10]などがある．出生時体重と成人疾患との関連はイギリスを皮切りに先進国，発展途上国を問わず，欧米白人[11]，先住民およびアフリカ系，ヒスパニック系アメリカ人[12-14]，インド人[15]，東洋人[8,16]などの多人種，男女[6,7]，あらゆる年齢層[9,17]について多数発表されてきた．ごく代表的なものだけを表示する（表1）．

　低出生体重は母体，胎盤，胎児の様々な要因で起こることが考えられるが，母体の低栄養は大きな要因である．母体低栄養が明白なのが"オランダ飢饉"コホートで，第二次世界大戦末期の1944/12〜1945/4の4ヵ月間，食料補給が断たれ，1日の食糧配給が400〜800kcalだった期間に妊娠していた母体から生まれた児からなる[18]．このコホートでは母体が低栄養に曝された時期が明白なため，低体重という間接的な指標ではなく低栄養そのものの影響が明らかにされている．例えば脂質異常，冠動脈疾患は妊娠初期，ミクロアルブミン尿は中期，耐糖能異常はすべての時期の低栄養に見られること，低体重は妊娠末期低栄養によりもたらされることなどである．

表1 低出生体重とメタボリックシンドローム・成人疾患

人　種	年齢/性別	疾患など	報　告
イギリス	60代　男	IGT/2型糖尿病	(Hales CN, 1991)
アメリカ（ピマインディアン）	20-39歳　男女	2型糖尿病	(MacCance, 1994)
スウェーデン	50-60歳　男	2型糖尿病	(Lithel HO, 1996)
インド	39-60歳　男女	2型糖尿病	(Fall CH, 1998)
アメリカ	60歳　女	2型糖尿病	(Rich Edwards, 1999)
台湾	6-18歳　男女	2型糖尿病	(Wei, 2003)
日本	40-60歳　男	2型糖尿病	(Anazawa, 2003)
イギリス	64歳　男	メタボリックシンドローム	(Barker DJ, 1993)
ヒスパニック，白人	25-64歳　男女	メタボリックシンドローム	(Valdez R, 1994)
アメリカ	40-75歳　男	高血圧	(Curhan GC, 1996)
オランダ（飢饉コホート）	50歳　男女	冠動脈疾患	(Roseboom TJ, 2000)
アフリカ系アメリカ人	4-12歳　男女	メタボリックシンドローム	(Li C, 2001)
アメリカ	17-30歳　女	妊娠糖尿病	(Innes KE, 2002)
デンマーク	18-32歳　男女	インスリン抵抗性	(Clausen JO, 1997)
ニュージーランド（早産児追跡）	4-10歳　男女	インスリン抵抗性	(Hofman PL, 2004)

　出生時低体重は満期低体重（small for gestational age; SGA）についての報告が多いが，1500g以下の早産低体重児でもインスリン抵抗性が認められている[9,10]．

　疾患としては耐糖能異常・糖尿病の報告が最も多くメタ解析がされている[19,20]．Whincupらは1950～2007年の，わが国[16]も含む31調査を解析し，2型糖尿病のリスクと出生時体重は逆相関し（図1），リスク比は体重1kgの増加に対して0.75と算出した．これに対しPima Indianでは出生時低体重および高体重の両極に向かって肥満，耐糖能異常・2型糖尿病頻度が高くなるU字状の分布を呈することが示され[12]，この他カナダ先住民[21]，台湾の学童[8]でもU字分布を呈している．これらの人種は2型糖尿病罹患率の高いことが共通しており，低体重児とは異なる機序すなわち母体の高血糖に由来する子宮内高血糖環境によってもたらされると考えられている．

　成人疾患に関する調査は中年に達した男女を対象としたものが多く，若年者ではインスリン抵抗性の指標の検討が多い[22-24]．また妊娠可能年齢の女性では妊娠糖尿病（GDM）が出生時低体重に関連することが示され[17,25]，わが国でも同様なことが見られている[26]．ポストGDM女性ではメタボリックシンドロームが多く[27]，

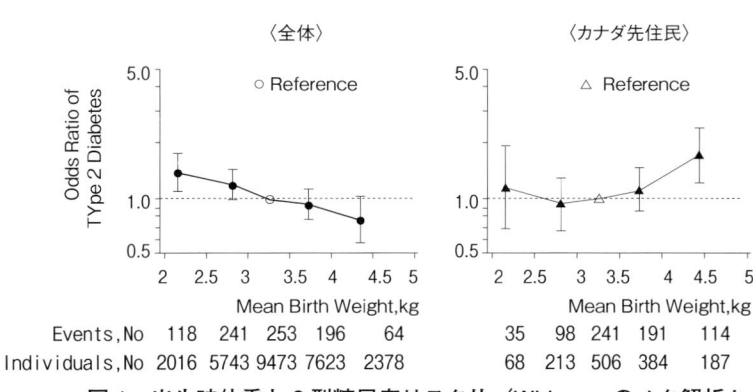

図1　出生時体重と2型糖尿病リスク比（Whincupのメタ解析から）

GDMはメタボリックシンドロームの先駆けと見ることができる.

さて疫学所見が蓄積する一方で低出生体重がメタボリックシンドロームあるいはインスリン抵抗性と関連するメカニズム解明のために動物モデルについての実験が数多くされており[28-30]，仔獣のみならず世代を超えて影響すること[31]は，ヒトの今後に大きな問題を投げかけている．一方，低蛋白食にグリシンを添加することや生後早期のレプチン投与で，インスリン抵抗性が抑制できたとの実験[32,33]も興味深い．プログラミングや後述するエピジェネティクスに関する多くの知見が動物モデルから得られている[34,35]．

4. なぜ低出生体重がメタボリックシンドロームと関連するか？

ではなぜ低体重がメタボリックシンドロームとつながるのであろうか？これを説明する仮説が「プログラミング仮説」である．プログラミングとは発生の感受性のある時期（臨界期）に組織や臓器が環境から受ける刺激によって構造や機能に永続的な変化をきたすことをいう．低体重の主な理由である母体の低栄養についてみると，胎児が低栄養に曝されると脳への栄養供給が優先され腎臓，膵臓，筋肉など他の臓器が犠牲になる．各臓器はその状況に適応して生き延びるために細胞数が減少する一方で，代謝・内分泌系がブドウ糖利用を抑制するエネルギー倹約的に偏位して骨格筋のブドウ糖のとりこみは低下し，インスリン抵抗性となる．この様にプログラムされた倹約的な特質は生後も持続し，成人期に過栄養など胎児期と大きく異なる環境におかれるとインスリン抵抗性を基盤とするメタボリックシンドロームが生じてくると考えるのである．

もう一つの仮説は「インスリン遺伝子異常仮説」である[36,37]．インスリンの"分泌"あるいは"抵抗性"に関連する遺伝子異常があり，インスリンは胎児にとっての発育促進因子であるため，この作用不足から一方で発育が阻害され低体重になり，他方で出生後にインスリン抵抗性に基づく疾患を発症すると考える説である.

5. プログラミングのメカニズム

前述のオランダの飢饉コホートで低栄養の時期により児への影響が異なることなどから受精時，胎芽期，妊娠時期によってメタボリックシンドロームを形成する臓器や組織の感受性が異なることが考えられる[38]．高脂肪，低蛋白，栄養不足，タバコ，ホルモン撹乱物質などの子宮内のストレスはそれぞれの器官・組織の感受性の高い時期（臨界期）に細胞数の減少，下垂体/副腎系への影響，細胞レベルでは遺伝子発現機構の変化（エピジェネティクス），ミトコンドリアの変化などを介してメタボリックシンドローム素因を形成すると考えられる．

① 細胞数の変化

低栄養に曝されると膵臓β細胞，腎ネフロン数，筋肉量の減少が観察されている．妊娠中期に低栄養であるとネフロン数は少なく，本態性高血圧の原因の一つとされる[39]．

② 遺伝子発現機構の変化（エピジェネティクス）

DNAの配列は変化することなく遺伝子発現量の変化を起こす核クロマチン構造が変化することをいう．DNAのメチル化，核蛋白ヒストンのメチル化，アセチル化などがある．臨界期に低栄養という刺激でこれらのエピジェネティクスが起こってインスリン抵抗性になった状態が出生後一生続くことがメタボリックシンドロームにつながると考えるものである．

6. 出生時体重だけで将来の健康状態が決まるか？

低出生体重，妊娠中の低栄養がメタボリックシンドロームにつながるとしてもそれだけによるのではなく遺伝要因[40]，生後の発育状況や生活スタイルが関連する．

中でも大きな要因の一つが生後の"追いつき（catch-up）"で，Ongは2歳までのcatch-upが顕著な例ほど5歳時の肥満（中心性肥満）が多く，生後早期のcatch-upを促す何らかのメ

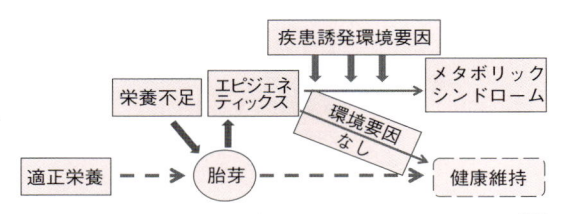

図2 低栄養からメタボリックシンドロームへの道筋
(Burdge GC, et al : Br J Nutr 101:619-30, 2009 を改変)

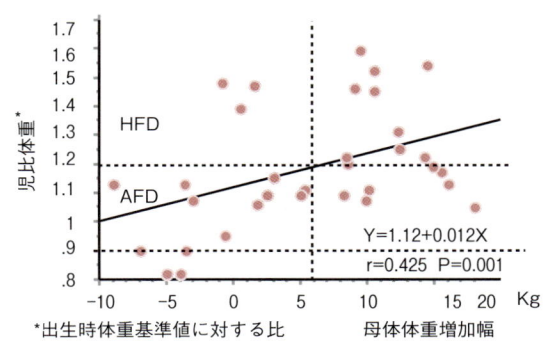

図3 肥満糖尿病妊婦における母体体重増加と児体重との関連（東京都済生会中央病院）

カニズムが成人病胎児期発症に関連する可能性を指摘している[41]．

また Barker らは2歳までのやせとそれ以後のBMIの急速な上昇が冠動脈疾患や2型糖尿病に強く関連すること，小児期の普通6歳頃に起こる"脂肪リバウンド"の早期化が関連することを示している[42-44]．これらの結果は低体重で生まれた児に対して急速に発育を促すように努めることが好ましくないこと，小児期の体重増加には十分注意を払う必要があることを示唆している．母乳が低体重児のメタボリックシンドロームや血圧上昇を抑えるとの成績には人工栄養が母乳より体重増加が大きいことも関与しているかもしれない[45]．低出生体重児への介入でメタボリックシンドロームを抑止できるかについて，運動量の多い群では少ない群に比べてインスリン抵抗性指標が明らかに低いとの結果は参考になる[46]．

子宮内低栄養からメタボリックシンドロームに至る道筋の図式を図2に示す．

7. 子宮内低栄養の原因

低体重の主なる原因には母体の栄養摂取の不足と胎盤の血流障害が考えられる．社会的状況による母体の栄養不良は深刻な食糧不足に悩む発展途上国には大きな問題である．食糧豊富な現代のわが国で問題となるのは，悪阻による摂食低下および肥満妊婦の妊娠高血圧症候群予防，耐糖能異常妊婦の血糖コントロールのためのエネルギー制限食であろう．

肥満妊婦に対するエネルギー指示量は妊娠前のBMI別に示された至適体重増加量[47]を目標に，妊娠時期に応じた食事摂取基準に準拠して設定される[48]．肥満糖尿病妊婦の治療では妊娠全経過を通じて 30kcal/標準体重（kg）でよいとのコンセンサスがあり，飢餓状態の指標になる血中ケトン体と，胎児の発育状況をみて調節する．自験例でエネルギー制限した肥満糖尿病妊婦においては母体体重増加量と児体重の間に図3のような関連が見られ，妊娠前より体重が減少するような事態は児の低体重を招く可能性があることが示された[49]．エネルギー制限は児の成育状況を見ながら慎重に行うべきであろう．

8. 低出生体重児—わが国の問題

わが国の出生時体重（kg）は1951年の男 3.14，女 3.05 から徐々に上昇し1975年（男 3.24，女 3.15）をピークに減少の一途をたどっている．うち2500g未満の児の割合は年々増加し最近5年は 9.5～9.6% と1割近くを占めるようになり（図4），先進国の中では目立って多い．その理由として不妊治療の増加に伴い多胎妊娠が増えていること，早産の増加，出産年齢の高齢化等が挙げられる．これらの他に若い女性の喫煙率の上昇，極端なダイエットによるやせすぎの増加が要因として注目されている．20代女性の約30%がBMI < 18.5 のやせ状態にある[50]という事実は世界的にみて異様な事態である．このようなやせ女性では妊娠しても体重増加が図れないことが少なくない．また母体の栄養不良が早産の原因になる可能性もあるとい

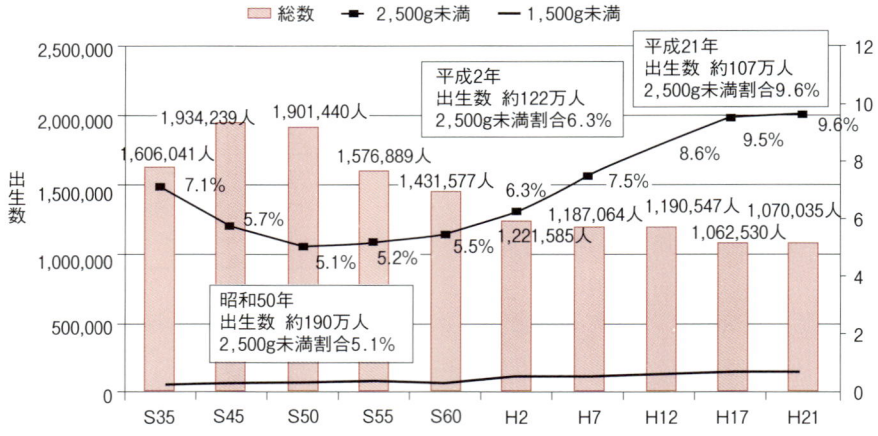

図4 出生数および出生児体重 2500g 未満（1500g 未満）の出生割合の年次推移（厚生労働省，人口動態統計）

う．若い女性に，適正体重を維持することの重要性と低栄養の弊害を啓蒙する必要がある[51,52]．

9．おわりに

　低出生体重と成人疾患との関連を示す疫学調査の多くはレトロスペクティブなものであり，おのずと限界がある．わが国では児のフォローアップにより出生時体重と小児肥満の関連が示されている．出生時低体重からメタボリックシンドロームへのプロセスを促進させる要因を明らかにするには授乳，発育状況などを含めてプロスペクティブに調査していかなければならない．また人工授精，極低出生体重児医療の進歩が成人期の健康状態にどのように影響するかなど，新しい問題についても緻密なフォローアップの体制と正確な記録が不可欠である．

文　献

1) デイヴィッド・バーカー：胎内で成人病は始まっている，福岡秀興監修，ソニーマガジンズ，2005．
2) Barker DJP, et al: Weight in infancy and death from ischemic heart disease. Lancet 2: 577-580, 1989.
3) Hales CN, et al: Fetal and infant growth and impaired glucose tolerance at age 64. BMJ 303: 1019-1022, 1991.
4) Barker DJ, et al: Type 2 (non-insulin-dependent) diabetes mellitus, hypertension and hyperlipidemia (syndrome X): relation to reduced fetal growth. Diabetologia 36: 62-67, 1993.
5) 福岡秀興：成人病（生活習慣病）胎児期発症（起源）説から耐糖能異常を考える．糖尿病と妊娠 7: 30-35, 2007.
6) Rich-Edwards, et al: Birthweight and the risk for type 2 diabetes mellitus in adult women. Ann Intern Med 130: 278-284, 1999.
7) Curhan GC, et al: Birthweight and adult hypertension, diabetes mellitus, and obesity in US men. Circulation 94: 3246-3250, 1996.
8) Wei JN, et al: Low birth weight and high birth weight infants are both at an increased risk to have type 2 diabetes among schoolchildren in Taiwan. Diabetes Care 26: 343-348, 2003.
9) Hofman PL, et al: Premature birth and later insulin resistance. N Engl J Med 351: 2179-86, 2004.
10) Hovi P, et al: Glucose regulation in young adults with very low birth weight. N Engl J Med 336: 2053-2061, 2007.
11) Lithell HO, et al: Relationship of size at birth to non-insulin dependent diabetes and insulin concentration in men aged 50-60 years. BMJ 312: 406-410, 1996.
12) McCance DR, et al: Birth weight and non-insulin dependent diabetes; thrifty genotype and thrifty phenotype or surviving small baby genotype? BMJ 308: 942-945, 1994.
13) Li C, et al: Effects of low birth weight on insulin resistance syndrome in Caucasian and African-American children. Diabetes Care 24: 2035-2042, 2001.
14) Valdez R, et al: Birthweight and adult health outcomes in a biethnic population in the USA. Diabetologia 37: 624-631, 1994.
15) Fall CH, et al: Size at birth, maternal weight, and type 2 diabetes in South India. Diabet Med 15: 220-227, 1998.
16) Anazawa S, et al: Low birth weight and development of type2 diabetes in a Japanese population. Diabetes Care 26:2210-2211, 2003.

17) Innes KE, et al: Association of woman's own birth weight with subsequent risk for gestational diabetes. JAMA 287: 2534-2541, 2002.
18) Ravelli AC, et al: Glucose tolerance in adults after prenatal exposure to famine. Lancet 351: 173-177, 1998.
19) Harder T, et al: Birth weight and subsequent risk of type 2 diabetes: A meta-abnalysis. Am J Epidemiol 165: 849-857, 2007.
20) Whincup PH, et al: Birth weight and risk of type 2 diabetes: A systematic review. JAMA 300: 2886-2897, 2008.
21) Dyck RF, et al: From "thrifty genotype "to "hefty fetal phenotype": the relationship between high birth weight and diabetes in Saskatchewan Registered Indians. Can J Public Health 92: 340-344, 2001.
22) Lawlor DA, et al: The association of birth weight and contemporary size with insulin resistance among children from Estonia and Denmark: findings from the European Youth Heart Study. Diabetic Med 22: 921-930, 2005.
23) Clausen JO, et al: Relation between birth weight and the insulin sensitivity index in a population sample of 331 young, healthy Caucasians. Am J Epidemiol 146: 23-31, 1997.
24) Jensen CB, et al: Early differential defects of insulin secretion and action in 19-year-old caucasian men who had low birth weight. Diabetes 51: 1271-1280, 2002.
25) Seghieri G, et al: Relationship between gestational diabetes mellitus and low maternal birth weight. Diabetes Care 25: 1761-1765, 2002.
26) 八代智子, 他：母体の出生体重異常は妊娠中の耐糖能異常のリスクとなるか？ 糖尿病と妊娠 10: 73-78, 2010.
27) Lauenborg J, et al: The prevalence of the metabolic syndrome in Danish population of women with previous gestational diabetes mellitus is three fold higher than in the general population. J Clin Endocrinol Metabol 90: 4004-4010, 2005.
28) Simmons RA, et al: Intrauterine growth retardation leads to the development of type 2 diabetes in the rat. Diabetes 50: 2279-2286, 2001.
29) Bertram CE, et al: Animal models and programming of the metabolic syndrome. Br Med Bull 60: 103-121, 2001.
30) 由良茂夫：胎生期低栄養に起因する肥満・耐糖能異常発症機序の解析. 糖尿病と妊娠 7：36-39, 2007.
31) Harrison M, et al: Intergenerational programming of impaired nephrogenesis and hypertension in rats following maternal protein restriction during pregnancy. Br J Nutr 101: 1020-1030, 2009.
32) Jackson AA, et al: Increased systolic blood pressure in rats induced by a maternal low-protein diet is reversed by dietary supplementation with glycine. Clin Sci (Lond) 103: 633-639, 2002.
33) Vickers MH, et al: Neonatal leptin treatment reverses developmental programming. Endocrinology 146: 4211-4216, 2005.
34) Seki Y, et al: Minireview: Epigenetic programming of diabetes and obesity: animal models. Endocrinology 153: 1031-1038, 2012.
35) Nistala R, et al: Prenatal Programming and Epigenetics in the Genesis of the Cardiorenal Syndrome. Cardiorenal Med 1: 243-254, 2011.
36) Hattersley A, et al: The fetal insulin hypothesis: an alternative explanation of the association of low birth weight and diabetes and vascular disease. Lancet 353: 1789-1792, 1999.
37) Hyppönen E, et al: Parental diabetes and birth weight of offspring: intergenerational cohort study. BMJ 326: 19-20, 2003.
38) Rinaudo P, et al: Fetal programming and metabolic syndrome. Ann Rev Physiol 74: 107-130, 2012.
39) Hughson M, et al: Glomelular number and size in autopsy kidney: the relationship to birth weight. Kidney Int 63: 2113-2122, 2003.
40) Carlsson S, et al: Low birth weight, family history of diabetes, and glucose intolerance in Swedish middle-aged men. Diabetes Care 22: 1043-1047, 1999.
41) Ong KK, et al: Association between postnatal catch-up growth and obesity in childhood: prospective cohort study. BMJ 320: 967-971, 2000.
42) Barker DJ, et al: Trajectories of growth among children who have coronary events as adults. N Engl J Med 353: 1802-1809, 2005.
43) Eriksson JG, et al: Patterns of growth among children who later develop type 2 diabetes or its risk factors. Diabetologia 49: 2853-2858, 2006.
44) Eriksson JG: Early adiposity rebound in childhood and risk of type2 diabetes in adult life. Diabetologia 46: 190-194, 2003.
45) Vaag A: Low birth weight and early weight gain in the metabolic syndrome: Consequences for infant nutrition. Int J Gynaecol Obstet 104: S32-S34, 2009.
46) Ortega FB, et al: Physical activity attenuates the effect of low birth weight on insulin resistance in adolescents. Findings from two observational studies. Diabetes 60: 2295-2299, 2011.
47) 厚生労働省：妊産婦のための食生活指針 http://www.mhlw.go.jp/houdou/2006/02/dl/h0201-3a3-02f.pdf
48) 厚生労働省：日本人の食事摂取基準（2010年版），第一出版, 2010. http://www.mhlw.go.jp/houdou/2009/05/h0529-1.html
49) 穴澤園子, 他：糖尿病妊婦の体重管理―内科側の立場から. 糖尿病と妊娠 3: 32-36, 2003.

50）厚生労働省：国民健康・栄養調査（平成22年度）. http://www.mhlw.go.jp/bunya/kenkou/kenkou_eiyou_chousa.html
51）谷内洋子, 他：若年期の低BMIと妊娠糖尿病発症. 糖尿病と妊娠 12：40-44, 2012.
52）Yachi Y, et al: Law BMI at 20 years predicts gestational diabetes independent of BMI in early pregnancy in Japan: Tanaka Women's Clinic Study. Diabet Med 30：70-3, 2013.

C. 小児環境保健（エコチル調査）

1. DOHaD仮説と環境保健

近年、胎児期における栄養環境によって出生後の健康状態や疾病の素因が形成され、その後の生活習慣病の発症リスクと関係するというDOHaD（developmental origins of health and diseases）仮説が提唱され[1,2]、欧州諸国を中心とした疫学研究の結果がそれを支持している。また、胎児期における環境化学物質への曝露が、出生後の子どもの発達や成長に与える影響も懸念されている。

この仮説をエピジェネティック修飾によって説明しようとする研究が進められている。すなわち、胎児期における栄養状態や化学物質への曝露などの環境によって遺伝子発現制御系（エピジェネティクス）の変化が生じ、出生後の疾病発症のリスク因子になるというものである。こうした研究により胎児期における環境が子どもの健康に与える影響の機序が解明されれば、妊娠中の健康管理によって疾病の予防を図ることが可能になると期待される。〈☞6章①A, B〉

2. 生活環境中の化学物質

私たちの生活する環境中にはさまざまな化学物質が存在している。米国化学会のChemical Abstracts Service（CAS）レジストリには6,000万件を超える化学物質が登録されており、急速に増加しつつある。これらの化学物質は医薬品、食品添加物、洗剤をはじめとする身近な生活用品などに使用されており、私たちの日常生活とは切り離せないものとなっている。その一方で、化学物質の中には安全性が十分に確認されていないものも多く、ヒトの健康に悪影響を及ぼす可能性が指摘されているものもある。

ヒトへの健康影響が懸念されている代表的な化学物質として、廃棄物の焼却などにより発生するダイオキシン類、かつて絶縁体、熱媒体、可塑剤などとして大量に使用されたポリ塩化ビフェニル類（PCBs）、プラスチックの製造に使用されるビスフェノールA（BPA）、DDTをはじめとする殺虫剤・農薬などが知られている。これらの化学物質のうち、環境中で分解されにくく、生体内に蓄積しやすく生物濃縮性があり、長距離を移動して地球全体に広範囲に拡散し、ヒトの健康に有害な影響を及ぼすおそれがある物質を残留性有機汚染物質（persistent organic pollutants; POPs）とよび、「残留性有機汚染物質に関するストックホルム条約（POPs条約）」（2001年採択）により、国際的に協調してそれらの廃絶・削減に向けた取り組みが進められている。

3. 環境中の化学物質と糖尿病

①動物実験

妊娠中の化学物質への曝露の影響について、多くの動物実験が行われている。環境中の化学物質はエストロゲン作用を有しており、それに曝露されると妊娠様の代謝状態となり、インスリン抵抗性を引き起こし、膵臓のβ細胞を活性

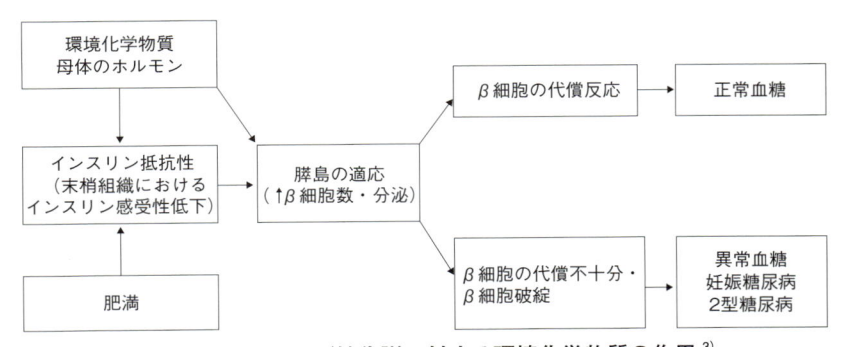

図1 膵島機能及び糖代謝に対する環境化学物質の作用[3]

化させる（図1）[3]. 妊娠中のマウスにBPAを投与すると，母マウスでは妊娠中のインスリン抵抗性の悪化，耐糖能の低下がみられ，血漿インスリン，トリグリセリド，レプチン濃度が増加し，出産後4ヵ月でも体重増加，インスリン抵抗性の増大などが観察された．また，仔マウスは，生後6ヵ月でインスリン抵抗性の増大，耐糖能の低下，インスリン分泌能の変化などがみられた[4]．このように，胎児期における化学物質への曝露が母親の耐糖能に異常をきたし，仔の代謝プログラミングに影響して，2型糖尿病を発症するリスクが高いことが示されている．

② 疫学研究

環境化学物質と糖尿病との関係については多くの疫学的知見が報告されている．

1976年にイタリア国内セベソの工場事故で大量のダイオキシン類が大気中に放出され，毒性の高い 2,3,7,8-tetrachlorodibenzo-p-dioxin (TCDD) に曝露された住民の追跡調査では，糖尿病の増加が観察され，特に女性ではその影響が大きいことが報告されている[5]．2006年には，米国一般集団において血清POPs濃度が高い人は糖尿病有病率が 2〜5 倍であり，特に肥満者では関連性が強いことが報告されている[6]．さらに，米国の国民健康栄養調査（2003〜2004年）では尿中BPA濃度が高いと糖尿病や心血管疾患が増加することが示されている[7]．日本の一般住民を対象とした調査でも，血中ダイオキシン類濃度と糖尿病有病率との関連が認められている[8]．

妊婦を対象とした横断研究では，糖尿病の妊婦 (44名) の血清PCBs値は非糖尿病妊婦 (2,201名) よりも30％高く，血清PCBs濃度が高くなるほど糖尿病リスクは増加することが示されている[9]．

これらの結果は，一般環境レベルにおける化学物質への曝露が糖尿病発症の危険因子の1つである可能性を示唆している．しかしほとんどの研究は横断研究であり，化学物質への曝露が糖尿病発症の危険因子であるのか，糖尿病を有する患者では化学物質の生体内代謝が異なるた

表1 子どもの健康と環境に関する全国調査（エコチル調査）の概要

調査目的：子どもの健康に与える環境要因を解明
中心仮説：「胎児期から小児期にかけての化学物質曝露が，子どもの健康に大きな影響を与えているのではないか？」
調査方法・規模：全国で10万組の親子を対象とした出生コホート調査
調査期間：2032年まで（2011年1月より3年間で参加者募集．追跡調査13年間．解析5年．）
期待される成果
①小児の健康に影響を与える環境要因の解明
②小児の脆弱性を考慮したリスク管理体制の構築
③次世代の子どもが健やかに育つ環境の実現
④ライフサイエンス分野の国際競争力の確保

めに高濃度となるのかは明らかではない．また，妊娠中の糖代謝異常と化学物質への曝露が胎児に対して複合的な影響を与えるのかどうかについてもほとんどわかっていない．こうした問題点を解明するためには，大規模な集団を対象に妊娠中から児の出生後の成長過程を長期にわたって観察するコホート研究を行う必要がある．

4．エコチル調査

① 調査の概要

現在，環境省により「子どもの健康と環境に関する全国調査（エコチル調査）」が実施されている．この調査は全国で15地域に居住する妊婦10万人を対象として，その子どもを妊娠中から生まれて13歳に達するまでフォローアップを行う大規模な出生コホート調査である（表1）．この調査の目的は，環境要因が子どもの健康に与える影響を明らかにすることであり，特に胎児期から乳幼児期における化学物質への曝露や生活環境の影響を明らかにして，化学物質などの適切なリスク管理体制の構築につながることが期待されている．

② 調査の背景と国際的な動向

エコチル調査が企画された背景として，1997年に米国のマイアミで開催された先進8ヵ国（G8）環境大臣会合において「子どもの健康と環境」を最優先事項とする宣言が採択され，デ

ンマーク，ノルウェーで10万人規模の大規模な出生コホート調査が開始された．2009年にイタリアのシラクサで開催されたG8環境大臣会合においてもこの問題の重要性が再認識され，各国が協力して取り組むことが合意された．わが国では，環境省が2008年から疫学調査の基本計画について検討を行い，2010年3月にエコチル調査の基本計画を公表して調査の準備を進め，2011年1月から参加者のリクルート（募集）を開始した．

現在，米国でも10万人を対象とした「全米子ども調査」の実施に向けて予備調査が進められており，欧州諸国，中国，韓国でも同様の調査が計画されている．このように，大規模な出生コホート調査が世界各国で開始されており，国際的に連携した取り組みも進められている．

③調査内容

エコチル調査の実施内容を図2に示した．妊娠中の女性からインフォームド・コンセントを受けて，妊娠初期，中期に質問票調査と血液，尿を採取して，HbA1c，血清脂質，アレルギーなどの検査を行うとともに，健診記録などの医療情報を収集して健康状態の評価を行う．出産時には臍帯血のほか，母親の血液，毛髪を採取し，生後1ヵ月では母乳と児の毛髪を採取する．

また，父親にも質問票調査と血液採取を行う．採取された生体試料は，生化学検査を行った後，化学物質等の測定に供して環境汚染物質への曝露量を評価するとともに，一部は将来の遺伝子解析などのために長期保存される．

出生した子どもは，出生時，1ヵ月時の健康状態を把握し，その後は13歳になるまで半年ごとに質問票調査を繰り返して行い，疾病の罹患状況については医療機関等からも情報を収集する．また，一部の子どもには面接調査や，より詳しい医学的検査を行う予定である．

エコチル調査で対象となる環境化学物質及び健康障害（アウトカム・エンドポイント）を図3に示した．評価対象とする化学物質は多くの候補が挙げられているが，仮説を検証する上での必要性・重要性を勘案して選定し，順次測定することとなっている．これらの中には，調査対象者全員について分析する項目と，コホート内症例対照研究のデザインを用いて，一部の対象者についてのみ分析する項目がある．

また，遺伝要因，社会要因（職業，経済状態，教育，居住環境，養育環境など），生活習慣要因（食事，運動，睡眠，ストレス度など）についても，それぞれ適切な時期に質問票調査などによって把握する．また，一部の対象者には居

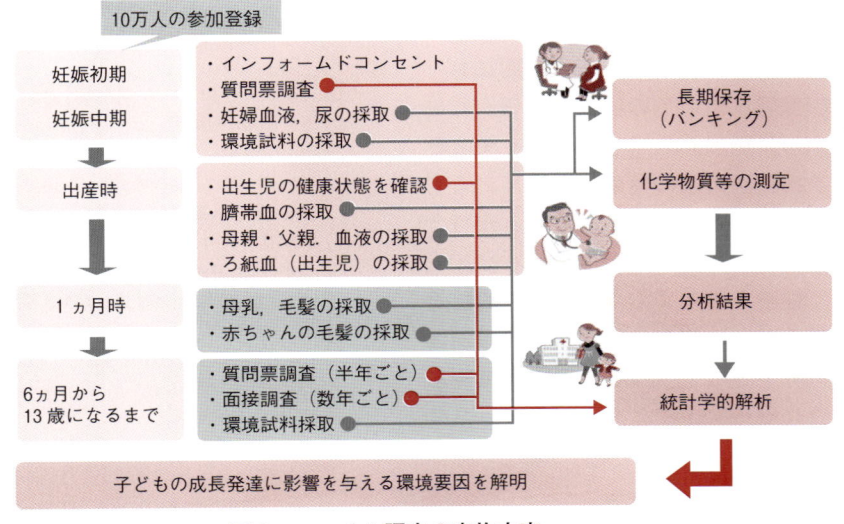

図2 エコチル調査の実施内容

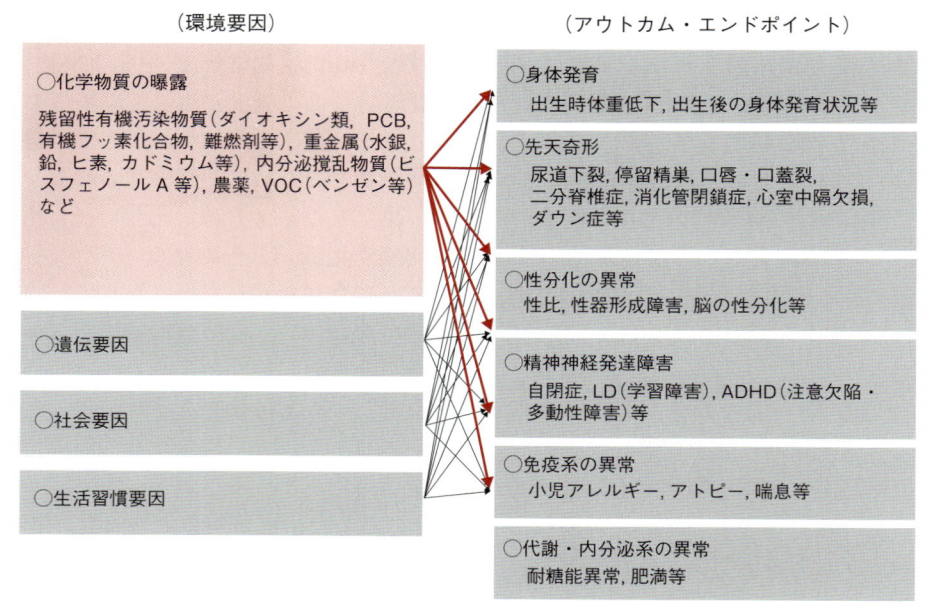

```
(環境要因)                                    (アウトカム・エンドポイント)

○化学物質の曝露                               ○身体発育
 残留性有機汚染物質(ダイオキシン類, PCB,         出生時体重低下, 出生後の身体発育状況等
 有機フッ素化合物, 難燃剤等), 重金属(水銀,
 鉛, ヒ素, カドミウム等), 内分泌撹乱物質(ビ      ○先天奇形
 スフェノール A 等), 農薬, VOC(ベンゼン等)       尿道下裂, 停留精巣, 口唇・口蓋裂,
 など                                          二分脊椎症, 消化管閉鎖症, 心室中隔欠損,
                                              ダウン症等

                                             ○性分化の異常
○遺伝要因                                      性比, 性器形成障害, 脳の性分化等

                                             ○精神神経発達障害
○社会要因                                      自閉症, LD(学習障害), ADHD(注意欠陥・
                                              多動性障害)等

                                             ○免疫系の異常
○生活習慣要因                                  小児アレルギー, アトピー, 喘息等

                                             ○代謝・内分泌系の異常
                                              耐糖能異常, 肥満等
```

図3 エコチル調査における環境要因とアウトカム・エンドポイント

住環境中の揮発性有機化合物(volatile organic compounds; VOC)やハウスダストなどの測定も行う予定である.

④ 期待される成果

エコチル調査はこれまでにない大規模な出生コホート調査である. 調査の主な目的は, 子どもの健康に影響を与える環境要因を解明し, それをもとに小児の脆弱性を考慮した化学物質などのリスク管理体制を構築することである.

この調査では環境化学物質に関するデータだけでなく, 胎児期から乳幼児期, 小児期における母子の健康状態についての膨大な情報が収集されることから, 糖代謝異常をはじめとする妊娠中の様々な病態が母子の健康状態に与える影響などについても新たな知見を得ることができると思われる. こうした知見が得られれば, 疾病を予防し, 健康を増進するための効果的な対策を立案することが可能となり, 次世代の子どもが健やかに育つ環境を実現することが可能になると期待される.

文　献

1) Barker DJ: Fetal origins of coronary heart disease. BMJ 311: 171-174, 1995.
2) Gluckman PD, et al: Living with the past: evolution, development, and patterns of disease. Science 305: 1733-1736, 2004.
3) Alonso-Magdalena P, et al: Endocrine disruptors in the etiology of type 2 diabetes mellitus. Nat Rev Endocrinol 7: 346-353, 2011.
4) Alonso-Magdalena P, et al: Bisphenol A exposure during pregnancy disrupts glucose homeostasis in mothers and adult male offspring. Environ Health Perspect 118: 1243-1250, 2010.
5) Bertazzi PA, et al: Health effects of dioxin exposure: a 20-year mortality study. Am J Epidemiol 153: 1031-1044, 2001.
6) Lee DH, et al: A strong dose-response relation between serum concentrations of persistent organic pollutants and diabetes: results from the National Health and Examination Survey 1999-2002. Diabetes Care 29: 1638-1644, 2006.
7) Lang IA, et al: Association of urinary bisphenol A concentration with medical disorders and laboratory abnormalities in adults. JAMA 300: 1303-1310, 2008.
8) Uemura H, et al: Associations of environmental exposure to dioxins with prevalent diabetes among general inhabitants in Japan. Environ Res 108: 63-68, 2008.
9) Longnecker MP, et al: Polychlorinated biphenyl serum levels in pregnant subjects with diabetes. Diabetes Care 24: 1099-1101, 2001.

2 過栄養

A. 出生体重と小児生活習慣病との関連

1. 出生体重と成長の軌跡（trajectory）

胎児期から乳幼児期の成長の軌跡（trajectory）が，小児思春期の生活習慣病と，さらに成人期の生活習慣病とも関連している．各時点の成長は，個体に遺伝要因および環境要因により決定されている．各時点での身長，体重，BMIなどの成長の指標を時間の経過とともに追跡した線が，成長の軌跡である．成長の軌跡は，その個体のその時点までの遺伝要因および環境要因の総和と考えることができる．生活習慣病になりやすい成長の軌跡を明らかにすることによって，身長と体重という明確な指標を用いて予防介入の時期，対象者の選定が可能になると考えられる．

出生体重は，胎児成長の軌跡の終点であり，出生後の成長の軌跡の起点でもある重要な点である．本稿では，出生体重を中心に，生活習慣病になりやすい成長の軌跡を検討することにより，胎児成長および乳幼児期の成長と小児期の生活習慣病との関連を述べたい．

2. 成長の軌跡（trajectory）に関連した概念

成長の軌跡と生活習慣病との関連の理解に必要な3つの概念を説明する．

①ミスマッチ概念

DOHaDを構成する一つの概念である．子宮内で低栄養環境であった低出生体重児が，その後，過栄養環境で発育するというミスマッチが肥満や生活習慣病を引き起こすという概念である[1]．いわゆる倹約表現型説に相当する考えである．

②Adiposity rebound（AR）

BMIは，乳児期から幼児期にかけて減少し，6歳前後で最低値となり，その後成長が終了するまで増加する．ARとは，BMIが最低となる年齢が早いほど，将来肥満になりやすいという概念である．BMIが最低となる年齢が早いことを早期ARという[2]．

③トラッキング（Tracking）現象

同一集団における個人の相対的な位置（ランク）が長年にわたり維持される現象をいう．この現象を予防医学にあてはめると，小児や若年者が危険因子を持つと，それが維持される．小児や若年者の危険因子の測定値は，将来の測定値の予測因子となる．ということ意義をもつ．

3. 小児肥満とtrajectoryの関連（国外の報告）

Stamnesらは，ノルウェーの出生コホート研究の58,382組の母児を対象に，妊娠前の母親のBMIおよび妊娠中の体重増加と出生体重との関連を検討し，両者とも出生体重と関連があることを報告した[3]．

Stamnesらは，ノルウェー人5,898組の母児を対象に，後方視的に調査し，母親の妊娠前のBMIと妊娠30週までの体重増加は，児の3歳時のBMIと関連することを報告した[4]．

Hirschlerらは，アルゼンチンで9歳児1,027名を対象に，調査時の肥満，メタボリックシンドロームと出生体重との関連を検討した．低出生体重児では，9歳時の肥満になるリスクが低く，高出生体重児では，肥満およびメタボリックシンドロームになるリスクが高かった[5]．

Mehtaらは，195組のアフリカ系アメリカ人の母児を対象に，出生体重と小児期の肥満との関連を検討した．LGA児では，AGA児よりも小児期に肥満になる危険が高かった．また，母

親の妊娠中の喫煙にも関連があった[6]．

Reillyらは，英国の小児909名を対象に調査し，7歳時の肥満は，両親の肥満，43ヵ月のBMIまでの早期AR，3歳時の8時間以上のTV視聴，8ヵ月時，18ヵ月時の体重のSDスコアの増加，1歳までの体重増加量，高出生体重，3歳時の睡眠時間の短さと関連していたと報告した[7]．

Yu ZBらは，出生体重とその後の肥満との関連を報告した20の研究のメタアナリシスを報告した．4000g以上の高出生体重児が，4000g未満児に比し将来肥満になる危険がオッズ比2.07（1.91-2.24），2500g未満の低出生体重児は，2500g以上児に比し将来肥満になる危険がオッズ比0.61（0.46-0.80）であった[8]．

Ahlssonらは，スウェーデンの出生コホート研究で，47,783名の母親を対象に，母親自身の出生体重，出生身長と，その児の出生体重，出生身長との関連を検討した．母親自身の出生体重がLGAの場合，AGAよりもLGAを出生するオッズ比は2.63（1.83-3.75）であった．また，母親自身が肥満の場合，非肥満者よりもLGAを出生するオッズ比は2.56（2.20-2.98）であった．これは，LGAが世代を超えて伝播することを示している[9]．

海外では，小児期以降の肥満とは，母親の肥満，妊娠期間の母親の体重増加，高出生体重，乳児期および幼児期の体重との関連の報告が多く，低出生体重との関連の報告は少ない．

4. 小児肥満関連代謝異常とtrajectoryの関連（国外の報告）

Gamborgらは，北欧での出生体重と血圧との関連の20の出生コホート研究をメタアナリシスした．対象は，16歳から70歳の197,954名であった．男子では，収縮期血圧は，出生体重と負の相関があった．女子では出生体重4kg未満では負の相関，4kg以上では正の相関があった[10]．

Chiavaroliらは，イタリア人6〜7歳の103名（肥満57名，正常体重46名）を，SGA，AGA，LGAの3群に分け，HOMA-IRとイソプロスタンを検討した．両者ともSGAとLGAがAGAに比し，高値であった[11]．

これらの報告から，高血圧や肥満関連代謝異常の発症リスクは，低出生体重児および高出生体重児ともに高いと考えられる．

5. 小児肥満とtrajectoryの関連（国内の報告）

筆者らは，新潟県見附市の小児生活習慣病健診（Mitsuke Study）で，小学校4年生男621名，女563名（当該地区の74％）を対象に，後方視的に出生体重を独立変数と肥満度，腹囲，血圧，TC，LDL-C，HDL-Cを従属変数とし，回帰分析を行った．肥満度は，男女で1次および2次回帰式に相関していた．収縮期および拡張期血圧は，男のみで2次回帰式に相関していた（図1）[12]．腹囲，コレステロールとの関連はなかった．

Sugiharaらは日本人の小児期発症2型糖尿病195名を対象に出生体重を検討した．低出生体重群（2499g以下），正常出生体重群，高出生体重群（4000g以上）はそれぞれ，22例（11.3％），154例（79.0％），19例（9.7％）であり，低および高体重群でコントロールより有意に高値であった．日本人小児の2型糖尿病でもいわゆるU字型分布が認められた．低出生体重群では糖尿病家族歴が少なく，高体重群では母親が糖尿病家族歴と肥満者の頻度が高かった[13]．

これらの報告から，日本人でも2型糖尿病や高血圧の発症リスクは低出生体重児および高出生体重児ともに高いと考えられる．

6. 小児肥満関連代謝異常とtrajectoryの関連（国内の報告）

筆者らは，3歳時195名を対象に，3歳時の血圧と出生体重，3歳時の体重，母体の妊娠最終週の血圧，浮腫，蛋白尿，妊娠中の体重増加との関連を報告した．3歳時の血圧は，出生体重と負の相関，3歳時の体重と正の相関を示した．また，母体の妊娠最終週の収縮期血圧およ

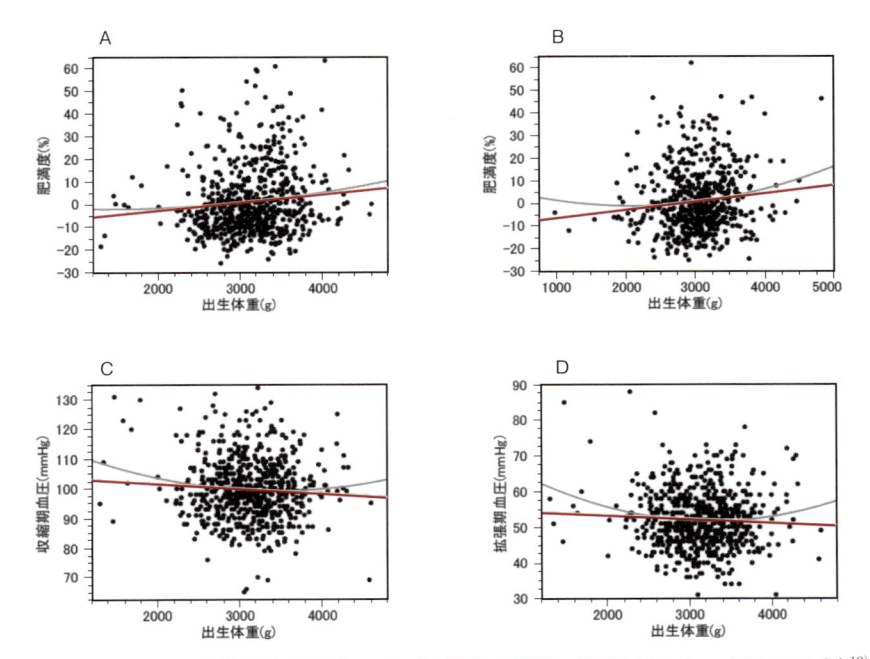

図1 Mitsuke Study における出生体重と肥満度および血圧との関連（男子621名，女子563名）[12]
A：男子の出生体重と肥満度との1次回帰分析（$R^2=0.012$, $p=0.007$），および2次回帰分析（$R^2=0.012$, $p=0.021$）
B：女子の出生体重と肥満度との1次回帰分析（$R^2=0.013$, $p=0.006$），および2次回帰分析（$R^2=0.0168$, $p=0.022$）
C：男子の出生体重と収縮期血圧との1次回帰分析（$R^2=0.005$, $p=0.072$），および2次回帰分析（$R^2=0.0105$, $p=0.039$）
D：男子の出生体重と拡張期血圧との1次回帰分析（$R^2=0.004$, $p=0.129$），および2次回帰分析（$R^2=0.0164$, $p=0.006$）

び浮腫と正の相関があった[14]．

　Kaneshi らは，7から12歳の小児，男187名，女143名を対象に，出生体重とHDL-C，尿酸，アディポネクチン，血糖，インスリン，TC，TG，LDL-C，ApoA1，ApoB，LDL size との関連を検討した．年齢，BMI パーセンタイル，性別で補正後，出生体重はHDL-C，尿酸は負の相関，アディポネクチンとは正の相関を認めた[15]．

　Miura らは，石川県内の男子2,298名，女子2,428名を対象に20歳時の血圧，総コレステロールに対する出生体重と20歳時の体重との関連を検討し，出生体重は負の相関，20歳時の体重は正の相関があることを報告した[16]．

　筆者らは，6〜15歳の肥満小児，男子650名，女子317名を対象に，出生体重およびそのSDスコアを4分法で4群に分け，血清インスリンを比較検討した．男子での出生体重およびSDスコアでの4分法，女子での出生スコアでの4分法において，出生体重およびSDスコアが小さい群のインスリンは高いことを報告した．また，男女とも腹部エコーによる内臓脂肪蓄積の指標である最大腹膜前脂肪厚で補正後の出生体重およびSDスコアは，インスリンとは負の相関があることを報告した[17]．

　また，筆者らは，10〜12歳の肥満小児，男261名，女125名を対象に，出生体重と腹囲をそれぞれ3分位法で分類し9群に分け，メタボリックシンドローム（MS）に相当する例の頻度とインスリン平均値を比較検討した（**図2**）．男女とも，出生体重が小さく，腹囲が大きい群がMSの頻度およびインスリン平均値が最も高かった．また，腹囲小群では，出生体重によるインスリン平均値の差は少ないが，腹囲大群では，低出生体重群の方で高インスリン平均値が高い傾向がみられた．これは，低出生体重

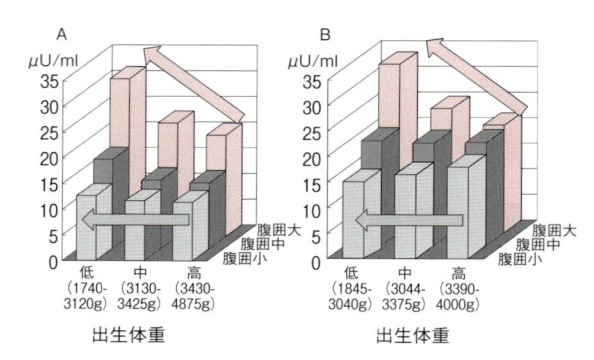

図2 日本人肥満小児（10-12歳）の出生体重および腹囲の3分位法による空腹時インスリンの比較[18]

A：男子261名，腹囲小；64.0-82.0cm，腹囲中；82.5-88.5cm，腹囲大；89.0-116.0cm.
B：女子125名，腹囲小；69.0-80.5cm，腹囲中；81.0-85.5cm，腹囲大；86.0-114.5cm.

児が過栄養という負荷がかかると，高インスリン血症になりやすいことを示している[18].

一方，杉原らは，肥満小児86名を対象に，出生体重2500g未満，2500〜3500g，3500g以上の3群間で，小児のMSに相当する対象数を比較検討した．それぞれ33.3％，16.9％，46.7％がMSに相当し，高出生体重児および低出生体重児ともにMSが多いことを報告した[19].

以上，日本人の小児を対象にした検討では，高出生体重児の方が，肥満になりやすいが，小児肥満の中では，低出生体重児および高出生体重児の両者が代謝異常をきたしやすいことが示唆された．低出生体重児が乳幼児期に過度の体重増加をすることが，小児思春期で代謝異常をきたすと推測される．

これらの報告から，日本人でも，高血圧や肥満関連代謝異常の発症リスクは，低出生体重児および高出生体重児に高いと考えられる．

7. 早期 adiposity rebound と小児肥満および代謝異常

有阪らは，日本人の出生コホートで，ARの時期と12歳時の肥満，血圧，脂質異常との関連を報告した．男子（147名）では，ARが2歳以前の群および7歳以後の群のBMIの平均はそれぞれ24.3, 16.3と前者が大きかった．また，TG，動脈硬化指数，収縮期血圧，拡張期血圧でも前者が高値で，HDL-Cでは低値であった．また，1歳6ヵ月時から3歳時までのBMI変化によりBMI増加群とBMI減少群で比較検討すると前者は，後者に比し12歳時には，女子では動脈硬化指数が高値，男子では高血圧になった．相対危険度は，それぞれ6.64（1.23-39.97），7.7（1.70-33.9）であった[20].

筆者らも，新潟県五泉市立小学校5年生（男307名，女297名，総在籍数54.5％）を対象に，3歳時BMI-1.5歳時BMI（ΔBMI（3歳, 1.5歳））増加群，減少群および6歳時BMI-3歳時BMI（ΔBMI（6歳, 3歳））増加群，減少群により4群に分類した．小学校5年生時に肥満であるオッズ比は，ΔBMI（3歳, 1.5歳）減少群かつΔBMI（6歳, 3歳）の減少群に比し，ΔBMI（3歳, 1.5歳）増加群かつΔBMI（6歳, 3歳）増加群で男子26.27，女子28.19と有意に増加した（**表1**）[21].

これらの報告から，日本人でも，早期ARが小児期以降の肥満の発症に深く関連していると考えられる．

8. 小児肥満に至る成長の軌跡

以上の研究結果から推測できる小児期以降の肥満に至る主な成長の軌跡を示す（**図3**）．重要なポイントは，妊娠前の母親の体格，妊娠中の母体の体重増加，出生体重，乳幼児期の体重増加（早期AR）であり，高出生体重あるいは低出生体重を経由する軌跡に大別される．

軌跡①は，妊娠前の母親が肥満であり，妊娠中の母体の体重増加が多く，高出生体重児で出生し，早期ARはないが，幼児期終了時で肥満であり，思春期の肥満へ移行する．軌跡②は，妊娠前の母親が肥満であり，妊娠中の母体の体重増加が多く，高出生体重児で出生し，その後早期ARをおこし，幼児期終了時には肥満になり，思春期の肥満へ移行する．多くの疫学研究が，乳幼児期の体重増加（早期AR）が重要であることを示しているので，軌跡②の方が①よ

表1 ΔBMI（3歳，1.5歳）およびΔBMI（6歳，3歳）を，減少群あるいは増加群で2群ずつに分類した場合の，10歳時に肥満であるオッズ比（95％信頼区間）

			ΔBMI（6歳，3歳）	
			減少群	増加群
ΔBMI（3歳，1.5歳）	男子（307名）	減少群	1.00	8.94 (3.90-23.20)
		増加群	2.04 (0.42-7.82)	26.27 (9.77-78.40)
	女子（297名）	減少群	1.00	4.38 (1.26-20.23)
		増加群	2.60 (0.55-13.55)	28.19 (8.51-129.12)

ΔBMI（3歳，1.5歳）＝3歳時BMI－1.5歳時BMI，
ΔBMI（6歳，3歳）＝6歳時BMI－3歳時BMI
ΔBMI（3歳，1.5歳）減少群，かつΔBMI（6歳，3歳）減少群を，オッズ比1とした．

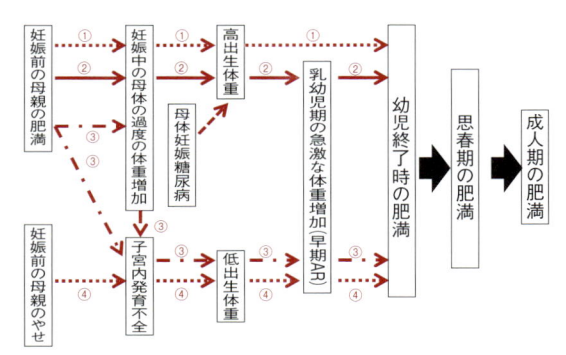

図3 成人の肥満へ向かう胎児期からの成長の軌跡（trajectory）（①～④は本文参照）

りも，一般的な軌跡と考えられる．また，母体の妊娠糖尿病は，高出生体重児を出生し，軌跡①②へ合流する．

軌跡③は，妊娠前の母親が肥満あるいはその他の状態で，何らかの原因で，子宮内発育不全，低出生体重で出生し，その後早期ARをおこし，幼児期終了時には肥満になり，思春期の肥満へ移行する．パターン④は，妊娠前の母親がやせで，子宮内発育不全，低出生体重で出生し，その後早期ARをおこし，幼児期終了時には肥満になり，思春期の肥満へ移行する．軌跡③④は，いずれも，DOHaDのミスマッチ概念で説明できる成長の軌跡である．

9．妊娠前から乳幼児期までの早期の生活習慣病予防対策の重要性

これまで述べてきたように，生活習慣病の起源は，妊娠前の母体の健康状態まで遡ることができる．したがって，生活習慣病の予防には，健全な母体が，健全な妊娠出産をし，健全な家庭が健全な育児を行い，子どもが健全に成長発達をし，心身とも健全な成人になり，健全な生活習慣を実践することが必要である．そのためには，妊娠前から乳幼児期までの早期の生活習慣病予防対策が重要である．具体的には，早期ARを起こさないように，標準成長曲線に沿って身長体重が成長しているかどうかを確認することで重要である．特に高出生体重児および低出生体重児では，注意が必要である．1歳6ヵ月時から3歳時までBMIが増加した場合は，その後の体重増加を抑制することで，小児期以降の肥満発症を抑制できると推測される．また，母乳栄養は，早期ARを予防すると考えられている[22]．

また，乳幼児期からの生活習慣病予防には，家族が健康的な日常生活をする必要がある．したがって，家族の生活習慣病予防にもつながる．さらに，小児の自立促進，次世代の生活習慣病の予防という意義もある．本人，家族，次世代の子ども達のために，妊娠前から乳幼児期までの早期の生活習慣病予防対策は重要である．

文 献

1) Godfrey KM, et al: Epigenetic mechanisms and the mismatch concept of the developmental origins of health and disease. Pediatr Res 61: 5R-10R, 2007.
2) Rolland-Cachera MF, et al: Adiposity rebound in children: a simple indicator for predicting obesity. Am J Clin Nutr 39: 129-135, 1984.
3) Stamnes Køpp UM, et al: The associations between maternal pre-pregnancy body mass index or gestational weight change during pregnancy and body mass index of the child at 3 years of age. Int J Obes (Lond) 36: 1325-31, 2012.
4) Stamnes Koepp UM, et al: Maternal pre-pregnant body mass index, maternal weight change and offspring birth weight. Acta Obstet Gynecol Scand 91: 243-249, 2012.
5) Hirschler V, et al: Does low birth weight predict obesity/overweight and metabolic syndrome in elementary school children? Arch Med Res 39: 796-802, 2008.
6) Mehta SH, et al: Being too large for gestational age precedes childhood obesity in African Americans. Am J Obstet Gynecol 204: 265. e1-5, 2011
7) Reilly JJ, et al: Avon Longitudinal Study of Parents and Children Study Team. Early life risk factors for obesity in childhood: cohort study. BMJ 330: 1357-1359, 2005.
8) Yu ZB, et al: Birth weight and subsequent risk of obesity: a systematic review and meta-analysis. Obes Rev 12: 525-42, 2011.
9) Ahlsson F, et al: Females born large for gestational age have a doubled risk of giving birth to large for gestational age infants. Acta Paediatr 96: 358-62, 2007.
10) Gamborg M, et al: Birth weight and systolic blood pressure in adolescence and adulthood: meta-regression analysis of sex- and age-specific results from 20 Nordic studies. Am J Epidemiol 166: 634-45, 2007.
11) Chiavaroli V, et al: Insulin resistance and oxidative stress in children born small and large for gestational age. Pediatrics 124: 695-702, 2009.
12) 菊池 透, 他：出生体重および乳幼児期の成長と小児思春期の生活習慣病との関連. 糖尿病と妊娠12：79-84, 2012.
13) Sugihara S, et al: Analysis of weight at birth and at diagnosis of childhood-onset type 2 diabetes mellitus in Japan. Pediatr Diabetes 9: 285-290, 2008.
14) Hashimoto N, et al: The relationship between the intrauterine environment and blood pressure in 3-year-old Japanese children. Acta Paediatrica 85: 132-138, 1996.
15) Kaneshi T, et al: Birth weight and risk factors for cardiovascular diseases in Japanese schoolchildren. Pediatr Int 49: 138-43, 2007.
16) Miura K, et al: Birth weight, childhood growth, and cardiovasulular disease risk factors in Japanese aged 20 years. Am J Epidemiol 153: 783-9, 2001.
17) Tanaka Y, et al: Lower birth weight and visceral fat accumulation are related to hyperinsulinemia and insulin resistance in obese Japanese children. Hypertens Res 28: 529-536, 2005.
18) Kikuchi T, et al: Epidemiological studies of the developmental origins of adult health and disease in Japan: A pediatric perspective in present day Japan. Clinical Pediatric Endocrinology 19: 83-90, 2010.
19) 辻 直香, 他：小児メタボリックシンドロームにおける出生体重の検討. 肥満研究 16 Suppl：122, 2010.
20) 有阪 治：乳幼児期の肥満は学童，思春期肥満につながるのか？〜adiposity reboundと肥満との関係〜. チャイルドヘルス 14：1768-1773, 2011.
21) 田島孝子：幼児期のBMIおよびその変化と10歳時の肥満との関連. 新潟医誌 126：189-199, 2012.
22) Koletzko B, et al: Lower protein in infant formula is associated with lower weight up to age 2 y: a randomized clinical trial. Am J Clin Nutr 89: 1836-45, 2009.

B. 子宮内環境（特に過栄養）と将来の生活習慣病の関連

1. はじめに

　胎生期の低栄養環境とともに母体の糖尿病や肥満などの胎生期高栄養環境もまた，将来の肥満や糖尿病に関連していることは，すでに動物実験で明らかにされており，ヒトを対象とした疫学的研究においても，子宮内での高血糖を含めた高栄養状態への暴露が将来の肥満や糖尿病発症に関連することが一部の肥満，糖尿病ハイリスク集団で証明されている．この章では，既に確立されているハイリスク集団でのエビデンスと，その他の集団で報告されている子宮内過栄養環境，特に高血糖と将来の肥満，糖尿病など生活習慣病との関連性について紹介する．

2. 高血糖・高インスリン仮説とその発展

　Pedersen[1]は，糖尿病母体児にしばしばみられる巨大児は，母体のインスリン作用不足から生じた高血糖が胎児側に送り込まれ，これに刺激されて胎児のインスリン分泌が高まるために起こると考えた．母体のインスリンは胎盤を通過しないので，児の過剰発育はもっぱら胎児自身のインスリン分泌によってもたらされる（高血糖・高インスリン仮説）．

　Freinkelらは，これを基に，Fuel-mediated teratogenesis（エネルギー源催奇形仮説）を提唱した[2]（図1）．それは，母体から胎児側に送られる栄養素はブドウ糖のほかに，アミノ酸や脂質，ケトン体なども濃度依存性に送られ，これらの混合栄養が胎児のインスリン分泌を刺激するというものである．インスリン感受性組織は肥大化し，高濃度の栄養素や代謝産物は胎児がそれらに曝される時期，期間に応じて器官発生，神経・内分泌系の発達，身体発育などに影響をおよぼし遺伝形質を修飾する，というものである．妊娠初期は器官発生，初期～中期に脳神経系，妊娠後半は脂肪組織，膵臓β細胞などが影響を受け，それぞれの臓器の奇形，出生後の神経・精神機能発達異常，小児期・思春期の肥満，耐糖能異常などを将来すると考えられている．

〈☞6章①A〉

3. 母体高血糖と児の将来の生活習慣病への影響

　母体高血糖を経験した児の多くは出生体重が増加しており，巨大児になることが多い．さらに，妊娠中に糖尿病であった女性の児は，そうでなかった女性の児に比較し肥満，2型糖尿病，高血圧，脂質代謝異常などの心血管リスクが高いことが，遺伝的に肥満と2型糖尿病発症率の高い民族であるピマインディアンの疫学調査で明らかにされてきた[3]．

　一方で，その他の肥満も糖尿病の頻度も少ない一般の母集団において，この関連性は完全に確立されたものではない．妊娠中の高血糖が及

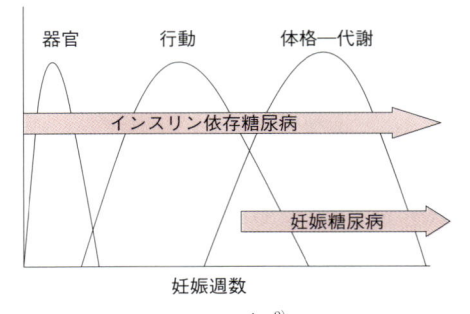

図1　エネルギー源催奇形仮説（fuel mediated teratogenesis）[2]

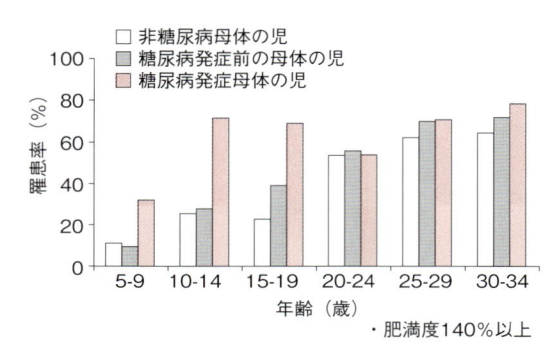

図2 5〜34歳のピマインディアンにおける妊娠中の母体糖尿病の状態による児の肥満罹患率[4]

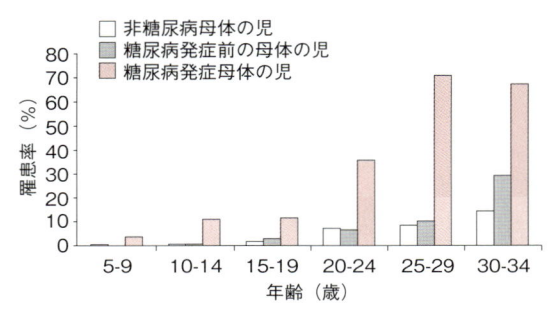

図3 5〜34歳のピマインディアンにおける妊娠中の母体糖尿病の状態による児の2型糖尿病罹患率[3,8]

ぼす児の長期的な影響に関する報告は，胎内高血糖曝露，遺伝的要因，親子の共通環境因子などが複雑に交絡しているためか，クリアカットに胎内高血糖曝露のみで説明が難しいことが多い．

① ピマインディアンでの研究

1965年から，ピマインディアンが原住している全住民を対象に，肥満と2型糖尿病に関するコホート調査が開始された．5歳以降の身長・体重測定と75g糖負荷試験，および全ての妊婦を対象に妊娠後期の75g糖負荷試験が実施された．妊娠母体の児を糖尿病群：妊娠前あるいは妊娠中に糖尿病と診断された母体の児，前糖尿病群：出産後5年以内に初めて糖尿病と診断された母体の児，非糖尿病群：妊娠前，妊娠中，出産後5年間は耐糖能正常であった母体の児の3群に分けて以下の結果を得た．

1) 母体糖尿病と児の将来の肥満への影響：5〜9歳時からすでに糖尿病群で高度肥満（標準体重の140％以上）の頻度は前糖尿病群や非糖尿病群に比較し高率であった．15〜19歳時には糖尿病群で58％，前糖尿病群で25％，非糖尿病群で17％（図2）と，胎児期の高血糖環境が，小児期から思春期の肥満発症に強く関連した[4,5]．また，この関連は正常出生体重児に限っても同様であった[6]．遺伝的背景や環境要因を同一にするために，妊娠前後で母体が糖尿病を発症した同胞間での児のBMIの比較が行われ[7]，13歳時の平均BMIは，母体が糖尿病発症前に出生した児では発症後に出生した児より

2.6高値であった．さらに，父親が糖尿病発症前後に出生した児の間で平均BMIに差はなかったことから遺伝・環境要因を超えて，胎内での高血糖が児の肥満に関連していることを実証した．

2) 母体高血糖と児の将来の2型糖尿病発症：2型糖尿病発症に関しては，15〜19歳の児では，糖尿病群では約25％，前糖尿病群，非糖尿病群では数％の糖尿病罹患率であり，30〜34歳では，糖尿病群では約60％，糖尿病前群で25％，非糖尿病群では15％とさらにその差は拡大した（図3）[3,8]．この結果は，糖尿病妊娠母体の児は明らかに高率に糖尿病を発症し，遺伝要因以上に胎内環境の影響が大である可能性を示唆した．遺伝的背景や環境要因を同一にするために，妊娠前後で母体が糖尿病を発症した同胞間での児の2型糖尿病発症頻度の比較が行われた[7]．母親が糖尿病発症前に出生した児では，36名中11名（30.6％）が糖尿病を発症したのに対し，妊娠糖尿病発症後に出生した児では22名中16名（72.7％）が発症し，そのオッズ比は3.7と高値であった．さらに，父親の発症前後で出生した児の糖尿病発症率に差はなかったことから遺伝・環境要因以上に胎内高血糖が児の糖尿病発症に関係していることを示した．

〈☞6章①A, B〉

② その他の集団を対象とした臨床研究

1) 母体糖尿病と児の将来の肥満への影響：胎内高血糖曝露と小児肥満の関連性に関して，妊娠中の血糖値とともに，出生体重の影響，さら

には妊娠糖尿病への介入の効果を検討した米国 Kaiser Permanente ヘルス研究センターからの報告がある[9]．

妊娠中に50gグルコースチャレンジテスト（GCT）でスクリーニングが行われた妊婦の児9439例に5〜7歳時に体重を測定し，性別，年齢の米国基準値から計算した85パーセンタイル以上もしくは95パーセンタイル以上の肥満の頻度と妊娠中の母体の血糖値との関係を調べた（表1）．GCT1時間血糖値が140mg/dl以上の陽性の場合は100g糖負荷試験が行われ，妊娠糖尿病の2つの診断基準のうち，ゆるい基準（NDDG基準）を満たした場合に治療介入を行われた．その結果，出生体重が4kg未満の場合，妊娠中の血糖スクリーニングまたは診断時の高血糖の程度が高いほど5〜7歳児の肥満は増加し，母体の妊娠中体重増加量，母体年齢，初経産，人種，出生体重で補正後も結果は変わらなかった．また，治療介入された妊娠糖尿病の児では，肥満リスクは減弱され，GCT正常であった児と比較した差は消失した．さらに，出生体重が4kgを超えた場合は，母体血糖の程度や治療介入の有無にかかわらず，児の肥満リスクは増大したままであった．

この研究結果から，妊娠中の母体血糖の程度に従って5〜7歳の児の肥満は増加し，血糖介入によりそのリスクは減弱するが，出生体重が4kgを超える場合は母体血糖値にかかわらず児の肥満リスクは高いことが明らかになった．

また，米国から9歳から14歳の7981女児と6900男児を対象に，出生体重および母体妊娠糖尿病の有無と児の過体重（BMI 95パーセンタイル以上）との関連を母体BMIで調整し検討した報告がある[10]．出生体重1kg増加の児が過体重になるオッズ比は1.4（95パーセンタイル信頼区間：1.2〜1.9）であり，母親の最近のBMIを含んだ交絡因子を調整後も，オッズ比は1.3（1.1〜1.5）と有意であった．妊娠期の母体糖尿病の存在の児が過体重になるオッズ比は1.4（1.1〜2.0）であったが，出生体重，さらに母親のBMIで調整後のリスクは消失した．

妊娠糖尿病母体の児であることは，思春期の過体重リスクになるが，母体糖尿病より出生体重と母体BMIの影響が大きいことを明らかにした．

その後，母体糖代謝異常と児の過体重および肥満との関連を示したシステマティックレビュー/メタアナリシスが2つ行われ[11,12]，いずれも，母体糖代謝異常は児の過体重および肥満のリスクになるが，母体BMIの調整によりそのリスクは減少・消失することが示された．

その後の妊娠前もしくは妊娠中の母体BMIを考慮した母体高血糖と児の肥満に関する報告では，母体肥満とは独立して母体高血糖が児の肥満に関連するという報告[13,14]，母体肥満に依存して母体高血糖が児の肥満に関連するという報告があり[15-17]，結果は一致していない．また，母体妊娠前BMIを含む諸因子を調整後も10歳から13歳のBMI増加速度が妊娠糖尿病曝露で増加しているとした報告があり，胎内高血糖は思春期前後の肥満を増強させ，成人後の肥満につながる可能性を示唆した[18]．

以上のように，ピマインディアン以外の母集団においての児の肥満に関しては，胎内での高血糖以上に母体の肥満が影響していると考えられる．

2）母体高血糖と児の将来の2型糖尿病発症：歴史的に，妊娠糖尿病と妊娠前に診断された糖尿病の児を1977年から1983年に登録し，以後追跡調査したシカゴスタディが知られている．平均年齢12.3歳での評価において，糖尿病母体の児の耐糖能障害の頻度は，年齢や性別をマッチさせた対照群の児の2.5％に比較して19.3％と高率であることが示され[19]，羊水中のインスリン濃度，すなわち胎児の高インスリン状態が児のBMIと独立して児の耐糖能異常のリスクとなることを明らかにした．ピマインディアン以外の母集団においても前述の高血糖・高インスリン仮説を支持する初めての報告である．

20歳未満発症の多民族の若年糖尿病患者を対象としたSEARCH Case-Control studyでは，

表1 母体妊娠中の血糖値と児出生体重で層別化した5〜7歳の小児肥満の頻度[9]

	症例数	児体重＞85パーセンタイル[†]	児体重＞95パーセンタイル[†]
出生体重≦4000g			
正常GCT	6695	21.4	11.0
GCT陽性，正常OGTT	875	21.5	11.4
GCT陽性，C&CかNDDGで1点のみ異常	248	26.2	14.5
GCT陽性，GDM-C&Cかつ非GDM-NDDG	148	33.1	21.0
GCT陽性，GDM-NDDG，治療介入あり	314	24.8	16.6
		$p = 0.0007$	$p < 0.001$
出生体重＞4000g			
正常GCT	905	38.8	21.3
GCT陽性，正常OGTT	122	35.3	23.0
GCT陽性，C&CかNDDGで1点のみ異常	40	30.0	20.0
GCT陽性，GDM-C&Cかつ非GDM-NDDG	25	44.0	16.0
GCT陽性，GDM-NDDG，治療介入あり	55	45.5	21.8
		$p = 0.577$	$p = 0.767$

*9,247母児ペアの層別解析．
[†]性別・年齢ごとのUSA基準値に基づいたパーセンタイル値（1963-1994）
p値：母体高血糖の程度に対するトレンドp値を示す．
GCT陽性：50gグルコースチャレンジ1時間血糖値＞140mg
OGTT：100g，3時間糖負荷試験
GDM：妊娠糖尿病〔Carpenter and Coustan（C&C）かNational Diabetes Data Group（NDDG）クライテリアで2点以上陽性〕
C&Cクライテリア：空腹時≧95mg/dl，1時間値≧180mg/dl，2時間値≧155mg/dl，3時間値≧140mg/dl
NDDGクライテリア：空腹時≧104mg/dl，1時間値≧189mg/dl，2時間値≧166mg/dl，3時間値≧144mg/dl，陽性者は治療介入あり．

2型糖尿病79名と非糖尿病コントロール190例（年齢10〜22歳）に対し妊娠中の母体の糖尿病と肥満の有無を調査し，母体2型糖尿病および母体肥満の胎内曝露と児の2型糖尿病発症への関与について検討した[20]．2型糖尿病の30.4％が母体糖尿病，57％が母体肥満に妊娠中に曝露されたのに対し，非糖尿病コントロールでは6.3％が母体糖尿病に，27.4％が母体肥満に曝露され，いずれも有意に2型糖尿病群で高率であった．児の年齢，性別，民族や人種を調整後，妊娠中の母体糖尿病への曝露と母体肥満への曝露の児の2型糖尿病発症のオッズ比はそれぞれ5.7と2.8で独立したリスクであり，母体糖尿病と母体肥満への胎内暴露は強く児の若年2型糖尿病発症と関連することを示した．

妊娠中の母体高血糖と児の2型糖尿病発症との関連を糖尿病発症の遺伝的背景を考慮して検討された報告は少ない．

デンマークのグループは，妊娠中の母体高血糖と遺伝的2型DMハイリスク背景の有無による4つの群において，計597名の18〜27歳の男女に75g糖負荷試験を行い，2型糖尿病または耐糖能異常の発症率の比較を行った[21]．食事療法のみ行われた妊娠糖尿病の児（O-GDM），家族歴陽性などの妊娠糖尿病ハイリスクの背景はあるが糖負荷試験結果は正常だった母体の児（O-NoGDM），1型糖尿病母体の児（O-Type 1），健常対照母体の児（O-BP）の4グループでの2型糖尿病または耐糖能異常と診断された割合はそれぞれ，21, 12, 11, 4％

であった．多重ロジスティック解析を行い，2型糖尿病/耐糖能異常発症の調整オッズ比は，O-BPに比較して，O-GDMでは7.76，O-NoGDMでは4.46，O-Type 1で4.02であった（図4）．

図4において黒線のリスク増大部分は子宮内高血糖の影響，赤線のリスク増大部分は2型糖尿病遺伝素因の影響と考えられ，遺伝的素因のみならず子宮内高血糖がコーカシアンにおいても2型糖尿病発症リスクになることが明らかにされた．

3）母体高血糖と児のメタボリックシンドロームリスク：母体妊娠糖尿病か母体妊娠糖尿病非曝露（コントロール群）のLarge for gestational age（LGA）出生の84児，Appropriate for gestational age（AGA）出生の95児を6，7，9，11歳時に追跡調査し，肥満，高血圧，脂質異常，耐糖能異常を合わせた小児メタボリックシンドロームの有無を検討した報告がある[22]．

6歳から11歳のいずれの時期かの小児メタボリックシンドロームの罹患率はLGA/妊娠糖尿病群で50％，LGA/コントロール群での29％，AGA/妊娠糖尿病群での21％，AGA/コントロール群での18％に比較して有意に高率であった．時間の経過に従ってメタボリックシンドロームに発展してしまう累積危険率は，コントロール群ではLGAとAGA児に差はなく，妊娠糖尿病母体の児では，LGAでの出生がAGA出生に対しメタボリックシンドローム発症リスクが3.6倍と高値を示した．以上より，妊娠糖尿病母体から出生したLGA児は小児期メタボリックシンドロームに発展しやすいことがいえる．

③ **日本での研究**

わが国においては，東京女子医大の糖尿病母体から生まれた児の追跡調査の報告がある．1964年から1986年に出産し，10歳以上に成長した201児のうち，追跡可能であった110例中9例（8.1％）が10～23歳で糖尿病を発症し，その母体のほとんどが2型糖尿病であった[23]．男児では，生下時体重の大きい子どももその後

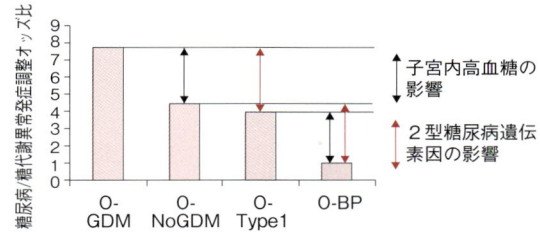

図4 胎内高血糖の有無と遺伝的背景による児の糖尿病/糖代謝異常発症調整*オッズ比（18-27歳）（文献21の表を元に作成）
妊娠中の母体血糖と遺伝的2型糖尿病ハイリスク因子によって4つのグループに分けた．食事療法のみの妊娠糖尿病母体の児（O-GDM），遺伝的ハイリスクかつGTT正常母体の児（O-NoGDM），1型糖尿病母体の児（O-Type1），健常対照母体の児（O-BP）．
＊糖尿病家族歴，母体の過体重，児年齢で調整後

も肥満である傾向がみられたが[23] その後の調査では，むしろLight for gestational age（生下時体重が週齢，性別，初経産を一致させた10パーセンタイル未満）で母体の糖尿病型にかかわらず児の耐糖能異常は高率の傾向であった[24]．

4．妊娠中の胎児過栄養と児の将来の肥満

現在，胎内での高血糖曝露のみではなく，胎児過栄養状態が小児期，成人期の肥満に関係するといわれている[25,26]．

これは，母体の高い血漿ブドウ糖濃度，遊離脂肪酸，アミノ酸が，発達段階の胎児において食欲コントロール，神経内分泌機能やエネルギー代謝を永久的に変化させ，後の人生での肥満に繋がるのではないかというものである（fetal overnutrition仮説）．妊娠中過栄養モデル動物では既にこの仮説を支持する多くの証拠が示されており，最近では胎児の高血糖が胎児のエピゲノムに影響を及ぼす可能性も報告されている[27,28]．ヒトにおいては，母体の妊娠中の肥満と児の将来の肥満の関連には，遺伝的要因や母児に共通の社会経済背景と生活スタイル要因が強く影響しており，一部の特異的な集団を対象とした報告以外は子宮内環境と児の将来の肥満との関連を明らかにできていない．

5. おわりに

妊婦の肥満や高血糖などによる胎児の高栄養状態が，次世代の小児期からの肥満，メタボリック症候群，2型糖尿病へとつながり，この子どもたちが成人して妊娠出産すれば，さらに次の世代へと疾患素因が増幅されて引き継がれていくことになる．

特に，2型糖尿病女性の児においては，日本の報告でも高頻度に10歳台で糖尿病を発症していることを考えると，妊娠前からの女性の高血糖や肥満の是正，妊娠中母体の適正な栄養と高血糖の是正，生後の児の栄養環境や生活スタイル是正などが次世代の健康維持のために重要である．

文 献

1) Pedersen J: The pregnant diabetic and her newborn: Problems and management. Baltimore, MD, William & Wilkins, 1967.
2) Freinkel N: Banting Lecture 1980. Of pregnancy and progeny. Diabetes 29: 1023-1035, 1980.
3) Dabelea D: The predisposition to obesity and diabetes in offspring of diabetic mothers. Diabetes Care 30 (Suppl 2): S169-174, 2007.
4) Pettitt DJ, et al: Excessive obesity in offspring of Pima Indian women with diabetes during pregnancy. N Engl J Med 308: 242-245, 1983.
5) Dabelea D, et al: Effect of diabetes in pregnancy on offspring: follow-up research in the Pima Indians. J Matern Fetal Med 9: 83-88, 2000.
6) Pettitt DJ, et al: Obesity in offspring of diabetic Pima Indian women despite normal birth weight. Diabetes Care 10: 76-80, 1987.
7) Dabelea D, et al: Intrauterine exposure to diabetes conveys risks for type 2 diabetes and obesity: a study of discordant sibships. Diabetes 49: 2208-2211, 2000.
8) Dabelea D, et al: Intrauterine diabetic environment confers risks for type 2 diabetes mellitus and obesity in the offspring, in addition to genetic susceptibility. JPEM 14: 1085-1091, 2001.
9) Hillier TA, et al: Childhood obesity and metabolic imprinting: the ongoing effects of maternal hyperglycemia. Diabetes Care 30: 2287-2292, 2007.
10) Gillman MW, et al: Maternal gestational diabetes, birth weight, and adolescent obesity. Pediatrics 111: e221-226, 2003.
11) Philipps LH, et al: The diabetic pregnancy and offspring BMI in childhood: a systematic review and meta-analysis. Diabetologia 54: 1957-1966, 2011.
12) Crume TL, et al: Long-term impact of neonatal breastfeeding on childhood adiposity and fat distribution among children exposed to diabetes in utero. Diabetes Care 34: 641-645, 2011.
13) Lawlor DA, et al: Maternal and offspring adiposity-related genetic variants and gestational weight gain. Am J Clin Nutr 94: 149-155, 2011,
14) Brion MJ, et al: Maternal macronutrient and energy intakes in pregnancy and offspring intake at 10 y: exploring parental comparisons and prenatal effects. Am J Clin Nutr 91: 748-756, 2010.
15) Patel S, et al: Associations of gestational diabetes, existing diabetes, and glycosuria with offspring obesity and cardiometabolic outcomes. Diabetes Care 35: 63-71, 2012.
16) Chatzi L, et al: Maternal glucose at 28 weeks of gestation is not associated with obesity in 2-year-old offspring: the Belfast Hyperglycemia and Adverse Pregnancy Outcome (HAPO) family study: comment on Pettit et al. Diabetes Care 34: e10, 2011.
17) Crume TL, et al: Association of exposure to diabetes in utero with adiposity and fat distribution in a multiethnic population of youth: the Exploring Perinatal Outcomes among Children (EPOCH) Study. Diabetologia 54: 87-92, 2011.
18) Crume TL, et al: The impact of in utero exposure to diabetes on childhood body mass index growth trajectories: the EPOCH study. J Pediatr 158: 941-946, 2011.
19) Silverman BL, et al: Impaired glucose tolerance in adolescent offspring of diabetic mothers. Relationship to fetal hyperinsulinism. Diabetes Care 18: 611-617, 1995.
20) Dabelea D, et al:Association of intrauterine exposure to maternal diabetes and obesity with type 2 diabetes in youth: the SEARCH Case-Control Study. Diabetes Care 31: 1422-1426, 2008.
21) Clausen TD, et al: High prevalence of type 2 diabetes and pre-diabetes in adult offspring of women with gestational diabetes mellitus or type 1 diabetes: the role of intrauterine hyperglycemia. Diabetes Care 31: 340-346, 2008. (Online appendix)
22) Boney CM, et al: Metabolic syndrome in childhood: association with birth weight, maternal obesity, and gestational diabetes mellitus. Pediatrics 115: e290-296, 2005.
23) 大森安恵：糖尿病と妊娠の医学．糖尿病妊婦治療の歴史と展望，東京，文光堂，2008.
24) 佐中眞由実, 他：1型および2型糖尿病母体から出生した児における10歳時の肥満と耐糖能異常．糖尿病と妊娠 6: S75, 2006.
25) Oken E, et al: Fetal origins of obesity. Obes Res 11: 496-506, 2003.

26) Fall CH: Evidence for the intra-uterine programming of adiposity in later life. Ann Hum Biol 38: 410-428, 2011.
27) Bouchard L, et al: Leptin gene epigenetic adaptation to impaired glucose metabolism during pregnancy. Diabetes Care 33: 2436-2441, 2010.
28) Bouchard L, et al: Placental adiponectin gene DNA methylation levels are associated with mothers' blood glucose concentration. Diabetes 61: 1272-1280, 2012.

C. 母体の過栄養が仔に及ぼす影響

1 マウス母体の高脂肪食摂取が仔の脳機能に及ぼす影響

1. はじめに

近年，環境の生体に及ぼす影響がわれわれの想像以上に大きいことが徐々に分かってきた．とくに妊娠中や授乳中の母体の栄養状態や生活環境が，仔の代謝などの生理機能の発達や神経ネットワークの形成に影響を及ぼし，時にそれが不可逆的な変化となり，後の疾患発症のリスクとなる可能性が示唆されている[1,2]．分子メカニズムに着目すると，妊娠中や授乳中の母体の環境変化が母体内の生理活性物質レベルの変化をもたらし，胎盤や母乳を介して仔の脳発達やその後の高次脳機能の発現に影響を及ぼすことが想定される．われわれはこのような母子間の生理活性物質を介したやり取りを，母子間バイオコミュニケーションと呼び，その検証と解析を進めてきた[1-3]．

母体の環境のなかでも栄養状態とくに妊娠中の過栄養や体重増加は，妊娠糖尿病や妊娠高血圧症候群のリスクとなるだけでなく，仔の代謝や脳発達にさまざまな影響を及ぼすことが報告されている（代謝に及ぼす影響については，他稿を参照されたい）．脳機能に及ぼす影響については，2世代に渡るげっ歯類を用いた研究により，母マウスの高脂肪食摂取や肥満が仔の視床下部におけるレプチンの感受性[4]や摂食関連ペプチドの発現[5]に影響を及ぼすことが他のグループから報告されている．また，仔の不安反応にも影響を及ぼすことが日本ザルを使った研究から明らかになっている[6]．母マウスに高脂肪食を与える期間や解析する仔の週齢によって結果は異なるが，仔に及ぼす影響の一部を**図1**に示す．本稿ではわれわれが報告した母マウスの高脂肪食摂取が仔の脳発達に及ぼす影響について紹介する[7,8]．

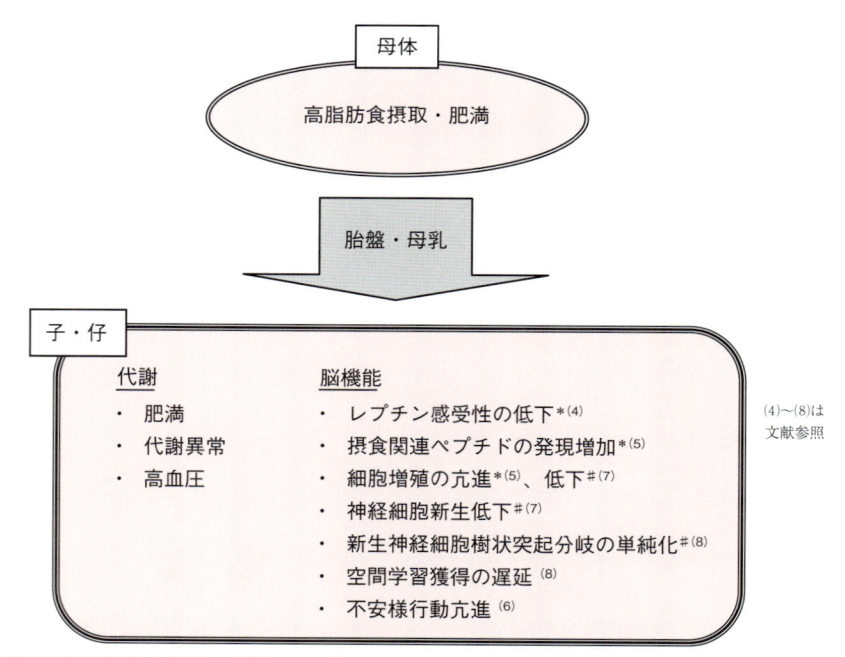

図1 母体の高脂肪食摂取や肥満は胎盤や母乳を介して子（仔）の代謝や脳機能発達に影響を及ぼす
＊：視床下部で報告されている変化，#：海馬で報告されている変化．

表1 通常食および高脂肪食の組成

飼料100g当たりの含有量	通常食（CE-2＊）	高脂肪食（HFD-32＊）
水分	9.2 [%]	6.9 [%]
蛋白質	25.6 [%]	25.0 [%]
脂質	4.0 [%]	32.4 [%]
食物繊維	3.8 [%]	2.9 [%]
粗灰分	6.9 [%]	4.0 [%]
炭水化物	50.5 [%]	28.8 [%]
脂肪酸	3.8 [g]	32.7 [g]
飽和脂肪酸	0.7 [g]	7.2 [g]
不飽和一価脂肪酸	0.95 [g]	21.7 [g]
不飽和多価脂肪酸	2.0 [g]	3.8 [g]
コレステロール	―	12.9 [mg]
脂質カロリー	10.6 [%]	57.5 [%]
蛋白質カロリー	30.1 [%]	19.7 [%]
総カロリー数	340.4 [kcal]	506.8 [kcal]

＊：日本クレア

2. 母マウスの高脂肪食摂取は仔の生後肥満, 代謝異常をもたらす

5週齢のC57BL/6J雌マウスを2群に分け, 実験群には高脂肪食（HFD-32[7]，日本クレア）を，対照群には通常食（CE-2[7]，日本クレア）（表1）を与えた. 高脂肪食摂取開始6週間後に, 有意な体重増加, 血中コレステロール値や血糖値の有意な上昇を確認し, C57BL/6J雄マウスと交配した. 実験群の雌マウスには妊娠・出産・離乳に至るまで引き続き高脂肪食を摂取させた. 幼若期（生後21日，P21），成体期（P70）の雄産仔を用いて母マウスの高脂肪食摂取が仔の脳発達に及ぼす影響について解析した.

高脂肪食摂取した母マウスの仔は, 胎生18日では変化は認められなかったが, P7からP70に至るまで対照群と比較して有意な体重増加を示した. P21では, 血中コレステロール, トリグリセリド, 遊離脂肪酸, 血糖値の有意な増加を認めた.

3. 母マウスの高脂肪食摂取は仔の海馬神経新生に影響を及ぼす

血液中の遊離脂肪酸の増加が酸化ストレスを引き起こすことが報告されていることから[9], そのマーカーである脂質の過酸化について検討した. 高脂肪食摂取した母マウスの仔（P21）の血液中で, その指標であるチオバルビツール酸反応性物質（TBARS）値の増加を認めた. さらに脂質の過酸化によって生じるマロンジアルデヒド（MDA）に特異的な抗体を用いて免疫組織化学染色を行ったところ, P21仔マウスの海馬歯状回, 特に生後も神経細胞を新生することが知られている神経系前駆細胞が分布する下顆粒層で強い陽性染色を認めた（図2A）. さらにPax6が神経系前駆細胞のマーカーであることから, 二重免疫組織化学染色を行ったところMDA染色細胞とPax6抗体陽性細胞が一致した. このことから神経系前駆細胞に過酸化脂質が蓄積していることが分かった.

次に過酸化脂質の神経系前駆細胞への影響をBrdU標識法により検討したところ, 細胞増殖の低下を認めた. さらに神経系前駆細胞の分化能を解析するため, P21でマウスにBrdUを投与した後BrdUを取り込んだ前駆細胞が分化するP49で解剖し, 成熟顆粒細胞マーカーであるカルビンジン抗体とBrdU抗体で二重免疫組織化学染色を行った（図2C）. その結果, カルビンジン抗体陽性/BrdU抗体陽性細胞数が有意に低下していた（図2D）.

以上のことから高脂肪食摂取した母マウスの

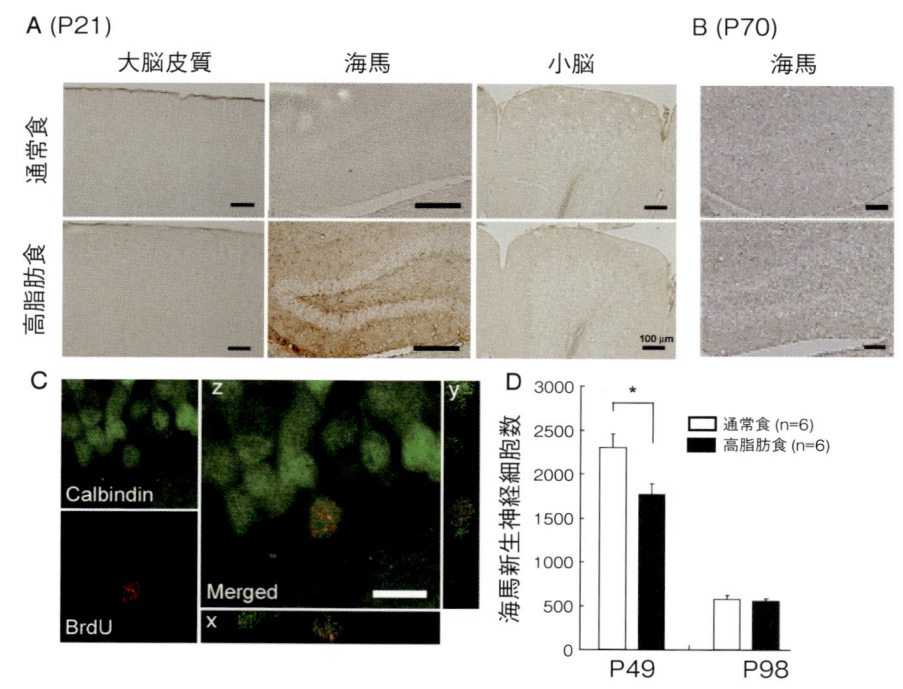

図2 母マウスの高脂肪食摂取により仔の海馬で過酸化脂質の蓄積，神経新生の低下を認めた
A. P21マウスの海馬でMDA抗体に対する陽性染色を認めた．
B. P70マウスの海馬ではMDA抗体に対する陽性染色は認めなかった．スケールバー：100 μm
C. D. P21マウスにBrdUを投与した後，P49でBrdU抗体とカルビンジン抗体による二重免疫組織化学染色を行った．
C. カルビンジン抗体陽性像，BrdU抗体陽性像，中央の統合写真は，BrdUを取り込んだカルビンジン抗体陽性細胞を示す．スケールバー：20 μm
D. P21マウス（解析はP49）で海馬新生神経細胞数（BrdU+/カルビンジン+細胞）が，有意に低下していた．P70マウスにBrdUを投与し，P98で同様に解析したところ差は認めなかった．＊p値＜0.05

仔では海馬歯状回の神経系前駆細胞に過酸化脂質が蓄積し，細胞増殖や神経新生が低下していることが分かった．また，海馬に多く発現し長期増強（LTP）や神経細胞の新生に関与していることが知られている脳由来神経栄養因子（BDNF）[10]の発現は，mRNA，蛋白共に高脂肪食摂取した母マウスの仔（P21）の海馬で有意に低下していた．

4．母マウスの高脂肪食摂取は仔の新生神経細胞の形態，空間学習に影響を及ぼす

次に，緑色蛍光タンパク質（GFP）を発現するレトロウイルスを高脂肪食摂取した母マウスの仔（P21）の海馬に投与し，レトロウイルスを取り込んだ前駆細胞が神経細胞に分化するP35において新生神経細胞樹状突起の分岐について解析した．すると，高脂肪食摂取した母マウスの仔では，樹状突起の全長や分岐数の低下を認めた（図3B）．さらに詳細な分岐の複雑性を解析するため，細胞体を中心とした同心円と樹状突起が交差する回数を求めるSholl解析を行った．その結果，高脂肪食摂取した母マウスの仔では，通常食群に比べ分岐の複雑性が著しく低下していることが分かった．

さらに4週齢のマウスを用いて空間学習機能を解析するためバーンズ迷路学習試験を実施した．高脂肪食摂取した母マウスの仔では，最終的に学習は成立するが，学習獲得過程においてターゲットホール到達までの移動距離の有意な延長を認めた（図3C）．一方，オープンフィールド試験では，総移動距離や中央滞在時間に差はなかった．

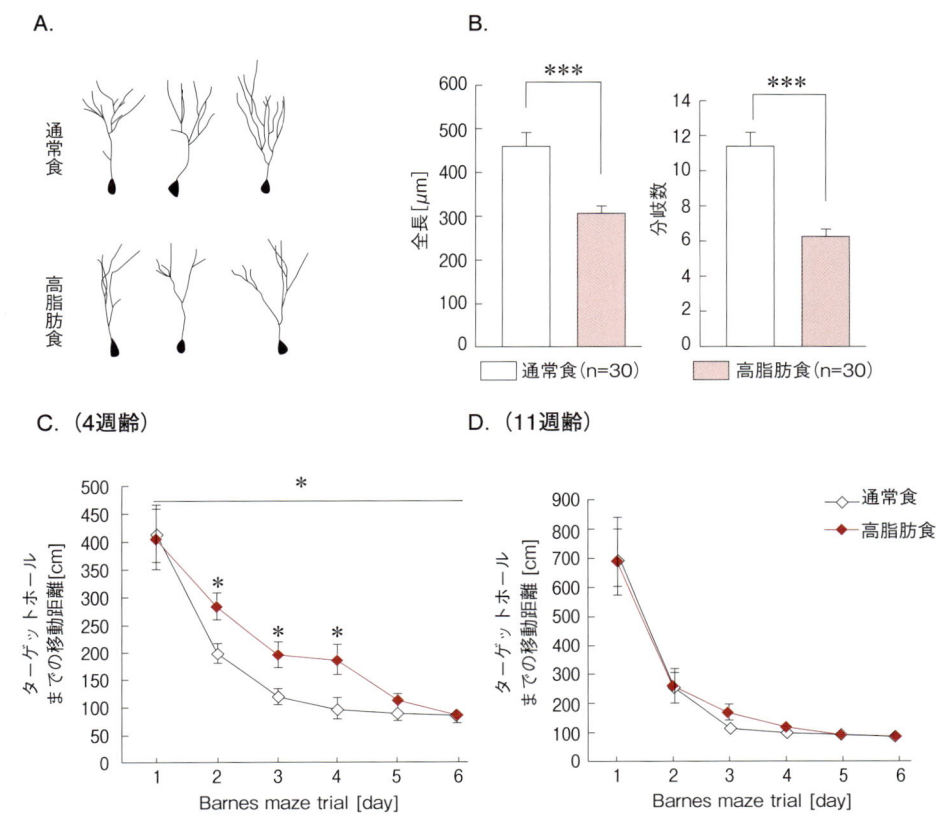

図3 母マウスの高脂肪食摂取は仔の新生神経細胞の形態,空間学習過程に影響を及ぼした
A, B. GFPを発現するレトロウイルスをP21のマウス海馬に投与し,レトロウイルスを取り込んだ前駆細胞が神経細胞に分化するP35において新生神経細胞樹状突起の分岐について解析した.A. GFP発現レトロウイルスを取り込んだ新生神経細胞のトレース図を示す.B. 海馬新生神経細胞樹状突起の全長と分岐数の低下を認めた. ***p値<0.001
C. バーンズ迷路学習試験で,4週齢のマウスでは学習獲得過程においてターゲットホールまでの移動距離の延長を認めた.通常食群:$n=8$,高脂肪食群:$n=10$ * p値<0.05
D. 11週齢のマウスではバーンズ迷路学習試験で,通常食群との間に差は無かった.通常食群:$n=10$,高脂肪食群:$n=10$

5. 母マウスの高脂肪食摂取により幼若期の仔に生じた変化は可逆的である

P22で離乳した後,高脂肪食摂取した母マウスの仔に,通常食を与え飼育し成体期(P70)で幼若期に行った解析と同様の解析を実施した.成体期では幼若期に認めた海馬歯状回への過酸化脂質の蓄積を認めず(図2B),新生神経細胞数(図2D)や分岐の複雑性,学習過程における変化は認められなかった(図3D).これらの結果は,母マウスの高脂肪食摂取により仔に生じた変化が可逆的であることを示している.

6. おわりに

われわれの研究から,妊娠の6週前から離乳までに及ぶ母マウスの高脂肪食摂取が幼若期(P21)の仔の新生神経細胞数やその樹状突起分岐の複雑性の低下,さらには学習獲得過程の遅延を引き起こすことが明らかとなった.興味深いことに離乳後通常食を与えると成体期(P70)ではこれらの変化は認められなくなった.以上の結果から,妊娠中や授乳中の母体の食環境が仔の幼若期における神経系前駆細胞の分化や新生神経細胞の形質,学習獲得過程に影響を及ぼすことが明らかとなった.さらにその

後の食生活の改善によってそれらの変化が成体期には是正される可能性が示された．従来，母体環境の変化によって子に生じた変化の不可逆性や疾患発症のリスクとなる可能性が示唆されてきたが，われわれの研究は，生じた変化が更なる環境の改善によって可逆的となり，疾患発症のリスクを軽減しうる可能性も示唆している．

文　献

1) 和田恵津子，他：子の脳発達に影響を及ぼす母体環境―母子間バイオコミュニケーションの提唱．医学のあゆみ 239: 676-681, 2011.
2) Wada E, et al: Bio-communication between mother and offspring. (Gupta RC, ed): Reproductive and developmental toxicology), p33-38, Elsevier Inc, 2011.
3) Tozuka Y, et al: "Bio-communication" between mother and offspring: lessons from animals and new perspectives for brain science. J Pharmacol Sci 110: 127-132, 2009.
4) Kirk SL, et al: Maternal obesity induced by diet in rats permanently influences central processes regulating food intake in offspring. PLoS One 4: e5870, 2009.
5) Chang GQ, et al: Maternal high-fat diet and fetal programming: increased proliferation of hypothalamic peptide-producing neurons that increase risk for overeating and obesity. J Neurosci 28: 12107-12119, 2008.
6) Sullivan EL, et al: Chronic consumption of a high-fat diet during pregnancy causes perturbations in the serotonergic system and increased anxiety-like behavior in nonhuman primate offspring. J Neurosci 30: 3826-3830, 2010.
7) Tozuka Y, et al: Diet-induced obesity in female mice leads to peroxidized lipid accumulations and impairment of hippocampal neurogenesis during the early life of their offspring. FASEB J 23: 1920-1934, 2009.
8) Tozuka Y, et al: Maternal obesity impairs hippocampal BDNF production and spatial learning performance in young mouse offspring. Neurochem Int 57: 235-247, 2010.
9) Yamato M, et al: Fatty acids increase the circulating levels of oxidative stress factors in mice with diet-induced obesity via redox changes of albumin. FEBS J 274: 3855-3863, 2007.
10) Binder DK, et al: Brain-derived neurotrophic factor. Growth Factors 22: 123-131, 2004.

2 糖・脂質代謝への影響

1. はじめに

わが国では，1970年代より総摂取エネルギーと炭水化物エネルギー比率（摂取エネルギーに占める炭水化物の割合）が減少傾向にある一方で，脂肪エネルギー比率（摂取エネルギーに占める脂質の割合）が増加傾向にある（図1）[1]．

わが国の大規模疫学研究の一つである久山町研究によると，1970年代より高血圧治療が広く普及し脳梗塞発症率が減少する一方で，心筋梗塞の発症率には変化がないことが報告されており，この原因の一つにメタボリックシンドロームの増加があると考えられている[2]．摂取エネルギーに含まれる脂質の比率と血中 low density lipoprotein（以下 LDL）コレステロール値は正の相関を示すことが報告されているが，高LDLコレステロール血症は心筋梗塞の危険因子のひとつである[3,4]．

以上のようなわが国の現状に加えて，諸外国からの報告に基づき，厚生労働省は生活習慣病の一次予防を目的として，現在の日本人が当面の目標とすべき各種栄養素の摂取目標量を設定している[1]．女性における脂質の摂取目標量は，18〜29歳で脂肪エネルギー比率として20%以上30%未満，30〜49歳で20%以上25%未満とされている．

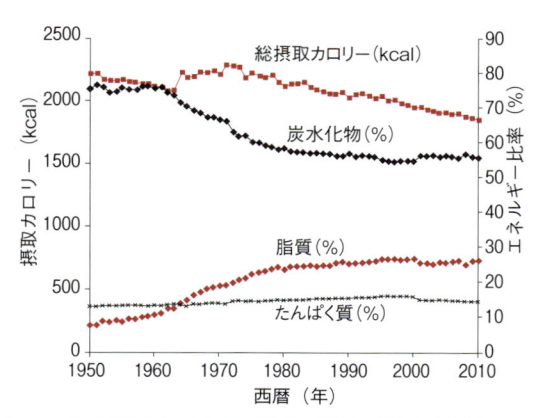

図1　わが国の栄養摂取状況の推移（厚生労働省ホームページより）

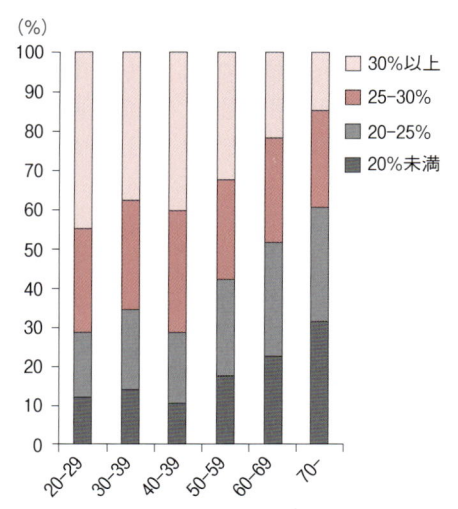

図2 女性の年齢別脂肪エネルギー比率（2010年）（厚生労働省ホームページより）

しかし，2010年の国民健康・栄養調査によると20歳代女性の44.8％，30歳代女性の65.5％において目標量を超える脂質摂取が認められ，若年女性において脂肪エネルギー比率の増加が顕著になっている（図2）[1]．さらに，このような脂肪エネルギー比率の増大は，近年，経済成長が著しい他のアジア諸国においても認められており，肥満や糖尿病の増大とともに大きな問題となっている．例えば，中国においては，1992年〜2002年にかけて脂肪エネルギー比率が22.0％から29.8％に増加し，特に都市部においては35.4％と著増していることが報告されている[5]．また，インドにおいても，都市部の富裕層の脂肪エネルギー比率が32％に達していると指摘されている[6]．

過栄養，特に上記のような「高脂肪栄養のグローバル化」による栄養環境の変化は，developmental origins of health and diseases（以下DOHaD）の観点からも極めて重要な問題である．本稿では，DOHaDにおける過栄養の意義について，基礎検討を中心に考察する．

2．動物実験
① 高脂肪餌（表1）

上述のように，ヒトにおいて脂肪エネルギー比率の上昇が大きな問題となっていることから，脂質の含有割合を調節した特殊飼料を用いた動物実験がこれまでラットやマウスを中心に行われてきた．母獣の蛋白質摂取を制限すると，仔が耐糖能の低下やインスリン抵抗性を呈することが報告されていることから[7]，高脂肪餌作成においては脂質と同時に炭水化物の含有量も調節することが多い．図1に示したわが国における栄養摂取状況を見ても，炭水化物摂取割合の減少とともに脂質摂取割合が増加しており，ヒトの栄養摂取状況を反映した動物モデルが作成されることが期待できる．

表1に高脂肪餌を用いた主な報告を示す．餌の脂質含有比率は様々であるが，脂肪エネルギー比率が60％の高脂肪餌を使用した場合，仔は離乳直後（3週齢）から14週齢の比較的若年期に耐糖能異常を生じる傾向が見受けられる[8,15,19]．脂質の添加には飽和脂肪酸含有率が高いラードやパーム油が使用されているが，それぞれ含まれている脂肪酸の種類や割合が異なる．同じ高脂肪餌であっても，脂肪酸の種類や割合によって仔の糖・脂質代謝へ与える影響が異なる可能性が示唆されており興味深い．また，母体高脂肪摂取の影響が孫の世代にまで及ぼされる可能性についても指摘されている[18,21]．仔の性差による糖脂質代謝への影響の違いについては，様々な報告があり現在のところ意見の一致を見ていない．

ヒトにおける食生活の実際を考慮して，妊娠前から離乳まで連続して高脂肪餌を母獣へ与える検討が，これまで主に行われてきた．しかし，授乳期の高脂肪栄養は母乳の組成を変化させ，仔の発育に影響を及ぼすことも知られており[22]，げっ歯類においては授乳期にレプチンやグレリンといった発育や代謝に関与する重要なホルモンの感受性が決定される可能性が指摘されている[23]．そこで，われわれは妊娠期のみの高脂肪栄養の影響について検討する必要があると考え，以下の検討を行った．

雌性野生型マウスに脂肪エネルギー比率45％の高脂肪餌（以下H）または同比率10％

のコントロール餌（以下C）を妊娠前から分娩まで与えた．仔はCを摂取している里親に授乳をさせ，3週齢で離乳した．仔にはCを与え，雄性仔を対象として糖・脂質代謝を検討した．

その結果，仔の体重は両群間に差を認めなかったが，H群の仔において21週齢でインスリンの脂肪分解抑制作用の低下（絶食後再摂食時の血中遊離脂肪酸およびトリグリセリド値の高

表1 母獣高脂肪餌負荷による仔の糖脂質代謝に対する影響

動物種	脂肪含有比率 高脂肪餌	脂肪含有比率 コントロール餌	高脂肪餌中の主な脂質	母獣の高脂肪餌負荷期間	母獣高脂肪餌負荷群の仔（F1）あるいは孫（F2）の表現型 ※コントロール群との比較	報告
ラット	64.3（% kcal）	11.3（% kcal）	記載無し	妊娠前から離乳まで	F1：3週齢で体重が重く，血糖値および血中TG値が高値．	Guo F, et al[8]
ラット	20（wt/wt）	4（wt/wt）	ラード	妊娠前から離乳まで	F1：160日齢で血中TG値が高値，HDLC値が低値．体重には差を認めず（メスのみの検討）．	Ghosh P, et al[9]
ラット	25.7（wt/wt）	5.3（wt/wt）	ラード	妊娠前から離乳まで	F1：360日齢で体重が重く，血糖値および血中TG値が高値，HDLC値が低値（メスのみ）．	Khan IY, et al[10]
ラット	25.7（wt/wt）	5.3（wt/wt）	ラード	妊娠前から離乳まで	F1：180日齢で体重に差を認めないが，脂肪重量が増加（オスメスとも）．空腹時血糖値が高値（オスのみ）．	Khan IY, et al[11]
ラット	25.7（wt/wt）	5.3（wt/wt）	ラード	妊娠前から分娩までおよび里親	F1：妊娠期，授乳期，離乳後のいずれかの時期の母獣高脂肪負荷により，180日齢で空腹時インスリン値が高値．	Khan IY, et al[12]
ラット	20（wt/wt）	5（wt/wt）	ラード	妊娠前から離乳まで	F1：1歳齢でインスリン抵抗性，血中TGが高値，HDLC値が低値．β細胞のインスリン分泌能低下（メスのみの検討）．	Taylor PD, et al[13]
ラット	40（% kcal）	10（% kcal）	記載無し	妊娠初期，中期，末期	F1：新生仔の血糖値が，妊娠初期，中期のみの負荷で低値，妊娠全期間の負荷で高値．	Cerf ME, et al[14]
ラット	60（% kcal）	10（% kcal）	記載無し	妊娠前から分娩までおよび里親	F1：妊娠期の負荷により14週齢でβ細胞のインスリン分泌能低下（オスのみの検討）．	Dyrskog SEU, et al[15]
ラット	59.5（% kcal）	10.9（% kcal）	パルミチン酸，オレイン酸	妊娠前から離乳まで	F1：90日齢で耐糖能の低下，血中インスリン値が高値（オスのみの検討）．	Srinvasan M, et al[16]
ラット	64.5（% kcal）	11.9（% kcal）	パーム油	妊娠前から離乳まで	F1：離乳時に体重が軽いが，10日齢では血糖値，インスリン値，TG値に差を認めず（オスメスとも）．	Férézou-Viala J, et al[17]
マウス	60（% kcal）	10（% kcal）	記載なし	妊娠前から分娩までおよび里親	F2：妊娠期または妊娠期と授乳期の負荷で，60日齢に耐糖能の低下とインスリン分泌の低下．	Gniuli D, et al[18]
ラット	60（% kcal）	10（% kcal）	ラード	妊娠前から離乳まで	F1：3週齢で体重が重く，脂肪重量が増加しインスリン感受性が低下（オスのみ）．	White CL, et al[19]
ラット	45（% kcal）	18（% kcal）	ラード	妊娠前あるいは交配後から離乳まで	F1：妊娠期および授乳期の負荷により150日齢で脂肪量が増加し，空腹時インスリン値が高値（オスメスとも）．	Howie GJ, et al[20]
マウス	39（% kcal）	12（% kcal）	ラード	妊娠前から離乳まで	F2：体長は長いが，体重，耐糖能，インスリン感受性に差を認めず．	Dunn GA, et al[21]

TG：トリグリセリド　HDLC：high density lipoprotein コレステロール
注：表には仔あるいは孫が通常餌を摂取した場合の表現型のみを記載した．

値)を認めた．さらにH群の仔では，血中アディポネクチン値の低下，腸間膜脂肪細胞面積の肥大化を認めた．膵臓のβ細胞の大きさはH群の仔で大きい傾向を認めたが有意差は無かった．

以上より，妊娠時高脂肪餌負荷は内臓脂肪の肥大化を介して，仔のインスリン感受性に影響を与えている可能性が示唆された．すなわち，妊娠の成立から出生，授乳という流れの中で，胎生期の母体脂質摂取の増大による栄養環境の変化が，次世代のインスリン作用の減弱という"胎児プログラミング"を引き起こしていると考えられた．

❷その他の特殊飼料を用いた検討（表2）

Chapmanらは，ココナッツ油，オリーブ油，コーン油，パーム油を混合した飽和脂肪酸中心の脂質と魚油由来の不飽和脂肪酸中心の脂質を妊娠中から授乳中の母獣および離乳後早期の仔に与えた時，仔の脂質代謝に変化が生じることを報告した[31]．その後，母獣が摂取する脂肪酸の種類が仔の糖脂質代謝へ与える影響について，上記❶と異なり脂肪エネルギー比率をほぼ同一にした餌を用いた検討が行われている．その結果，母獣による飽和脂肪酸中心の摂取は仔の糖脂質代謝へ悪影響を及ぼす可能性が示されている[24]．一方で，Korotkovaらは，母獣へn-3系脂肪酸あるいはn-6系脂肪酸を与えた場合に，n-3およびn-6系脂肪酸を混合して与えたときと比較して，表2に示した所見に加えて仔の摂餌量が減少することを報告している[25]．すなわち母体が摂取する脂肪酸の種類およびそのバランスは，仔の糖脂質代謝，さらには摂食行動へも影響を与えている可能性が考えられる．

ヒトの食生活に近いモデルを作成するために，Cafeteria dietあるいはObesogenic dietとよばれる脂質に加えて単糖類を豊富に含む餌を作成し，母獣に与えた場合，成獣期において仔に糖・脂質代謝異常を生じることが報告されている[27,28]．動物実験で高脂肪餌を負荷した場合，適正な体重を保つために摂食量が次第に減少することがあり，Keeseyらが提唱する"Body weight set-points"仮説として知られている[32]．一方，この高脂質・高糖質餌を負荷した場合，妊娠中の母獣の摂取エネルギーがコントロール群と比較して増加することが報告されており[27,28]，現在のヒトの食生活により近いモデルであると考えられる．しかし，このモデルでは，母獣の摂取エネルギーが増加しているにもかかわらず，仔の出生時体重が小さくなるとの報告があり[33]，母体栄養による胎盤機能への影響などさらなる検討を要すると考えられる．

ヒトにおいて過栄養と肥満は密接に関連しているが，動物実験では上述の摂食量の変動のため，餌の成分調節のみで肥満合併妊娠モデルを安定して作成することは困難である．また，肥満そのものの影響を検討するためにpair-feedingを行って検討した報告もあるが[19]，pair-feedingによって生じる摂食行動の変化（いわゆるmeal-fed）が，動物の生理機能へ及ぼす影響について充分配慮する必要がある[34]．そこで，Shankarらは経腸栄養による過栄養肥満モデルを作成した後に交配し，妊娠中も経腸栄養で摂取エネルギーが肥満群と対照群が同じになるようにコントロールし，妊娠時の肥満そのものが仔へ与える影響を検討することを試みている．なお，このモデルでは炭水化物中心の過栄養により肥満を誘導している．その結果，肥満合併妊娠の仔において，成獣期に血中インスリン値が高い傾向を示し脂肪細胞の肥大化が認められるが，離乳直後の3週齢においてすでに血中インスリン値の高値があり，肝臓での脂肪合成系の酵素の転写を促進するSREBP-1発現が亢進していることが示された[29,30]．

3．おわりに

DOHaDは疫学研究が端緒となり提唱された学説である．ヒトの栄養環境や生活習慣病等の発症状況について疫学調査を十分に吟味した上で，餌の配合等を計画し動物の特性を熟知した上で研究を実行することが，DOHaD研究における動物実験において重要であると考える．

表2 その他の特殊飼料を用いた検討

動物種	餌の内容	母獣の特殊飼料負荷期間	仔の表現型 ※コントロール群との比較	報告
脂肪酸の種類についての検討				
ラット	大豆油（control）， ココナツ油（飽和脂肪酸：SFA）， 魚油（不飽和脂肪酸：UFA）	妊娠前から離乳まで	12週齢で，SFA群で糖負荷試験時にインスリン分泌亢進，UAF群では差を認めず（オスのみ）．	Siemelink M, et al[24]
ラット	大豆油（control）， アマニ油（n-3 diet: N3）， ひまわり油（n-6 diet: N6）	分娩10日前から離乳まで	28週齢で，N3群N6群ともに体重が軽く，血中インスリン値，TG値が低値（オスのみ）．	Korotkova M, et al[25]
Cafeteria diet/Obesogenic dietを用いた検討				
ラット	Cafeteria diet: 蛋白質9.17％，糖質24.95％，脂質19.15％ Control diet: 蛋白質22.39％，糖質5.75％，脂質3.27％	妊娠成立後離乳まで	10週齢で，血糖値，血中インスリン値，TG値，CHOL値に差を認めず（オスメスとも）．	Bayol SA, et al[26]
マウス	Obesogenic diet*＋コンデンスミルク Control diet: 蛋白質15％，単糖7％，脂質3％	妊娠前から離乳まで	6ヵ月齢で，体重が増加し耐糖能が低下，血中CHOL値が高値（オスメスとも）．	Samuelsson AM, et al[27]
ラット	Obesegenic diet*＋コンデンスミルク Control diet: 蛋白質15％，単糖7％，脂質3％	妊娠前から離乳まで	12ヵ月齢で，体重および脂肪重量が増加し，インスリン抵抗性を示す（オスのみ）．	Nivoit P, et al[28]
Liquid dietによる検討				
ラット	Obesegenic liquid diet** （220kcal/kg） Control liquid diet*** （187kcal/kg）	妊娠前	130日齢で，体重に差はないが脂肪重量，脂肪細胞面積が増加し，インスリン値が高値（オスのみ）．	Shankar K, et al[29]
ラット	Obesegenic liquid diet** （220kcal/kg） Control liquid diet*** （187kcal/kg）	妊娠前	3週齢で，体重に差はないが血中インスリン値が高値，血中HMWアディポネクチンの割合が低い（オスのみの検討）．	Shankar K, et al[30]

Obesegenic diet*：蛋白質23％，単糖10％，ラード20％
Obesegenic liquid diet**：蛋白質20％，炭水化物75％，脂質5％
Control liquid diet***：蛋白質20％，炭水化物35％，脂質45％
TG：トリグリセリド，CHOL：コレステロール，HDLC：high density lipoproteinコレステロール，HMW：high molecular weight
〔注記：表中の「obesogenic」「obesegenic」は，文献原典の表記に従った〕

文献

1) 厚生労働省ホームページ．http://www.mhlw.go.jp/index.shtml
2) Kubo M, et al: Trends in the incidence, mortality, and survival rate of cardiovascular disease in a Japanese community: the Hisayama study. Stroke 34: 2349-2354, 2003.
3) Imamura T, et al: LDL cholesterol and the development of stroke subtypes and coronary heart disease in a general Japanese population: the Hisayama study. Stroke 40: 382-388, 2009.
4) Nakamura Y, et al: Fatty acids intakes and serum lipid profiles: NIPPON DATA90 and the national nutrition monitoring. J Epidemiol 20: S544-S548, 2010.
5) Wang Y, et al: Is China facing an obesity epidemic and the consequences? The trends in obesity and chronic disease in China. Int J Obes (Lond) 31: 177-188, 2007.
6) Shetty PS: Nutrition transition in India. Public Health Nutr 5: 175-182, 2002.
7) Fernandez-Twinn DS, et al: Early life nutrition and metabolic programming. Ann N Y Acad Sci 1212: 78-

96, 2010.
8) Guo F, et al: High-fat feeding during pregnancy and lactation affects offspring metabolism in rats. Physiol Behav 57: 681-686, 1995.
9) Ghosh P, et al: Abnormal aortic fatty acid composition and small artery function in offspring of rats fed a high fat diet in pregnancy. J Physiol 533: 815-822, 2001.
10) Khan IY, et al: Gender-linked hypertension in offspring of lard-fed pregnant rats. Hypertension 41: 168-175, 2003.
11) Khan I, et al: Predictive adaptive responses to maternal high-fat diet prevent endothelial dysfunction but not hypertension in adult rat offspring. Circulation 110: 1097-1102, 2004.
12) Khan IY, et al: A high-fat diet during rat pregnancy or suckling induces cardiovascular dysfunction in adult offspring. Am J Physiol Regul Integr Comp Physiol 288: R127-R133, 2005.
13) Taylor PD, et al: Impaired glucose homeostasis and mitochondrial abnormalities in offspring of rats fed a fat-rich diet in pregnancy. Am J Physiol Regul Integr Comp Physiol 288: R134-R139, 2005.
14) Cerf ME, et al: Islet cell response in the neonatal rat after exposure to a high-fat diet during pregnancy. Am J Physiol Regul Integr Comp Physiol 288: R1122-R1128, 2005.
15) Dyrskog SE, et al: High-fat feeding during gestation and nursing period have differential effects on the insulin secretory capacity in offspring from normal Wistar rats. Rev Diabet Stud 2: 136-145, 2005.
16) Srinivasan M, et al: Maternal high-fat diet consumption results in fetal malprogramming predisposing to the onset of metabolic syndrome-like phenotype in adulthood. Am J Physiol Endocrinol Metab 291: E792-E799, 2006.
17) Ferezou-Viala J, et al: Long-term consequences of maternal high-fat feeding on hypothalamic leptin sensitivity and diet-induced obesity in the offspring. Am J Physiol Regul Integr Comp Physiol 293: R1056-R1062, 2007.
18) Gniuli D, et al: Effects of high-fat diet exposure during fetal life on type 2 diabetes development in the progeny. J Lipid Res 49: 1936-1945, 2008.
19) White CI, et al: Maternal obesity is necessary for programming effect of high-fat diet on offspring. Am J Physiol Regul Integr Comp Physiol 296: R1464-R1472, 2009.
20) Howie GJ, et al: Maternal nutritional history predicts obesity in adult offspring independent of postnatal diet. J Physiol 587: 905-915, 2009.
21) Dunn GA, et al: Maternal high-fat diet promotes body length increases and insulin insensitivity in second-generation mice. Endocrinology 150: 4999-5009, 2009.
22) Del Prado M, et al: Maternal lipid intake during pregnancy and lactation alters milk composition and production and litter growth in rats. J Nutr 127: 458-462, 1997.
23) Grove KL, et al: Is ghrelin a signal for the development of metabolic systems? J Clin Invest 115: 3393-3397, 2005.
24) Siemelink M, et al: Dietary fatty acid composition during pregnancy and lactation in the rat programs growth and glucose metabolism in the offspring. Diabetologia 45: 1397-1403, 2002.
25) Korotkova M, et al: Gender-related long-term effects in adult rats by perinatal dietary ratio of n-6/n-3 fatty acids. Am J Physiol Regul Integr Comp Physiol 288: R575-R579, 2005.
26) Bayol SA, et al: Offspring from mothers fed a 'junk food' diet in pregnancy and lactation exhibit exacerbated adiposity that is more pronounced in females. J Physiol 586: 3219-3230, 2008.
27) Samuelsson AM, et al: Diet-induced obesity in female mice leads to offspring hyperphagia, adiposity, hypertension, and insulin resistance: a novel murine model of developmental programming. Hypertension 51: 383-392, 2008.
28) Nivoit P, et al: Established diet-induced obesity in female rats leads to offspring hyperphagia, adiposity and insulin resistance. Diabetologia 52: 1133-1142, 2009.
29) Shankar K, et al: Maternal obesity at conception programs obesity in the offspring. Am J Physiol Regul Integr Comp Physiol 294: R528-R538, 2008.
30) Shankar K, et al: Maternal overweight programs insulin and adiponectin signaling in the offspring. Endocrinology 151: 2577-2589, 2010.
31) Chapman C, et al: Maternal and early dietary fatty acid intake: changes in lipid metabolism and liver enzymes in adult rats. J Nutr 130: 146-151, 2000.
32) Keesey RE, et al: Body weight set-points: determination and adjustment. J Nutr 127: 1875S-1883S, 1997.
33) Bayol SA, et al: A maternal 'junk food' diet in pregnancy and lactation promotes an exacerbated taste for 'junk food' and a greater propensity for obesity in rat offspring. Br J Nutr 98: 843-851, 2007.
34) Ellacott KL, et al: Assessment of feeding behavior in laboratory mice. Cell Metab 12: 10-17, 2010.

3 食育

1. はじめに

Barkerらにより，胎児期に栄養不良状態で生まれた低出生体重児は，2型糖尿病，本態性高血圧，脂質異常症など生活習慣病発症のリスクが高いことが明らかにされている[1,2]．その後，胎生期のみならず出生後早期の栄養状態が，その後の様々な疾患の発症に関係しているとするDOHaD（develpomental origins of health and diseases）説が提唱され，世界中で実施された数多くの疫学的研究[3-6]により，この学説が支持されている．これらのことから，妊娠期・授乳期の食育は次世代を見据えた観点から極めて重要である．

先行研究では，低出生体重児は成人期の糖尿病発症リスクが高いことのみならず，妊娠糖尿病発症リスクが高いこと[7]，また，糖代謝異常の女性の胎内で高血糖暴露を受けた可能性の高い高出生体重児も，将来，糖尿病発症リスクが高いことが明らかにされている[8-11]．

そこで本稿では，低出生体重児の出生予防をめざした食育，さらに低出生体重で生まれた女性の耐糖能異常発症リスクの低減に向けた食育について述べていく．　〈☞6章①A, B〉

2. 妊娠期の至適体重増加量

低出生体重の子どもの出産を予防するために，妊娠中は妊娠を維持する母体の健康と胎児の発育，さらに分娩や産褥の経過に至適な体重増加が必要である．「妊産婦のための食生活指針」[12]には，妊娠前の体格を考慮した望ましい体重増加量（至適体重増加量）の目安が示されている（表1）．

妊娠前の体格区分が「低体重（やせ）」の場合は9～12kg，「ふつう」の場合には7～12kg，「肥満」の場合にはおおよそ5kgを目安にする．「ふつう」でBMIが「低体重（やせ）」に近い場合には，推奨体重増加量の上限側に近い範囲，「肥満」に近い場合には推奨体重増加量の下限

表1　体格区分別妊娠中の体重増加の目安

体格区分（非妊娠時）	妊娠全期間を通しての推奨体重増加量	妊娠中期から末期の1週間あたりの推奨体重増加量
低体重（やせ）：BMI 18.5未満	9～12kg	0.3～0.5kg／週
ふつう：BMI 18.5以上25.0未満	7～12kg＊	
肥満：BMI 25.0以上	個別対応＊＊	医師に相談

・BMI（Body Mass Index）：体重（kg）／身長（m）^{2}
＊体格区分が「ふつう」の場合，BMIが「低体重（やせ）」に近い場合には推奨体重増加量の上限側に近い範囲，「肥満」に近い場合には推奨体重増加量の下限側に低い範囲の体重増加が望ましい．
＊＊BMIが25.0をやや超える程度の場合は，おおよそ5kgを目安とする．
　BMIが25.0を著しく超える場合には，他のリスクなどを考慮しながら，個別に対応する必要があるので，医師などに相談することが望ましい．

〔妊産婦のための食生活指針—「健やか親子21」推進検討会報告書—，平成18年2月．厚生労働省「母子健康手帳の任意記載事項様式の改正」平成24年1月より作成．〕

側に低い範囲の体重増加が望ましい．また，「肥満」でBMIが25.0をやや超える程度の場合は，おおよそ5kgを目安とする．BMIが25.0を著しく超える場合には，他のリスクなどを考慮しながら個別に対応する必要があるので，医師などに相談することが望ましい．

また，体格区分別に，妊娠中期以降における1週間あたりの推奨体重増加量も明示され，「低体重（やせ）」「ふつう」では0.3～0.5kg/1週間，「肥満」では「個別対応」とされている（表1）．実際に妊婦に栄養指導を行う場合には，バランスよく栄養素の摂取を促すことを基本として，体重はその評価項目のひとつである点に留意することが重要である．

3. 妊産婦の食事摂取基準

妊娠期に望ましい体重増加量を得るために必要なエネルギーや栄養素は，「日本人の食事摂取基準」（2015年版）[13]として厚生労働省から発表されている．妊娠期・授乳期の食事摂取基準は非妊娠時，非授乳時の年齢階級別食事摂取基準に，それに付加する量を加算して求められる．

表2に妊娠期・授乳期の食事摂取基準の抜粋を示す[14]．推定エネルギー必要量は，非妊婦に対して妊娠期には，胎児の発育のためのエネルギー量を確保する必要があるために，母体のエネルギー消費量に妊娠初期50kcal/日，中期250kcal/日，後期450kcal/日を付加する．授

表2 妊娠期・授乳期の食事摂取基準（抜粋）[14]

栄養素	年齢	18～29歳（女性）	30～49歳（女性）	妊婦（付加量）	授乳婦（付加量）
エネルギー（kcal/日）[1]	推定必要量	1,950	2,000	初期＋50 中期＋250 後期＋450	＋350
たんぱく質（g/日）	推奨量	50	50	初期＋0 中期＋10 後期＋25	＋20
脂肪エネルギー比率（％）	目標量	20～30	20～30	―	―
炭水化物エネルギー比率（％）	目標量	50～65	50～65	―	―
食物繊維（g/日）	目標量	18以上	18以上	―	―
ビタミンA（μg/日）	推奨量	650	700	初期＋0 中期＋0 後期＋80	＋450
	耐容上限量[2]	2,700	2,700	―	―
ビタミンB₁（mg/日）	推奨量	1.1	1.1	＋0.2	＋0.2
葉酸（μg/日）	推奨量	240	240	＋240	＋100
ビタミンC（mg/日）	推奨量	100	100	＋10	＋45
食塩相当量（g/日）	目標量	7.0未満	7.0未満	―	―
カルシウム（mg/日）	推奨量	650	650	＋0	＋0
マグネシウム（mg/日）	推奨量	270	290	＋40	＋0
鉄（mg/日）月経なし （月経あり）	推奨量	6.0 (10.5)	6.5 (10.5)	初期＋2.5 中期・後期＋15	＋2.5

1) 身体活動レベルⅡの場合．
2) プロビタミンAカロテノイドを含まない．

乳婦は総エネルギー消費量，泌乳量（780ml/日），体重減少分などを考慮して，350ml/日を付加することが推奨されている．

しかし，妊娠中の体重増加量は，エネルギー摂取量やエネルギー消費量によって人それぞれ異なってくる．仮に同じエネルギー摂取量でも，個々人によって体成分の合成・分解や最低限の臓器の活動などを維持する基礎代謝量，身体活動量などが異なるため，体重の変化には個人差が生じることになる．そこで，食事量は体重の変化を確認しながら個別に見直していくことが基本となる． 〈☞1章3〉

4．妊産婦のための食事バランスガイド

妊娠期に望ましい体重増加量を得るために，食事摂取基準に示されたエネルギーや栄養素量の摂取を目指す．その際，例えば「妊娠前よりエネルギーを450kcal，蛋白質を25g多く摂取しましょう」と言われても，妊婦は具体的な食事として，何を，どれだけ食べたらよいかがわからないことが多い．そこで，妊娠期，授乳期の母親が1日に摂取する料理の組み合わせとおおよその量をわかりやすくイラストで示した「妊産婦のための食事バランスガイド」[12]の活用が勧められる．これは，献立例としても活用できる．

なお，食生活は習慣であり，非妊娠時の栄養バランスや食事量に無頓着な食習慣を，妊娠したからといって容易に変えられるものではない．また，非妊娠時に「低体重（やせ）」や「肥満」である者が妊娠中に様々なリスクの低減に向けて適正体重をめざすことは困難が多い．そこで，非妊娠時から栄養バランスのとれた食生活が送れるような食育が重要となる．

5．食後の急激な血糖上昇の予防

糖代謝異常妊娠では，食後の急激な血糖上昇が胎児の先天異常の発生に関与すると考えられている．また，空腹時血糖が正常である耐糖能異常例に多くの心血管死亡が認められ，生命予後の規定因子として，食後2時間の血糖値の方が空腹時血糖値よりも重要であるとDECODE（Diabetes Epidemiology Collaborative Avalysis of Diagnostic Criteria in Europe）研究[15]により明らかにされている．日本でも食後高血糖が心疾患のリスク因子であることが報告されている[16]．そこで食後の血糖上昇を少なくゆるやかにすることが必要であり，そのためには，分割食と摂取する食事内容の工夫が望まれる．

分割食は，朝・昼・夕3回の各食事のエネルギーをおおよそ2：1に分割して6回とし，食後の血糖上昇を可能な限り抑制するものである．

摂取する食事内容の工夫としては，食事の最初に食物繊維を多く含む食品を，ゆっくりよく噛んで摂取することである．食物繊維には糖の吸収を穏やかにする作用があり，また，ゆっく

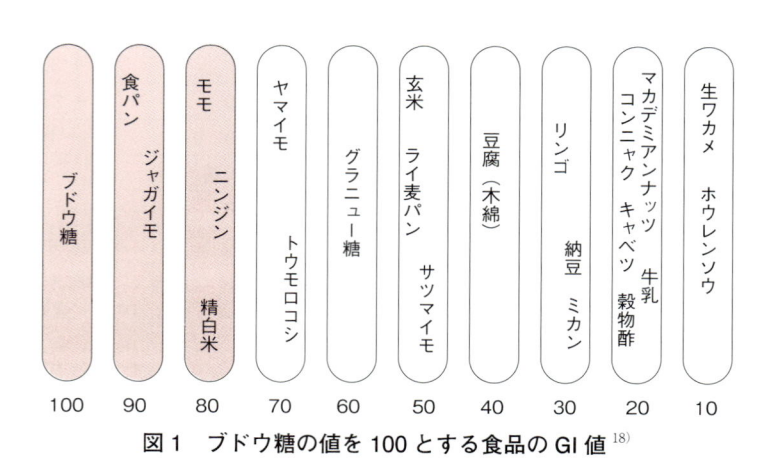

100	90	80	70	60	50	40	30	20	10
ブドウ糖	食パン ジャガイモ	モモ ニンジン 精白米	ヤマイモ トウモロコシ	グラニュー糖	玄米 ライ麦パン サツマイモ	豆腐（木綿）	リンゴ 納豆 ミカン	マカデミアンナッツ コンニャク キャベツ 牛乳 穀物酢	生ワカメ ホウレンソウ

図1　ブドウ糖の値を100とする食品のGI値[18]

りよく噛んで食べることは，満腹中枢を刺激して過食を防ぐ．また，糖質の種類に着目すること，これはブドウ糖などの単糖類やしょ糖（砂糖）などの二糖類をなるべく避けて，ご飯などの穀類，いも類などの多糖類であるでんぷんからのエネルギー摂取の勧めである．糖質は単糖の形で吸収されるために，単糖類や二糖類は吸収が早い．一方，多糖類は消化・吸収に時間がかかるために，血糖上昇がゆるやかになることが期待される．

なお，同じでんぷんであっても，ご飯を主食にした食生活が勧められる．その理由としては，ご飯は粒でできているために，パンや麺類のように粉からできているものよりも噛みごたえがあり，自然と咀嚼回数が増え，食べ過ぎの予防に効果的である．粒は粉よりも消化・吸収に時間がかかり，食後の血糖値の上昇がゆるやかで，インスリン分泌も穏やかになるとともに腹持ちがよい．同じく腹持ちのよい脂質が9kcal/gであるのと比べ，炭水化物は4kcal/gであり，脂質の半分以下のエネルギーであり，適量摂取であれば肥満の予防にも効果的である．ご飯は味が淡白で，どのような食品，調理方法，味付けの料理とも合うので，ご飯を主食にすると主菜と副菜が揃いやすいことなどがあげられる．

一般に，食品のエネルギーにのみ関心が集まりがちであるが，食後の血糖上昇に大きな影響を与えるのはエネルギーではなく，食品中の炭水化物量であることが多い．そこで，食品の栄養成分表示があれば，炭水化物量にも注目することが望まれる．また，炭水化物量が同じでも，食品の組み合わせや調理方法などにより，食後の血糖値を上げにくい（低 glycemic index）食品があるので，それらを考慮することも勧められる．低 glycemic index 食を摂取することで，巨大児分娩リスクが減少したという報告がある[17]．ブドウ糖の値を100とする食品の glycemic index を図1に，glycemic index に影響する要因を図2に示す[18]．

6. 出産後の食生活の支援

妊娠中は「胎児のために」と食生活に気をつける女性が多く，また，医療者も熱心に食生活の適切な管理に努めるが，出産後の食生活の調査[19]では，末子が1歳未満児をもつ女性約16,200名のうち，朝食に菓子を摂取する者の割合は，乳児1人の場合は約12％，乳児以外にきょうだいがいる場合には約8％，平均すると乳児

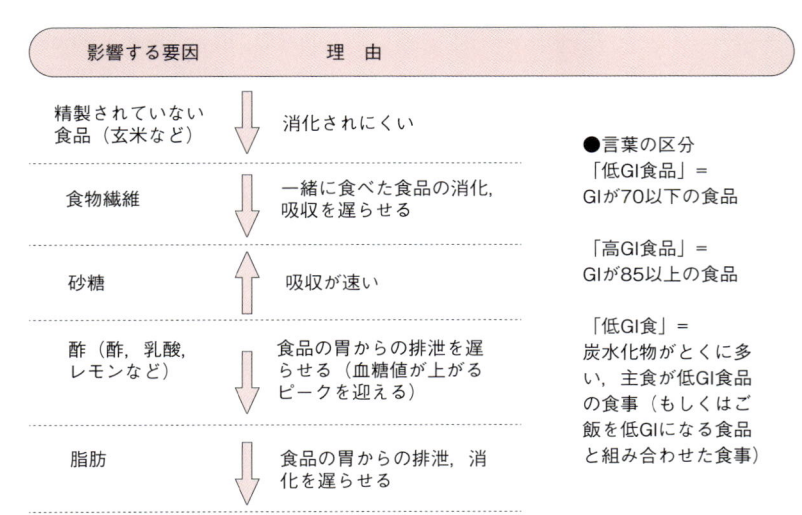

図2 GI（glycemic index）に影響する要因[18]

のいる女性の約10％が，朝食に菓子を摂取していた（図3-1）．そのうちの約60％は朝食を菓子だけですませていた（図3-2）．本調査は妊娠糖尿病既往の有無別に実施したものではない．しかし，育児で多忙とはいえ，出産後，自分の食生活をおろそかにしている女性の多い状況が推察される．

妊娠糖尿病既往女性は，妊娠中に耐糖能正常であった女性に比べて，将来の糖尿病発症の危険率が有意に高率であり[20]，2型糖尿病発症リスクが約7.5倍も高いとの報告もある[21]（本報告の妊娠糖尿病の診断基準は新診断基準ではない）．ところが，分娩後の女性は，妊娠中の厳格な管理の反動，分娩後の検査で正常化した安堵感，糖尿病や糖尿病合併症への無理解・無関心，育児優先などからその管理が十分でないことが多い．母体の健診も分娩後1ヵ月頃実施されるが，特に異常がなければ母親の健診はそこで終了することが多く，それ以降の健診は乳幼児対象のものとなることがほとんどである．

ところが妊娠糖尿病と2型糖尿病の病因は同じであることから，特に妊娠糖尿病既往の女性には，将来の糖尿病発症予防と，その後の妊娠における形態異常発症予防の観点からの食育が重要となる．

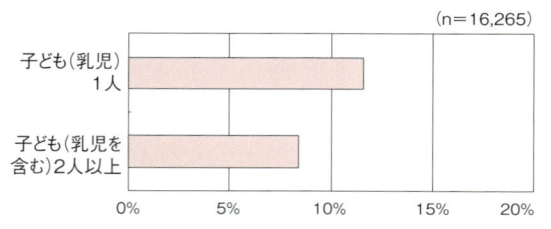

図3-1　朝食に菓子を摂取する母親[19]

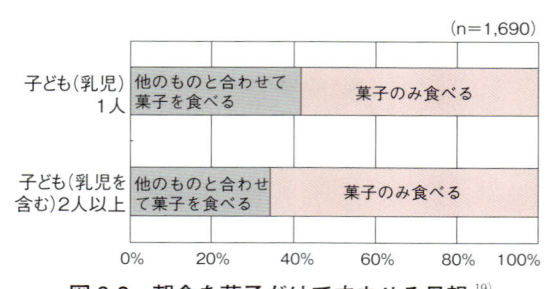

図3-2　朝食を菓子だけですませる母親[19]

7. おわりに

妊娠期・授乳期は，自分の健康の維持・増進や子どもの将来の健康の確保のために重要な時期であると共に，その後に続く育児において，子どもの食を営む力を育んでいけるように日々の食事内容や食事環境を良好な状態に整えていくための準備段階にある．一般的に妊産婦は食生活に対する関心が高いので，この時期の食育は行動変容を起こしやすく，その効果は出産後も続くと期待される．

妊産婦は自分と子どもの健康を考えるあまり，食べることを難しく考えてしまいがちである．しかし，食べることは食欲を満たすことであり，本来は心地良いことである．そこで食生活を楽しむことが大切であるが，どちらを選んでも嗜好的に大差ない場合には，自分の体の状態に合った食べ物や食べ方を選ぶことが求められる．それには食生活に興味・関心をもち，日常的に食に関する基本的な知識・技術を身に付けていくことが必要であり，そのための支援が母子保健に関わる多職種に求められていると考える．

文　献

1) Barker DJ, et al: Infant mortality, childhood nutrition, and ischaemic heart disease in England and Wales. Lancet 1: 1077-1081, 1986.
2) Barker DJ, et al: Type 2 (non-insulin-dependent) diabetes mellitus, hypertension and hyperlipidaemia (syndromeX): relation to reduced fetal growth. Diabetologia 36: 62-67, 1993.
3) Robinson SM, et al: Hertfordshire Cohort Study. Combined effects of dietary fat and birth weight on serum cholesterol concentrations: the Hertfordshire Cohort Study. Am J Clin Nutr 84: 237-244, 2006.
4) Syddall HE, et al: Cohort profile: the Hertfordshire cohort study. Int J Epidemiol 34: 1234-1242, 2011.
5) Hughes AR, et al: Timing of Excess Weight Gain in the Avon Longitudinal Study of Parents and Children (ALSPAC). Pediartrics 127: e730-736, 2011.
6) Andersen LG, et al: Birth weight, childhood body mass index and risk of coronary heart disease in adults: combined historical cohort studies. PLoS One 5: e14126, 2010.
7) Pettitt DJ, et al: Low birth weight as a risk factor for gestational diabetes, diabetes, and impaired glucose

tolerance during pregnancy. Diabetes Care 30 Suppl 2: S147-149, 2007.
8) Egeland GM, et al: Birth characteristics of women who develop gestational diabetes: population based study. BMJ 321: 546-547, 2000.
9) Innes KE, et al: Association of a woman's own birth weight with subsequent risk for gestational diabetes. JAMA 287: 2534-2541, 2002.
10) Williams MA, et al: A population-based cohort study of the relation between maternal birthweight and risk of gestational diabetes mellitus in four racial/ethnic groups. Paediatr Perinat Epidemiol 13: 452-465, 1999.
11) Pettitt DJ, et al: Long-term effects of the intrauterine environment, birth weight, and breast-feeding in Pima Indians. Diabetes Care Suppl 2: B138-141, 1998.
12) 厚生労働省：妊産婦のための食生活指針―「健やか親子21」推進検討会報告書―，2006.
13) 厚生労働省：「日本人の食事摂取基準（2015年版）」2014.
14) 堤ちはる，土井正子編著：子育て・子育ちを支援する子どもの食と栄養，p.78，萌文書林，2014.
15) The DECODE study group. Glucose tolerance and mortality: comparison of WHO and American Diabetes Association diagnostic criteria. Lancet 354: 617-621, 1999.
16) Tominaga M, et al. Impaired glucose tolerance is a risk factor for cardiovascular disease, but not impaired fasting glucose. The funagata Diabetes Study. Diabetes Care 22: 920-924, 1999.
17) Clive JP: Gestational diabetes: risk factors and recent advances in its genetics and treatment. Br J Nutr 104: 775-787, 2010.
18) 細谷憲政：第Ⅷ章　栄養の質の評価と糖尿病の食事療法，p174-197，第一出版，東京，2010.
19) 堤ちはる，他：妊産婦の食生活支援に関する研究（Ⅰ）―妊娠中および出産後の食生活の現状について―，日本子ども家庭総合研究所紀要第44集，p93-122，平成19（2007）年度，2008.
20) O'sullivan JB：The interaction between pregnancy, diabetes, and long-term maternal outcomes, Reece EA, Coustan DR（eds）in: Diabetes mellitus in pregnancy（2nd ed.）Churchill Livingstone, New York, p389-397, 1995.
21) Bellamy L, et al: Type 2 diabetes mellitus after gestational diabetes: a systematic review and meta-analysis. Lancet 373: 1773, 2009.

4 喫 煙

1. はじめに

妊娠中の喫煙や受動喫煙は，妊婦自身と胎児に深刻な健康被害をもたらす．

タバコの煙には一酸化炭素，ニコチン，シアン化水素，ホルムアルデヒドなど4,000種類以上の化学物質が含まれ，その内の約250種類に人体への有害性，約70種類に発がん性が認められている．喫煙や受動喫煙によって妊婦の体内に流入したこれら化学物質は，妊婦自身に身体的ダメージを与えて妊娠合併症などのリスクを高めるだけでなく，胎盤を通過して胎児にも移行し，様々な健康被害をもたらす．

わが国の妊婦の喫煙率（妊娠中も喫煙を継続している妊婦の割合）は2006年の調査で7.5%，妊娠がわかるまで喫煙していた（妊娠が判明して禁煙した）者は25.7%で，妊娠が判明した時点での喫煙率は33.2%に達していた（**図1**）[1]．

たとえ妊娠が判明して禁煙したとしても，妊娠に気づくまで喫煙を続けることは胎児の体内で重要な器官が形成される胚芽期（妊娠第3～8週）にタバコによる健康被害を与えることになり，胎児奇形を引き起こす可能性がある．

また，家庭や職場で日常的に受動喫煙の被害を受けている妊婦の割合は52.7%と非常に高く[1]，これも深刻な問題である．

2. 喫煙と糖尿病

喫煙は2型糖尿病の危険因子である．喫煙するとニコチンの作用でカテコールアミン，コルチゾールなどインスリン拮抗ホルモンの分泌が刺激され，tumor necrosis factor-α（TNF-α）の産生増加，遊離脂肪酸増加なども加わってインスリン抵抗性が亢進し，膵β細胞機能も障害されるためである[2]．

喫煙と2型糖尿病との関連については多数の

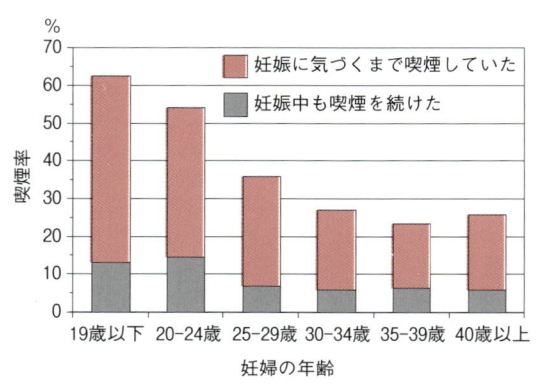

図1 わが国の妊婦の喫煙率[1]

データがあり，非喫煙者に比べて喫煙者の相対リスクは1.0前後から3.74まで報告値に幅があるが，メタアナリシスの結果，1日1～19本の喫煙では1.29，1日20本以上では1.61と報告されている[2,3]．最近では受動喫煙も糖尿病の発症リスクを増大させるとの報告が相次いでいる[4]．

ただし，妊娠前あるいは妊娠中の喫煙が耐糖能低下や妊娠糖尿病の発症リスクを増大させるか否かについては相反する研究結果が報告されており，明確な結論は得られていない[5,6]．

糖尿病性腎症，網膜症，神経障害等の合併症と喫煙との関連についても様々な研究データがある．喫煙すると体内に活性酸素やフリーラジカルが発生して酸化LDLが産生され，血管内皮が障害されて動脈硬化病変が進行する．ニコチンや一酸化炭素も血管内皮を障害する．喫煙はアディポネクチンやHDL-コレステロールを減少させることも知られている．これらの要因によって喫煙は細小血管障害を促進し，糖尿病合併症を増悪させると考えられる．

ただし，喫煙が糖尿病性腎症の増悪因子であることは多数のデータから明らかにされている

が，網膜症と神経障害については喫煙との関連を示唆した報告があるものの，まだデータが少なくエビデンスは確立されていない[2]．

糖尿病の女性では妊娠すること自体が糖尿病性網膜症や腎症などの合併症を悪化させる要因となる．そこに喫煙が加われば合併症の進行が速まることが懸念されるが，妊娠中の喫煙が糖尿病合併症に及ぼす影響について検討したデータはほとんどないのが現状である．

3．妊婦の喫煙
①妊娠合併症

喫煙する女性は受胎能が低下し，喫煙しない女性に比べて不妊の相対リスクは1.3～2.1倍で，体外受精による受胎の成功率は0.66倍と低い．

喫煙が様々な妊娠合併症のリスクを増大させることは多数の研究データから明らかにされており，子宮外妊娠は1.3～2.5倍，自然流産は1.2～3.4倍，前置胎盤は1.3～4.4倍，胎盤早期剥離は1.4～2.4倍，早期破水は1.6～2.1倍，早産は1.2～1.3倍とされている[2]．喫煙する妊婦では胎盤の病理学的異常も高頻度に見られ，梗塞や石灰化，壊死巣が多く，絨毛の低形成，線維化も見られ，胎盤機能の低下が示唆される．これらの要因によって，妊娠中の喫煙は死産や新生児死亡のリスクを1.2倍前後に高める[2]．

妊婦の糖尿病も妊娠合併症のリスクを増大させる．妊娠高血圧症候群や羊水過多症の頻度が有意に上昇するほか，妊娠32週頃から子宮内胎児死亡を起こすことがあることが知られているが，糖尿病の妊婦が喫煙した場合，それらの合併症にどのような影響を与えるかについては，明確なデータがない．

糖尿病も喫煙も免疫能の低下をきたすため，両者が揃うと感染症のリスクがさらに増大する可能性がある．

②胎児の成長への影響

妊婦の喫煙は胎児の成長を阻害し，出生体重の減少を招くことが多い．妊婦が喫煙すると絨毛膜の肥厚が生じ，胎盤を通じての胎児への栄養素の供給が阻害されること，高濃度の一酸化炭素曝露により胎児が低酸素状態に置かれること，またニコチンや様々な有害物質への曝露等が原因で成長が阻害され，低出生体重のリスクが高まる[2]．出生体重の減少は平均200g前後とする報告が多い．妊娠後期の喫煙ほど胎児の体重増加に対する悪影響が大きく，妊娠初期のうちに禁煙した場合には出生体重の減少はほとんど見られないとされている[2]．

糖尿病合併妊娠では胎児の過成長が起こりやすく，出生体重は増加することが多いが，母体の糖尿病が重症化すると胎盤機能不全などから子宮内発育遅延（IUGR）が起こることもある．糖尿病の妊婦が喫煙すれば，両要因が複合的に胎児の成長に影響を及ぼすことになる．

③胎児奇形

妊婦の喫煙と胎児奇形との関連については多数の研究があり，水頭症，小頭症，四肢の異常，二分脊椎，心室中隔欠損，尿路奇形などとの関連を指摘した報告があるが，エビデンスが確立されたものは少ない．ただし，口唇口蓋裂に関しては多数の報告があり，メタアナリシスによる検討ではオッズ比は1.3とされ，妊娠中の喫煙との因果関係が認められている[2]．

妊婦が喫煙すると羊膜細胞の染色体不安定性が高まり，染色体構造異常が高頻度に見られるとの報告もある[7]．

これらの奇形を生じる機序は完全には解明されていないが，高濃度の一酸化炭素ヘモグロビンやニコチンの催奇形作用，タバコ葉に含まれる有害成分などの関与が推測されている．

妊婦の糖尿病や耐糖能異常は，胎児奇形のリスクを増大させることが明らかになっており，特に先天性心疾患や無脳症，二分脊椎などの神経管閉鎖不全の頻度が高いことが知られている．ただし，糖尿病や耐糖能異常のある妊婦が喫煙した場合の胎児奇形に関しては，まだ明らかなデータがないのが現状である．

④出生後の児の成長と健康への影響

喫煙する妊婦から生まれた児は出生直後から

呼吸機能が低下しやすく，呼吸中枢の機能障害によって睡眠時無呼吸を起こす頻度が高いとの報告があり，このような病態が乳幼児突然死症候群（SIDS）の誘因となっている可能性がある．妊娠中の喫煙がSIDSの危険因子であることは多数の研究から明らかであり，メタアナリシスによる検討ではオッズ比は1.6～4.4で，妊婦の喫煙本数とSIDS発症率との間には量－反応関係も認められている[8]．

喫煙する妊婦から生まれた児では出生後の知的発達が障害されるとの報告が多数あり，妊娠中の喫煙が児の精神運動発達に及ぼす悪影響が示唆されている[2]．さらに近年，喫煙する妊婦から生まれた児は注意欠陥多動性障害（ADHD）を発症する率が2～3倍に増加するとの報告が相次いでおり，妊婦の喫煙とADHDとの関連について2005年までに世界各国から報告された英語論文をすべてまとめたメタアナリシスによると，オッズ比は2.39と報告されている[9]．これは胎児期の脳が低酸素状態に置かれ，さらにニコチンなど様々な化学物質に曝露されることによって障害を受けるためであろうと考えられている．

糖尿病の母体から生まれた児は，新生児期に多血症，低血糖，低カルシウム血症，高ビリルビン血症などをきたしやすいことが知られているが，糖尿病の妊婦が喫煙した場合，このような新生児合併症にどのような影響を及ぼすかについては，まだ明らかではない．

低出生体重児は将来メタボリックシンドロームの発症リスクが高いことが明らかになっているが，妊娠中の喫煙は低出生体重のリスクを高めることから，喫煙する妊婦から生まれた児は幼小児期に肥満のリスクが2～3倍に増大することが示されている[10]．

一方，糖尿病の母体から生まれた児も将来，肥満や糖尿病などの発症リスクが高まることが知られているが，糖尿病の妊婦が喫煙した場合，生まれた児が肥満や糖尿病，メタボリックシンドロームなどに罹患するリスクがさらに高くなるのか否かについては，まだ明らかではない．

4. 妊婦の受動喫煙の影響

妊婦自身は喫煙しなくても，様々な場で受動喫煙の被害を受けるケースは多い．妊婦の受動喫煙が胎児に及ぼす悪影響は，妊婦自身の喫煙による悪影響と基本的に同質で，その程度が軽くなったものと考えることができる．

妊婦が受動喫煙させられた際にタバコ煙中の化学物質がどの程度妊婦の体内に流入し，どの程度胎児に移行するかによって，胎児が受ける障害の程度が決まる．いくつかの研究の結果，受動喫煙させられた妊婦の体内に流入するニコチンの量は，妊婦自身が喫煙した場合に比べて3～5分の1程度と推定されている[11]．

タバコ煙中の発がん物質の一種である4-アミノビフェニル（4-ABP）の胎児への移行に関する研究によると，4-ABPの血中濃度は，喫煙する妊婦に比べて，その胎児では50.3％，受動喫煙の妊婦では12.0％，その胎児では9.3％であった[12]．すなわち，受動喫煙妊婦の胎児に流入する4-ABP量は，喫煙妊婦の胎児に流入する量の約5分の1と推定される．

このように妊婦が受動喫煙させられた際に胎児に流入する有害物質の量は，妊婦自身が喫煙した場合に比べて数分の1レベルに達するとの報告が多数あることから，妊婦の受動喫煙も胎児に健康被害を及ぼす可能性が高い．

様々な研究から妊婦の受動喫煙によってIUGRや低出生体重児の割合は20～90％増加し，出生体重は20～200g減少すると報告されている[13]．ただし，妊婦自身の喫煙が児に引き起こす障害（先天奇形やSIDSなど）が妊婦の受動喫煙によっても生じるか否かについては，まだデータが少なく明らかではない．また，糖尿病の妊婦の受動喫煙が妊婦自身の血糖コントロールに及ぼす影響についても明らかではない．

5. 妊婦と家族への禁煙指導

妊婦と胎児の健康を守るためには，妊婦自身への禁煙指導と並行して，妊婦を受動喫煙から守るために夫や家族にも禁煙を勧めるべきであ

女性にとって妊娠は禁煙の大きな契機であり，妊娠が判明した時点で，特に禁煙指導を受けなくても禁煙する（できる）妊婦は少なくない．その場合も受動喫煙の危険性を説明して，夫や家族に禁煙を勧めるべきである．

喫煙を続けている妊婦に対しては，妊娠中の喫煙・受動喫煙の有害性について科学的データに基づいて正確な情報を伝えることが重要である．そして，喫煙していることを責めるのではなく，禁煙の必要性を理解してもらえるように，医療スタッフが妊婦の気持ちに寄り添いながら禁煙支援を行うことが大切である．禁煙支援の方法については，9学会合同禁煙ガイドライン[14]や「赤ちゃん・妊産婦・家族のための禁煙支援ブック」（母子保健事業団発行）などが参考になる．

禁煙のための薬物療法として，現在ではニコチンガム，ニコチンパッチを用いたニコチン代替療法や内服薬（バレニクリン）の有効性が証明されており，妊婦の夫や家族に勧めることが推奨されるが，これらは妊婦には使用しにくい．特に妊婦へのニコチン代替療法は，わが国では禁忌とされている．海外では妊婦へのニコチンパッチ投与に関する研究報告がいくつかあるが，副作用はほとんど見られないものの，有効性に関しては結論が出ていない[15]．バレニクリンの妊婦への投与は禁忌とはされていないが，国内でも海外でも投与例が少なく，エビデンスはない．

母親が喫煙している場合，授乳してもよいかどうか議論になることがあるが，最近では母乳のメリットを大切に考えて母乳栄養を続けることが推奨されている．ただし，母乳中ニコチン濃度は喫煙の直後から3時間程度かなり高値となるため（**図2**）[16]，この間に授乳すると児が不機嫌，頻脈，四肢冷感，蒼白，嘔吐，下痢などの急性ニコチン中毒症状を呈する可能性がある．授乳婦も妊婦と同様，禁煙すべきであることは言うまでもないが，どうしても禁煙できない場合は，喫煙の後3時間以上経ってから授乳するよう指導することが望ましい．

文　献

1) 大井田隆，他：わが国における妊婦の喫煙状況．日本公衆衛生雑誌 54: 115-121, 2007.
2) US Department of Health and Human Services: A Report of the Surgeon General. How Tobacco Smoke Causes Disease: The Biology and Behavioral Basis for Smoking-Attributable Disease, 2010. (http://www.surgeongeneral.gov/library/reports/tobaccosmoke/index.html)
3) Willi C, et al: Active smoking and the risk of type 2 diabetes. A systematic review and meta-analysis. JAMA 298: 2654-2664, 2007.
4) Houston TK, et al: Active and passive smoking and development of glucose intolerance among young adults in a prospective cohort: CARDIA study. Brit Med J 332: 1064-1069, 2006.
5) England LJ, et al: Glucose tolerance and risk of gestational diabetes mellitus in nulliparous women who smoke during pregnancy. Am J Epidemiol 160: 1205-1213, 2004.
6) Wendland EM, et al: Cigarette smoking and risk of gestational diabetes: a systematic review of observational studies. BMC Pregnancy and Childbirth 8: 53, 2008. (http://www.ncbi.nlm.nih.gov/pmc/articles/PMC2632653/pdf/1471-2393-8-53.pdf)
7) Chica RA, et al: Chromosomal instability in amniocytes from fetuses of mothers who smoke. JAMA 293: 1212-1222, 2005.
8) Waller K: Developmental toxicity II: Postnatal manifestations. In: Smoking and Tobacco Control Monograph No.10, p.125-167, National Cancer Institute, 1999. (http://cancercontrol.cancer.gov/tcrb/monographs/10/)
9) Langley K, et al: Maternal smoking during pregnancy as an environmental risk factor for attention deficit

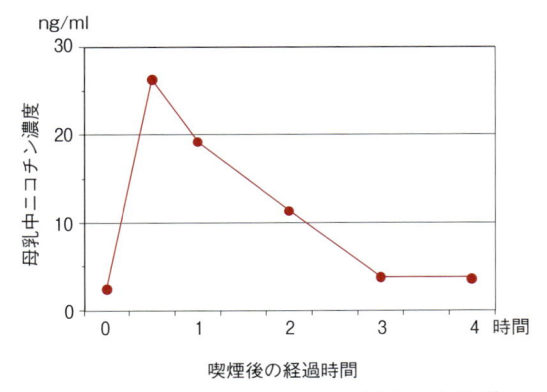

図2　喫煙後の母乳中ニコチン濃度の変化[16]

hyperactivity disorder behaviour. Min Pediatr 57: 359-371, 2005.
10) Toschke AM, et al: Early intrauterine exposure to tobacco-inhaled products and obesity. Am J Epidemiol 158: 1068-1074, 2003.
11) Eliopoulos C, et al: Hair concentrations of nicotine and cotinine in women and their newborn infants. JAMA 271: 621-623, 1994.
12) Coghlin J, et al: Aminobiphenyl hemoglobin adducts in fetuses exposed to the tobacco smoke carcinogen in utero. J Natl Cancer Inst 83: 274-280, 1991.
13) Martinez FD, et al: The effect of paternal smoking on the birthweight of newborns whose mothers did not smoke. Am J Publ Health 84: 1489-1491, 1994.
14) 9学会合同禁煙ガイドライン委員会：禁煙ガイドライン，2010年改訂版．(http://www.j-circ.or.jp/guideline/pdf/JCS2010murohara.h.pdf)
15) Coleman T, et al: A randomized trial of nicotine-replacement therapy patches in pregnancy. N Engl J Med 366: 808-818, 2012.
16) Mennella JA, et al: Smoking and the flavor of breast milk. N Engl J Med 339: 1559-1560, 1998.

あとがき

　本書の前版は，藤田富雄先生と豊田長康先生の編集による『「妊娠と糖尿病」診療スタンダード』（金芳堂）です．早いもので発行後約10年もの歳月が経過しました．この度完全リニューアルの形で難波光義先生と編集の機会を頂き，本書が完成されるに至った次第です．分担執筆頂きました先生方には，ご執筆頂き，改めて感謝申し上げます．

　前版と比較してみますと，この10年の間にかくも本分野が進歩したかと心より感銘を受ける次第です．たとえば基礎研究面では，妊娠時の糖・脂質代謝の変化において，インスリン感受性やインスリン分泌に関する新たな概念に基づいた機序が数多く報告されました．また臨床面では，妊娠糖尿病の概念や診断基準の変更や治療におけるインスリンアナログや持続血糖測定器の応用，インスリンポンプの進歩など，糖尿病学の進歩そのものが本分野と呼応するように発展するに至りました．さらに疫学研究や治療に関する科学的根拠の高いメタ解析やRCTも報告され，妊娠と糖代謝異常に関する基礎・臨床的研究の飛躍的発展がもたらされました．

　これらを背景に，本分野のエキスパートの先生方にご執筆頂きましたが，まず引用文献に着目して頂きたいと思います．特筆すべき点として，わが国発の基礎・臨床面の論文報告が多く引用されている点があげられます．特に糖・脂質代謝等におきましては，遺伝的背景にも大きな人種差があり，海外のエビデンスをわが国に適用できないことが多くあります．このような観点からしてもわが国の本分野における研究の進歩を網羅した本書は，現場の医療者にとってベストパートナーとなり，ひいては妊婦さんおよび次世代を含めた母子保健のみならず家庭保健に貢献することができればと願う次第です．

　最後に，本分野をこれまで支えてきて頂きました諸先輩先生方に心より感謝申しあげるとともに，はじめからおわりまで一貫して情熱を傾けて頂いた金芳堂の村上裕子氏にも深甚なる謝意を表します．

2013年5月

杉山　隆

和文索引

あ

アカルボース	197
アセトン臭	106
アディポサイトカイン（アディポカイン）	91
アディポネクチン	51, 91
アミノ酸代謝	62
アンドロゲン	19
アンビバレント	225, 227

い

異形成絨毛	54
胃腸運動	161
一酸化炭素	286
遺伝子解析	255
インクレチン	198
インスリン	32, 126, 160, 198
——アナログ	179
——遺伝子異常仮説	248
——インスリン様成長因子シグナル伝達蛋白	62
——感受性-インスリン分泌インスリン反応	41
——効果値	161
——シグナル	61
——初期分泌	214
——治療	215
——抵抗因子	107
——抵抗性	3, 17, 21, 23, 37, 77, 91, 125, 246
——投与法	207
——分泌	61
——分泌障害	3
——分泌能	77

う

ウエスト・ヒップ比	218

え

運動	
——急性効果	190
——記録表	191
——継続効果	190
——処方箋	191
——療法	188

え

栄養	6
——指導	14
——バランス	7
会陰切開	102
エコチル調査（子どもの健康と環境に関する全国調査）	254
エストロゲン	32
エネルギー摂取量	7
エネルギー付加量	10
エピジェネティクス	248
エルゴメーター	189

お

オランダ飢饉	246

か

カーボカウント	160, 180
海馬	271
過栄養	257, 270
過酸化脂質	271
過粘稠症候群	136
カリウム	107
眼科的治療法	155
緩徐進行1型糖尿病	2
管理栄養士	15

き

基礎分泌	179
喫煙	286
揮発性有機化合物	256
旧GDM診断基準	72
急性膵炎	46
巨大児	22, 98, 123, 135, 204
——定義	128
——分娩の合併症	129
——分娩の母体合併症	130
——分娩様式	131
——予測	131
——リスクファクター	128
巨大胎盤	53
禁煙指導	288

く

空間学習	272
空腹時血糖	213
クスマウル大呼吸	106
グルカゴン負荷	109
グルコース	
——クランプ法	39
——尿細管最大輸送量	30
——輸送担体	61
——利用	60

け

計画妊娠	5, 227
計画分娩	205
経口血糖降下薬	196
劇症1型糖尿病	108
血圧の変化	29
血管新生因子	92
血管内皮障害	94
月経に伴う血糖変動	227
結婚	234, 236
血中脂質	43
血糖	
——管理	137
——管理目標（基準）	

―――		159, 169
―――コントロール		169, 174
―――自己測定		164, 204
ケトン体		105
肩甲難産		98, 101, 129, 205
倹約型体質仮説		242

こ

抗 VEGF 療法	156
高インスリン血症	260
高血糖-高インスリン仮説	263
高血糖-高インスリン血症	124
高ケトン体血症	207
後在肩甲上肢解出術	103
高脂肪餌	275
高脂肪食	7, 270
口唇口蓋裂	287
好中球	48
肯定的感情	225
高トリグリセリド血症	45
高ビリルビン血症	137
呼吸窮迫症候群	136
国民健康・栄養調査	7
コルチゾール	39

さ

催奇形性	195
臍帯の異常	55
サイトカイン	48
細胞増殖	271
酸塩基平衡	29
残留性有機汚染物質	253

し

自覚的運動強度	189
時間胎児尿生産率	96
糸球体濾過量	28
子宮内環境	141
子宮内胎児死亡	24
子宮内低栄養	246
子宮内発育遅延	135, 287
自己免疫性1型糖尿病	108
死産	24

脂質異常	43
持続皮下インスリン注入療法	107, 182
脂肪エネルギー比率	7
脂肪毒性	3
若年発症1型糖尿病	235
若年発症2型糖尿病	235
周産期予後	97
重炭酸	107
出産	234, 236
出生コホート調査	254
出生体重	257
―――推移	13
出生率	12
受動喫煙	286, 288
授乳	209
受容的傾向	225, 227
消化器症状	109
上気道炎症状	109
少子化	12
硝子体手術	155
小切開硝子体手術	156
小児期発症糖尿病	234
―――患者の従業状況	235
小児糖尿病	234
小児肥満	264
初期教育	237
食育	280
食後血糖管理	160
食事バランスガイド	282
食事療法	159
食生活	6, 283
食品交換表	160
食物繊維	9
助産師	226
新 GDM 診断基準	72
腎移植	115
心筋肥大	137
神経系前駆細胞	271
神経細胞樹状突起	272
神経新生	272
腎血漿流量	28
人種	215

腎症合併妊娠	115
新生児	
―――合併症	177
―――呼吸窮迫症候群	204
―――低血糖	207
腎性糖尿	29
シンドローム X	246
心不全	137

す

膵 β 細胞	32, 41
―――機能不全	41
ステロイド療法	156
スライディングスケール	180

せ

生活習慣病	246, 261
制御性 T 細胞	49
成人病胎児期発症説	246
積極的管理法	205
セロトニン	35
全前脳胞症	56
選択的帝王切開	206, 208
先天奇形（異常）	24, 118, 134

そ

早期 adiposity rebound	260
早産	24
ソフトドリンクケトアシドーシス	106

た

ダイオキシン	253
胎児	141
―――well being	200
―――奇形	287
―――機能不全	204
―――血管血栓症	54
―――死亡	204
―――推定体重	206
―――成長	257
―――低酸素症	207
―――発育	123

――発育異常	123	――インスリン非依存型	68	ガイド	10, 282
――プログラミング	277	――受けとめ	226	妊産婦のための食生活指針	280
体重増加	159	――合併症	234	妊娠	38, 234, 236, 241
胎動カウント	201	――合併妊娠	154	――栄養管理	10
耐糖能異常	123	――キャンプ	236	――合併症	287
胎内高血糖曝露	264	――腎症	111	――高血圧	86
胎盤		――診断基準	66	――高血圧症候群	22, 24, 86, 91, 98
――性ラクトゲン	33	――診断手順	75	――高血圧腎症	43, 45, 51, 86
――組織学的異常	54	――スクリーニング	213	――時に診断された明らかな糖尿病	73
――肉眼的異常	54	――性巨大児	206	――受容	225, 227
――由来ホルモン	39	――性ケトアシドーシス	105	――糖尿病	19, 38, 68, 72, 73, 77, 91, 146, 149, 212, 241, 247, 284
多血症	136	――その他の糖尿病	68	――前管理	119
多嚢胞性卵巣症候群	17	――その他の特定の機序, 疾患によるもの	68	――前管理基準	121
		――胎盤	53	妊婦スポーツ	188
ち		糖尿病母体		――絶対的禁忌	188
恥骨上縁圧迫法	102	――感染症	56	――相対的禁忌	188
注意欠陥多動性障害	288	――奇形	55	妊婦の栄養	10
長期フォロー	214	――膵臓病変	56		
朝食欠食率	9	――胎児の血栓症	56	**の**	
		――胎児肺の発育	57	脳神経叢麻痺	101
つ		――胎盤所見	54	脳由来神経栄養因子	272
追加分泌	179	糖尿病母体児（IDM）	133		
		糖負荷試験		**は**	
て		――境界型	66	肺成熟試験	206
低 glycemic index 食品	283	――正常型	66	ハイリスク GDM	73, 76, 213
帝王切開	24, 98, 205	――糖尿病型	66	発がん物質	288
低カルシウム血症	136	特発性 1 型糖尿病	108	発症予防	214
低血糖（症）	116, 136	トラッキング現象	257	晩婚化	13
低酸素症	101	トリグリセリド	39, 43, 125	晩産化	13
低出生体重（児）	13, 246, 249, 260, 287				
低マグネシウム血症	136	**な**		**ひ**	
鉄欠乏性貧血	174	ナチュラルキラー細胞	48	ピアサポート	230
		難産	101	光断層診断計	155
と				ヒストンのアセチル化	63
糖質／インスリン比	161	**に**		ビスフェノール A	253
糖質制限食	162	ニコチン	286, 288	否定的感情	225, 227
透析	115	日本人の食事摂取基準（2010 年版）	281	ピマインディアン	241, 263
糖毒性	3	乳幼児突然死症候群	288	肥満	17, 21, 124, 141
糖尿病	241	尿ケトン	106		
――1 型	68	尿蛋白	111		
――2 型	68	妊産婦のための食事バランス			
――インスリン依存型	68				

微量アルブミン尿	112	

ふ

ブドウ糖負荷試験→糖負荷試験	
不妊症	17
プログラミング仮説	248
プロゲステロン	32
プロラクチン	33, 39
——受容体	33
分割食	161, 180, 282
分娩	
——外傷	129
——管理	204
——後異常出血	25
——後フォローアップ	217
——時血糖管理	207
——遷延・停止	99

ほ

ボグリボース	197
母子間バイオコミュニケーション	270
ボストンGDM研究	23
補体	48
母体側の適応	60

母体背景	123
母乳	289
——栄養	261
——哺育	209, 223
ポリ塩化ビフェニル類	253

み

ミグリトール	197
未婚化	12
未熟絨毛	54
ミスマッチ概念	242, 257

め

迷路学習試験	272
メタボリックシンドローム	
	91, 142, 243, 248, 257, 288
メディカルチェック	191
メトホルミン	215

も

網膜症	154

や

薬剤選択	195
薬物療法	156

野菜摂取量	8
やせ	13
ヤングDMカンファレンス	236

ゆ

遊離脂肪酸	39

よ

羊水過多	96
羊水穿刺	206
羊水の糖濃度	97

ら

ライフサイクル	231

り

リポ蛋白分解酵素	62
リン	107

れ

レーザー凝固	155
レプチン	91

欧文索引

A
ACHOIS trial 146
adiposity rebound 257
All-fours 法 103
apoB 43

B
Barker 仮説 242
BDNF（brain-derived neurotrophic factor） 272
BMI 141
BPA（bisphenol A） 253
BPS（biophysical profile scoring） 201
brain natriuretic peptide 93

C
catch-up 248
CRS（caudal regression syndrome） 56
CGM（continuous glucose monitoring） 169
chorangiosis 54
CKD（chronic kidney disease） 111
Class II HLA 110
CSII（continuous subcutaneous insulin infusion） 182
CST（contraction stress test） 201

D
DCCT（Diabetes Control and Complication Trial） 154
DI（disposition index） 42
Diabetes Sisters 233
DNA のメチル化 63
DOHaD（developmental origins of health and diseases） 240, 246, 275, 280
DOHaD 仮説 253
DPP（Diabetes Prevention Program） 215
dysmature villi 54

E
early worsening 154
eGFR（estimated glomerular filtration rate） 111

F
Fc 受容体 63
fetal artery thrombosis 54
fetal overnutrition 仮説 267
fetal programming 242
FFA（free fatty acid） 125
FHR monitoring 201
FOAD（fetal origins of adult disease） 242, 246

G
GA（glycoalbumin） 175
GAD（glutamic acid decarboxylase）抗体 2
GDH 法 165
GDM（gestational diabetes mellitus） 38, 72, 146, 149, 212, 247
　――新基準 213
　――診断基準の変更 81
　――頻度 76
　――フォローアップ 213
GFR（glomerular filtration rate） 111
GH（gestational hypertension） 86
GI（glycemic index） 283
GLUT（glucose transporter） 61
GOD 法 165
GPCR（G protein-coupled receptor） 35

H
HAPO study 22, 73, 77, 87
HbA1c 174
HDL-コレステロール 43
HFD（heavy for dae） 148
HFUPR（hourly fetal urine production rate） 96
HOMA-IR（homeostasis model assessment for insulin resistance） 39, 79, 91
hPL（human placental lactogen） 39
hyperbolic relation 41

I
IADPSG（International Association of Diabetes and Pregnancy Study Groups） 77, 149
IDF（International Diabetes Federation） 230
IDM（infants of diabetic mothers） 118, 133
IFG（impaired fasting glucose） 68
IGF（insulin like growth factor） 126
IGFBP（IGF binding protein） 126
IGT（impaired glucose

tolerancce)	68
insulinogenic index	79
ISOGTT	39, 91

J

Japan GDM Study Groups（JGSG）	147

L

LDL/HDL	44
LDL コレステロール	43
LDL サイズ	44
LDL 特異的受容体	62
LFD（large for date）	177
LGA（large-for-gestational age）	205
LPTB（late preterm birth）	205

M

M1 マクロファージ	50
Maternal-Fetal Units Network Study	146
MCP-1（monocyte chemoattractant protein-1）	50
McRobert's 体位	102
MEN1（multiple endocrine neoplasma 1）	34
mismatch 仮説	242, 257
MODY（matuarity-onset diabetes of the young）	30

N

NRFS（non-reassuring fetal status）	204
NST（non-stress test）	200

O

OCT（optical coherence tomography）	155
75gOGTT	70, 213
oral DI	42
O'Sullivan	212
overt diabetes in pregnancy	77

P

PCBs	253
PCOS（polycystic ovary syndrome）	17
PE（preeclampsia）	86
Pedersen 仮説	22, 124, 134, 240
PIH（pregnancy induced hypertension）	24, 86
placenta growth factor	92
plasma exchange	46
plasmapheresis	46
POPs（persistent organic pollutants）	253

Q

QUICKI（quantitative insulin sensitivity check index）	39, 91

R

RDS（respiratory distress syndrome）	204
RLP コレステロール	43

S

SGLT1（sodium glucose cotransporter 1）	29
SGLT2（sodium glucose cotransporter 2）	29
SLCS（neonatal small left colon syndrome）	56
small, dense LDL	44, 45, 47
SMBG（self-monitoring of blood glucose）	164, 204, 208
soluble endoglin	92
soluble VEGF receptor	92
SWIFT（Study of Women, Infant Feeding, and Type 2 Diabetes）	215

T

Th17 細胞	49
Th2 細胞	49
thrifty phenotype hypothesis	242
TmG	30
TNF-α（tumor necrosis factor-α）	40, 50
Tph（tryptophan hydroxylase）	35
trajectory	257
tryptophan	36

V

VEGF（vascular endothelial growth factor）	92, 156
VO$_2$max	189
VOC（volatile organic compounds）	256
VSM（vasculo-syncytial membrane）	54

W

Woods' screw 法	103

Z

Zavanelli 法	103

数字・ギリシャ語索引

1,5アンヒドログルシトール	174	2型糖尿病	241	5-HT2b	36
1型糖尿病	45, 105	2型糖尿病発症の危険因子	214	β細胞	62
1700ルール	161	4型高脂血症	46		
		5-HT1d	36		

「妊娠と糖尿病」母児管理のエッセンス

2013 年 6 月 1 日 第 1 版第 1 刷 ⓒ
2014 年 11 月 25 日 第 1 版第 2 刷

編　著	難波光義　NAMBA, Mitsuyoshi
	杉山　隆　SUGIYAMA, Takashi
発 行 者	市井輝和
発 行 所	株式会社金芳堂
	〒606-8425 京都市左京区鹿ケ谷西寺ノ前町 34 番地
	振替 01030-1-15605
	電話 075-751-1111(代)
	http://www.kinpodo-pub.co.jp/
組　版	亜細亜印刷株式会社
印　刷	亜細亜印刷株式会社
製　本	新日本製本株式会社

落丁・乱丁本は直接小社へお送りください．お取替え致します．

Printed in Japan
ISBN978-4-7653-1567-8

・JCOPY <(社)出版社著作権管理機構 委託出版物>
本書の無断複写は著作権法上での例外を除き禁じられています．複写される場合は，その都度事前に，(写)出版者著作権管理機構(電話 03-3513-6969, FAX 03-3513-6979, e-mail:info@jcopy.or.jp)の許諾を得てください．

●本書のコピー，スキャン，デジタル化等の無断複製は著作権法上での例外を除き禁じられています．本書を代行業者等の第三者に依頼してスキャンやデジタル化することは，たとえ個人や家庭内の利用でも著作権法違反です．